Outcome-Based
Core Basic Nursing Skills Manual

QR코드
수록

성과기반
핵심기본간호술 매뉴얼

윤매옥 · 주연숙 지음

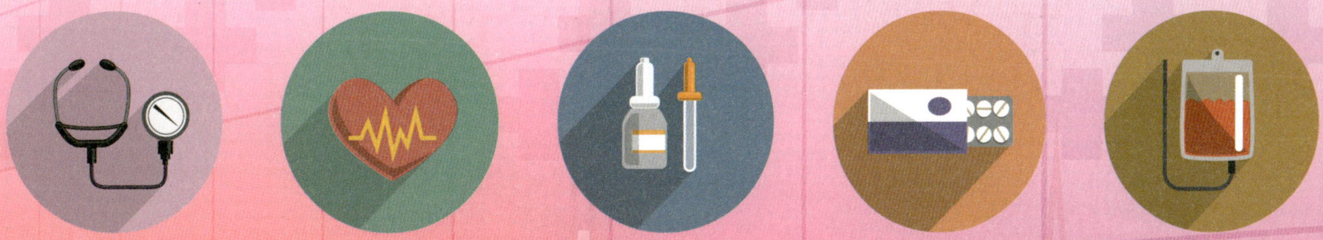

메디컬사이언스
MEDICAL SCIENCE

성과기반
핵심기본간호술 매뉴얼

저자

윤 매 옥 (한일장신대학교)
주 연 숙 (한일장신대학교)

성과기반 핵심기본간호술 매뉴얼

초판 인쇄 | 2019년 2월 25일
초판 발행 | 2019년 2월 28일

저 자 | 윤매옥 · 주연숙
발 행 처 | 메디컬사이언스
발 행 인 | 하재용 외 1명
등 록 | 제 2016-000295 호
본 사 | 서울시 마포구 성암로 28(성산동 134-2) 상가 201호
이 메 일 | mspub@mspub.co.kr
홈 페 이 지 | http://www.mspub.co.kr/
전 화 | Tel. 02-6748-3300 Fax. 02-6003-1977

ISBN 979-11-89487-49-2 93510
정가 28,000원

본 교재는 한국간호교육평가원의 평가항목과 프로토콜을 참조하여 그림과 이론적 근거, 구두설명, 선행자가학습, 사례적용, 간호기록, 평가, 연습문제 및 QR코드를 제시하여 신규간호사에게 요구되는 성과기반 핵심기본 간호술을 중심으로 하여 집필하였습니다.

머 리 말

급변하는 보건의료현장에서의 간호는 수준 높은 간호역량을 요구하고 있으며, 간호대상자의 안전과 권리보호가 중요시 되고 있습니다. 이로 인해 간호학생들의 임상실습경험과 임상 수기술 수행의 기회가 부족하며 졸업 후 신규간호사로서의 간호수행능력에 많은 제한이 따르고 있습니다.

이에 부응하여 간호학생이 필수적으로 다루어야 하는 핵심기본간호수기를 효과적으로 학습할 수 있고, 병원 및 다양한 의료현장에서도 간호사들이 기본간호수행을 쉽게 이해하고 적용할 수 있도록 새롭게 교재를 발간하게 되었습니다.

특히 한국간호교육평가원에서 요구하는 3주기 핵심기본간호술의 프로토콜을 참조하여 핵심기본간호술의 항목과 수행절차를 그림으로 제시하였으며, 각 수행방법에 따른 이론적 근거와 구두설명을 통해 교수와 임상현장의 간호사 및 학생 모두에게 도움이 되도록 집필하였습니다.

본 교재의 특징은

첫째, 간호교육인증평가 난이도 기준에 따라 핵심기본간호술 난이도 하, 중, 상 및 기타 기본간호술 등 총 4장으로 구성하였습니다.

둘째, 핵심기본간호술에 대한 성취목표, 선행지식, 필요장비 및 물품, 선행자가학습을 습득하도록 구성하였으며, 수행방법에 대한 그림과 이론적 근거 및 구두설명을 첨가하여 대상자와 수행자간의 치료적 관계를 촉진하도록 하였습니다.

셋째, 핵심기본간호술 항목과 관련된 사례적용을 제시하여 비판적 사고과정을 통해 대상자를 이해하고, 이에 적합한 핵심기본간호술을 수행한 후 정확한 기록을 할 수 있도록 고안하여 문제해결능력을 기르도록 노력하였습니다.

넷째, 학습자 스스로, 동료 및 교수에 의한 반복평가를 통해 기본간호수행능력 향상 정도를 파악할 수 있도록 술기평가표를 개발하였습니다.

다섯째, 핵심기본간호술 20가지 세부항목에 대한 동영상을 제작하였으며, 자율학습 시 보다 간편하게 핸드폰으로도 자기주도적 학습이 가능하도록 QR코드를 삽입하여 구성하였습니다.

처음으로 출간된 본 교재는 최신 임상실무현장을 반영한 수준 높은 기본간호술 지침서로서 핵심기본간호술 인증평가 기준 및 성과기반에 초점을 맞추어 제작되었으며, 무엇보다 대상자 중심의 안위와 치료적 돌봄을 중요하게 반영하였습니다. 아무쪼록 간호학생과 임상현장의 간호사 및 교수진에게 유용한 가이드 교재로 활용되기를 바랍니다.

본 저서가 출간되기까지 함께한 저자 주연숙 교수님과 사진 및 동영상제작과정에 도움을 준 사랑하는 제자 간호학생들, 그리고 메디컬사이언스 이문수 부장님과 임직원 여러분께 깊은 감사를 드립니다.

2019년 2월

대표저자 윤 매 옥

나이팅게일 선서

나는 일생을 의롭게 살며 전문간호직에 최선을 다할 것을 하나님과 여러분 앞에 선서합니다.

나는 인간의 생명에 해로운 일은 어떤 상황에서나 하지 않겠습니다.

나는 간호의 수준을 높이기 위하여 전력을 다하겠으며 간호하면서 알게 된 개인이나 가족의 사정은 비밀로 하겠습니다.

나는 성심으로 보건의료인과 협조하겠으며 나의 간호를 받는 사람들의 안녕을 위하여 헌신하겠습니다.

The Florence Nightingale Pledge

"I Solemnly pledge myself before God and in presence of this assembly to pass my life in purity and to practice my profession faithfully."

"I will abstain from whatever is deleterious and mischievous, and will not take or knowingly administer any harmful drug."

"I will do all in my power to elevate standard of my profession, and will hold in confidence, all personal matters committed to my keeping, and all family affairs coming to my knowledge in the practice of my calling."

"With loyalty will I endeavor to aid the physician in his work, and devote myself to the welfare of those committed to my care."

C•O•N•T•E•N•T•S

Chapter 1 핵심기본간호술 수행난이도 - 하

Chapter 2 핵심기본간호술 수행난이도 - 중

Chapter 3 핵심기본간호술 수행난이도 - 상

C·O·N·T·E·N·T·S

제1장

핵심기본간호술 난이도 - 하

1. 활력징후 측정

성취목표	▪ 체온, 맥박, 호흡, 혈압을 정확하게 설명할 수 있다. ▪ 체온, 맥박, 호흡, 혈압을 정확하게 측정할 수 있다. ▪ 체온, 맥박, 호흡, 혈압의 측정결과를 정확하게 기록할 수 있다. ▪ 활력징후의 정상과 비정상을 이해하고 대상자에게 교육할 수 있다.
선행지식	▪ 체온, 맥박, 호흡, 혈압의 의미와 정상범위 ▪ 체온, 맥박, 호흡, 혈압에 영향을 미치는 요인 ▪ 활력징후 측정 시 주의사항 ▪ 활력징후의 결과를 기록하는 방법
필요장비 및 물품	▪ 초침이 있는 시계 ▪ 전자 체온계/고막 체온계(1 회용 탐침 덮개) ▪ 아네로이드 혈압계 ▪ 청진기(교육용 청진기 준비) ▪ 소독솜 ▪ 손소독제, 쟁반(tray), 간호기록지 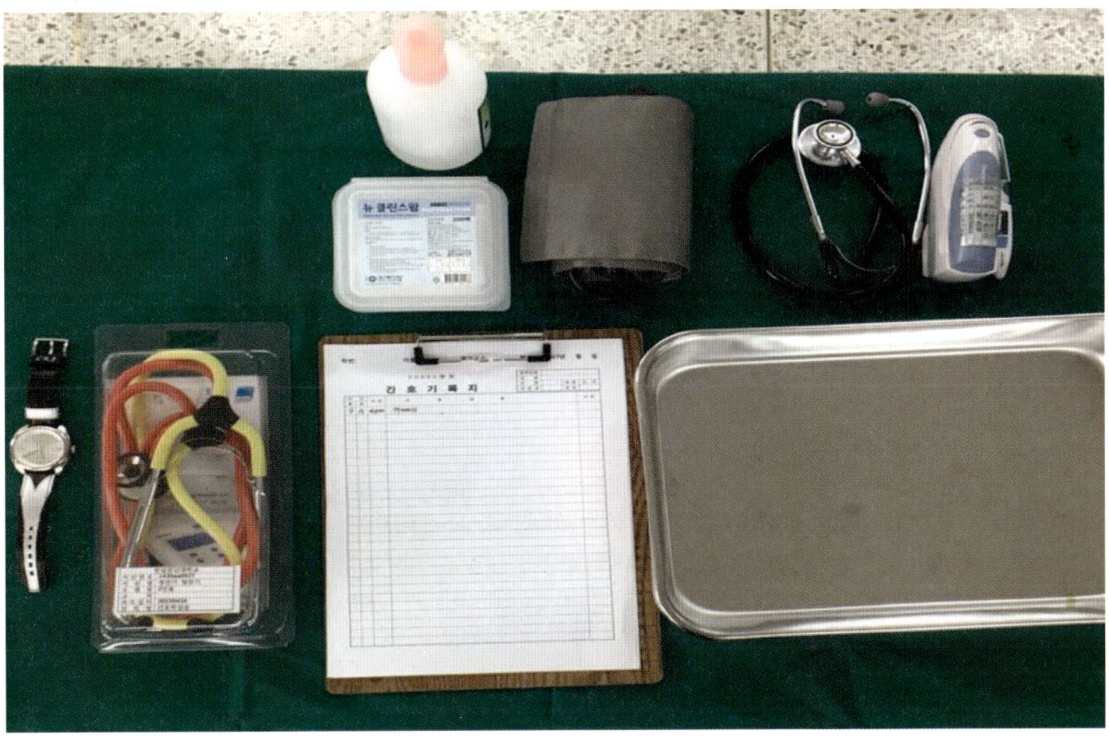
수행시간	▪ 14 분(수행 10 분, 전·후 손씻기 2 분, 기록 2 분)

[활력징후 측정] 선행자가학습

1. 체온, 맥박, 호흡, 혈압의 의미

1) 체온 : 열소실과 열생산 중추의 작용으로 항상성 유지를 반영
2) 맥박 : 좌심실수축 시 혈액이 동맥혈관벽을 부딪치는 파동
3) 호흡 : 대기와 인체의 혈액과 세포 사이에서의 가스교환 과정
4) 혈압 : 동맥을 통해 흐르는 혈액이 혈관벽에 부딪치는 압력(단위 : mmHg)

2. 체온의 측정부위에 따른 정상범위, 측정시간 및 금기

구분	성인 정상범위	측정시간	금기
구강체온	36.4~37.6℃	3~5분	체온계를 깨물 가능성이 있는 대상자, 비위관 삽입대상자, 구강호흡이나 산소투여 대상자, 차거나 뜨거운 음식 섭취 후
고막체온	36.1~37.6℃	1~2초	귀의 염증과 문제 있는 경우
액와체온	36.1~36.4℃	8~10분	전신화상, 피부질환, 너무 마른 경우
직장체온	37.0~38.1℃	2~3분	신생아, 심장 및 직장질환, 변비나 설사의 경우

3. 체온, 맥박, 호흡, 혈압의 정상범위

연령	체온(℃)	맥박(회/min)	호흡(회/min)	혈압(mmHg)	
				수축압	이완압
성인	36~37	60~100	12~20	90~120	60~80

4. 체온, 맥박, 호흡, 혈압에 영향을 미치는 요인

1) 체온
- 연령 : 영아는 생리적 기전의 미성숙으로 체온조절이 어려우며, 노인은 저체온의 위험이 있음
- 운동 : 신체활동을 통해 열 생산량의 증가로 체온 상승
- 호르몬 : 배란기에 프로게스테론의 분비로 체온 상승(0.3~0.6℃), 폐경기에는 체온 감소
- 하루 중 변화 : 새벽 4~6시경에 가장 낮고, 오후 4~6시경에 가장 높으며 약 0.5~1℃ 정도 변화
- 스트레스 : 교감신경계 흥분으로 신진대사가 항진되어 체온 상승
- 환경 : 습도, 대류 및 노출의 정도 등에 따라 영향을 받음

2) 맥박
- 연령 : 나이가 증가할수록 맥박수 감소
- 운동 : 단기간의 운동은 맥박수 증가, 장기간의 운동(운동선수)은 심근 강화로 맥박수 감소
- 체온 : 대사율이 증가하므로 맥박수 증가
- 약물 : Digitalis는 교감신경 차단제로 심박동수 감소, epinephrine과 atropine은 심박동수 증가
- 출혈 : 보상기전으로 교감신경을 자극하여 맥박수 증가
- 스트레스 : 교감신경을 자극하여 심박동수와 심장수축력 증가

3) 호흡
- 연령 : 노인은 폐용량과 호흡의 깊이 감소하고 호흡수 증가
- 운동 : O_2를 공급하고 CO_2 배출을 통해 호흡수와 깊이 증가
- 스트레스 : 교감신경 자극으로 호흡수와 깊이 증가
- 흡연 : 기도에 변화를 주어 호흡수 증가

- 약물
  - 마취제, 진정제, 마약성 진통제 : 호흡수와 깊이 감소
  - 코카인 : 환기량을 증가시켜 호흡수와 깊이 증가
  - 기관지 확장제 : 기도를 확장시켜 호흡수 감소
- 혈색소 : 혈색소의 감소는 산소운반 능력 저하로 호흡수와 깊이 증가
- 고지대 : 산소농도를 감소시켜 호흡수와 깊이 증가

4) 혈압
- 연령 : 나이가 많을수록 혈관 탄력성의 저하로 혈압 증가
- 성별 : 사춘기 이후 호르몬의 변화로 남자가 여자보다 높고, 폐경기 여성은 남자보다 높음
- 하루 중 변화 : 이른 아침에 가장 낮고 오후 늦은 시간에 가장 높으며 밤에는 낮아짐
- 체위 : 앙와위에서 앉거나 일어서면 혈액량의 감소로 혈압 저하
- 활동 : 심박출량 증가 및 산소요구도의 증가로 혈압 상승
- 신장질환 : 수분과 나트륨의 정체로 혈액량이 증가되어 혈압 상승
- 스트레스 : 불안, 통증 등은 교감신경을 자극하여 혈압 상승
- 약물 : 마취제와 마약성 진통제는 혈압을 저하시키며, 혈관수축제는 혈압 상승
- 흡연 : 혈관이 수축되어 혈관이 좁아져서 혈압 상승

5. 활력징후 측정 시 주의사항

1) 대상자의 의식 수준 및 활력징후의 영향요인을 사정한다.
2) 측정 30분 전에는 음식물 섭취, 흡연을 금하도록 한다.
3) 직장체온 측정 시는 점막 손상 방지를 위해 윤활제를 바른다
4) 신생아는 직장점막 손상의 위험이 있으므로 직장체온 측정을 피한다.
5) MRSA, VRE 등에 감염된 대상자는 측정물품을 따로 사용한다.

6. 기록

1) 활력징후의 비정상 소견은 자세히 기록하고 이상한 증상은 의사에게 보고한다.
   예: 정상체온범위보다 1℃ 이상 상승하거나 하강, 불규칙한 호흡양상, 서호흡이나 빈호흡 등
2) 측정한 방법과 부위를 기록한다.
   예: 체온 : 구강(O), 직장(R)으로 표기, 37.5℃(고막체온계), 36.4℃(왼쪽 액와체온)
   맥박 : 78회/min
   호흡 : 22회/min
   혈압 : 120/80mmHg(Rt. arm), 110/70mmHg(Lt. leg)

◆ 임상관찰기록지(T,P,R chart)에 작성할 경우

① 정해진 시간에 정확히 기록한다.
② 체온 및 맥박은 연결된 선으로 표기하며 체온, 호흡, 혈압은 검정색, 맥박은 적색으로 기록한다.

◆ 간호기록지에 작성할 경우

① 모든 기록은 정자로 바르게 기록하고, 빈칸을 남기지 않는다.
② 서명(sign)은 이름을 알아볼 수 있도록 정자로 성과 이름을 모두 쓴다.

사례적용	박00(F/48) 환자는 목이 붓고 오한과 고열로 외래를 통해 내과병동에 입원하였다. 대상자에게 정확한 간호수행을 위한 활력징후 측정을 수행하시오.

활력징후 측정

No	Step	performance	Rationale	Good (2)	Mod (1)	Poor (0)
		1. 액와 체온, 맥박과 호흡, 혈압				
1	물과 비누로 손위생을 실시한다.	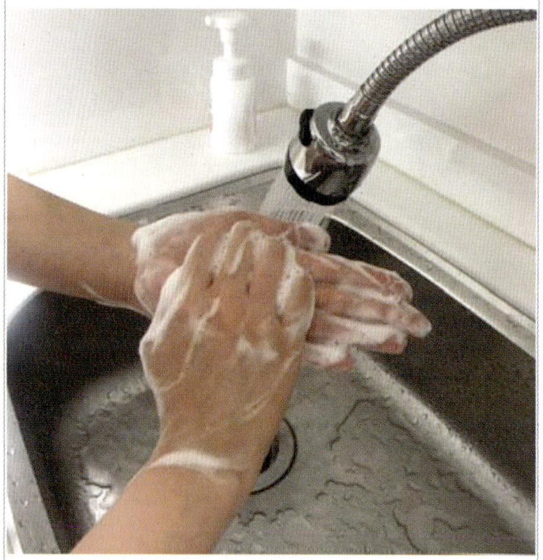	• 미생물의 전파를 감소시킨다.			
2	필요한 물품을 준비하고, 작동 여부를 확인한다(청진기, 체온계, 혈압계).	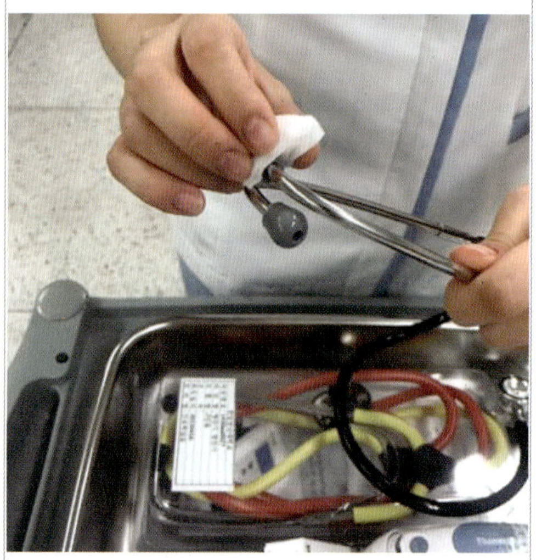	• 시간을 줄이고 효율적으로 간호를 수행할 수 있다.			
3	준비한 물품을 가지고 대상자에게 가서 간호사 자신을 소개한다.	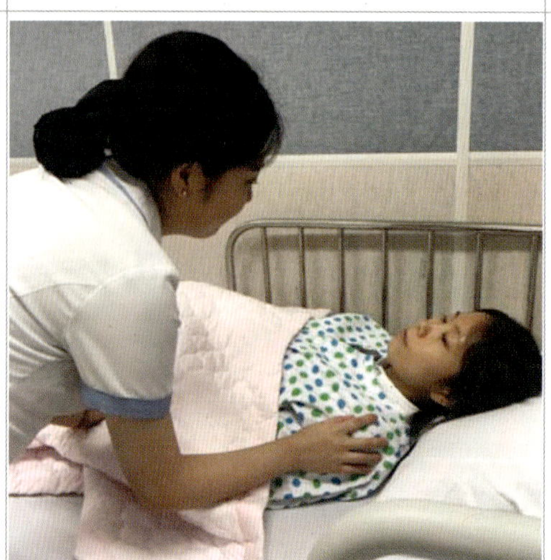	• 대상자의 불안을 감소시키고 신뢰를 형성하여 협조를 얻는다. *"안녕하세요?* *(학생)간호사 OOO입니다."*			

No	Step	performance	Rationale	Good (2)	Mod (1)	Poor (0)
4		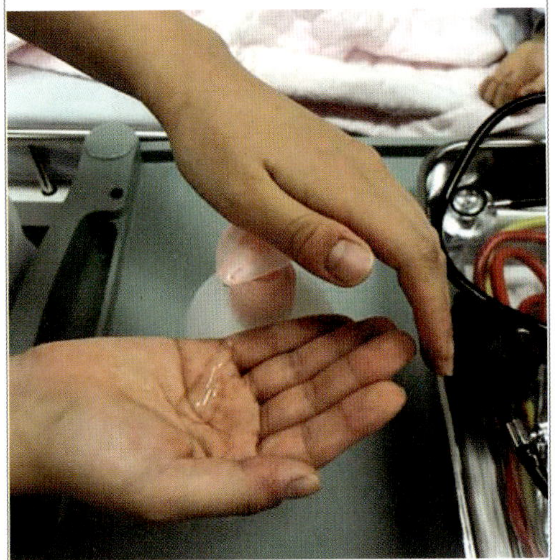	• 미생물의 전파를 감소시킨다.			
5	대상자의 이름을 개방형으로 질문하여 대상자를 확인하고, 입원팔찌와 환자리스트(또는 처방지)를 대조하여 대상자(이름, 등록번호)를 확인한다.	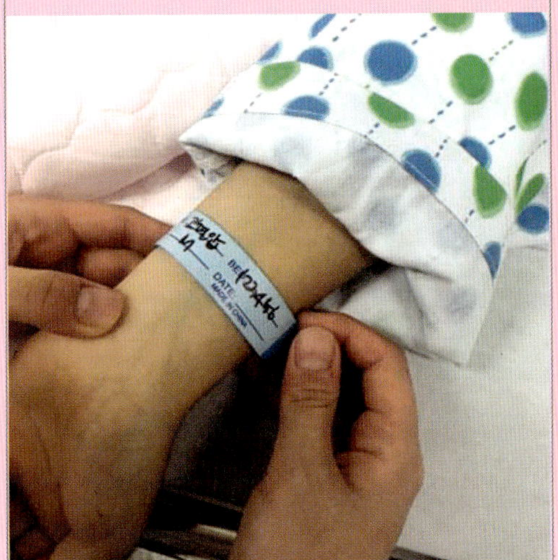	• 대상자에게 정확하고 안전한 간호를 수행한다. *"정확한 대상자 확인을 위해 성함과 등록번호를 확인하겠습니다. 환자분 성함이 어떻게 되세요? 등록번호 확인을 위해 입원팔찌를 보겠습니다. (입원팔찌와 환자 리스트를 비교하고). 네~ OOO님, 등록번호가 000000로 맞으시네요."*			
6	대상자에게 체온, 맥박, 호흡, 혈압을 측정하는 목적과 절차를 설명한다.	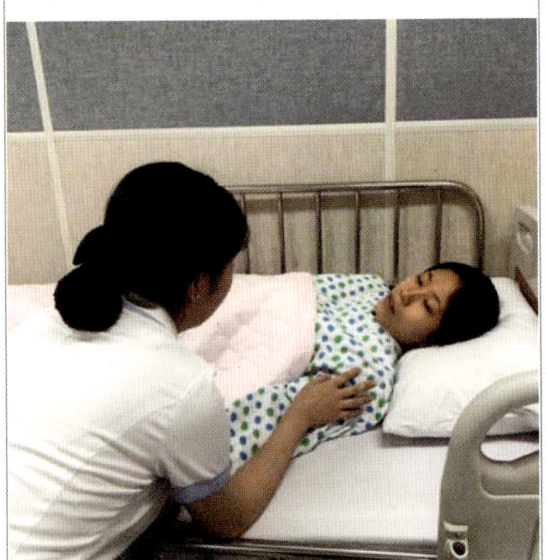	• 불안을 감소시키고 대상자의 협조를 얻을 수 있다. *"지금부터 OOO님의 신체상태를 확인하기 위해 체온, 맥박, 호흡, 혈압을 측정하도록 하겠습니다. 괜찮으신가요?"*			

No	Step	performance	Rationale	Good (2)	Mod (1)	Poor (0)
7	전자체온계를 꺼내어 끝부분을 소독솜으로 닦은 후 겨드랑이 중앙에 삽입하여 체온계가 빠지지 않도록 지지한다.	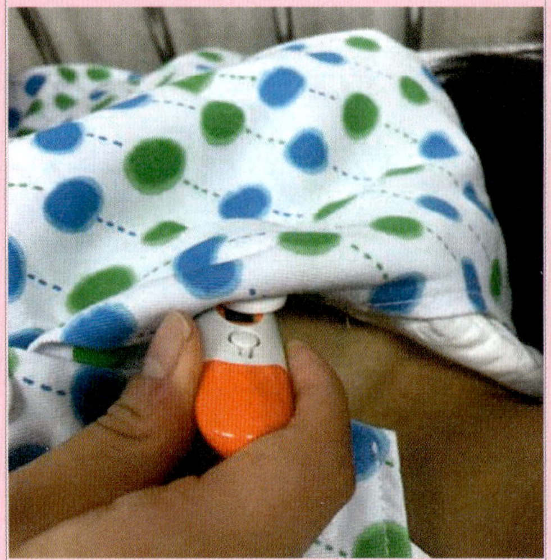	• 액와의 중앙은 혈관이 위치하여 정확히 측정할 수 있다. • 습기는 온도를 변화시킬 수 있으므로 액와에 땀이 있으면 종이타월로 닦아준다. • 삽입된 쪽 팔로 체온계를 누르고 반대편 어깨를 향해 가슴을 감싸도록 한다. *"체온계를 겨드랑이에 놓겠습니다."*			
8	대상자에게 체온이 측정(체온계 화면이 나타난 글자가 더 이상 깜박이지 않거나 "삐~"소리 등 해당 전자체온계의 작동방법 적용)될 때까지 체온계가 유지되도록 설명한다.	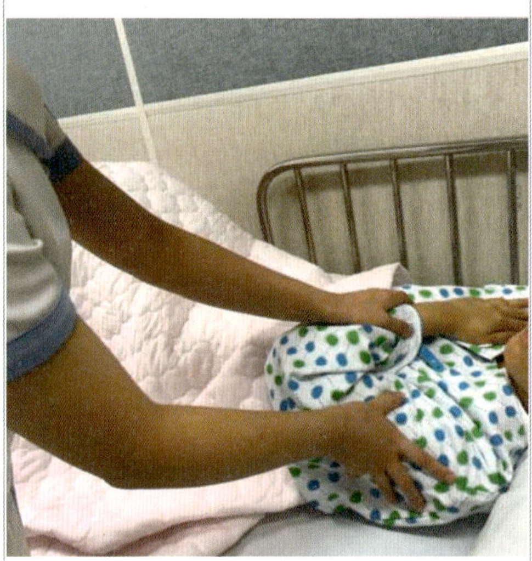	• 신호음이 들릴 때까지 체온계를 유지해야 정확한 측정이 가능하다. • "삐~"소리는 측정되었다는 신호음이다. *"체온계에서 삐~ 소리가 날 때까지 삽입된 쪽 팔로 반대편 어깨를 잡아주십시오."*			
9		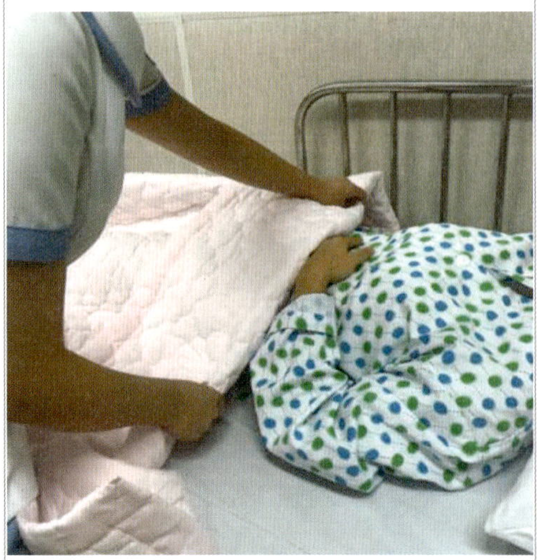	• 안위를 도모하고 안녕감을 증진한다. *"정확한 측정을 위해 이불을 조금 내리겠습니다."*			

No	Step	performance	Rationale	Good (2)	Mod (1)	Poor (0)
10	손가락으로 요골동맥을 찾아서 그 위에 놓고, 맥박부위를 확인한 후, 맥박을 측정한다. [처음 입원 시] 1분 간 맥박수를 측정한다. [입원 중 규칙적임을 확인 후] 30초 동안 맥박수를 측정한 후 2배를 한다.	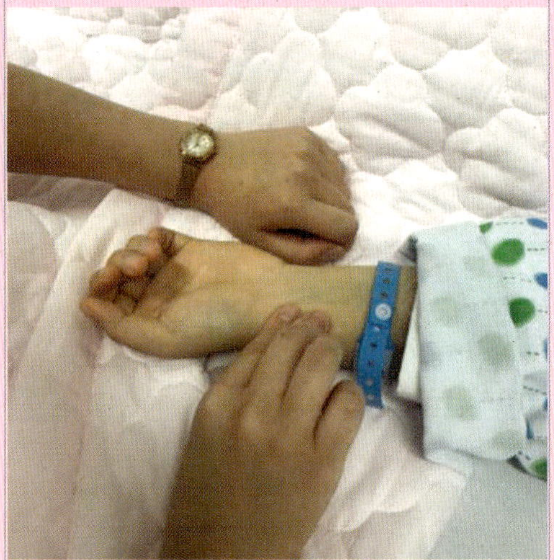	* 측정자의 2, 3, 4번째 손가락 끝을 대상자의 요골동맥 위에 댄다. • 손가락 끝은 동맥을 촉진하기에 가장 민감하며, 엄지는 맥박이 뛰므로 측정자 자신의 엄지로 촉진 시 정확한 측정이 어렵다. • 맥박이 불규칙하거나, 비정상적이면 요골/심첨맥박을 1분간 측정하여 맥박결손을 파악한다. *"맥박을 측정하겠습니다"*			
11	맥박을 측정한 후 동맥에 손을 그대로 댄 채로 호흡을 측정한다. [처음 입원 시] 1분간 호흡수를 측정한다. [입원 중] 30초 동안 호흡수를 측정한 후 2배를 한다.	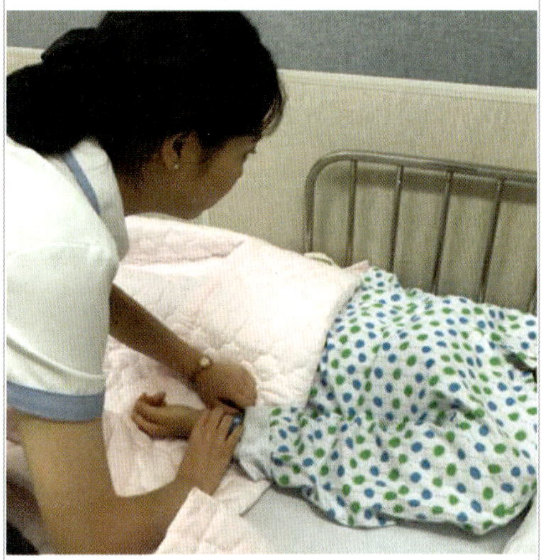	• 대상자가 자신의 호흡측정을 인식하게 될 경우 호흡양상이 변화될 수 있다. • 호흡이 불규칙하거나 비정상적이면 적어도 1분 동안 측정하여 평가한다.			
12		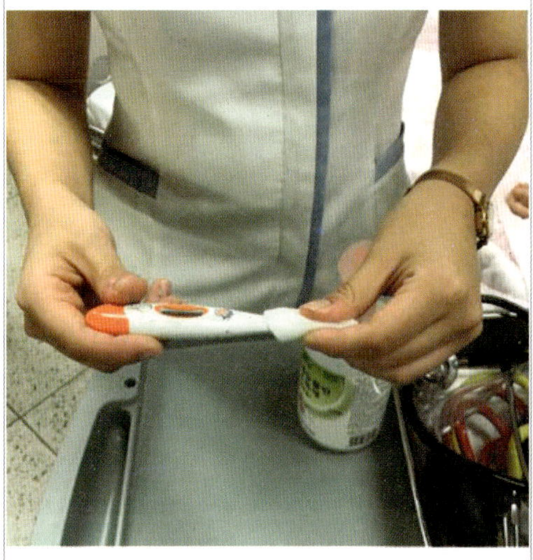	• 미생물의 전파를 감소시킨다. *"OOO님의 체온은 00.0℃, 맥박은 00회, 호흡은 00회로 모두 정상입니다."*			

No	Step	performance	Rationale	Good (2)	Mod (1)	Poor (0)
13		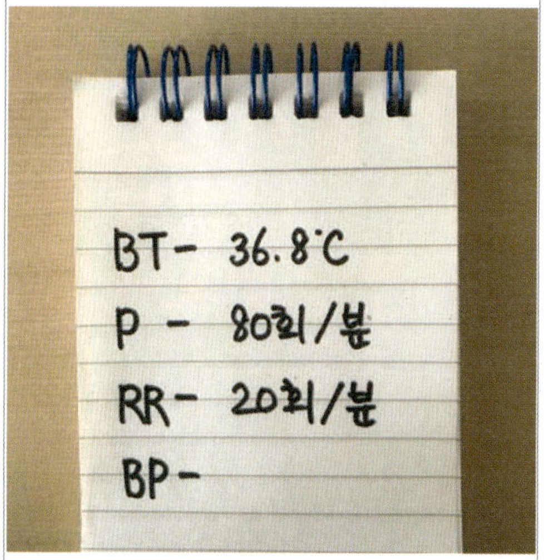	• 측정 후 즉시 메모해 둠으로써 정확한 기록을 할 수 있다.			
14	대상자가 편안한 자세를 취하게 한 후, 대상자의 팔을 심장과 같은 높이로 놓고 팔을 노출시킨다.	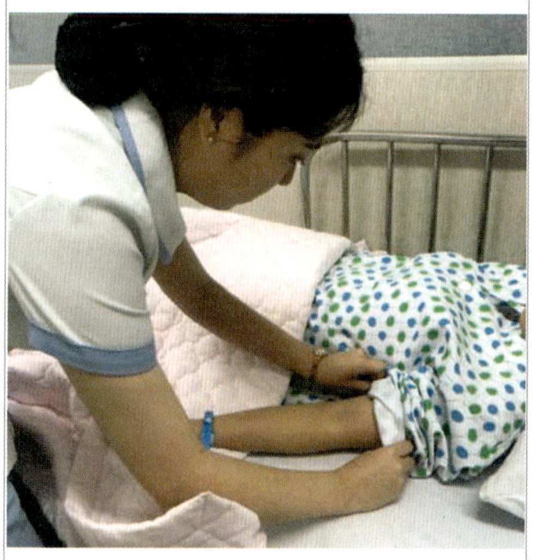	• 혈압 측정에 대해 대상자에게 설명을 하여 불안을 감소시킨다. • 팔이 심장보다 높으면 낮아지고, 심장보다 낮으면 높아진다. *"혈압을 측정하겠습니다. 혹시 불안하거나 화가 나 있지는 않으십니까? 괜찮으시다면 혈압 측정을 시작하겠습니다. 정확한 혈압 측정을 위해 팔을 심장과 같은 높이로 위치시키고 팔을 노출시키도록 하겠습니다."*			
15	팔오금 상완동맥 2~3cm 위에 커프의 bulb에 연결된 줄이 상완동맥과 평행이 되게 놓이도록 하고 손가락 하나가 들어갈 정도의 여유를 주고 감는다.	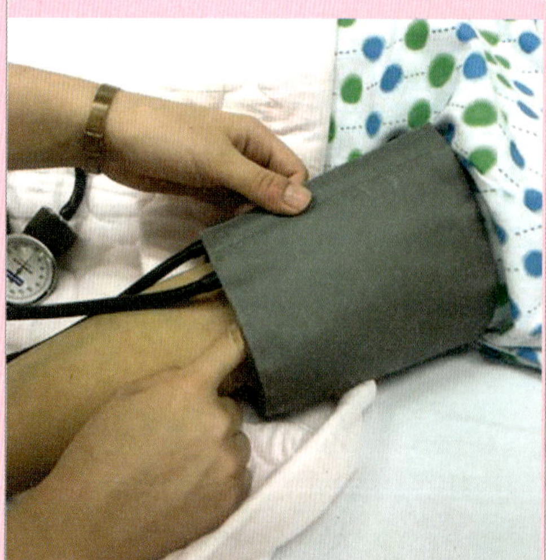	• 상완동맥의 압력분배를 적절히 하여 혈관의 압박을 방지하고, 잡음을 예방하여 정확한 측정을 하기 위함이다. • 커프를 세게 감으면 혈압이 낮아지고, 느슨하게 감으면 실제보다 높게 측정된다. • 커프가 너무 작으면 혈압 수치가 실제보다 높아지고, 커프가 너무 크면 낮게 측정된다.			

No	Step	performance	Rationale	Good (2)	Mod (1)	Poor (0)
16	손가락으로 상완동맥을 찾아 그 위에 청진기를 대고, 움직이지 않게 손으로 고정한다. ※ 참고) 처음(initial) 혈압 측정인 경우 다음의 사항을 15번 후에 먼저 시행한다. 1. 한 손으로 혈압계의 조절밸브를 잠그고 압력 밸브를 눌러 커프에 공기를 넣고(넣는 동안), 다른 손의 손가락을 상완동맥 또는 요골동맥 위에 올려놓는다.	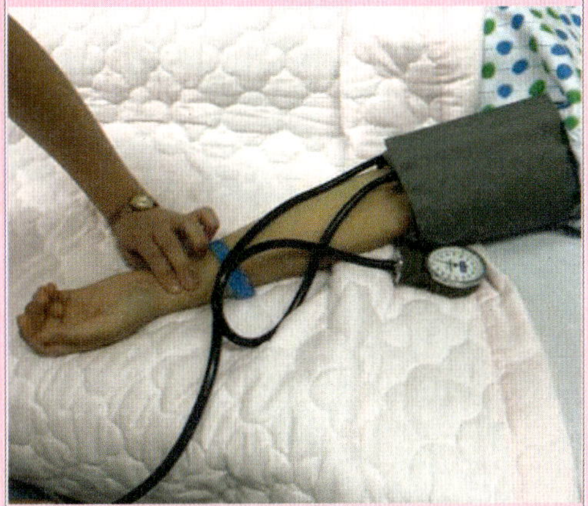	1. 예상치를 설정하여 수축기압을 정확하게 측정하기 위함이다.			
	2. 상완동맥 또는 요골동맥을 촉지하여 맥박이 소실되는 지점에서 혈압계의 눈금을 30mmHg 정도 더 올린다.	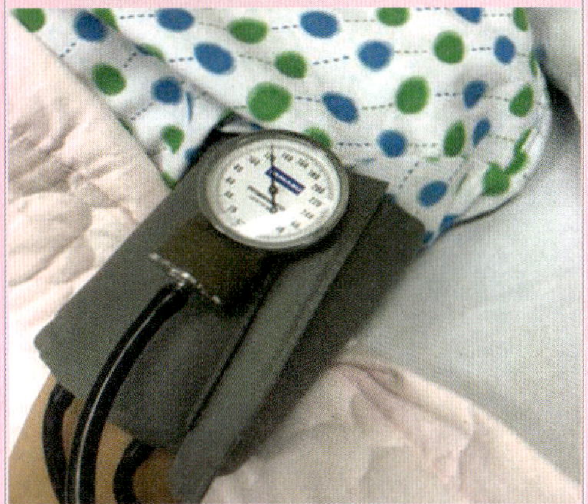	2. 정확한 수축기혈압을 확인하여 청진 상 차이로 혈압이 실제보다 낮게 측정되는 오류를 예방하기 위함이다.			
	3. 조절 밸브를 천천히 열어 눈금을 1초에 2mmHg의 속도로 내리면서 상완동맥이나 요골동맥에서의 맥박이 다시 촉지되는 지점의 눈금을 읽어서 기억한다.	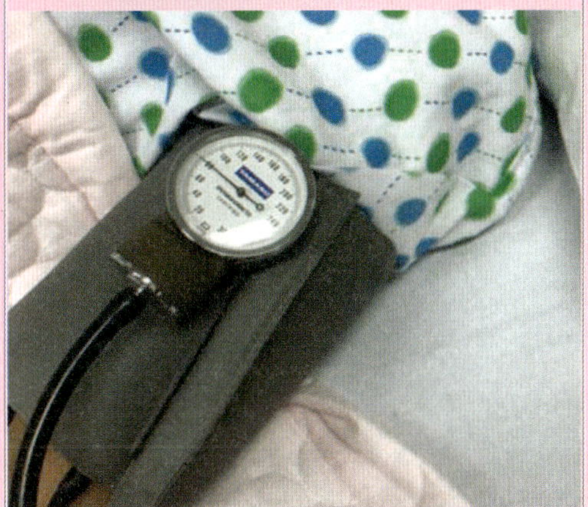	3. 커프의 압력을 너무 빠르거나 느리게 떨어뜨리면 정확한 수축기 혈압을 측정하기 어렵다.			
	4. 커프의 공기를 완전히 뺀 후 최소한 15초 동안 기다린다.	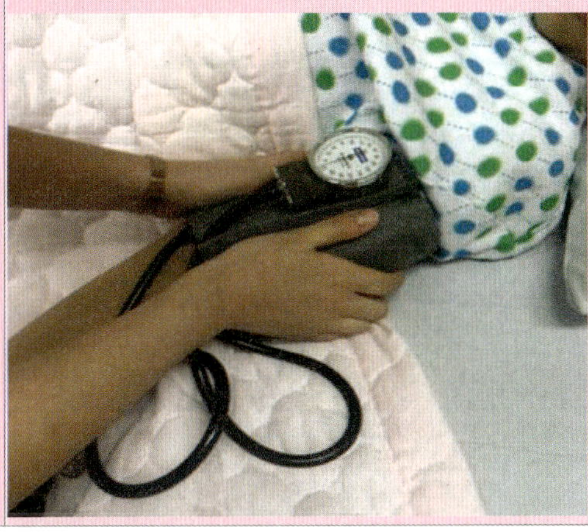	4. 정맥울혈로 실제보다 높게 측정되는 것을 막고, 순환이 회복된 후에 측정하여 오차를 예방할 수 있다.			

No	Step	performance	Rationale	Good (2)	Mod (1)	Poor (0)
17	혈압계의 조절밸브를 잠그고 압력 bulb를 눌러 혈압계의 눈금이 160~200mmHg까지 올라가게 공기를 넣는다. ※ 처음(initial) 측정인 경우, 다음의 사항을 시행한다. 혈압계의 조절밸브를 잠그고 압력 bulb를 눌러 혈압계의 눈금이 상완동맥이나 요골동맥에서의 맥박이 다시 촉지되었던 지점의 눈금을 기억하여 눈금보다 30 mmHg 더 올라가게 혈압계의 눈금을 올린다.	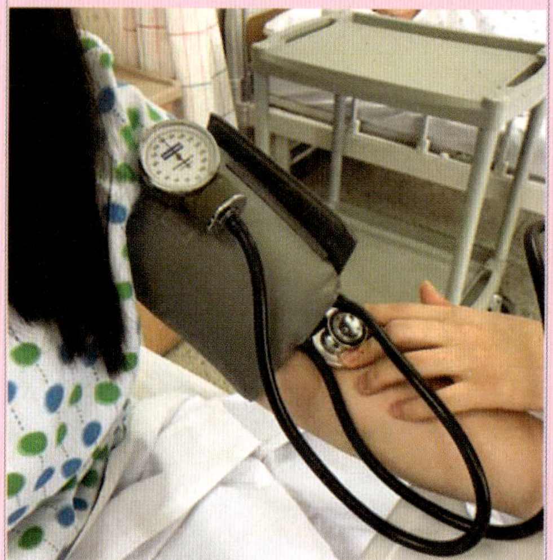	• 혈압계의 압력을 맥박소실 지점보다 증가시키는 것은 수축되는 첫 음을 정확히 듣기 위함이다.			
18	조절 밸브를 천천히 열어 1초에 2mmHg씩 눈금을 내리면서 처음 소리가 들리는 지점의 눈금을 읽어서 기억한다.	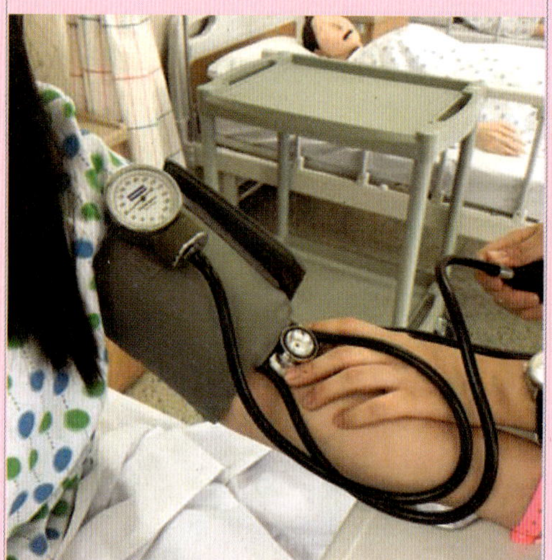	• 청진 상 처음 들리는 음이 코르트코프 제1음으로 수축기압이다.			
19	조절 밸브를 천천히 열어 차츰 커프에서 공기를 빼면서 소리가 없어지는 지점의 눈금을 읽어서 기억한다.	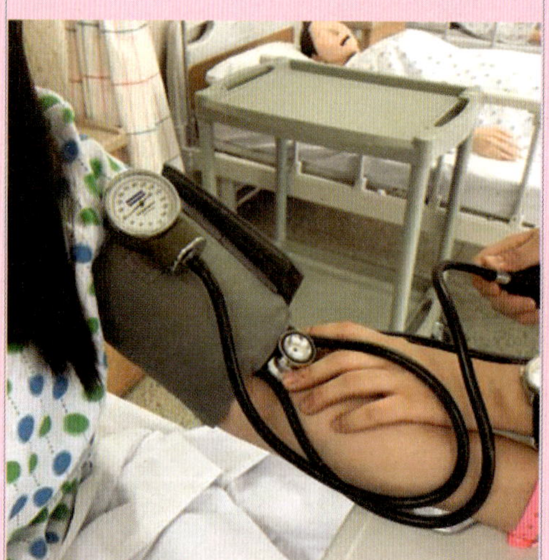	• 커프의 압력을 너무 빠르거나 느리게 떨어뜨리면 정확한 이완기압을 측정하기 어렵다. • 소리가 작아지는 음 (코르트코프 제4음)은 아동에게서 이완기압이며, 소리가 사라지는 음 (코르트코프 제5음)은 성인에게서 이완기압이다.			

No	Step	performance	Rationale	Good (2)	Mod (1)	Poor (0)
20	조절 밸브를 완전히 열어 커프에서 공기를 완전히 뺀 후 커프를 풀어 혈압계를 정리한다.	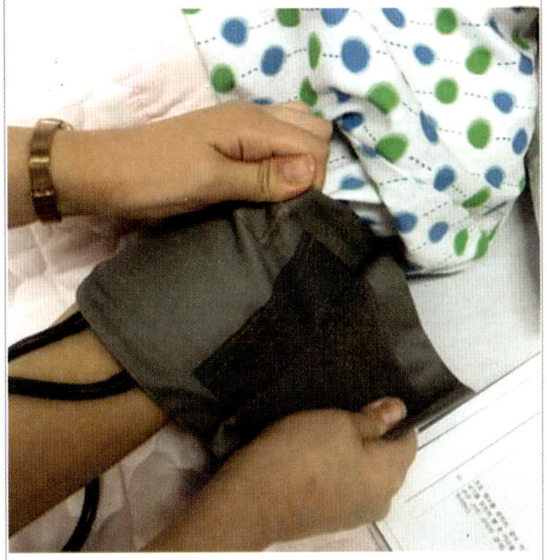	*"OOO님의 혈압은 000/00입니다."*			
21		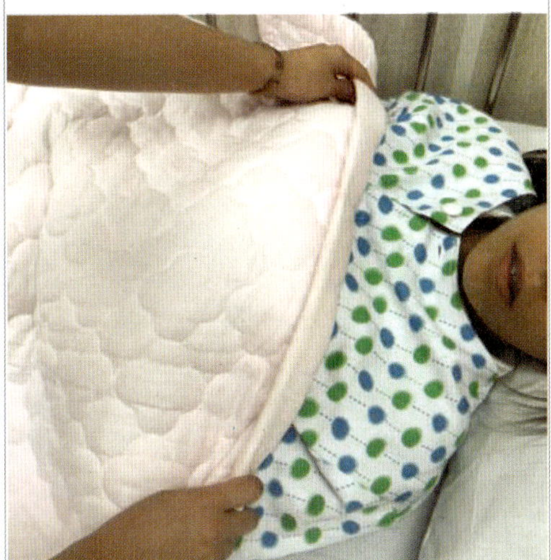	*"활력징후를 측정하였습니다. 편안히 쉬시길 바랍니다."*			
22		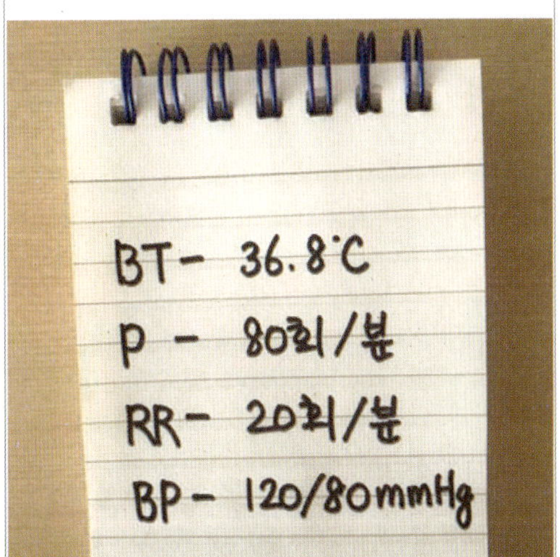	• 측정 후 즉시 메모해 둠으로써 정확한 기록을 할 수 있다.			

No	Step	performance	Rationale	Good (2)	Mod (1)	Poor (0)
23	청진기의 귀꽂이(ear piece)와 판막(diaphragm)을 소독솜으로 닦는다.	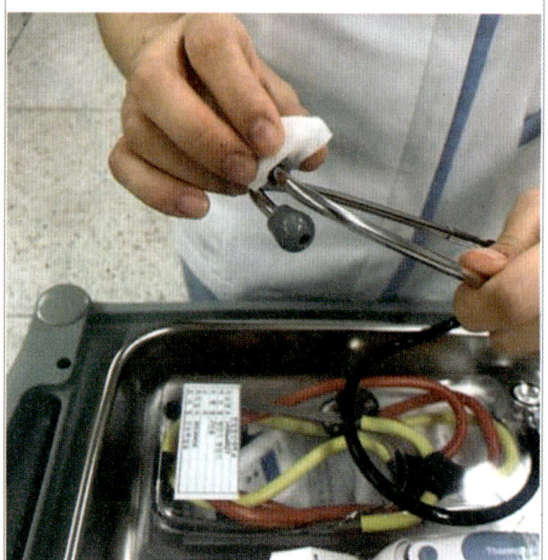	• 미생물의 전파를 감소시킨다. • 청진기의 귀꽂이는 2개의 소독솜을 사용하여 각각 하나씩 닦는다.			
24		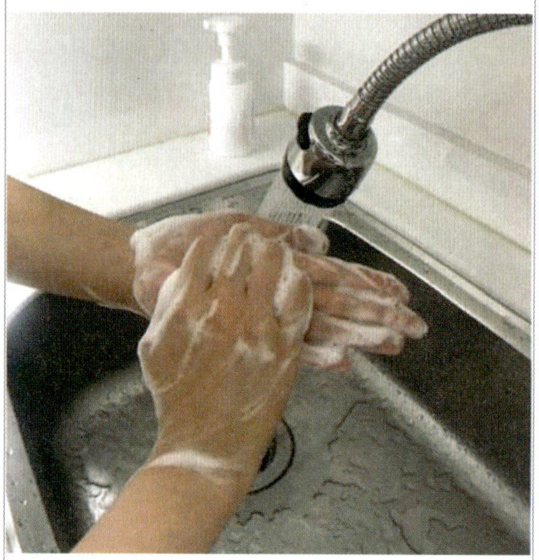	• 미생물의 전파를 감소시킨다.			
25	간호기록지에 호흡, 체온, 맥박, 혈압측정치를 기록한다.	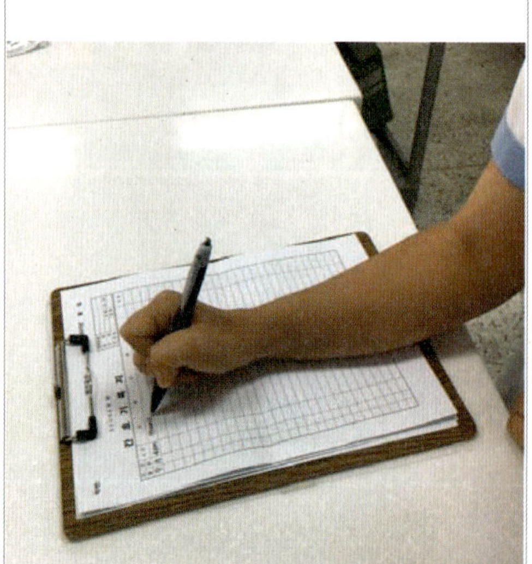	• 정확한 기록은 대상자의 상태에 대한 정확한 정보를 제공하며, 의사소통의 기능 및 법적 효력을 갖는다.			

No	Step	performance	Rationale	Good (2)	Mod (1)	Poor (0)
2. 고막 체온(전자 고막체온계 사용)						
1		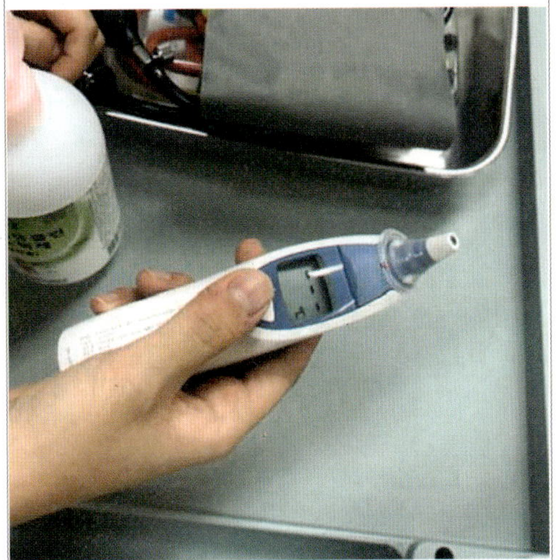	• 정확한 체온을 측정하기 위함이다.			
2	준비한 물품을 가지고 대상자에게 가서 간호사 자신을 소개한다.	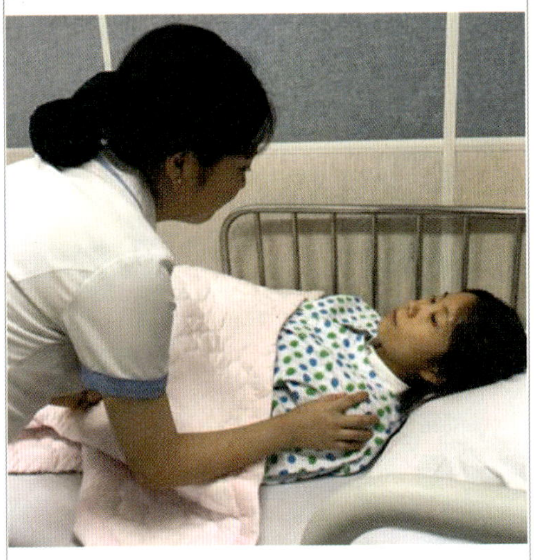	• 불안을 감소시키고 대상자의 협조를 얻을 수 있다. *"안녕하십니까? (학생)간호사 OOO입니다."*			
3		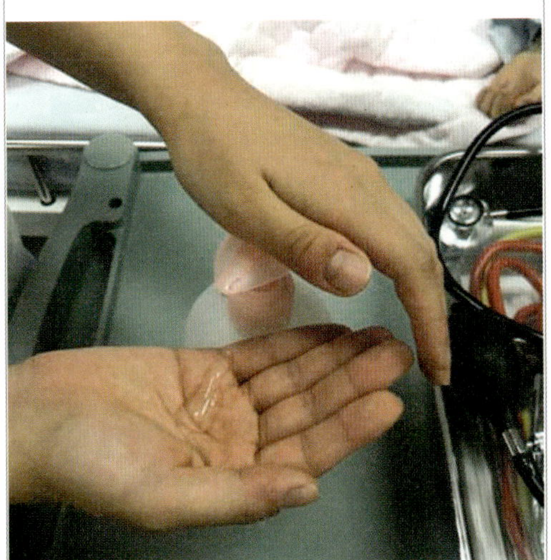	• 미생물의 전파를 감소시킨다.			

No	Step	performance	Rationale	Good (2)	Mod (1)	Poor (0)
4	대상자의 이름을 개방형으로 질문하여 대상자를 확인하고, 입원팔찌와 환자리스트(또는 처방지)를 대조하여 대상자(이름, 등록번호)를 확인한다.	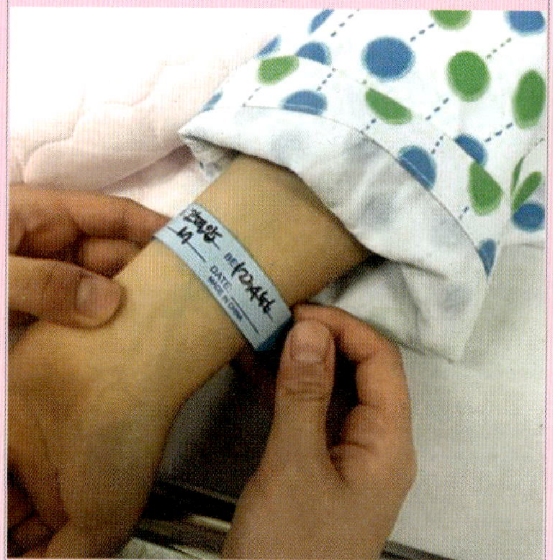	• 대상자에게 정확하고 안전한 간호를 수행한다. *"정확한 대상자 확인을 위해 성함과 등록번호를 확인하겠습니다. 환자분 성함이 어떻게 되세요? 등록번호 확인을 위해 입원팔찌를 보겠습니다. (입원팔찌와 환자 리스트를 비교하고). 네~ OOO님, 등록번호가 000000로 맞으시네요."*			
5		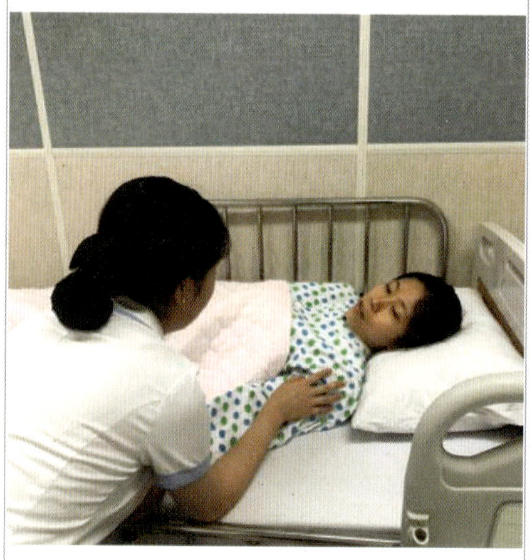	*"OOO님~ 체온을 측정하겠습니다. 체온은 고막을 통해 측정하겠습니다. 편하게 계시면 됩니다."*			
6	용기에서 탐침 덮개를 꺼낸 후 탐침 덮개를 고막체온계에 덮는다.	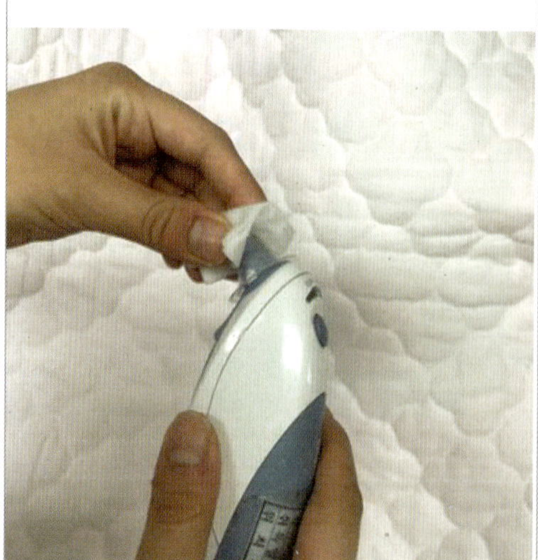	• 미생물의 전파를 감소시킨다.			

No	Step	performance	Rationale	Good (2)	Mod (1)	Poor (0)
7	대상자의 머리를 한 쪽으로 돌려 체온을 측정할 귀를 노출시킨 후 귓바퀴를(성인의 귓바퀴는 후상방으로, 소아는 후하방으로) 당긴 다음 탐침을 부드럽게 외이도로 삽입하여 체온을 측정한다.	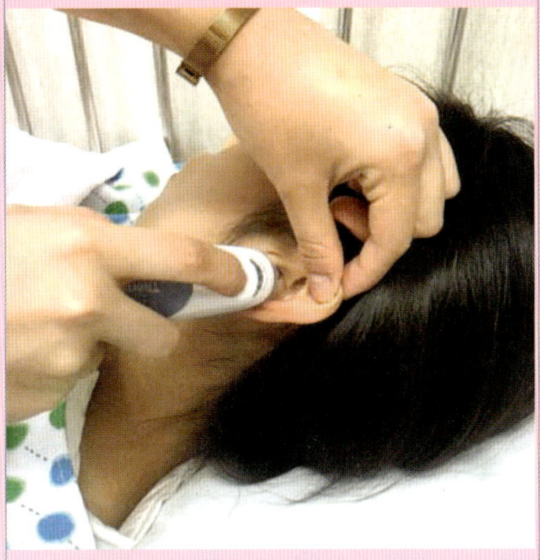	• S자형의 외이도를 일직선으로 유지하여 고막을 최대한 노출시켜 정확히 측정하기 위함이다. • 3세 이상의 소아와 성인은 귓바퀴를 후상방으로, 3세 이하의 아동은 후하방으로 잡아당긴 후 측정한다.			
8	탐침 덮개를 제거한 후 체온을 메모한다.	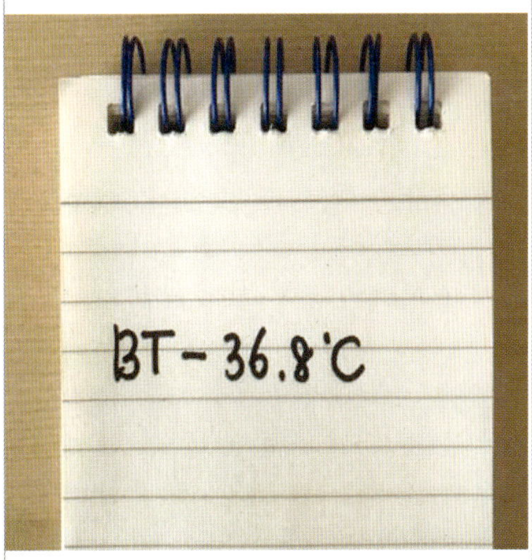	• 측정 후 즉시 메모함으로써 정확한 기록을 할 수 있다.			
9		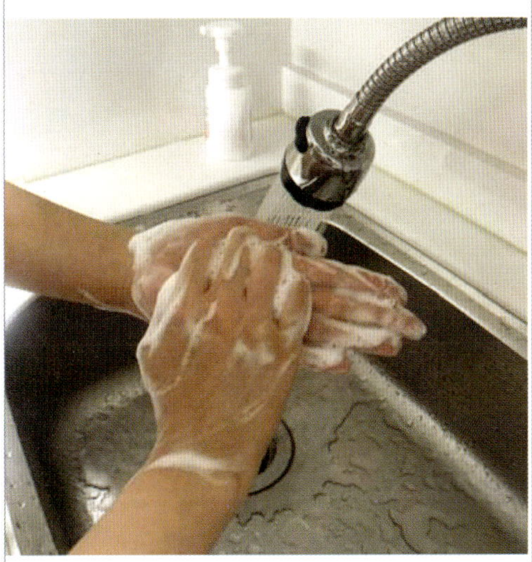	• 미생물의 전파를 감소시킨다.			

No	Step	performance	Rationale	Good (2)	Mod (1)	Poor (0)
10		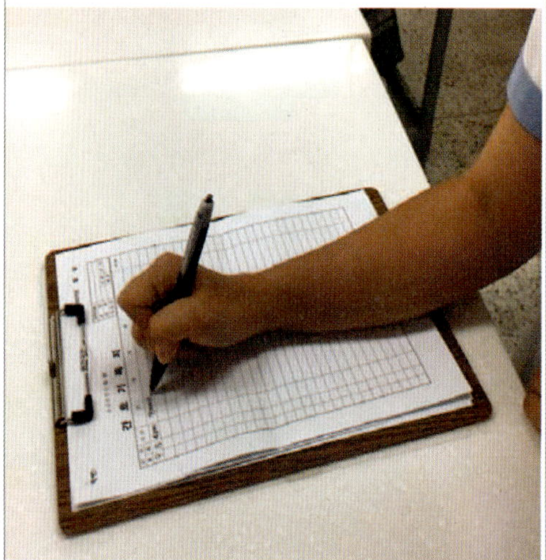	• 정확한 기록은 대상자의 상태에 대한 정보제공과 투약과실의 위험을 줄이고 법적 효력을 갖는다.			
총점(액와체온)				/50		
총점(고막체온)				/50		
환산점수				/90		

간호기록지
(활력징후 측정)

등록번호			
이름			
성별		나이	
진료과		병실	

일자	시간	간호내용	서명
10/19	11:00	Vital sign 측정함(BT: 37.1℃, PR: 84회/m, RR: 18회, BP: 110/70mmHg).	
		활력징후 양호한 상태이며, complaint 없이 편안한 상태임을 확인함.————	SN. OOO
	11:30	BT: 38.0℃, PR: 90회/m, RR: 22회, 춥고 침 삼킬 때 목이 아프다고 말함.	
		담요를 덮어주고, Dr. 000에게 보고한 후 Tylenol 1T 경구투여 처방받음.——	SN. OOO
성찰하기			

평 가

* 수행항목 합계(90점 만점) * 평가항목 합계(10점 만점) * 총점: 수행항목 점수 + 평가항목(100점 만점)

날짜 (점수) / 평가항목										
1. 지 식(2)										
2. 대상자 교육(2)										
3. 태도/용모(2)										
4. 정확성(2)										
5. 신속성(2)										
계(10)	/10	/10	/10	/10	/10	/10	/10	/10	/10	/10
총점(100점)	/100	/100	/100	/100	/100	/100	/100	/100	/100	/100

평가자 comment	날 짜	평 가 내 용	확 인

연습문제

1. 체온측정에 대한 설명으로 옳지 않은 것은? (　　　　)

1) 체온조절 중추는 뇌의 시상 하부이다.
2) 의식이 없거나 불안정한 대상자는 구강체온 측정을 피한다.
3) 심장질환 대상자는 구강보다는 직장으로 측정하는 것이 좋다.
4) 정상적인 구강체온은 약 37℃이며, 액와체온은 구강체온보다 0.5℃가 낮다.
5) 하루 중 체온이 가장 낮은 때는 이른 아침이고 가장 높은 때는 오후 4~6시 경이다.

2. 대상자의 요골맥박이 약하여 정확하게 측정되지 않을 때 다시 측정해야 할 부위는? (　　　　)

1) 측두동맥
2) 상완동맥
3) 심첨맥박
4) 경동맥
5) 대퇴동맥

3. 혈압 측정한 후 반복 측정 시 30초 정도 기다린 후 측정하는 이유로 옳은 것은? (　　　　)

1) 맥압을 감소시키기 위해
2) 정맥 울혈로 혈압이 증가하기 때문에
3) 측정 부위의 압박으로 인한 통증을 호소하기 때문에
4) 결손맥이 생기기 때문에
5) 혈액 점도가 증가하여 혈압이 증가하기 때문에

2. 경구투약

성취목표	▪ 경구투약의 기본원칙을 설명할 수 있다. ▪ 경구투약을 준비할 수 있다. ▪ 경구투약에 적절한 체위를 취하고 투약할 수 있다. ▪ 경구투약 수행 후 기록할 수 있다. ▪ 경구투약의 장점과 단점을 설명할 수 있다. ▪ 경구투여 방법을 설명할 수 있다.
선행지식	▪ 투약의 기본원칙 ▪ 대상자의 경구투약 가능 여부 사정 ▪ 경구투약 시 유의사항
필요장비 및 물품	▪ 투약카드(또는 컴퓨터 출력물) ▪ 투약 컵 또는 약봉지 ▪ 투약카드 또는 트레이 ▪ 물, 물컵(필요시 빨대) ▪ 코프시럽 약병(실제 먹을 수 있는 것으로 준비) ▪ 휴지(또는 종이타월) ▪ 투약기록지, 간호기록지 ▪ 손소독제 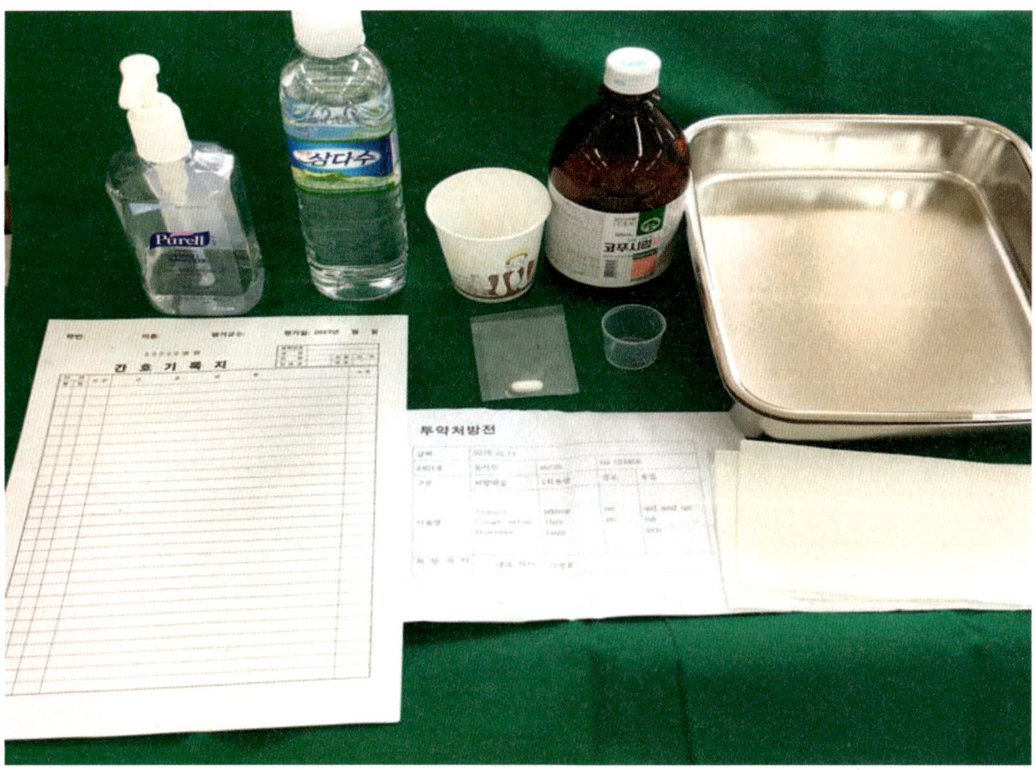
수행시간	▪ 11분(수행 7분, 전·후 손씻기 2분, 기록 2분)

[경구투약] 선행자가학습

1. 투약의 기본 원칙

1) 정확한 대상자(right client)
2) 정확한 약물(right drug)
3) 정확한 용량(right dose)
4) 정확한 경로(right route)
5) 정확한 시간(right time)
6) 정확한 기록(right documentation)

2. 안전한 투약을 위한 지침

1) 정확하게 처방을 해석한다.
2) 처방된 용량을 투여하기 위해 정확하게 약 용량을 계산한다.
3) 투약의 원칙을 이용하여 안전한 절차를 적용한다.
4) 약물투여를 기록한다.
5) 환자가 투약을 거절할 경우 간호기록지에 기록하고 의사에게 보고한다.
6) 약은 준비한 간호사가 투약한다.
7) 검사나 기타 이유로 투약이 지연될 경우, 간호기록지에 상세히 기록한다.

3. 경구투약 가능 여부 사정

1) 금식 여부를 사정한다.
2) 연하곤란 여부 사정 : 물이나 침을 삼켜보게 한다.
3) 금기환자 : 연하곤란, 무의식, 금식, 오심 및 구토, 구강수술 및 외상
4) 투여 전 활력징후 사정이 필요한 경구약물
   ① 맥박 - digitalis
   ② 혈압 - 항고혈압제
   ③ 호흡 - 마약성 진통제(펜타닐, 모르핀, 듀로제식패취, PCA 등)
   ④ 체온 - 해열제

4. 안전하게 경구투약하는 방법

1) 투약의 기본 원칙을 준수한다.
2) 자신이 준비한 약만을 대상자에게 투여하며, 투약하기 전 적어도 3번 이상 라벨을 확인한다.
3) 약을 침상가에 놓았을 때 대상자가 모두 먹는 것을 확인해야 한다.
4) 금식인 경우 약물 투여를 금한다.
5) 설하 투여 약물은 삼키지 말고 혀 아래에서 녹여서 약물이 혀 밑 혈관으로 흡수되도록 한다.
6) 볼점막 투여약물은 약물이 녹을 때까지 삼키지 말고 구강점막에서 흡수되도록 한다.
7) 특별한 경우가 아니면 약의 형태를 변경하지 않는다.
8) 특별한 지시가 없으면 두 가지 이상의 약물을 섞어 주지 않는다.
9) 약물투여 시 흡인을 예방한다.
   ① 올바른 체위를 조절한다 : 앉거나 상체를 세운 자세에서 투약한다.
   ② 한 번에 한 알씩 투약한다.
   ③ 편마비가 있을 경우 건강한 쪽으로 약을 넣어 삼키도록 교육한다.

5. 투약준비 시 약물을 3번 확인한다.

1) 약을 약장에서 꺼낼 때
2) 처방용량을 용기에서 꺼낼 때
3) 약을 다시 약장에 보관할 때

6. 경구투여 약물의 유의사항

1) 코팅제(capsule)는 씹거나 가루로 만들어서는 안 된다.
2) 투약 전 알레르기 여부를 확인하고 대상자에게 약물투여 목적과 작용을 설명한다.
3) 액체로 된 약을 따를 경우에는 간호사의 눈높이에서 따른다.
4) 침전물이 있거나 변색된 약은 사용하지 않는다.
5) 준비한 약물을 투여하지 못한 경우 다시 약병에 붓지 않는다.

7. 설하투약

1) 약물을 혀 밑에 넣고 혀 밑에서 완전히 녹을 때까지 물을 마셔서는 안 된다.
2) 혀 밑에는 혈관분포가 많아 빠르게 흡수된다.

8. 위관을 통한 약물투여

1) 물약이나 물에 희석한 가루약을 줄 수 있다.
2) 물약은 실온 상태로 투약한다.
3) 투약 전과 후에 물(15-30mL)을 통과시킨다.

사례적용	정OO(M/45) 환자는 감기증세로 심한 기침과 오한 및 열감을 가지고 응급실을 방문하였다. 고막체온계를 이용해 측정한 결과 체온은 38.9℃로 나타나 의사에게 보고한 결과 다음과 같은 처방이 났다. 이에 적절한 투약간호를 수행하시오. ■ Dr's order : Fluid intake 3L/일 권장 교육 Acetaminophen 650mg 2T #3 PO Cough Syrup 20cc #3 PO

경구투약

No	Step	Performance	Rationale	Good (2)	Mod (1)	Poor (0)
1		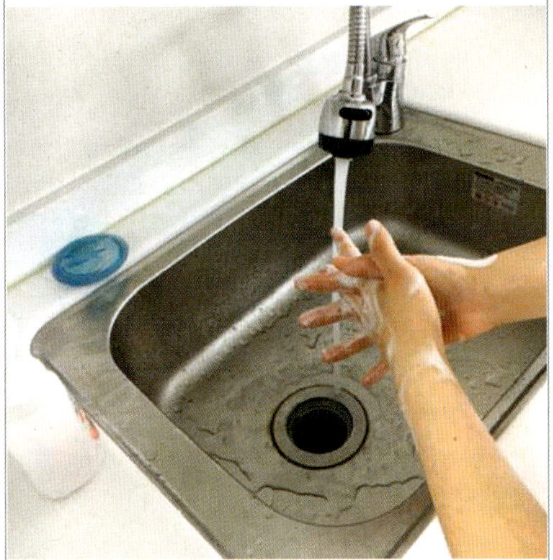	• 미생물의 전파를 감소시킨다.			
2	투약카트에서 대상자의 약물이 들어 있는 약포지를 꺼내어 투약처방(투약카드 또는 컴퓨터 출력물)과 투약원칙(5 rights: 대상자 등록번호, 대상자명, 약명, 용량, 투여경로, 시간)을 확인한다.	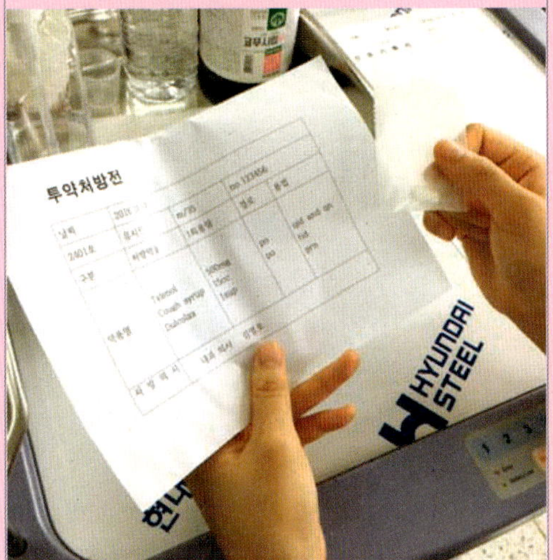	• 약물 준비과정에서 투약 실수를 예방하며 정확한 투약을 하기 위함이다.			
3	필요한 물품을 준비한다.	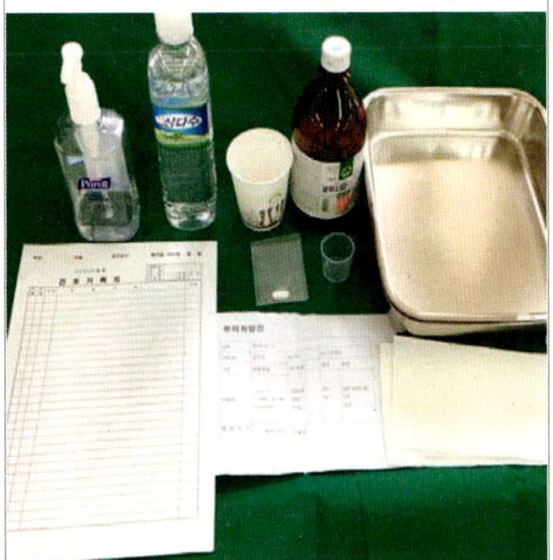	• 처치에 필요한 물품을 준비하여 간호를 행함에 있어서 시간을 줄이고 효율적으로 간호를 수행할 수 있다.			

No	Step	Performance	Rationale	Good (2)	Mod (1)	Poor (0)
4		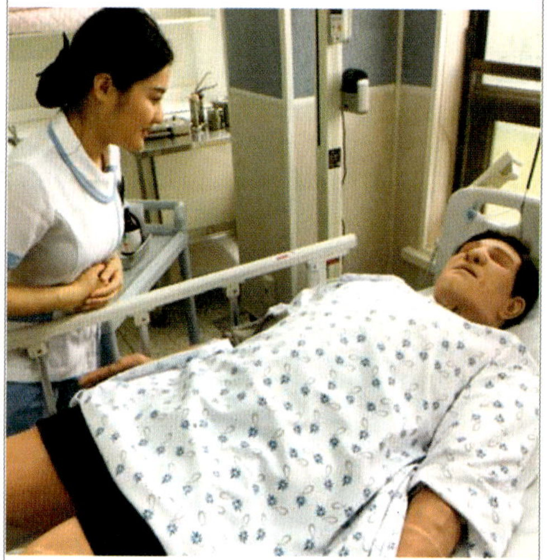	• 대상자의 불안을 감소시키고 신뢰를 형성하여 협조를 얻는다. *"안녕하세요? (학생)간호사 OOO입니다."*			
5		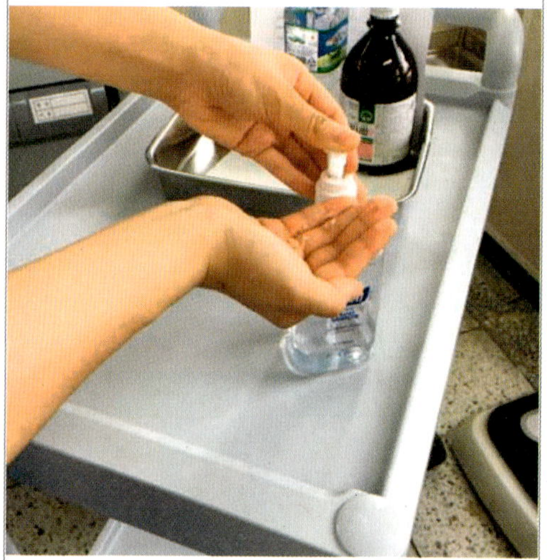	• 미생물의 전파를 감소시킨다.			
6	대상자의 이름을 개방형으로 질문하여 대상자를 확인하고, 입원팔찌와 투약카드(또는 컴퓨터 출력물)를 대조하여 대상자(이름, 등록번호)를 확인한다.	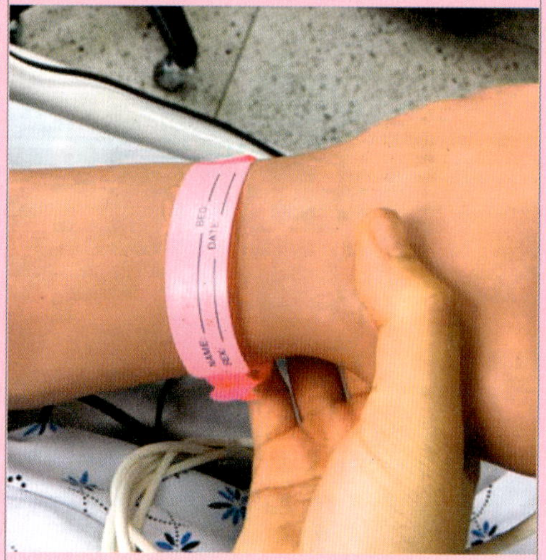	• 정확한 대상자에게 안전하고 정확한 간호를 수행한다. *"정확한 대상자 확인을 위해 성함과 등록번호를 확인하겠습니다. 환자분 성함이 어떻게 되세요? 등록번호 확인을 위해 입원팔찌를 보겠습니다. (입원팔찌와 환자 리스트를 비교하고). 네~ OOO님, 등록번호가 000000로 맞으시네요."*			

No	Step	Performance	Rationale	Good (2)	Mod (1)	Poor (0)
7	약물 투여 목적과 작용 및 유의사항을 설명한 다음 약물에 대한 의문사항이 있으면 질문하도록 한다.	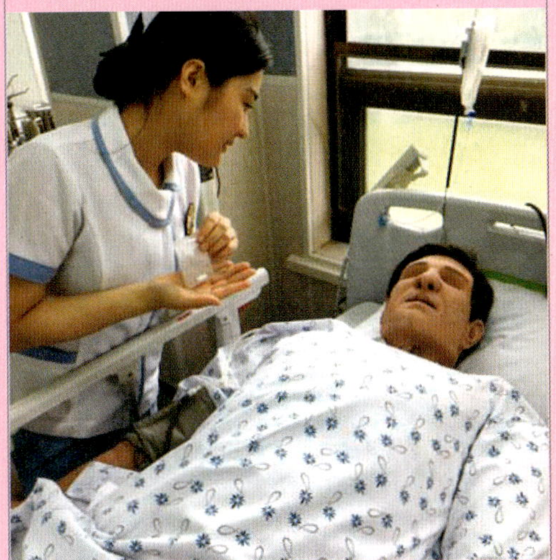	• 충분한 설명으로 대상자의 이해를 돕고 불안을 감소시키며 신뢰를 형성하여 협조를 얻기 위함이다. *"이 약은 열을 내리게 하고, 기침을 멈추게 하는 약입니다. 약을 복용하신 후에는 30분 동안 침대에 편하게 누워 계시는 게 좋습니다. 혹시 궁금한 점이 있으신가요?"*			
8	앉거나 파울러씨 체위를 취하도록 하되 앉는 것이 금기라면 측위를 취하도록 돕는다.	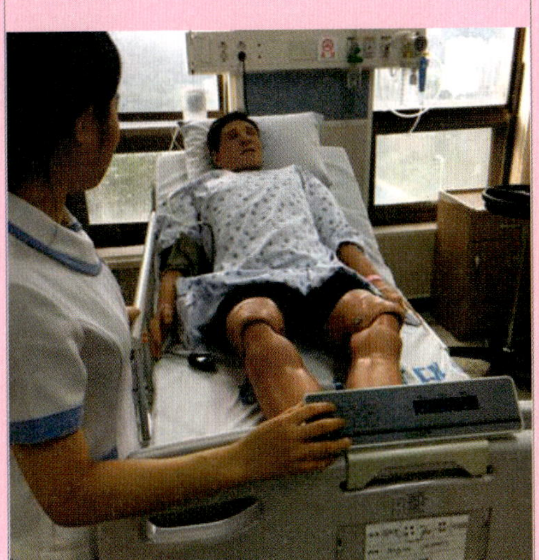	• 투약에 용이하고 삼키는 동안 기도흡인을 예방한다. *"일어나실 수 있겠어요? 침대에 등을 기대거나 똑바로 앉아 주세요."*			
9		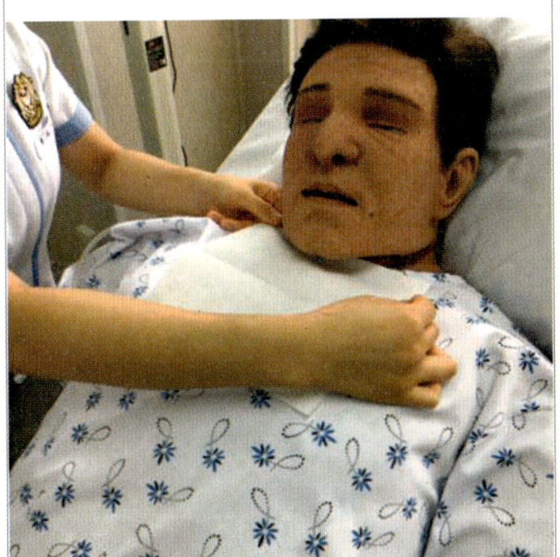	• 침구와 환의가 더럽혀지는 것을 방지하고 쾌적한 환경을 유지한다. *"약이나 물이 흘러내리지 않도록 수건을 대어드리겠습니다."*			

No	Step	Performance	Rationale	Good (2)	Mod (1)	Poor (0)
10	구강건조로 연하곤란이 있는지 확인하기 위해 침을 삼켜보거나 물을 한 모금 마셔보도록 한다.	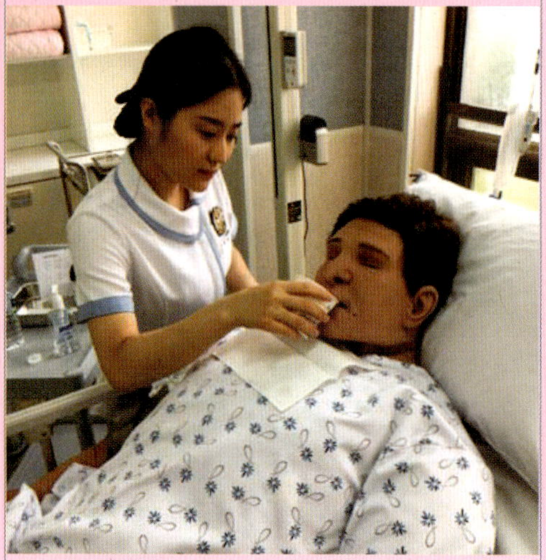	• 연하장애 유무를 파악하고 검사를 통하여 흡인의 위험을 줄인다. *"침을 한번 꿀꺽 삼켜보시겠습니까?"* *"물을 한 모금 마셔보시겠습니까?"*			
11		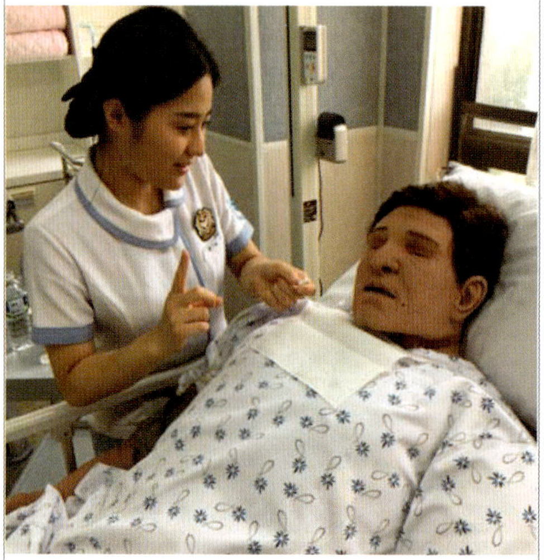	*"한 번에 한 알씩 천천히 삼키시면 됩니다.* *알약을 먼저 복용한 후 물약을 복용하시면 됩니다."*			
12		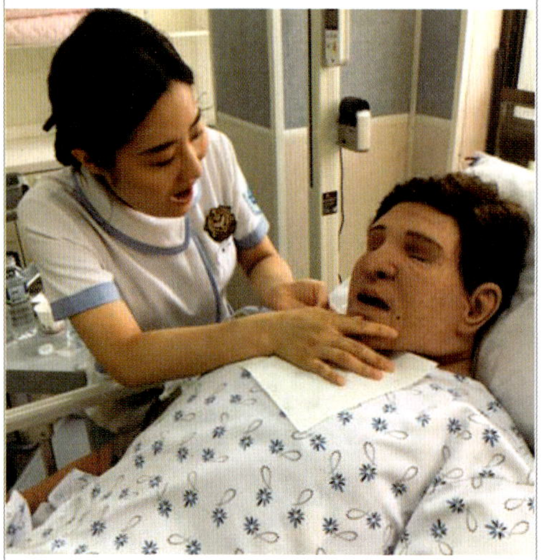	• 대상자 곁에서 약물복용을 확인하지 않으면 대상자는 약물을 제대로 복용하지 않거나 따로 보관하여 치료에 지장을 줄 수 있다. *"삼키셨으면 '아' 한번 해보시겠어요?"*			

No	Step	Performance	Rationale	Good (2)	Mod (1)	Poor (0)
13	투약 후에는 대상자가 편안한 체위를 취하도도록 도와준다.	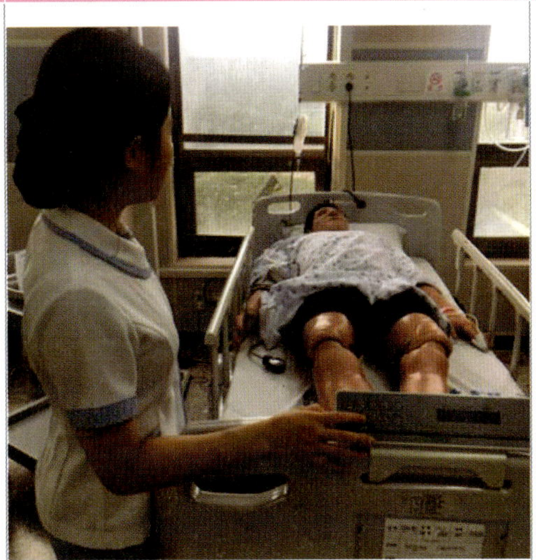	• 대상자의 안위를 도모한다.			
14	물과 비누로 손위생을 실시한다.	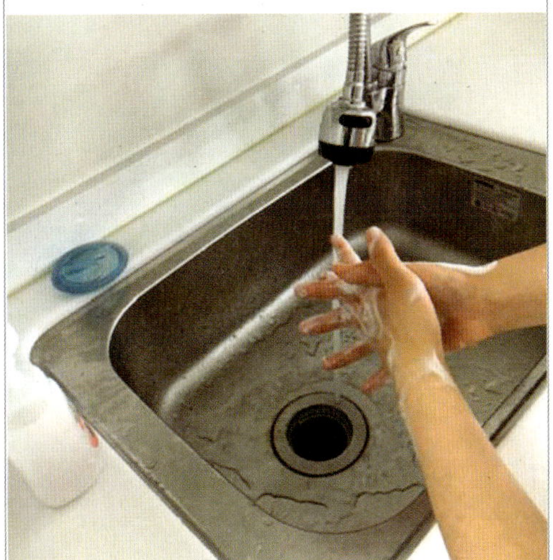	• 미생물의 전파를 감소시킨다.			
15	수행 결과를 간호기록지와 투약기록지에 기록한다. 1) 5 rights(대상자명, 약명, 용량, 투약경로, 투약시간) 2) 필요 시 투약목적, 대상자의 반응, 투약 못한 이유	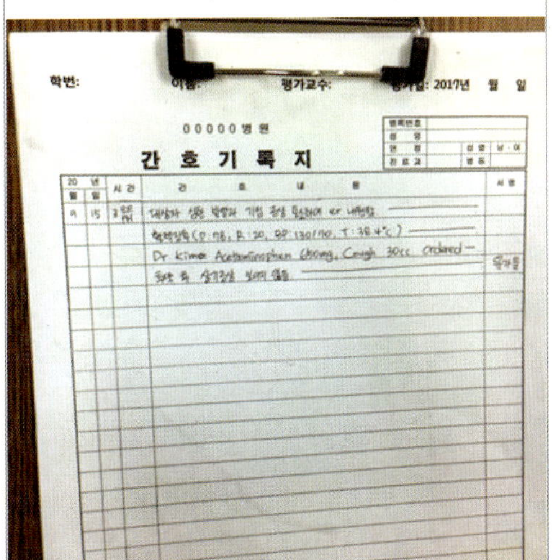	• 정확한 간호기록은 대상자의 상태에 대한 정보를 제공하며, 투약과실의 위험을 줄이고 법적 효력을 갖는다.			
총점				/30		
환산점수				/90		

간호기록지
(경구투약)

병록번호			
이 름			
성 별		나 이	
진료과		병 실	

일자	시간	간호내용	서명
10/19	11:00	기침과 객담이 많아 거담제와 기침약을 투약함을 설명함.——————	
		알약 먼저 투여하고 기침약(코프시럽) 15mL를 구강으로 투여함.——————	
		기도 흡인 없이 복용함. 약물로 인해 졸음과 어지럼증이 있을 수 있음을	
		설명하고 증상 발생 시 알리도록 함. 낙상주의 설명함.——————	SN. OOO

성찰하기	

평 가

* 수행항목 합계(90점 만점) * 평가항목 합계(10점 만점) * 총점: 수행항목 점수 + 평가항목(100점 만점)

평가항목 \ 날짜(점수)										
1. 지 식(2)										
2. 대상자 교육(2)										
3. 태도/용모(2)										
4. 정확성(2)										
5. 신속성(2)										
계(10)	/10	/10	/10	/10	/10	/10	/10	/10	/10	/10
총점(100점)	/100	/100	/100	/100	/100	/100	/100	/100	/100	/100

	날 짜	평 가 내 용	확 인
평가자 comment			

연습문제

1. 경구투약에 관한 설명으로 적합하지 않은 것은? (　　　)

1) 특별한 처방이 없으면 두 가지 이상의 약물을 섞어 주지 않는다.
2) 물약을 많이 따랐을 때는 다시 약병에 따라 붓는다.
3) 코팅된 장용제피정은 씹지 않고 삼켜야 한다.
4) 강심제는 투여하기 전 맥박수가 60회/분 이상인지 확인한다.
5) 응급상황에는 구두처방이 가능하며 24시간 안에 서명을 받는다.

2. 약물의 투여와 관련된 약어 설명으로 옳은 것은? (　　　)

1) Qh : 시간　　2) AC : 식사 후　　3) TID : 하루 2번
4) stat : 즉시　　5) HS : 매시간

3. 설하투여에 대한 설명으로 옳은 것은? (　　　)

1) 혀 밑에서 잘 용해되도록 물을 머금고 있는다.
2) 다량의 물과 함께 삼킨다.
3) 약물이 잘 용해되도록 잘게 빻아서 준다.
4) 혀 밑에 있는 혈관으로 흡수되므로 흡수속도가 빠르다.
5) 강심제인 Digoxin은 설하투여 약물이다.

3. 입원관리하기

성취목표	▪ 체온, 맥박, 호흡, 혈압을 정확하게 측정할 수 있다. ▪ 입원 시 수집해야 하는 자료와 입원관리 절차에 대해 설명할 수 있다. ▪ 입원관리 시 필요한 서류 서식과 물품을 준비할 수 있다. ▪ 입원관리(대상자의 주관적 자료, 객관적 자료, 입원 생활 관련 주의사항, 통증, 욕창위험도, 낙상위험도 사정 등)를 수행할 수 있다. ▪ 입원관리 수행 후 기록할 수 있다.
선행지식	▪ 입원 시 수집해야 하는 간호정보의 내용 ▪ 입원 생활 관련 주의사항 ▪ 욕창 위험요인 ▪ 낙상 위험요인 ▪ 통증사정 ▪ 불안사정 ▪ 낙상예방 간호중재 ▪ 억제대의 종류와 사용법 ▪ 욕창예방 간호중재
필요장비 및 물품	▪ 신장, 체중 측정계 ▪ 실습병원에서 사용하는 간호정보조사지 양식 ▪ 실습병원에서 사용하는 낙상위험도, 욕창위험도 및 통증 측정도구 ▪ 청진기, 혈압계, 체온계 ▪ 대상자 이름표(침대, 병실 앞, 팔찌) ▪ 실습병원에서 사용하는 입원생활 안내 양식 ▪ 손소독제, 전화기 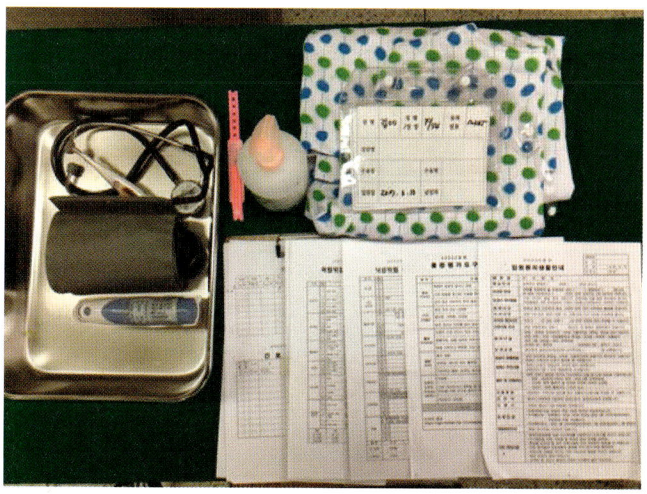
수행시간	▪ 19분(수행 15분, 전·후 손씻기 2분, 기록 2분)

[입원관리하기] 선행자가학습

1. 입원관리하기

1) 입원간호 목적

① 대상자의 불안을 감소시키고 안정감을 갖도록 돕는다.
② 입원생활에 필요한 정보를 제공함으로써 대상자의 병원생활을 돕는다.
③ 간호사정을 통한 간호문제를 발견하여 적절한 간호계획을 세운다.
④ 대상자의 요구를 파악하고, 입원목적에 따른 치료과정을 설명한다.

2) 입원 시 수집해야 하는 간호정보의 내용

개인적 정보, 활력징후, 키, 체중, 간호력(주호소, 현병력, 과거력, 가족력, 생활양식 등), 통증, 낙상 및 욕창위험평가, 신체사정

3) 욕창의 위험요인은?

의식수준 저하, 부동, 노인, 요실금, 변실금, 만성질환 및 근골격계 질환, 신경 및 감각운동장애, 영양상태 불균형, 고열, 피부가 건조하고 민감한 환자

4) 낙상의 위험요인은?

아동이나 65세 이상 노인, 시력감소, 균형감각 손상, 보행 장애, 지남력 상실, 기동성장애, 신체허약, 기립성 저혈압, 낯선 환경, 약물 복용(이뇨제, 신경 안정제, 진정제, 수면제 또는 마약성 진통제 등)

2. 낙상예방 간호중재

1) 침대 옆 탁자는 환자 가까이에 두며, 주변에 있는 물건을 잘 정돈한다.
2) 침대난간(side rail)는 반드시 올리도록 한다.
3) 야간 조명등은 간접조명으로 설치한다.
4) 바닥은 미끄럽지 않도록 하고 욕실바닥에 미끄럼방지 매트를 깐다.
5) 복도, 화장실 및 목욕탕에는 벽 손잡이를 설치하고 사용방법을 설명한다.
6) 신발은 발받침이 미끄러지지 않는 것으로 한다(슬리퍼가 아닌 운동화 권장).
7) 기립성 저혈압이 있는 경우 서서히 일어나도록 한다.
8) 바퀴의자는 잠금상태에서 환자를 앉힌 후 잠금장치를 푼다.

3. 억제대의 종류

1) 벨트 억제대: 휠체어나 운반차로 이동 시 환자의 안전을 위해
2) 팔꿈치 억제대: 팔꿈치 굴곡을 막기 위해(정맥주사 시 적용)
3) 장갑 억제대: 가려움증으로 긁거나 각종 튜브나 드레싱 제거 위험성 및 피부 손상의 예방을 위해
4) 재킷 억제대: 침대나 의자에서 낙상 예방 위해(흉곽압박으로 인한 질식 위험이 있음)
5) 사지 억제대(8자 억제대): 낙상위험이 있는 의식이 없거나 혼돈대상자에게 손목, 발목 등 사지 부동 위해
6) 전신 억제대: 몸 전체를 홑이불로 감싸는 것(영아의 채혈과 검사, 정맥주사 시 적용)

4. 억제대 사용 시 주의사항

1) 억제대 필요성 여부를 결정한다.
2) 의사의 처방을 확인하고 대상자에게 억제대 적용이유와 방법을 설명하고 협조를 얻는다.

3) 피부 손상을 막기 위해 뼈 돌출 부위에 패드를 적용한다.
4) 나비매듭을 적용하여 응급상황 시 쉽게 풀 수 있도록 한다.
5) 가능한 가동범위(ROM)가 넓게 유지하도록 한다.
6) 억제대 사이에 두 개의 손가락이 들어갈 정도로 여유를 두고 침대 난간이 아닌 침대 틀에 고정한다.
7) 2시간마다 30분간 억제대를 풀어주고 피부상태 체크, 혈액순환 증진, 관절가동범위운동을 돕는다.
8) 억제대를 재적용하기 전 체위변경을 한다.

5. 욕창 발생을 예방하는 방법

1) 피부압박을 줄이기 위해 2시간마다 체위변경을 한다.
2) 보조기구를 사용 사용한다: stryker frame, circo-electric bed, egg crate mattress, air matress
3) 뼈돌출 부위는 패드나 베개를 사용한다.
4) 위생과 피부관리
   ① 피부는 청결히 하고 건조하게 한다(실금이나 상처 배액물 등 습기로부터 피부 보호).
   ② 옷이나 홑이불 및 침요의 구김이 없도록 한다.
   ③ 순한 비누, 비알콜성 로션을 사용하고 파우더 사용은 금한다(병원균의 성장위험).
5) 균형있는 영양섭취, 충분한 수분섭취를 돕는다.
6) 자주 피부를 사정하고 순환증진을 도모한(뼈 돌출 부위 중심으로)

사례적용	김OO(F/55) 환자는 1년 전부터 Cerebral infarction진단을 받고 통원치료를 받아왔다. 며칠 전부터 두통과 어지러움을 주호소로 보호자인 남편과 함께 내원하여 신경외과 병동에 입원했다. 적절한 간호중재를 수행하시오.

입원관리하기

No	Step	Performance	Rationale	Good (2)	Mod (1)	Poor (0)
1	대상자에게 간호사 자신을 소개한다.	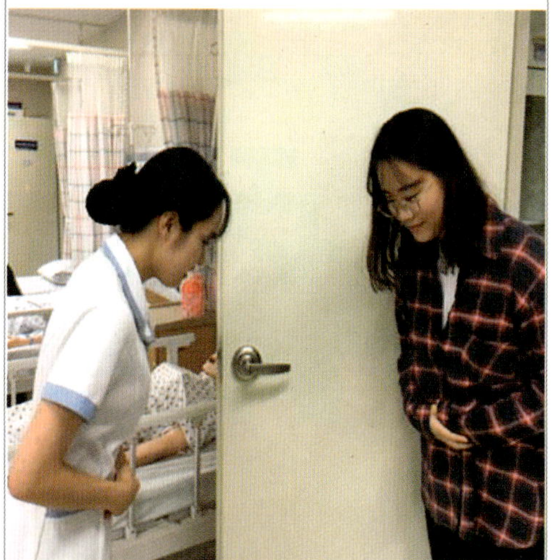	• 대상자의 불안을 감소시키고 신뢰를 형성하며 협조를 얻는다. *"안녕하세요? (학생) 간호사 OOO입니다."*			
2	대상자의 이름, 등록번호 등을 개방형으로 질문하여 대상자를 확인한다.	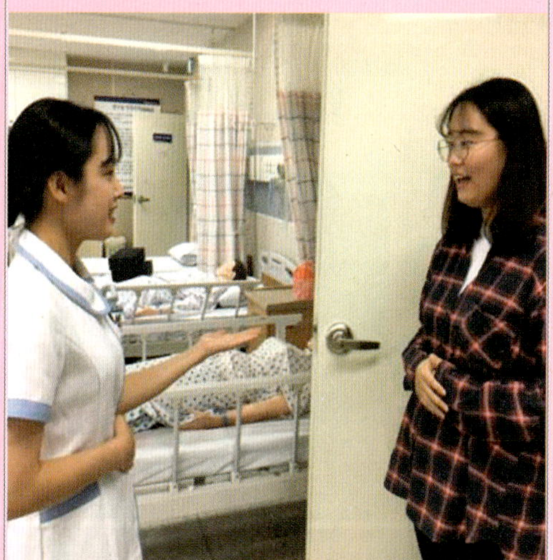	• 정확한 대상자에게 안전하고 정확한 간호를 수행한다. *"정확한 대상자 확인을 위해 성함과 등록번호를 확인하겠습니다. 환자분 성함이 어떻게 되세요? 네~. 등록번호 확인을 위해 입원팔찌를 보겠습니다.* (입원팔찌와 환자리스트를 비교하고) *네~ OOO님, 등록번호가 000000로 맞으시네요."*			
3		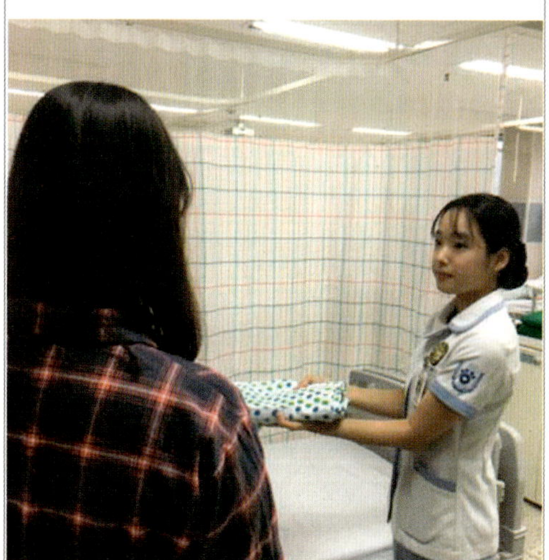	*"OOO님의 병실은 401호입니다. 우선 환자복으로 갈아입으시고 키와 체중을 측정하기 위해 간호사실로 나와 주세요."*			

No	Step	Performance	Rationale	Good (2)	Mod (1)	Poor (0)
4	대상자를 간호사실로 나오도록 한 후 키와 체중을 측정하고 측정치를 대상자에게 알린다.	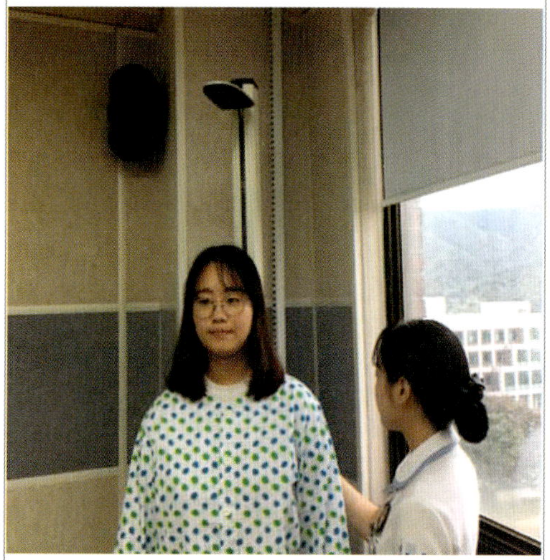	• 입원 당시 키와 체중 측정치를 확인하기 위함 *"OOO님의 키와 체중을 측정하겠습니다. 신발을 벗고 올라가 주세요."* *"키는 OOOcm, 체중은 OOkg 입니다."*			
5	대상자를 병실에 들어가도록 안내한 후 담당의사에게 환자 입원을 알린다.	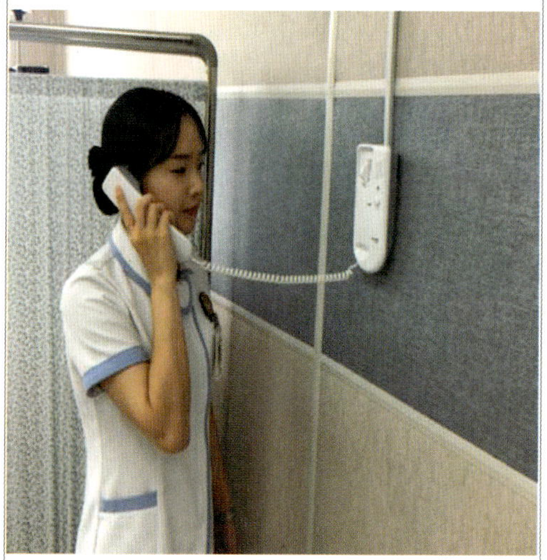	• 대상자에게 신속한 처치를 하기 위함이다. *"이제 병실로 가셔서 기다려 주세요."* *"선생님~ 45병동 OOO간호사입니다. 401호실에 50세 여자 김OO님이 입원하셨습니다."*			
6		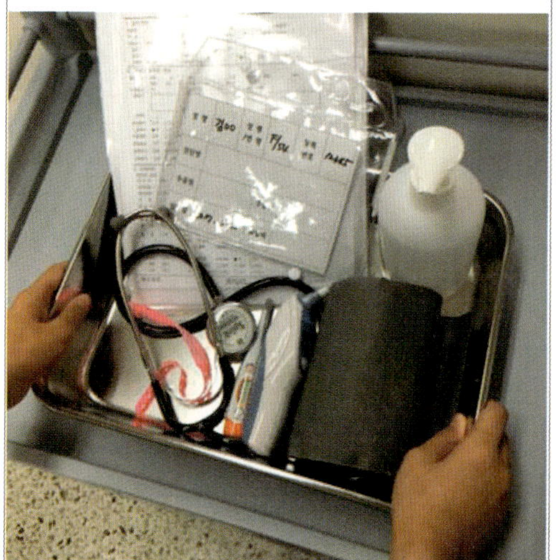	• 체계적인 준비는 정확하고 효과적인 간호를 수행하도록 도와준다. • 환자이름표(침대, 병실 앞, 팔찌), 청진기, 혈압계, 체온계, 간호정보조사지, 통증 측정도구, 낙상위험도구, 욕창위험도구, 입원생활 안내 양식, 손소독제를 준비한다.			

No	Step	Performance	Rationale	Good (2)	Mod (1)	Poor (0)
7	환자이름표를 병실 앞, 침대에 부착한다.	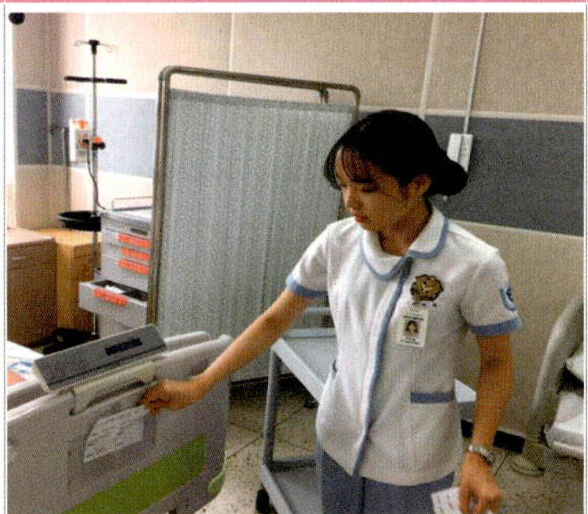	• 정확한 대상자를 확인하기 위함이다.			
8		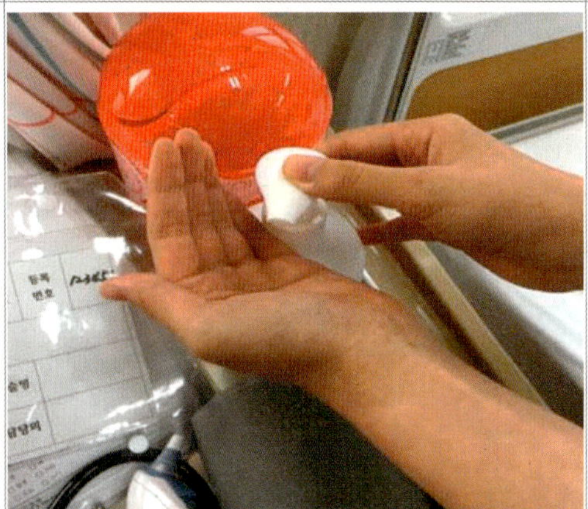	• 미생물의 전파를 감소시킨다.			
9		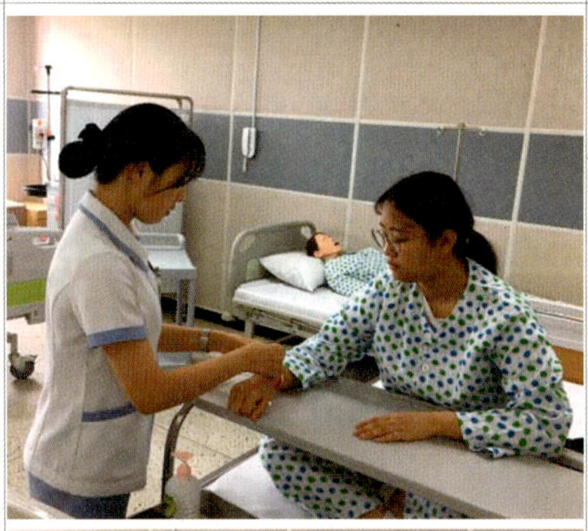 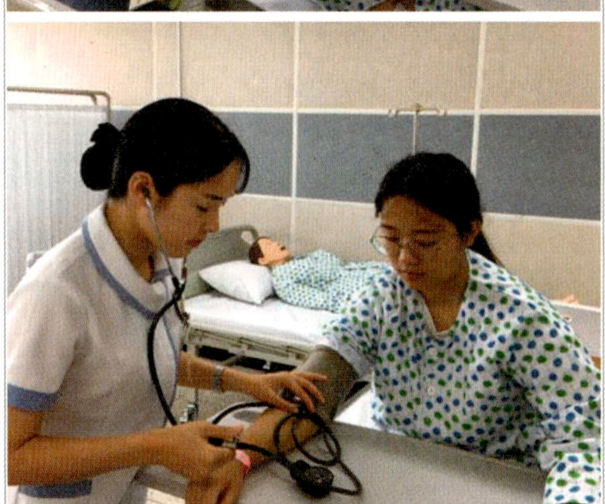	• 팔찌는 정확한 대상자를 확인하고, 활력징후는 신체상태 확인과 기초 자료를 파악하기 위함이다. *"정확한 환자 확인을 위해 팔찌를 채워 드리겠습니다. 신체상태를 알기 위해 체온, 맥박, 호흡, 혈압을 측정하겠습니다."* *"모두 정상수치입니다."*			

No	Step	Performance	Rationale	Good (2)	Mod (1)	Poor (0)
10	대상자에게 입원 간호정보조사지의 각 항목에 대해 질문하여 자료를 수집하고 기록한다.	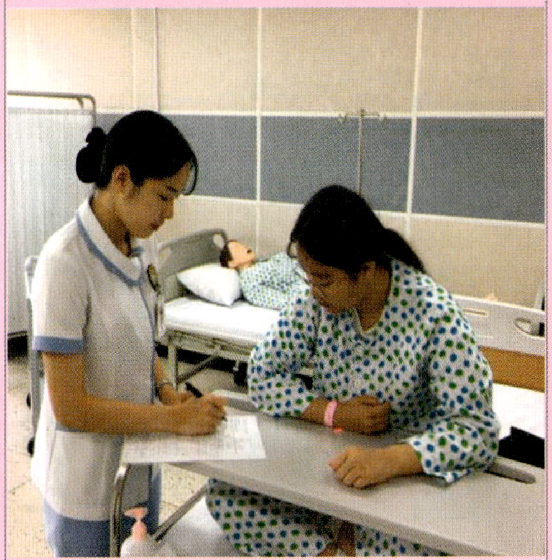	• 대상자의 건강문제에 대해 질문지를 사용하여 주관적, 객관적인 자료를 사정한다. *"입원하시는 동안 치료에 도움을 드리고자 건강 관련 상태와 습관에 대해 몇 가지 여쭤보겠습니다."*			
11	현재 통증이 있는지 질문하고 통증점수를 측정한다.	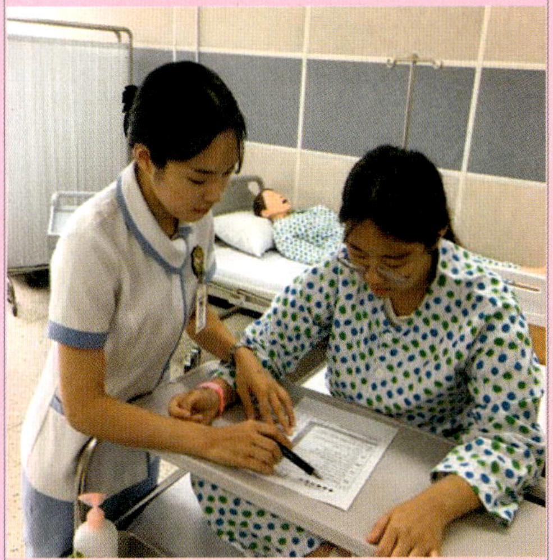	• 통증 유무, 정도 및 시간 등에 대해 주관적, 객관적 자료를 사정한다. *"지금 아픈 곳이 있으시나요? 0점은 통증이 없고, 4~6점은 중간 정도이며, 10점은 극심한 통증을 나타내는 것입니다. OOO님이 느끼시기에 몇 점 정도인가요?"*			
12	욕창 위험도를 사정한다.	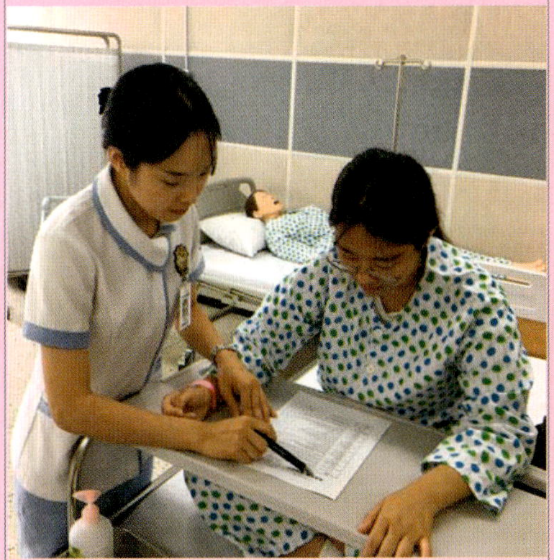	• 욕창사정도구를 사용하여 욕창위험요인을 파악하고 욕창예방간호를 수행한다. *"욕창 위험 정도를 알아보기 위해 몇 가지 질문을 드리겠습니다. 혹시 몸에 상처가 있으신가요? 피부를 한번 살펴보겠습니다."*			

No	Step	Performance	Rationale	Good (2)	Mod (1)	Poor (0)
13	낙상 위험도를 사정한다.	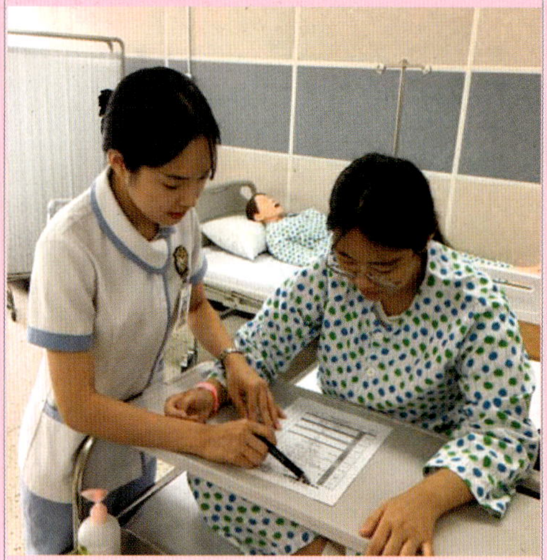	• 낙상위험 사정도구를 사용하여 낙상위험요인을 파악하고 낙상예방간호를 수행한다. *"낙상 위험정도를 알아보기 위해 몇 가지 질문을 드리겠습니다. 환자분은 낙상 위험성이 높으므로 안전한 침대사용을 위해 주의가 필요합니다."*			
14	낙상 위험도에 따라 낙상 예방 간호를 실시한다. 1) 낙상 고위험군에게 낙상 예방 간호 실시 ⇒ side rail 올림, 침대바퀴 고정 등 환자교육(대상자와 보호자에게 낙상예방활동 교육 자료를 제공/교육, 24시간 보호자 옆에 있도록 교육, 인수인계 시 낙상위험군의 정보를 공유, 낙상예방 스티커를 부착, 시설 환경을 점검, 바닥에 액체가 떨어지면 즉시 닦음, 잠자기 전에 화장실에 다녀오도록 함)	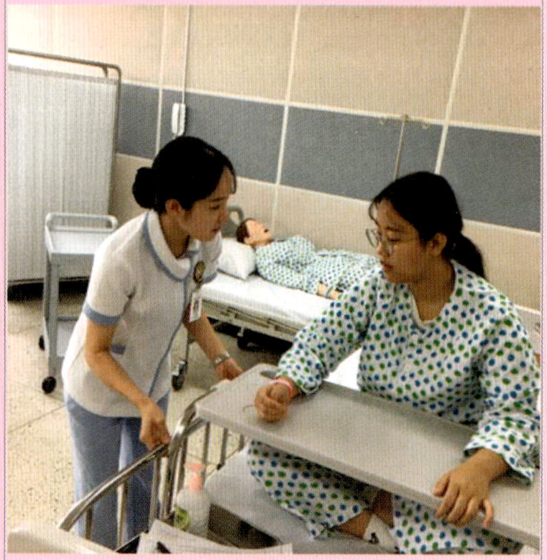	• 대상자의 안선을 제공한다. (침상난간 올리기, 환자교육, 낙상위험표지 부착) *"낙상 예방에 대한 주의지침을 말씀드리겠습니다."*			
15	입원생활 안내문(입원준비물, 식사시간, 탕비실 위치, 면회시간, 회진시간, 병실내 전화사용, 간호사실 위치 및 전화번호, 간호사 호출 벨 사용법, 전기 스위치 위치 및 작동법, 샤워실 이용, 금연, 화재 시 대피요령, 진단서 및 진료 기록사본 발급, 감염예방, 공용 화장실 위치, 오물실 위치, 퇴원안내, 환자권리와 책임, 주차안내, 학대와 폭력 피해자를 위한 신고기관, 국제의료센터, 장애인 서비스기관, 외래진료 예약안내, 고충상담안내, 예배안내, 편의시설 이용안내, 귀중품 관리, 도난주의, 각종 상담 등)을 가지고 설명한 후 환자에게 안내문을 준다.	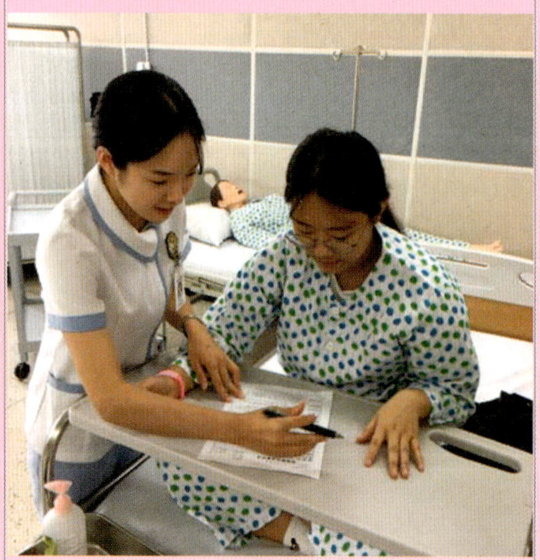	• 입원생활의 편의를 제공한다. *"저와 함께 이 자료를 보시면서 입원생활 안내를 해드리겠습니다"* (입원생활 안내문에 대한 설명을 실시함). *"설명을 들었다는 표시로 여기에 서명을 부탁드립니다."* *"이 안내문은 꼭 다시 한 번 읽어 봐 주세요"*			

No	Step	Performance	Rationale	Good (2)	Mod (1)	Poor (0)
16	준비해야 할 물품을 설명한다(물컵, 세면도구 등).	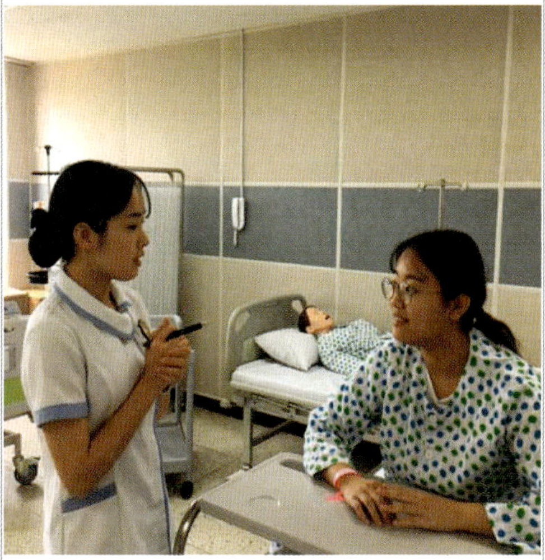	*"물컵, 세면도구, 보호자 침구 등의 개인물품은 직접 준비하시면 됩니다."*			
17	입원 및 앞으로의 치료(수술)에 대해 불안해하는지 확인하고 필요 시 불안 완화 간호를 실시한다.	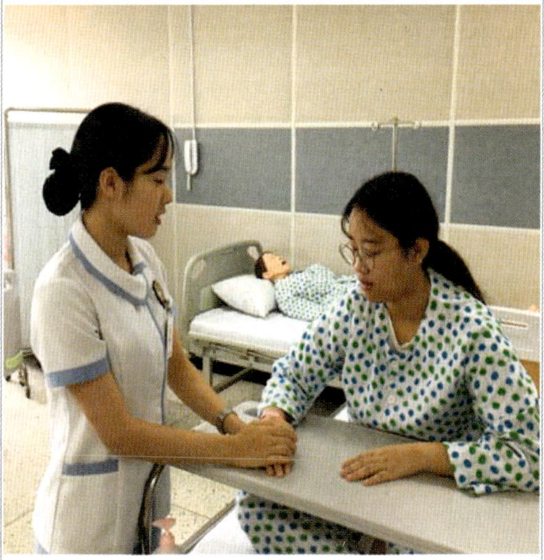	• 심리적 문제를 예방하고 안위를 도모하기 위함이다. *"입원이나 치료(수술)에 대해서 걱정되는 점이 있으신가요? 혹시 궁금하거나 불안한 것이 있으시면 언제든지 간호사에게 말씀해주시면 설명해 드리겠습니다."*			
18	사용한 물품을 정리한다.	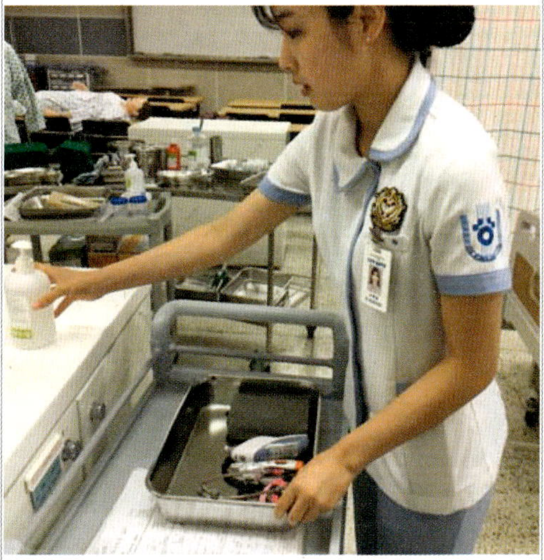	• 물건을 정리함으로써 재사용에 효율적인 간호를 수행할 수 있다.			

No	Step	Performance	Rationale	Good (2)	Mod (1)	Poor (0)
19	물과 비누로 손 위생을 실시한다.	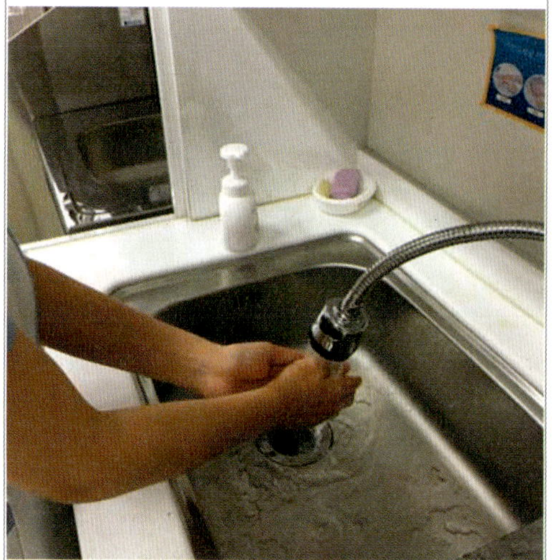	• 미생물의 전파를 감소시킨다.			
20	수행결과를 대상자의 간호기록지에 기록한다. 1) 사정내용(간호정보조사지 내용, 통증, 욕창, 낙상 위험도) 2) 수행내용 3) 교육내용	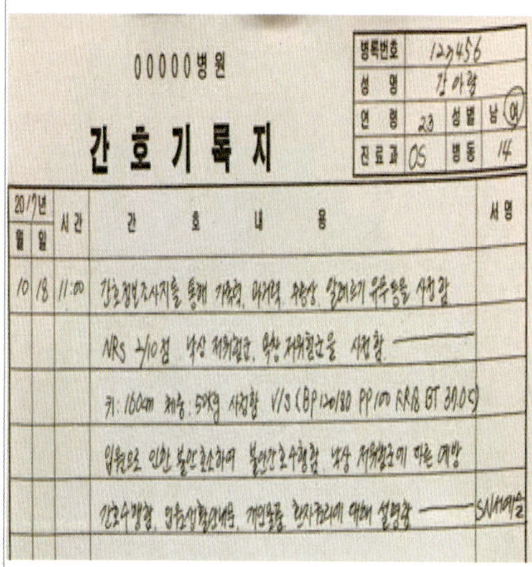	• 정확한 기록은 대상자의 상태에 대한 정보를 제공하며, 의사소통의 기능 및 법적 효력을 갖는다.			
총점				/40		
환산점수				/90		

간호기록지 (입원관리)

병록번호			
이름			
성별		나이	
진료과		병실	

일자	시간	간호내용	서명
10/19	11:00	5일 전부터 두통, 어지러움을 주호소로 외래를 통해 입원함. ————	
		고혈압(20년), 당뇨(15년) 있으며 약 복용 중임. BP: 140/90mmHg, p: 84회/m	
		R: 22회/m, BT: 37.1℃ 측정됨. 의식은 명료하며 마비 증상 보이지 않음.	
		대상자는 dizziness, headache 호소하나 nausea나 vomiting 없음.	
		욕창 사정점수 23점으로 욕창위험 없음. 낙상 사정점수 57점으로 낙상 고위험군.	
		side rail 올려주며 보호자 옆에 항상 있도록 교육, 낙상위험표지 부착함.	
		NRS 통증사정도구로 통증점수 사정함(R: 1점). 화재 시 대비법, 호출벨	
		사용법 귀중품 보관 및 도난 방지 등 병실안내 및 입원생활 안내문	
		교육하고 안내함. ————	SN.OOO
성찰하기			

평 가

* 수행항목 합계(90점 만점) * 평가항목 합계(10점 만점) * 총점: 수행항목 점수 + 평가항목(100점 만점)

평가항목 \ 날짜(점수)										
1. 지 식(2)										
2. 대상자 교육(2)										
3. 태도/용모(2)										
4. 정확성(2)										
5. 신속성(2)										
계(10)	/10	/10	/10	/10	/10	/10	/10	/10	/10	/10
총점(100점)	/100	/100	/100	/100	/100	/100	/100	/100	/100	/100

	날 짜	평 가 내 용	확 인
평가자 comment			

연습문제

1. 낙상의 위험성이 높아 억제대 적용이 필요한 대상자로 알맞은 것은? (   )

1) 우울상태로 무표정한 환자
2) 수술 후 고열이 있는 아동
3) 고관절 수술을 받은 환자
4) 불안정하고 혼돈상태인 환자
5) 장기간 침상안정을 취하고 있는 환자

2. 요추 손상된 70대 여자환자가 입원했다. Braden의 욕창사정도구에 포함되지 않는 것은? (   )

1) 활동상태
2) 수면상태
3) 감각지각 상태
4) 영양상태
5) 습기정도

3. 낙상 위험이 있는 환자를 위한 낙상예방간호로 옳은 것은? (   )

1) 침상모서리에 부딪히지 않도록 하기 위해 침상 난간을 내려놓는다.
2) 복도나 화장실에 안전손잡이를 설치하여 이용하도록 설명한다.
3) 오르내리는데 부딪치지 않도록 침대 옆 탁자는 환자로부터 떨어지게 둔다.
4) 호출기는 위험할 수 있으므로 환자의 손이 닿지 않도록 한다.
5) 가급적 침상에서 절대안정을 취하도록 한다.

4. 말초산소포화도(pulse oximeter) 측정과 심전도 모니터(EKG monitor) 적용

<table>
<tr><td>성취목표</td><td>
▪ 말초산소 포화도 측정과 심전도 모니터 적용의 목적과 절차를 설명할 수 있다.
▪ 말초산소 포화도 측정기와 심전도 모니터링을 위한 물품을 준비할 수 있다.
▪ 말초산소 포화도를 정확하게 측정할 수 있다.
▪ 말초산소포화도의 정상범위를 알 수 있다.
▪ 심전도를 정확하게 측정할 수 있다.
▪ 말초산소 포화도와 심전도 결과를 기록할 수 있다.
</td></tr>
<tr><td>선행지식</td><td>
▪ 말초산소포화도(SaO_2)의 의미와 정상범위
▪ 심전도의 종류와 결과의 해석
▪ 심전도의 정상과 비정상 구분
</td></tr>
<tr><td>필요장비 및 물품</td><td>
▪ Pulse oximeter, EKG monitor, electrode
▪ 간호기록지, 손소독제, 소독솜
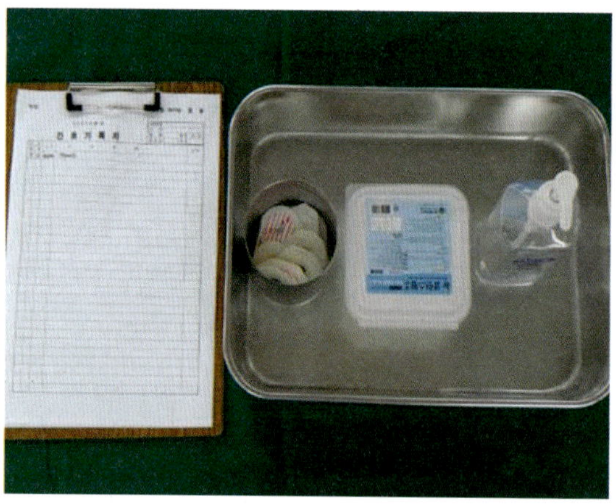 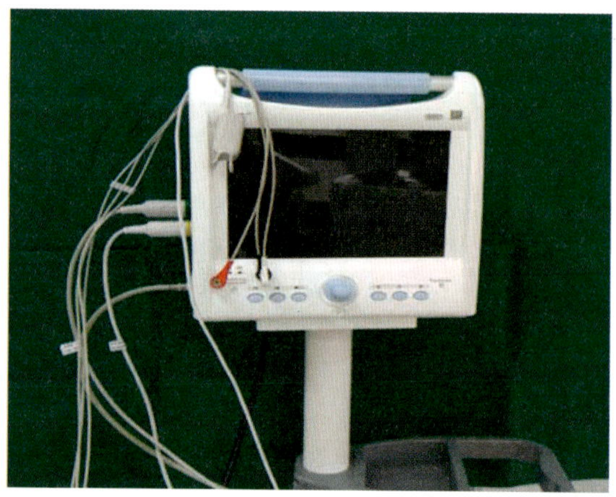
</td></tr>
<tr><td>수행시간</td><td>
▪ 11분(수행 7분, 전·후 손씻기 2분, 기록 2분)
</td></tr>
</table>

[말초산소포화도(pulse oximeter) 측정과 심전도 모니터(EKG monitor) 적용]

선행자가학습

1. 산소포화도(Saturation Oxygen; SaO_2)의 의미와 정상범위

1) 의미: 혈색소(Hgb)에 의해 운반되는 산소의 농도
2) 정상범위: 95~100%
   - 90% 이하 : 응급상태로 간주, 즉각적인 치료
   - 85% 이하 : 조직의 산화가 어려워짐
   - 80% 이하 : 생명이 위험
   - 70% 이하 : 생명에 위협

* 맥박산소 측정(Pulse oximetry): 적외선을 흡수하는 탐침(probe)을 손가락, 발가락, 귀 등에 부착하여 동맥혈의 산소포화상태를 지속적으로 측정할 수 있는 비침습적이고 간편하며 안전한 검사법

2. 심전도의 정의와 종류

1) 정의: 심박동의 주기 중에 일어나는 심장근육의 전기적 활동 상태(탈분극, 재분극)를 그래프상으로 나타낸 것
   ※ 심박동의 주기: 동방결절(Pacemaker) → 방실결절(심방수축) → 히스 번들 → 푸킨제 섬유(심실수축)
2) 심전도 검사의 종류
   (1) 표준유도(양극 사지유도) - 2개의 선택된 사지(limb)간의 전압차를 기록하는 bipolar lead
      ① 유도(lead) Ⅰ: LA, RA의 전압차
      ② 유도(lead) Ⅱ: RA와 LL의 전압차
      ③ 유도(lead) Ⅲ: LL과 LA의 전압차
   (2) 증폭 사지유도 : aVR, aVL, aVF, 전극을 오른손, 왼손, 왼발에 연결하여 단극유도로 심전도를 기록
      ※ a; augmented
   (3) 흉부유도(Precordial lead): V1-V6, 심장의 가까운 부위에서 심전도를 기록
      ① V1 - 오른쪽 가슴뼈 경계연의 4번째 늑간
      ② V2 - 왼쪽 가슴뼈 경계연의 4번째 늑간
      ③ V3 - V2와 V4의 중간
      ④ V4 - 왼쪽 빗장뼈 중앙선상의 5번째 늑간
      ⑤ V5 - 왼쪽 전액와선상 5번째 늑간
      ⑥ V6 - 왼쪽 액와중앙선상 5번째 늑간
   ※ 12유도 - 표준사지유도(종단면 유도), 증폭사지유도(종단면 유도), 흉부유도(횡단면 유도)

3. 심전도의 특징

1) 심전도의 정상파형과 비정상 원인

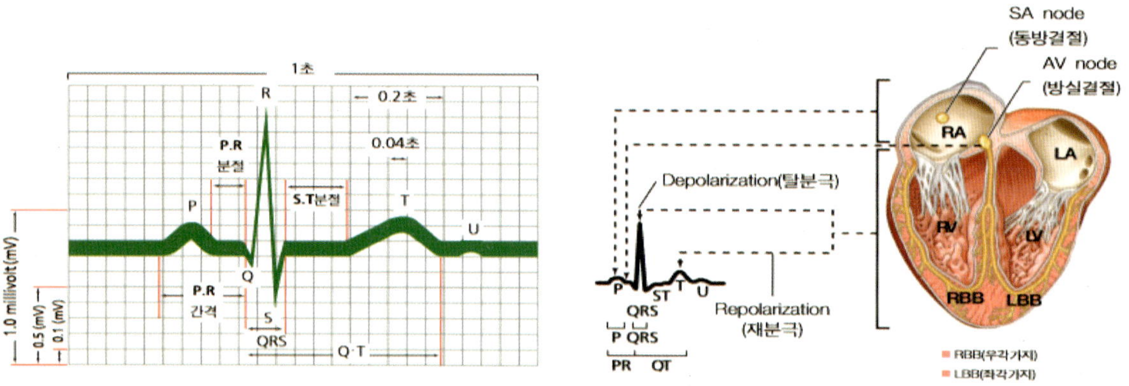

그림 참고: 성인간호학(제6판), 조경숙 외(2016), 현문사, 646p.

파형	설명	시간(초)	높이	비정상요인
P파	심방을 통해 전기충동이 지나가는 시간을 의미하며 심방의 탈분극을 의미	0.06~0.12	0.25mV 이하	심방내 전도장애
PR 간격	P파 시작점에서 QRS군 시작점까지 측정. 전기적 충격이 심방 전체, 방실결절, 히스 속 다발, 푸르킨예 섬유로 퍼지는데 걸리는 시간을 의미하며 심실 수축 시작 바로 전 지점	0.12~0.20		방실결절 장애, 히스속, 푸르킨예 섬유에서 전도장애나 심방의 전도 장애
QRS 파	방실결절에 도달한 전기적 충격이 심실로 전달되어 좌우 심실벽과 심실충격을 흥분하여 심실 수축시킬 때 나타나며 심실의 탈분극을 의미	0.06~0.12	2.6mV 이하	심실 내 전도장애를 의미 His 줄기의 한쪽 가지가 차단되었거나, 심실수축 자극이 동방결절이 아닌 심실 내의 어느 세포에서 시작되었음을 의미
QRS 간격	QRS 시작에서 끝지점을 측정; 심실이 탈분극에 걸리는 시간	0.04~0.12		속지(bundle branch)나 심실에서의 전도 장애
ST 분절	QRS파의 S파에서 T파 시작까지를 측정: 심실의 탈분극과 재분극 사이 시간을 의미, 평평	0.12		허혈이나 경색
T 파	심실 재분극 시간, 상향	0.16		전해질 불균형, 허혈 혹은 경색에 의해 유발되는 장애
QT 간격	QRS군 시작에서 T파가 끝나는 지점까지 측정, 심실의 완전한 탈분극과 재분극에 걸리는 시간	0.34~0.43		재분극에 영향을 주는 약물, 전해질 불균형 등
U파	푸르킨예 섬유의 느린 재분극			서맥, 저칼슘혈증

2) 정상 심박동수 : 60~100회/분

- 심전도를 통한 심박수의 간단한 측정법

① RR, PP 간격 규칙적, 불규칙적인지 확인 후 규칙적일 경우 (300-150-100-75-60-50법)

② 불규칙한 경우(심전도 용지에 3초마다 표시되어 있는 선을 중심으로 6초 동안 QRS군을 센 후 10을 곱하면 계산할 수 있다.)

사례적용	나 아파(M/70)환자는 어제 저녁 협심증(Angia)으로 응급실을 통해 입원하였다. 현재 호흡곤란과 가슴의 흉통을 호소하였다. 흉통사정을 위한 간호를 수행하시오. Dr. 처방 1. Check V/S and O_2 Sat. Q2hrs 2. EKG(표준유도) monitoring 적용해주세요.

말초산소포화도(pulse oximeter) 측정과 심전도 모니터(EKG monitor) 적용

No	Step	Performance	Rationale	Good (2)	Mod (1)	Poor (0)
1	물과 비누로 손위생을 실시한다.	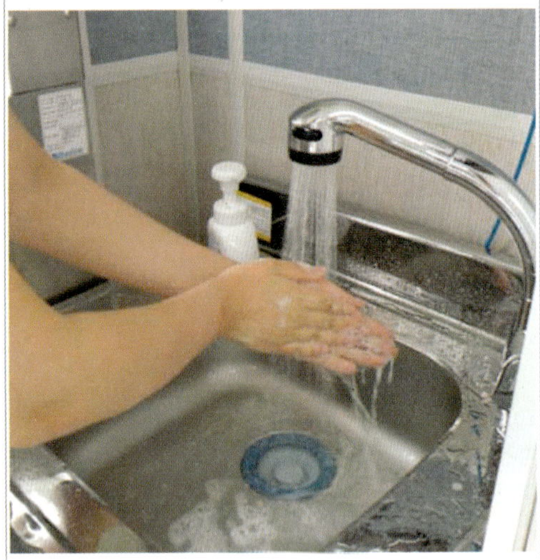	• 미생물의 전파를 감소시킨다.			
2	필요한 물품을 준비한다.	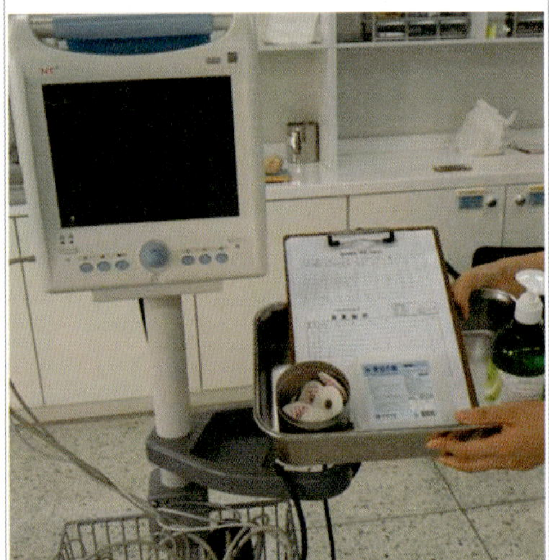	• 처치에 필요한 물품을 준비하여 간호를 행함에 있어서 시간을 줄이고 효율적으로 간호를 수행할 수 있다.			
3		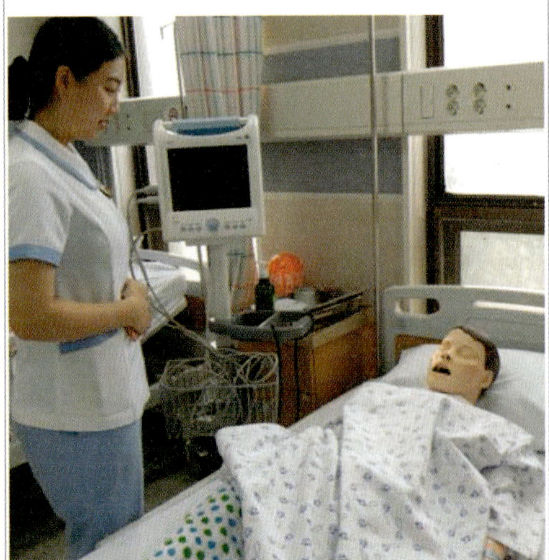	• 대상자의 불안을 감소시키고 신뢰를 형성하여 협조를 얻는다. *"안녕하세요? (학생)간호사 ○○○입니다."*			

No	Step	Performance	Rationale	Good (2)	Mod (1)	Poor (0)
4	손소독제로 손위생을 실시한다.	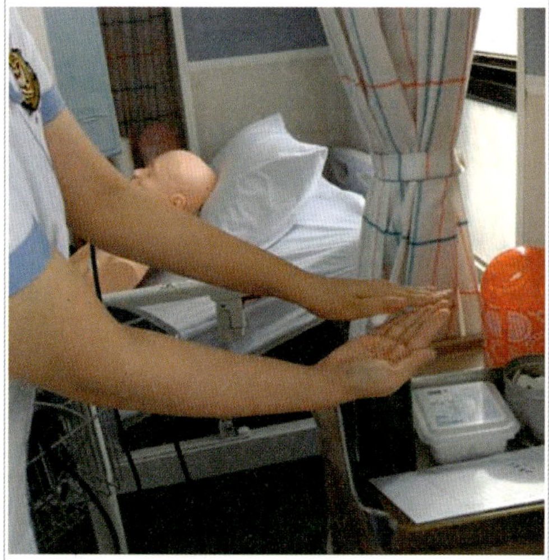	• 미생물의 전파를 감소시킨다.			
5	대상자의 이름을 개방형으로 질문하여 대상자를 확인하고, 입원팔찌와 환자리스트(또는 처방지)를 대조하여 대상자(이름, 등록번호)를 확인한다.	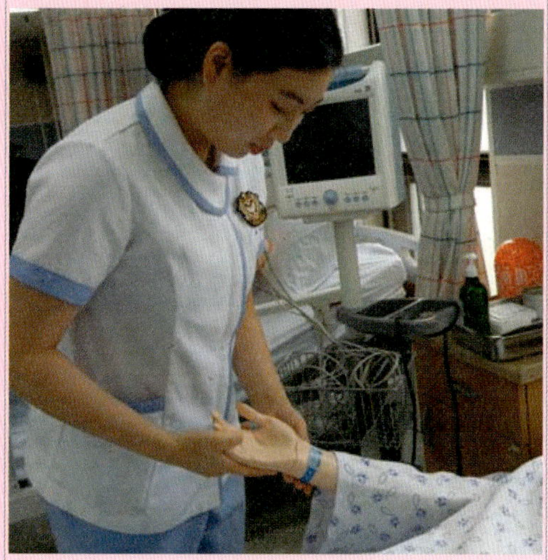	• 정확한 대상자에게 안전하고 정확한 간호를 수행한다. *"정확한 대상자 확인을 위해 성함과 등록번호를 확인하겠습니다. 환자분 성함이 어떻게 되세요? 등록번호 확인을 위해 입원 팔찌를 보겠습니다. (입원 팔찌와 환자 리스트를 비교 하고). 네~ OOO님, 등록번호가 000000로 맞으시네요."*			
		산소포화도 측정				
6		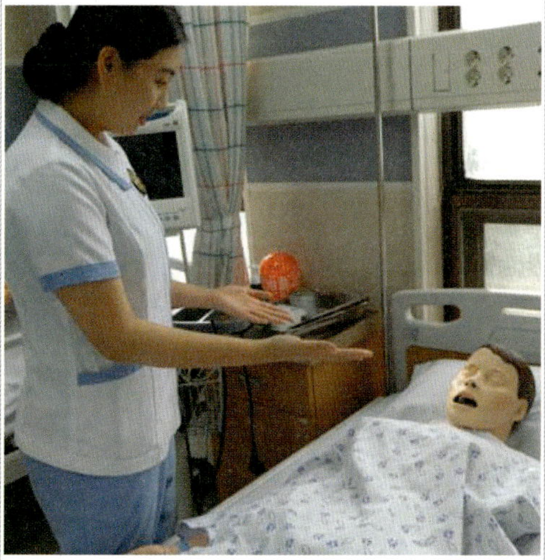	• 충분한 설명은 대상자의 이해를 돕고 불안을 감소시키며 신뢰를 형성하여 협조를 얻기 위함이다. *"호흡곤란을 호소하셔서 손가락을 이용하여 몸의 산소농도를 측정해보겠습니다."*			

No	Step	Performance	Rationale	Good (2)	Mod (1)	Poor (0)
7		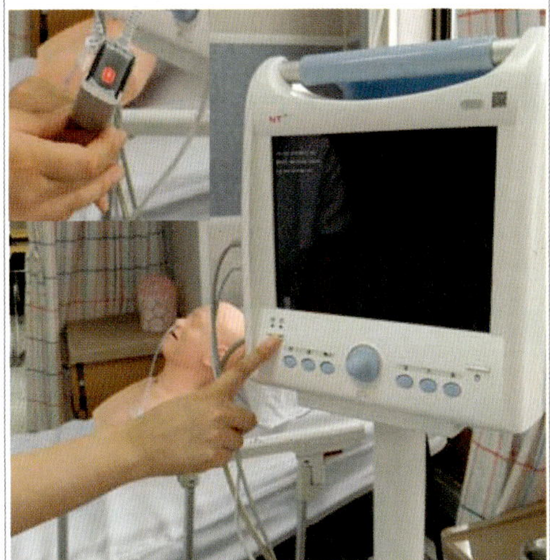	• 기계의 작동 여부를 확인하여 간호수행에 문제가 발생되지 않도록 하기 위함이다.			
8	손톱 상태를 확인한 후, 센서를 손가락에 부착하여 고정한다(매니큐어가 있는 경우 지운다).	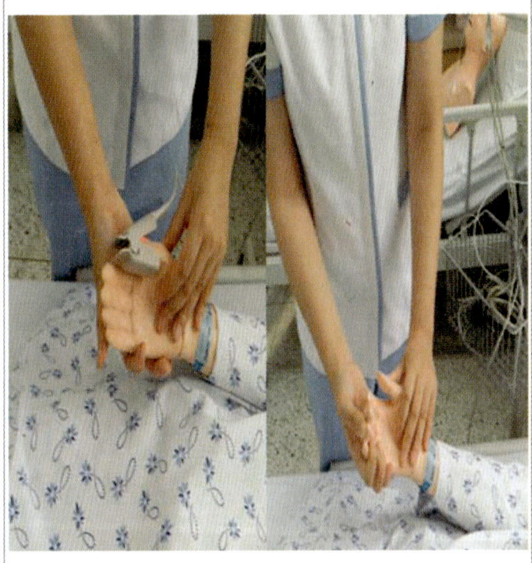	• 센시가 적용될 부위에 이상이 발견되면 결과의 오류를 가져올 수 있다. • 센서 움직이게 되면 결과를 정확하게 측정할 수 없다. *"손톱 상태를 확인해 볼게요. 매니큐어가 있으면 부정확한 결과가 나올 수 있습니다."* *"센서를 적용하도록 하겠습니다."*			
9	대상자에게 주의점을 설명한다. 1) 혈액 순환(perfusion)을 잘 측정할 수 있도록 팔을 많이 움직이지 말 것. 2) 강한 외부 빛이 센서에 비치지 않도록 할 것. 3) 손가락이 아프거나 습기 차면 보고할 것.	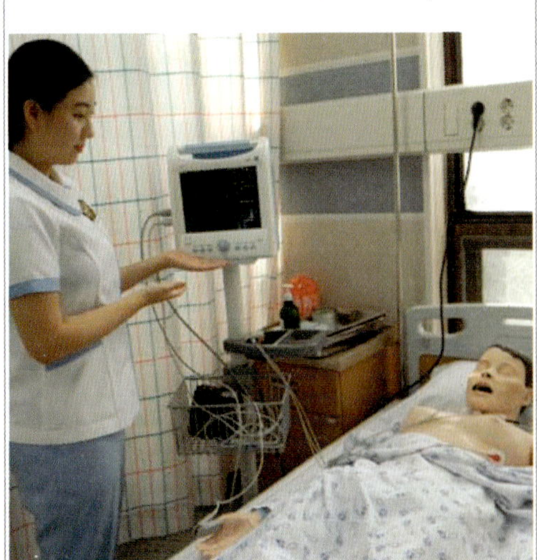	• 맥박산소포화도 측정기는 손가락 움직임에 적외선 흡수가 변화되어 산소포화도 측정의 정확성이 떨어질 수 있다. *"이 센서는 손가락을 많이 움직이거나 강한 외부 빛이 센서에 비치면 결과값에 오류가 발생할 수 있습니다. 이 점 주의해주시고 손가락이 아프거나 습기가 차는 등 불편감이 있으면 알려주시면 부위를 바꾸겠습니다."*			

<table>
<tr><th>No</th><th>Step</th><th>Performance</th><th>Rationale</th><th>Good (2)</th><th>Mod (1)</th><th>Poor (0)</th></tr>
<tr><td>10</td><td>산소 포화도를 확인한 후 경고음을 설정하고, 대상에게 경고음이 울리면 간호사에게 알리도록 설명한다.</td><td>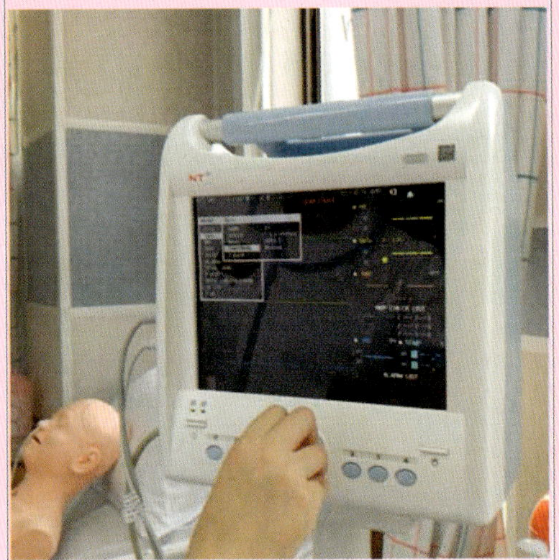</td><td>• 센서를 적용 후 측정기를 켜고 톤이 들리도록 조절하게 하여 간호가 필요한 순간을 알아차릴 수 있도록 하기 위함이다.

"정상범위를 벗어나면 경고음이 울릴 수 있습니다. 그때는 간호사가 바로 와서 확인하겠습니다."</td><td></td><td></td><td></td></tr>
<tr><td>11</td><td>측정 기계의 줄이 당기지 않도록 정리한다.</td><td>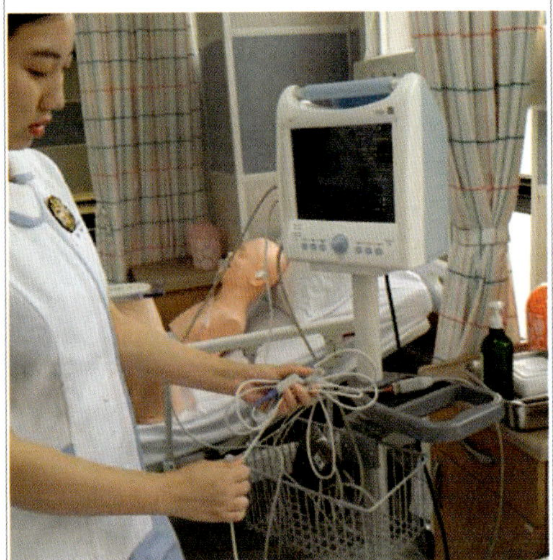</td><td>• 환자의 활동이나 간호를 방해하지 않기 위함이다.</td><td></td><td></td><td></td></tr>
<tr><td colspan="7" align="center">심전도 측정</td></tr>
<tr><td>12</td><td></td><td>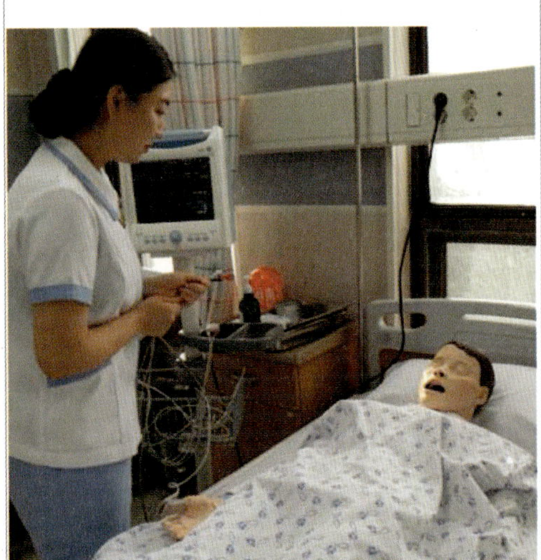</td><td>• 처치에 대한 불안을 감소시키고 절차에 대한 협조를 구한다.

"가슴통증을 호소하셔서 심장의 이상리듬이 발견되는지 확인하기 위해 심전도 검사를 시행하겠습니다."</td><td></td><td></td><td></td></tr>
</table>

No	Step	Performance	Rationale	Good (2)	Mod (1)	Poor (0)
13	대상자의 가슴을 노출시키고, 전극 부착 위치의 피부상태를 확인하여 땀이나 이물질이 있는 경우 제거한다.	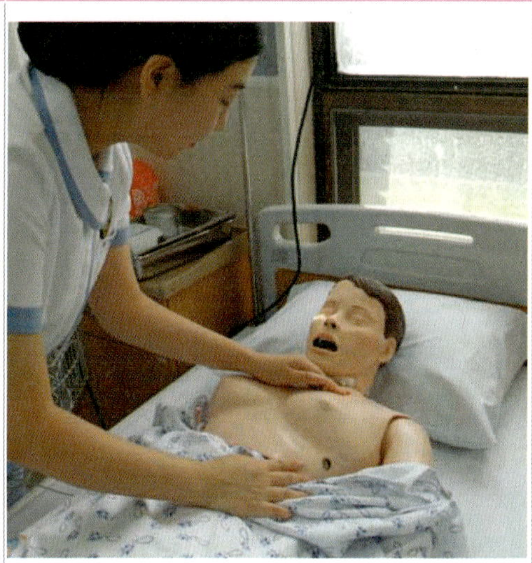	• 큰 근육이나 뼈 부위는 피한다. 비정상적인 피부부위에 전극의 부착은 부정확한 결과를 가져온다. *"전극이 잘 부착되게 하기 위해서 피부를 닦고 건조시키겠습니다. 혹시 가슴에 털이 있으시면 먼저 털을 제거하겠습니다."*			
14		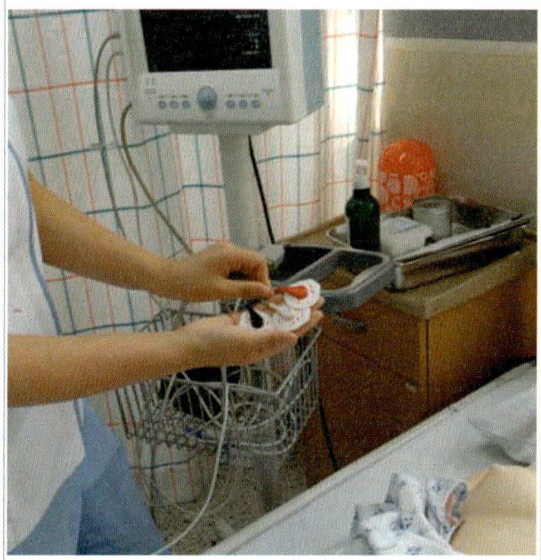	• 접지가 부적절하거나 피부접촉이 불량할 경우 교류에 의한 전류방해로 인하여 부정확한 심전도 결과가 나타날 수 있다.			
15	준비된 전극을 각각 정확한 위치에 부착하고 잘 고정되었는지 확인한다.(이때 젤 패드는 누르지 않는다). ※ 위치 1) 오른쪽 팔(RA) 전극: 오른쪽 쇄골 아래 2) 왼쪽 팔(LA) 전극: 왼쪽 쇄골 아래 3) 왼쪽 다리(LL) 전극: 왼쪽 5번째 늑간 중심 액와선	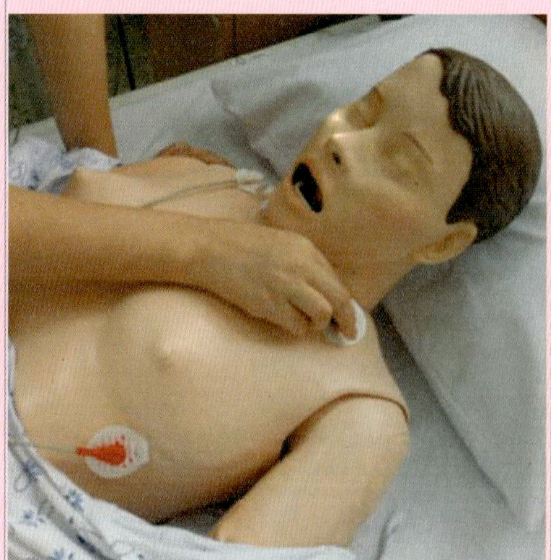	• 전극을 정확하게 부착하면 심장의 전기적 활동에 대한 심전도 기록이 정확해진다. *"전극을 붙이겠습니다. 불편하시면 말씀해주세요."*			

No	Step	Performance	Rationale	Good (2)	Mod (1)	Poor (0)
16	심전도 lead II를 설정하고 리듬, 심박동수(HR)를 확인한 후 경고음을 설정한다.	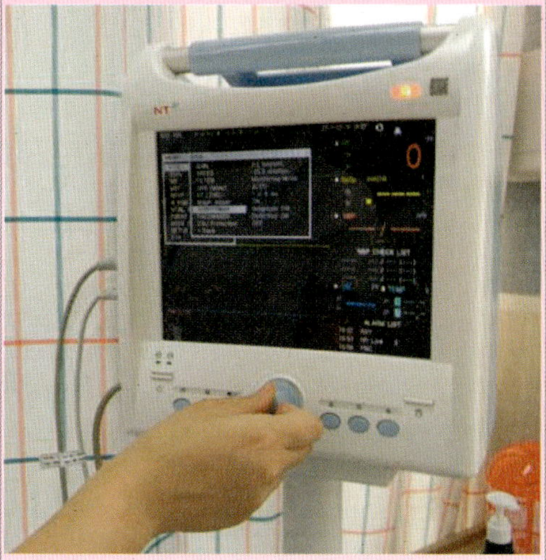	• Einthoven's triangle에 따라 심장의 전기적 리듬이 같은 파형이 제일 크게 기록되는 유도 II에서 보통 판독한다. • 경고음의 설정은 비상적인 심전도 양상을 파악하기 위함이다. *"알람이 울리는 것은 환자분의 맥박이 정상범위를 벗어났거나 비정상적인 심장리듬이 관찰된 경우입니다."*			
17		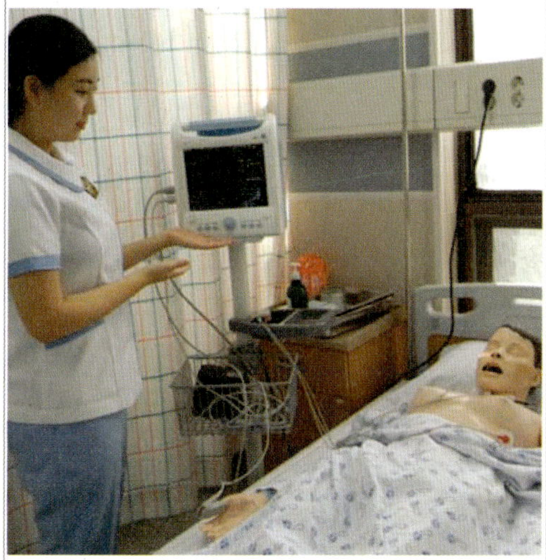	• 환자의 불안을 감소시키고 협조를 얻기 위함이다. *"경고음이 울리면 간호사가 와서 확인을 하도록 하겠습니다."*			
18	사용한 물품을 정리한다.	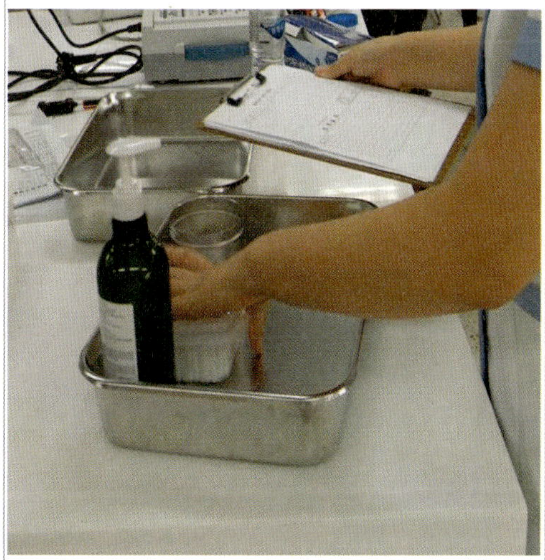	• 물건을 정리함으로써 재사용에 효율적인 간호를 수행할 수 있다.			

No	Step	Performance	Rationale	Good (2)	Mod (1)	Poor (0)
19		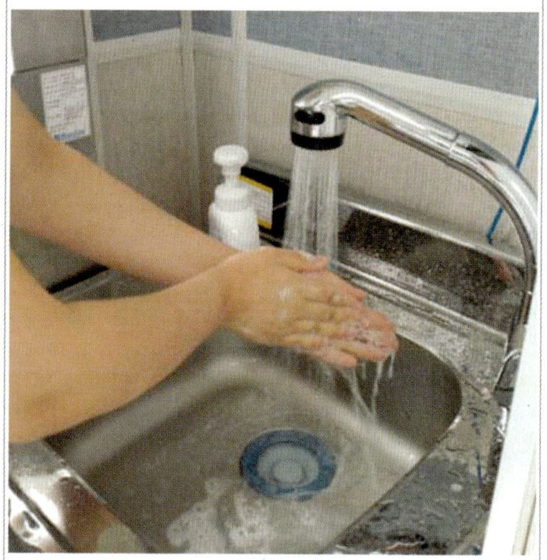	• 미생물의 전파를 감소시킨다.			
20	수행결과를 간호 기록지에 기록한다. 1) 산소포화도 2) 심박동수(HR) 3) EKG 결과	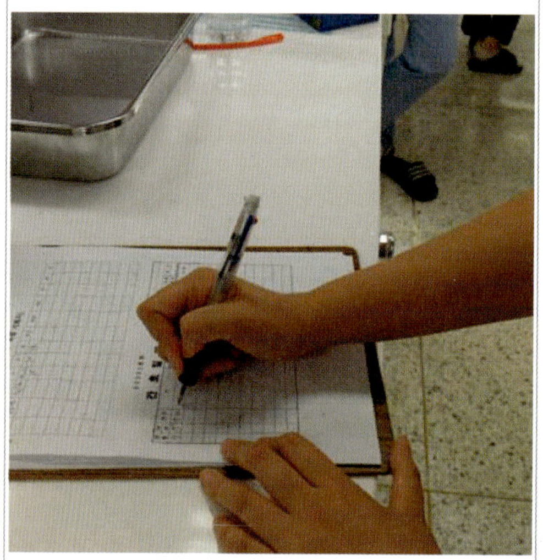	• 정확한 간호기록은 대상자의 상태에 대한 정보를 제공하며, 의사소통의 기능 및 법적 효력을 갖는다.			
총점				/40		
환산점수				/90		

간호기록지
(산소포화도 측정)

병록번호			
이 름			
성 별		나 이	
진료과		병 실	

일자	시간	간호내용	서명
10/19	13:00	호흡곤란과 가슴 통증을 호소하여 주치의 보고함. 손톱 매니큐어나 상처 부위가	
		없는지 확인 후 Pulse oximeter 적용함. SpO_2: 97% checked. 침상안정 유지함.	
		EKG 적용 부위의 피부상태 사정 후 EKG 적용함. ————	
		V/S(BP: 120/80mmHg, p: 72회/m, RR: 14회/m, BT: 36.8℃) checked.	
		EKG 상 ST 분절 상승 소견 없음(R:NSR). ————	SN. OOO
성찰하기			

평 가

* 수행항목 합계(90점 만점) * 평가항목 합계(10점 만점) * 총점: 수행항목 점수 + 평가항목(100점 만점)

평가항목 \ 날짜(점수)										
1. 지 식(2)										
2. 대상자 교육(2)										
3. 태도/용모(2)										
4. 정확성(2)										
5. 신속성(2)										
계(10)	/10	/10	/10	/10	/10	/10	/10	/10	/10	/10
총점(100점)	/100	/100	/100	/100	/100	/100	/100	/100	/100	/100

	날 짜	평 가 내 용	확 인
평가자 comment			

연습문제

1. 동맥혈의 정상 산소 포화도(SaO_2)는? (   )

1) 95~100%
2) 70~90%
3) 22~26%
4) 35~45%
5) 50~60%

2. 다음 중 EKG 표준유도의 설명이 옳은 것? (   )

1) II 유도: RA와 LL의 전압차
2) I 유도: RA와 LL의 전압차
3) III 유도: RA와 LL의 전압차
4) II 유도: RA와 LA의 전압차
5) II 유도: LA와 LL의 전압차

3. EKG monitoring의 목적으로 맞는 것은? (   )

1) X-ray를 대신해서 심장의 모형과 구조를 보기 위한 것이다
2) 폐조직을 볼 수 있고 조직 생검을 할 수 있다.
3) 맥박수를 측정하기 위함이다.
4) 부정맥 발견하기 위함이다.
5) 동맥을 천자하여 원하는 혈관 부위로 방사선 비투과성 조영제를 주사하여 동맥을 보기 위함이다.

5. 비강 캐뉼라를 이용한 산소요법

성취목표	▪ 산소요법 적용의 목적과 절차를 설명할 수 있다. ▪ 비강 캐뉼라를 이용한 산소요법 수행에 필요한 물품을 준비할 수 있다. ▪ 정확한 절차에 따라 산소요법을 수행할 수 있다. ▪ 산소요법 수행 후 기록할 수 있다. ▪ 산소요법의 종류와 장단점을 알 수 있다.
필요장비 및 물품	▪ 산소요법의 적응증 ▪ 산소 투여방법 ▪ FiO_2 의 정의 ▪ FiO_2 계산방법
준비 물품	▪ 비강 캐뉼라 ▪ Wall O_2 ▪ 산소유량계/ 습윤병 ▪ 멸균증류수 ▪ 간호기록지 ▪ 손소독제 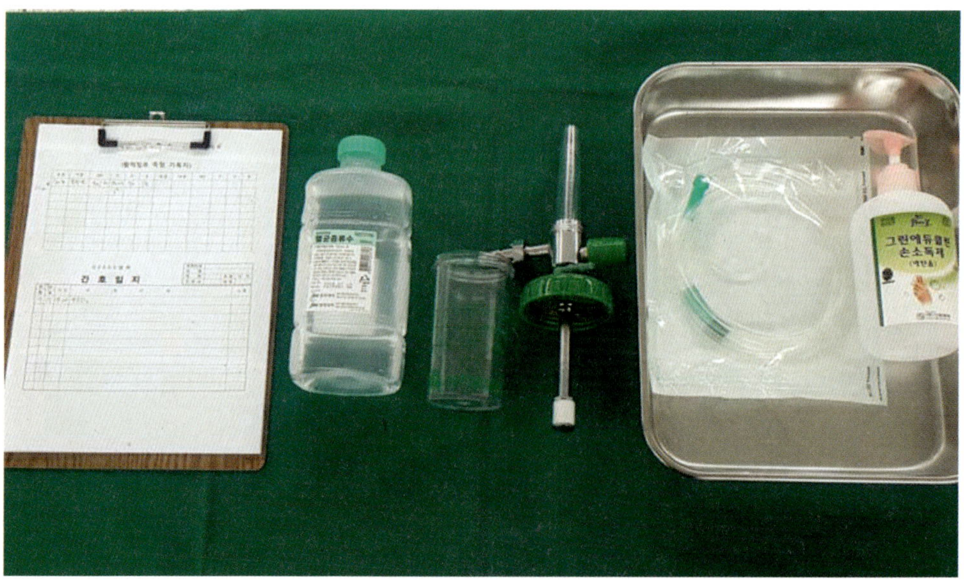
수행시간	▪ 9분(수행 5분, 전·후 손씻기 2분, 기록 2분)

[비강 캐뉼라를 이용한 산소요법] 선행자가학습

1. 산소요법의 적응증

1) 저산소증(hypoxia)을 예방하거나 치료하기 위함
2) 대상자가 음식이나 수분을 섭취하는 동안에도 산소를 공급해야 함
3) 비교적 낮은 농도의 산소(Flow rate 1~6L/min, FiO_2 25~45%)를 주입하기 위함

2. 산소 투여방법

종류	주입속도(FiO_2)	특징
비강캐뉼라 (nasal cannula)	1~6L/min 24~44%	• 안전하고 쉽게 적용 • 저농도 투여에 효과적임 • 음식 섭취 중에도 사용 가능 • 비강내 점막자극 가능
비강카테터 (nasal catheter)	6~9L/min 44~68%	• 음식 섭취 중에도 사용 가능 • 비강내 점막 자극 가능 • 산소를 위 내로 잘못 공급할 가능성 있음
단순마스크 (simple face mask)	5~8L/min 40~60%	• 캐뉼라보다 고농도의 산소공급 • 코와 입주변 피부자극 가능성
벤츄리마스크 (venturi mask)	4~15L/min 24~50%	• 정확한 FiO_2 유지가능 • 코와 입 주변 피부자극 가능성
부분 재호흡 마스크 (partial rebreathing mask)	6~10L/min 40~70%	• 낮은 유량에서 FiO_2 증가 가능 • 코와 입 주변 피부자극 가능성 • 이산화탄소의 과량 흡입을 막기 위해 저장백이 완전히 수축되면 안됨
비재호흡 마스크 (nonrebreathing mask)	6~15L/min 60~90%	• 가장 높은 FiO_2 공급 가능 • 코와 입 주변 피부자극 가능성

3. FiO_2의 정의

1) 정의

(1) FiO_2는 Fraction of inspired oxygen의 약어로 흡기 산소 농도를 말함.

- 환자들이 숨을 들이 쉴 때 그 중 산소가 얼마나 있는 지를 나타냄(백분율로 표시)
- 호흡수, 호흡량, 산소공급 속도에 따라 실제로 환자가 마시는 산소농도는 달라짐

100% 산소를 마시면 FiO_2 = 1.0

20% 산소를 마시면 FiO_2 = 0.2

(2) 흡입 산소의 농도에 따른 정상인의 PaO_2

FiO_2	0.30	0.40	0.50	0.80	1.00
PaO_2(mmHg)	〉150	〉200	〉250	〉400	〉500

4. FiO_2 계산방법

1) 공기 중의 산소 농도는 20.95%로 흡입되는 공기에 산소를 더 공급하면 흡기 산소농도를 증가시킬 수 있음.
2) 산소 **1ℓ는 FiO_2 4%를 증가**시키므로 예를 들어 산소 5ℓ를 공급하면 FiO_2 는 공기 중에 포함되어 있는 20.95%에 산소 5ℓ를 공급함으로써 증가하는 20%를 더한 약 40%가 됨.

비강캐뉼라	FiO_2	산소 마스크	FiO_2
1L/min	24	5~6L/min	40
2L/min	28	6~7L/min	50
3L/min	32	7~8L/min	60
4L/min	36	**재호흡 방지형 저장백 마스크**	
5L/min	40	6L/min	60
6L/min 이상	44	7L/min	70
		8L/min	80
		9L/min	90
		10~15L/min	99

사례적용	나산소(M/65) 환자는 5년 전 COPD로 진단받고 금일 운동 중 갑작스러운 호흡곤란으로 응급실을 통해 호흡기계 병동으로 입원하였다. 입원 처방으로 O_2 2L/min(via Nasal prong)가 처방되었다. 간호를 수행하시오.

비강 캐뉼라를 이용한 산소요법

No	Step	Performance	Rationale	Good (2)	Mod (1)	Poor (0)
1	물과 비누로 손위생을 실시한다.	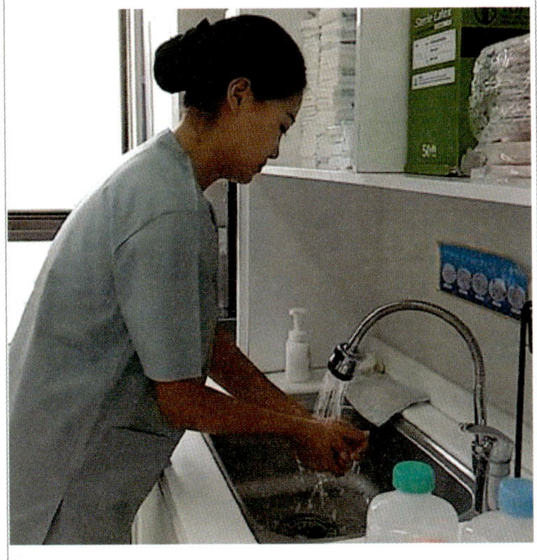	• 미생물의 전파를 감소시킨다.			
2	처방을 확인한 후 필요한 물품을 준비한다.	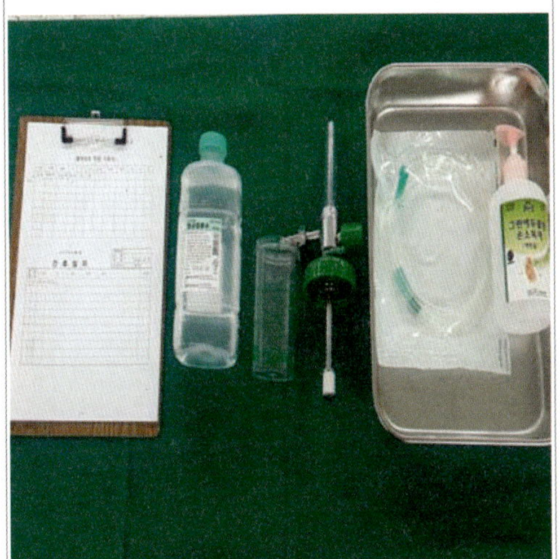	• 처치에 필요한 물품을 준비하여 간호를 행함에 있어서 시간을 줄이고 효율적으로 간호를 수행할 수 있다.			
3		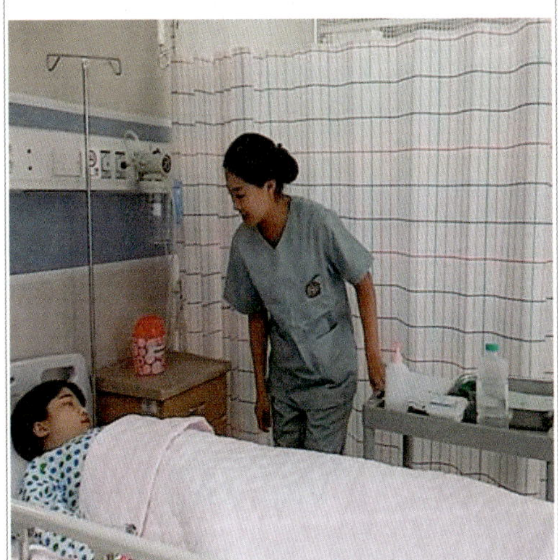	• 대상자의 불안을 감소시키고 신뢰를 형성하여 협조를 얻는다. *"안녕하세요? (학생)간호사 OOO입니다."*			

No	Step	Performance	Rationale	Good (2)	Mod (1)	Poor (0)
4	손소독제로 손위생을 실시한다.	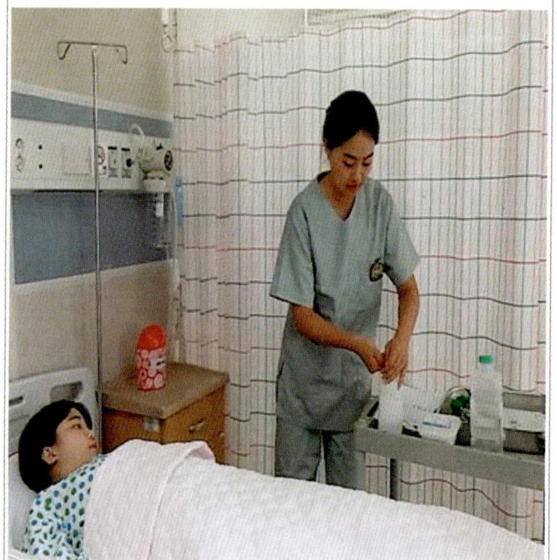	• 미생물의 전파를 감소시킨다.			
5	대상자의 이름을 개방형으로 질문하여 대상자를 확인하고, 입원팔찌와 환자리스트(또는 처방지)를 대조하여 대상자(이름, 등록번호)를 확인한다.	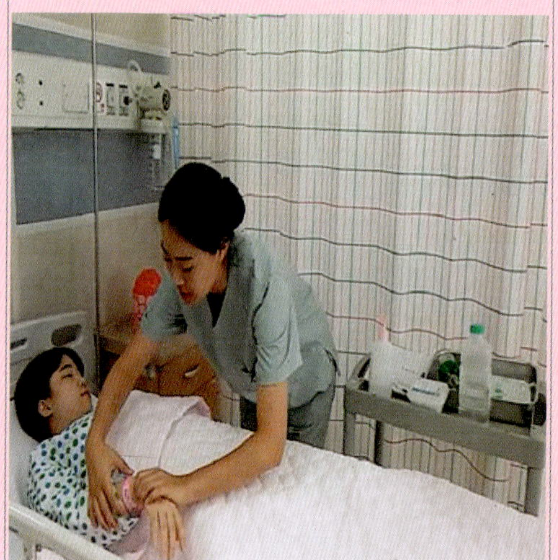	• 정확한 대상자에게 안전하고 정확한 간호를 수행한다. *"정확한 대상자 확인을 위해 성함과 등록번호를 확인하겠습니다. 환자분 성함이 어떻게 되세요? 등록번호 확인을 위해 입원팔찌를 보겠습니다. (입원팔찌와 환자 리스트를 비교하고). 네~ OOO님, 등록번호가 000000로 맞으시네요."*			
6	대상자에게 산소요법의 목적과 절차를 설명한다.	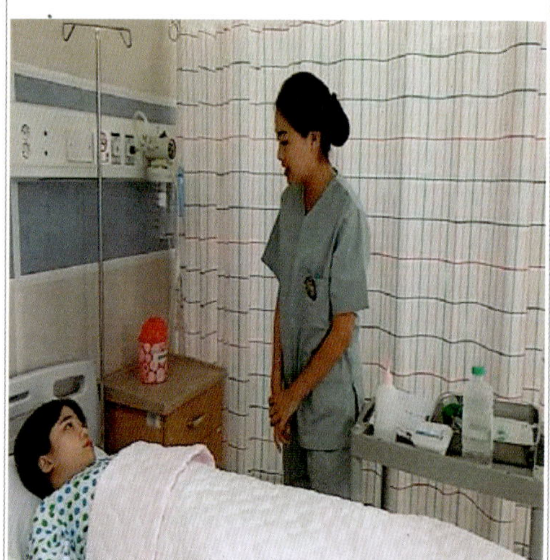	• 적절한 설명은 대상자의 불안감을 감소시킨다. *"호흡곤란을 호소하셔서 처방에 따라 산소를 투여하겠습니다."*			

No	Step	Performance	Rationale	Good (2)	Mod (1)	Poor (0)
7		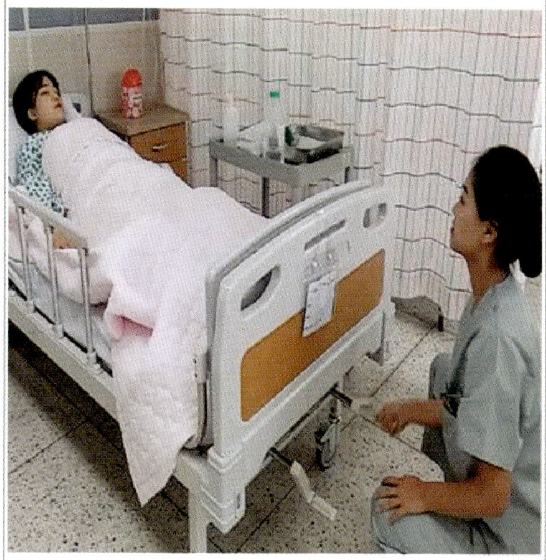	• 반좌위는 흉곽을 확장시켜 호흡을 보다 쉽게 한다. *"상체를 상승시키면 가슴이 확장되어 호흡을 좀 더 편하게 하실 수 있습니다."*			
8	습윤병에 증류수를 정해진 눈금까지 채운 후 증류수 마개를 닫는다.	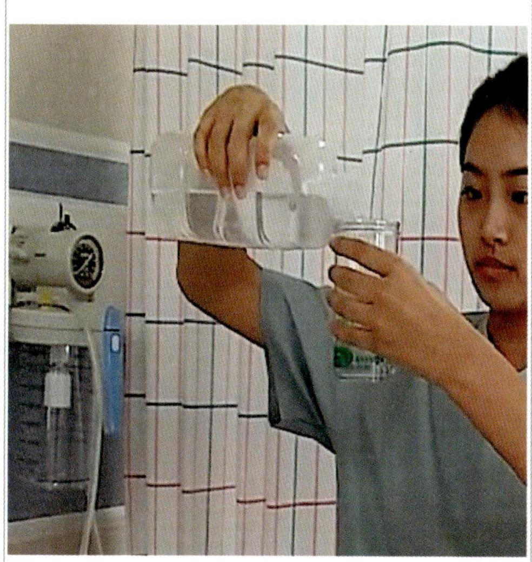	• 습윤병을 통과한 산소는 대상자에게 전달되기 전에 가습이 이루어져 점막건조를 막아준다.			
9		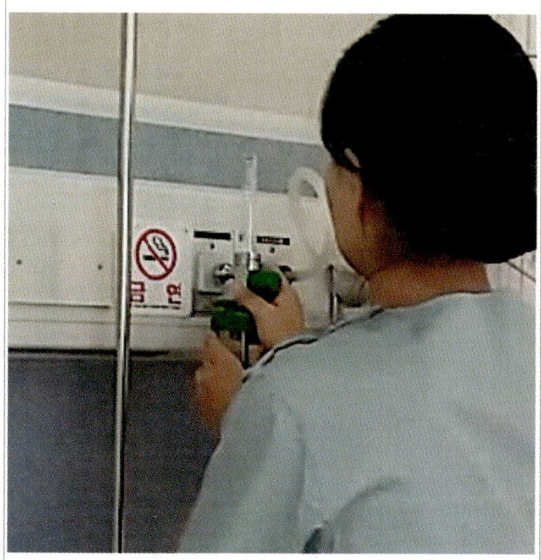	• 장치의 작동 여부를 확인한다.			

No	Step	Performance	Rationale	Good (2)	Mod (1)	Poor (0)
10	습윤병에 있는 산소장치 출구와 비강 캐뉼라를 연결한다.	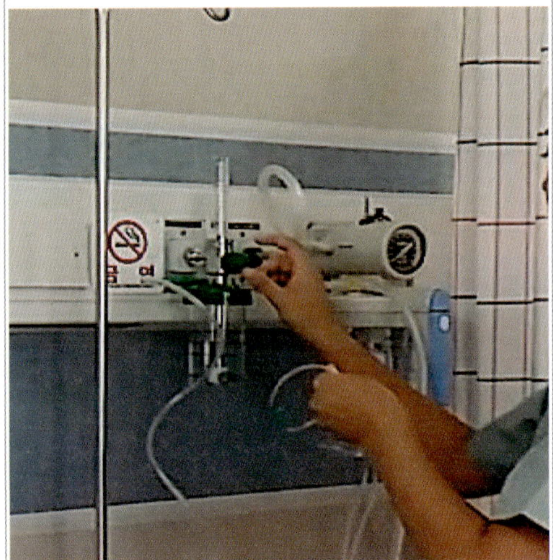	• 산소를 가습화시켜 점막의 건조를 방지한다. 보통 1~6L/분으로 주입한다. 6L/분 이상은 비강점막의 손상을 야기한다.			
11	대상자에게 연결하기 전에 비강 캐뉼라를 통해 산소가 나오는지 확인한 후 유량계를 잠근다.	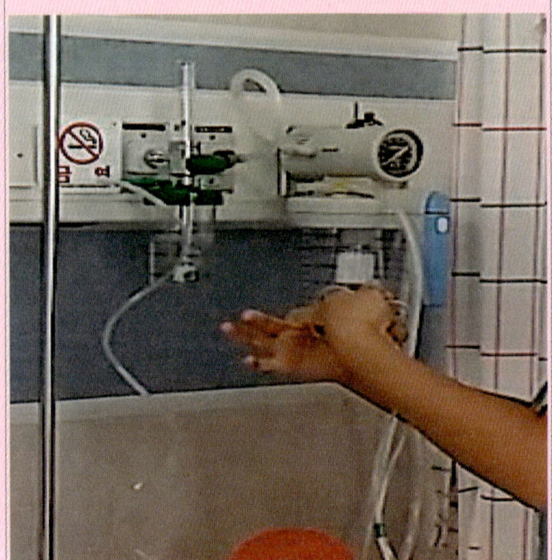	• 장치의 작동 여부를 확인하여 정확한 간호가 수행되도록 하기 위함이다.			
12	대상자 비공의 폐색 여부를 확인한다.	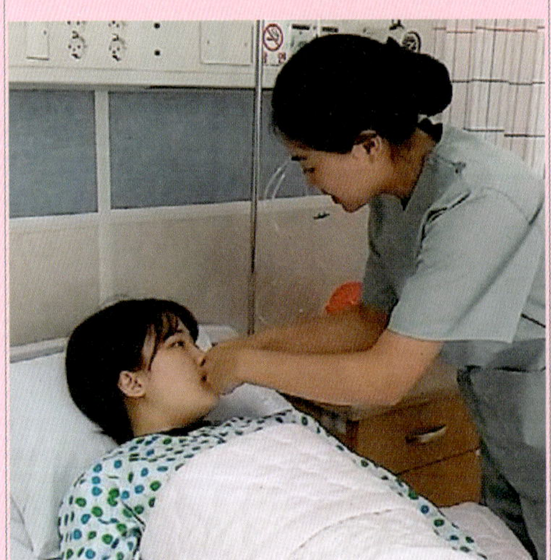	• 비공이 폐색되면 산소가 주입되지 않아 치료효과를 기대하기 어렵다. *"혹시 지금 코가 막혀있지는 않으신가요? (콧구멍을 한 편씩 막으면서) 괜찮으신가요?"*			

No	Step	Performance	Rationale	Good (2)	Mod (1)	Poor (0)
13	캐뉼라 끝부분을 대상자의 양쪽 비강에 삽입하고 귀 뒤에 걸친 후 턱 밑에서 길이를 조절한다. ※ 참고) 장기적 사용 시 패딩 적용 예) COPD, asthma 환자 등	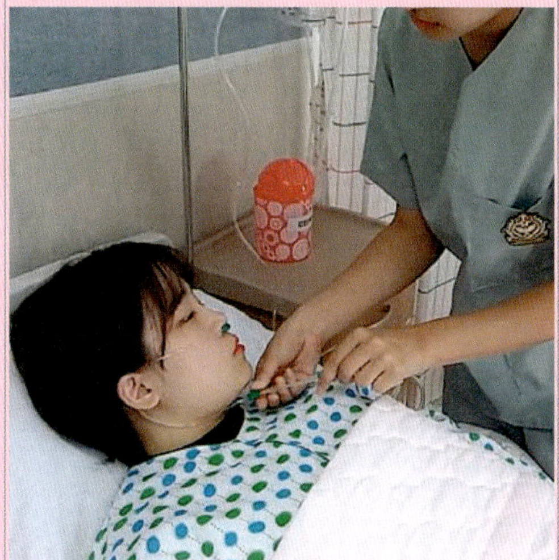	• prong의 정확한 위치와 고정은 산소투여를 원활하게 하여 대상자를 편안하게 할 수 있다. 캐뉼라의 끝부분의 길이는 2.5cm 이하이다.			
14	유량계를 열어 처방된 산소 흡입량을 눈높이에서 조절한다(유량기 내 Ball의 중심을 눈금에 일치시킨다).	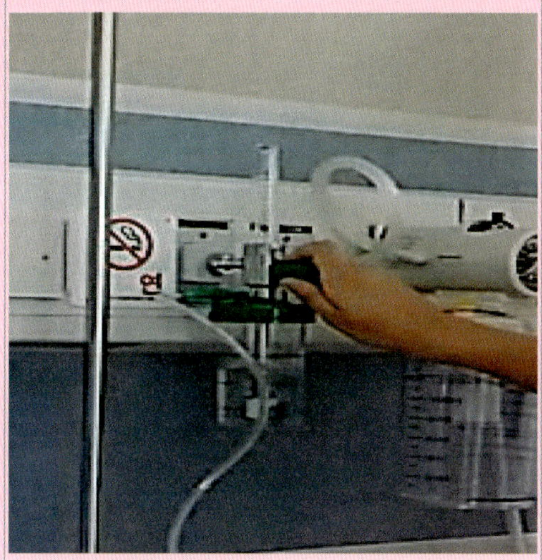	• 처방된 정확한 농도의 산소를 공급하기 위함이다.			
15	대상자에게 가능하면 입을 다물고 코를 통해 호흡하도록 설명한다.	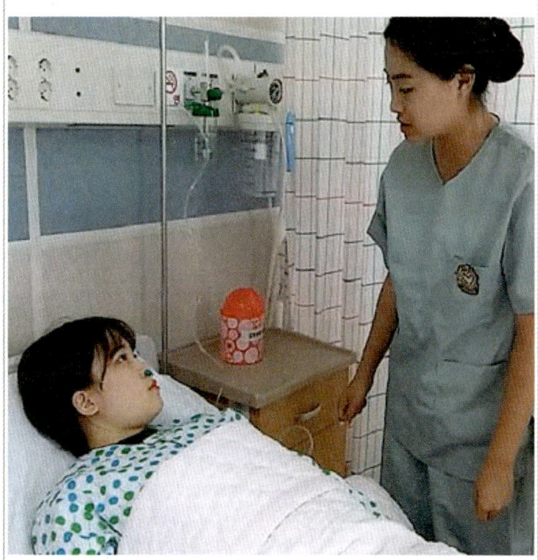	• 산소가 투여 중인 비강을 이용하여 호흡함으로써 대상자에게 최적의 산소공급을 제공한다. *"가능하시다면 입을 다물고 코로 편안히 숨을 쉬세요."*			

No	Step	Performance	Rationale	Good (2)	Mod (1)	Poor (0)
16		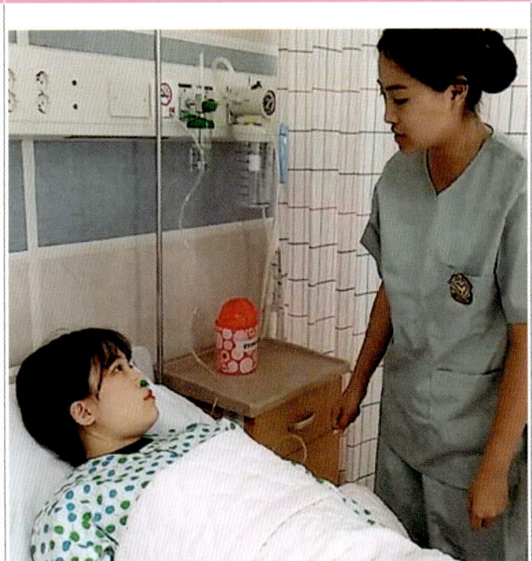	• 산소는 발화 물질이므로 화재예방을 위한 금연 등 안전예방책을 지켜야 한다. *"지금 산소가 주입 중이므로 전열기구 사용이나 흡연은 위험할 수 있습니다."*			
17		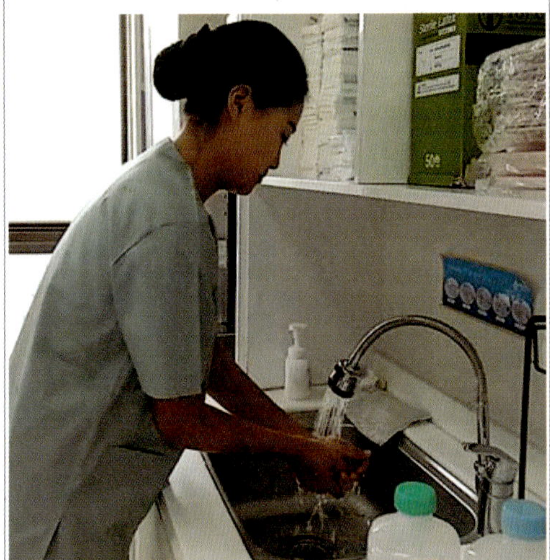	• 미생물의 전파를 감소시킨다.			
18	수행결과를 간호 기록지에 기록한다. 1) 산소 주입 시작 시간 2) 산소주입량 3) 호흡 양상 4) 대상자의 반응	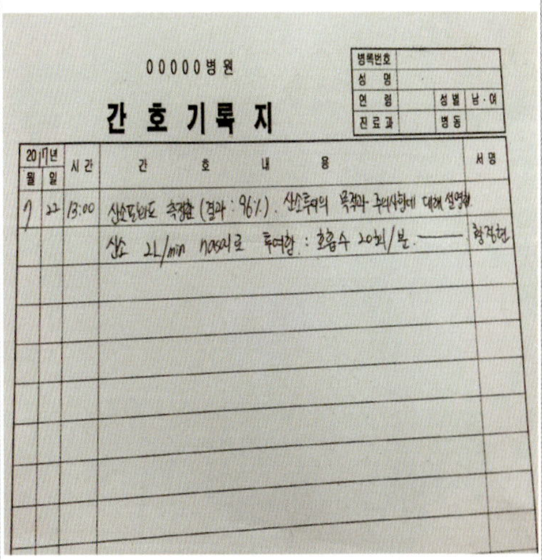 00000병원 간 호 기 록 지 병록번호 / 성 명 / 연 령 / 성별 남·여 / 진료과 / 병동 2017년 월 일 / 시간 / 간 호 내 용 / 서명 7 / 22 / 13:00 / 산소포화도 측정함 (결과 : 96%). 산소투여의 목적과 주의사항에 대해 설명함 산소 2L/min nasal로 투여함 : 호흡수 20회/분. —— 황정현	• 정확한 간호기록은 대상자의 상태에 대한 정보를 제공하며, 의사소통의 기능 및 법적 효력을 갖는다.			
총점				/36		
환산점수				/90		

간호기록지 (산소요법)

병록번호			
이 름			
성 별		나 이	
진료과		병 실	

일자	시간	간호내용	서명
10/19	11:00	호흡곤란 호소함. BP: 140/90mmHg, P: 111회/min, R: 32회/min 측정됨.	
		반좌위 취해 주고 주치의에게 보고함. 비강 캐뉼라 통해 산소 2L/min 공급함.	
		화재 위험성에 대해서 설명하고 금연 설명함.——	SN. OOO
	11:30	산소투여 후 숨 쉬기 편안하다고 하고 호흡양상 안정적임.——	
		BP: 120/80mmHg, P: 88회/min, R: 16회/min, SPO_2: 95% 측정됨.——	SN. OOO

성찰하기	

평 가

* 수행항목 합계(90점 만점) * 평가항목 합계(10점 만점) * 총점: 수행항목 점수 + 평가항목(100점 만점)										
날짜(점수) / 평가항목										
1. 지 식(2)										
2. 대상자 교육(2)										
3. 태도/용모(2)										
4. 정확성(2)										
5. 신속성(2)										
계(10)	/10	/10	/10	/10	/10	/10	/10	/10	/10	/10
총점(100점)	/100	/100	/100	/100	/100	/100	/100	/100	/100	/100

	날 짜	평 가 내 용	확 인
평가자 comment			

연습문제

1. COPD환자의 처방으로 산소 2L/min(비강 캐뉼라)를 주입하려고 한다. FiO_2는 얼마인가? (　　　)

1) 12%
2) 20%
3) 28%
4) 32%
5) 35%

2. 급성 호흡부전 대상자에게 흡입산소농도(FiO_2)를 24~50%를 정확하게 제공하고 고유량법을 사용한 산소공급 기구를 사용하고자 할 때 선택가능 한 것은? (　　　)

1) 비강캐뉼라
2) 안면마스크
3) 벤츄리 마스크
4) 비재호흡마스크
5) 부분 재호흡 마스크

3. 산소를 투여 중인 대상자 간호에 관한 내용으로 옳은 것은? (　　　)

1) 비강 캐뉼라는 O_2를 6L/min 이상으로 주는 데 사용한다.
2) 비강 캐뉼라는 4L/분 이상으로 적용하면 비강 점막을 손상시킨다.
3) COPD 대상자의 경우 부분 벤츄리 마스크를 사용하여 산소가 축적되는 것을 막아 준다.
4) 단순안면 마스크를 적용할 때는 피부가 손상되지 않도록 마스크가 피부에 닿은 부위에 거즈를 대어준다.
5) 제공되는 산소는 가습되어야 호흡기점막의 건조를 막을 수 있다.

제2장

핵심기본간호술 난이도 - 중

1. 근육주사

성취목표	▪ 근육주사의 목적과 절차를 설명할 수 있다. ▪ 근육주사 약물을 정확하게 준비할 수 있다. ▪ 근육주사 부위를 정확히 선정하여 근육주사를 수행할 수 있다. ▪ 근육주사 수행 후 기록할 수 있다. ▪ 근육주사 통증을 줄이기 위한 간호를 수행할 수 있다.
선행지식	▪ 투약의 기본 원칙 ▪ 무균술 ▪ 근육주사 부위 ▪ 근육주사 시 주의사항과 합병증 ▪ 합병증 예방을 위한 중재 ▪ Z-자형 근육주사법
필요장비 및 물품	▪ 근육주사용 둔부모형 ▪ 투약카드(또는 컴퓨터 출력물) ▪ 일회용 멸균 주사기(바늘 포함) 규격별(2~5ml) 2개씩 ▪ 소독솜, 손소독제 ▪ 약품(Diclofenac 4mg) 라벨이 붙은 앰플 2개 - 시나리오에 따라 주사부위 및 약품이 달라짐 ▪ 투약카트 또는 쟁반(tray) ▪ 투약기록지, 간호기록지 ▪ 손상성폐기물 전용용기, 일반 의료폐기물 전용용기 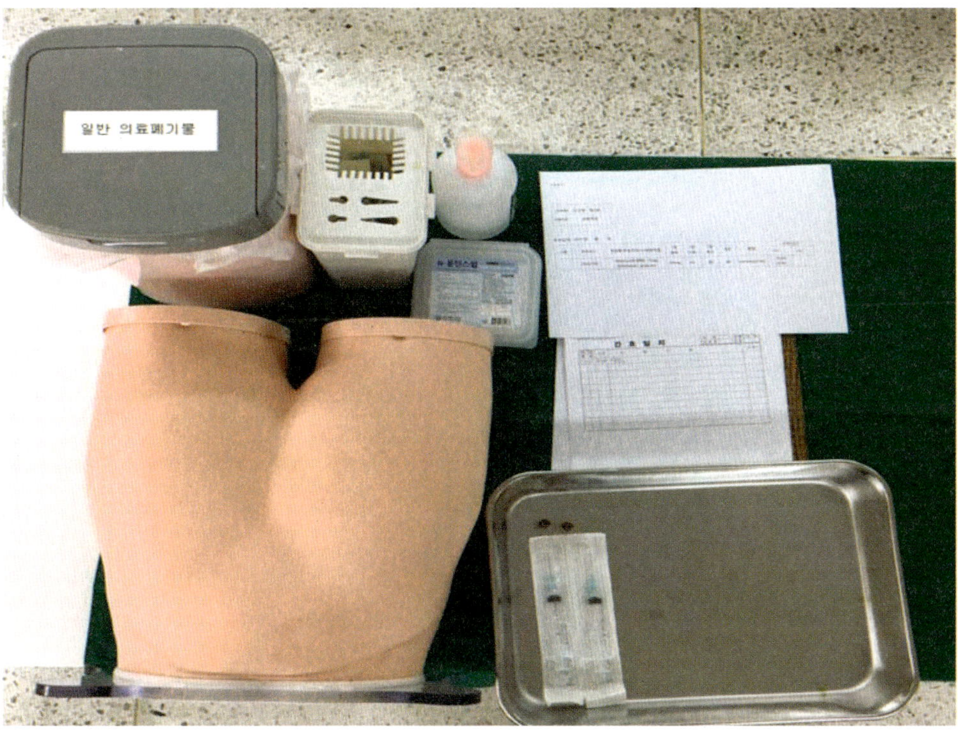
수행시간	▪ 11분(수행 7분, 전·후 손씻기 2분, 기록 2분)

메디컬사이언스

[근육주사] 선행자가학습

1. 투약의 기본 원칙(6 Right)

1) 정확한 대상자(Right client)
2) 정확한 약물(Right drug)
3) 정확한 용량(Right dose)
4) 정확한 경로(Right route)
5) 정확한 시간(Right time)
6) 정확한 기록(Right documentation)

2. 무균술

1) 내과적 손씻기로 미생물의 전파와 교차감염을 예방한다.
2) 바이알은 뚜껑이 덮여있으므로 뚜껑을 벗긴 후 고무마개를 알코올 솜으로 닦는다.
3) 주사 부위는 소독솜으로 안쪽에서 바깥쪽으로 둥글게 닦는다.
4) 앰플은 절개한 입구 주변에 주사침이 닫지 않도록 주의한다.

3. 근육주사부위

부위	자세	적응증
둔부의 배면(Dorsogluteal site)	•복위상태에서 발끝을 안으로 향한 자세 •후상장골극과 대전자를 연결한 선의 상외측 부위(복위나 측위 가능)	•성인, 3세 이상 어린이
둔부의 복면(Ventrogluteal site)	•측위로 무릎을 약간 구부리게 한 자세 •전상장골극과 장골능 사이를 V자로 한 지점 (앙와위 가능)	•성인, 7개월 이상 어린이, 실금대상자
외측광근(Vastus lateralis muscle)	•좌위나 앙와위자세(주요 신경 및 혈관분포 적음) •대퇴부를 세로로 3등분하여 바깥쪽과 가로로 3등분한 가운데 부분	•성인, 3세 미만 어린이
대퇴직근(Rectus femoris muscle)	•좌위나 앙와위자세 •대퇴 앞쪽 3등분 시 중간부위	•자가 주사, 장기 안정 시, 3세 미만 어린이
삼각근(Deltoid muscle)	•좌위, 측위(흡수율이 가장 좋음) •견봉돌기 하부와 액와선 사이의 역삼각형 부위, 견봉돌기 아래 5cm 지점	•적은 용량(0.5~1mL) 주사 •유아, 성인에게 예방주사

4. 근육주사 시 주의사항

1) 통증 감소를 위한 간호
   ① 주사바늘은 주사부위와 약물의 종류에 따라 적절한 길이를 선택한다.
   ② 피하조직에 자극성 있는 약물은 주사바늘 주위에 약물이 묻지 않도록 한다.
   ③ 근육의 이완된 부위에 주사한다.
   ④ 한 손으로 내관을 당겨서 혈액이 나오는지 확인한다.
   ⑤ 주사바늘은 빠르게 삽입하고 약물 주입 후 같은 각도로 재빠르게 뽑는다.

⑥ 약물은 서서히 주입하여 조직으로 널리 흡수되도록 한다.
⑦ 피하조직에 심한 자극을 주는 약물은 Z자형 주사기법을 사용한다.

2) 금기사항 : 통증이나 경결부위, 피부의 찰과상, 신경이나 골조직의 손상부위, 조직괴사 유발 가능한 약물, 혈액응고 장애가 있는 환자

5. 합병증

통증, 신경과 뼈의 손상, 근육조직의 감염, 피하 및 근육조직의 경결, 조직괴사 및 덩어리 형성

6. 합병증 예방을 위한 중재

1) 근육주사 부위는 약물의 용량이 흡수되기에 적합한 부위를 선정한다(멍이나 찰과상, 피부염증이나 경결부위, 이전 근육 주사부위는 피함).
2) 주사 주입을 자주 할 경우에는 주사부위는 돌아가면서 주사한다.
3) 충분한 길이의 주사바늘을 사용한다(보통 20~23G, 2.5~5cm. 단, 삼각근: 23~25G, 2.5cm 사용).
4) 주사바늘을 삽입 후 내관을 당겨서 혈액역류를 확인한다.
5) 약물의 용량은 3ml로 하고 4ml 이상일 경우에는 나누어서 주사한다(삼각근 부위는 1ml 이하로 주사).
6) 무균술을 적용한다.
7) 피부조직에 자극적인 약물은 Z-track 기법을 사용한다.

7. Z-자형 근육주사법

1) 목적
① 피부 및 피하조직에 손상을 주는 약물을 근육 깊숙이 주사한다.
② 피하조직에 약물이 스며들지 않도록 한다.
③ 약물이 주사바늘 구멍으로 새어 나오지 않도록 한다.

2) 약물의 예
① penicillin, lincomycin
② iron dextran

3) 주사방법
① 약물이 주사바늘에 묻은 경우에는 새 주사바늘로 교체한다.
② 주사바늘의 길이는 보통 근육주사보다 더 긴 것을 사용한다(최소한 3.8cm 이상).
③ 주사부위는 둔부의 배면과 복면, 외측광근 부위를 적용한다.
④ 왼손을 이용하여 피부와 피하조직을 왼쪽으로 2.5-3.5cm 정도 당긴 후 주사바늘을 삽입한다.
⑤ 약물이 완전히 조직 속으로 들어갈 수 있도록 주입 후 10초 동안 머무른 후 주사침을 빼낸다.
⑥ 주사바늘을 뽑은 후 당겼던 근육을 놓는다
⑦ 약물이 피하조직에 스며들 수 있으므로 마사지는 하지 않으며, 소독솜으로 가볍게 눌러준다.

사례적용	김OO(M/35) 환자는 왼쪽 다리 골절로 수술을 받은 후 병실로 올라왔다. 대상자는 왼쪽 다리에 심한 통증을 호소(NRS: 8점)하였다. 담당의사는 Diclofenac sod. 50mg IM을 처방하였다. 처방에 따라 투약을 수행하시오.

1 근육주사

근육주사

No	Step	Performance	Rationale	Good (2)	Mod (1)	Poor (0)
1	물과 비누로 손위생을 실시한다.	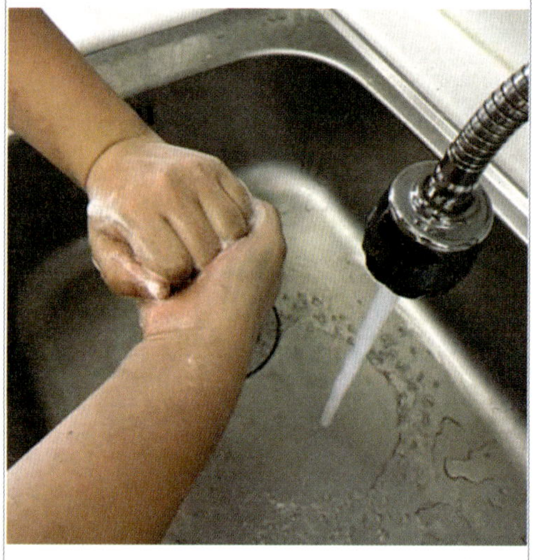	• 미생물의 전파를 감소시킨다.			
2	투약처방(투약카트 또는 컴퓨터 출력물 등)과 투약원칙(5 rights; 대상자 등록번호, 대상자명, 약명, 용량, 투약경로, 시간)을 확인한다.	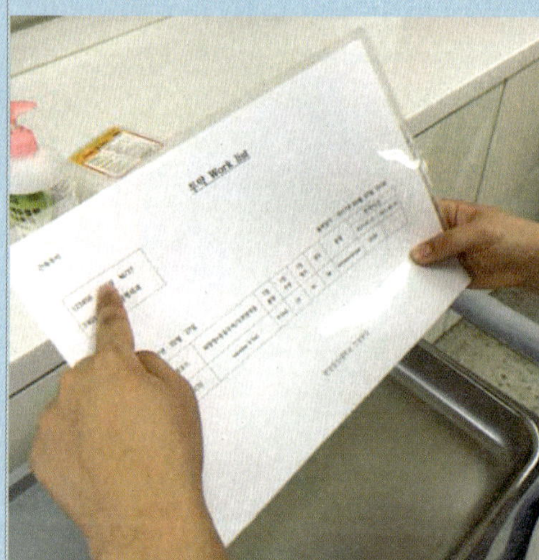	• 안전하고 정확한 투약을 하기 위함이다. • 투약처방을 확인하고 대상자 등록번호, 대상자 명, 약명, 용량, 투약경로, 투약시간을 구두로 표현한다.			
3	근육주사에 필요한 약물을 정확한 용량 및 방법으로 주사기에 준비한다.	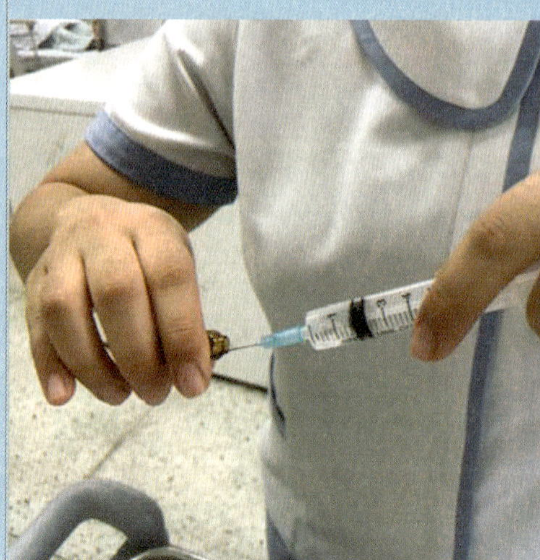	• 처방된 약물, 유효기간, 용량을 확인하여 투약과실을 예방하고, 주사바늘에 묻은 약물이 조직에 자극을 주지 않도록 약물준비 후 주사바늘을 교환한다.			

No	Step	Performance	Rationale	Good (2)	Mod (1)	Poor (0)
4		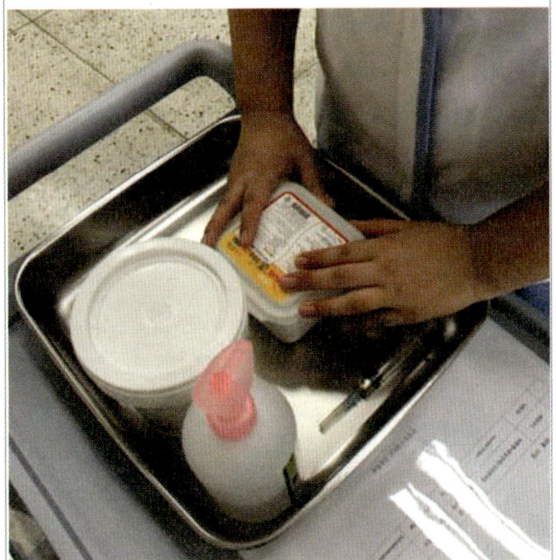	• 간호수행에 있어서 효율적이고 시간을 줄일 수 있다.			
5	준비한 물품을 가지고 대상자에게 가서 간호사 자신을 소개한다.	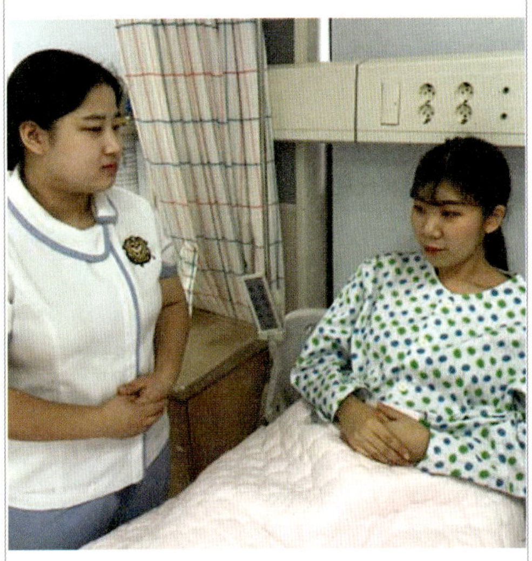	• 대상자의 불안을 감소시키고 신뢰를 형성하며 협조를 얻을 수 있다. *"안녕하세요? (학생)간호사 OOO입니다."*			
6		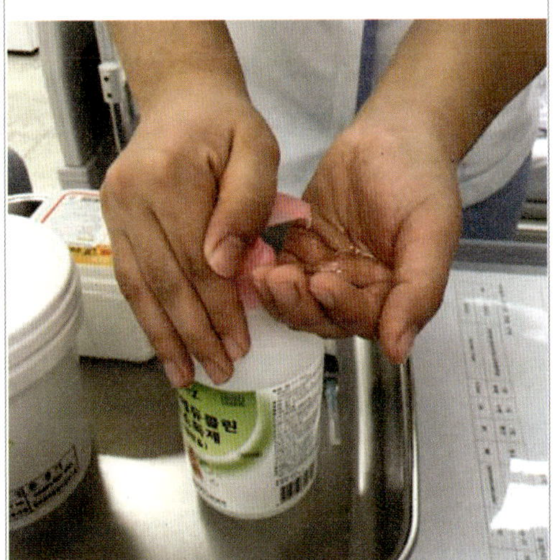	• 미생물의 전파를 감소시킨다.			

No	Step	Performance	Rationale	Good (2)	Mod (1)	Poor (0)
7	대상자의 이름을 개방형으로 질문하여 대상자를 확인하고, 입원팔찌와 투약카드를 대조하여 대상자(이름, 등록번호)를 확인한다.	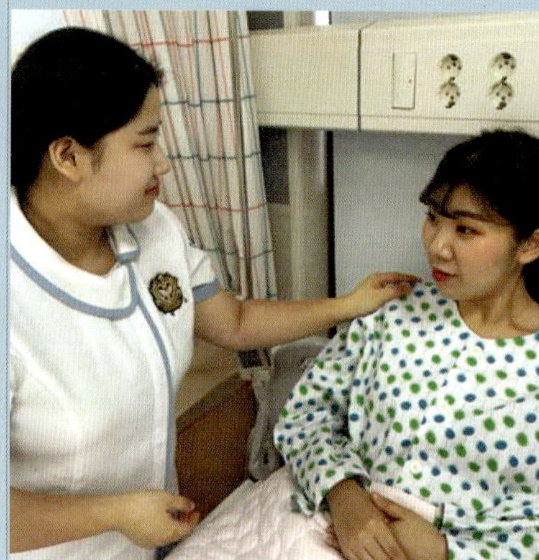	• 정확한 대상자에게 안전하고 정확한 간호를 수행한다. *"정확한 대상자 확인을 위해 성함과 등록번호를 확인하겠습니다. 환자분 성함이 어떻게 되세요? 네~. 등록번호 확인을 위해 입원팔찌를 보겠습니다. (입원팔찌와 환자 리스트를 비교하고). 네~ OOO님, 등록번호가 000000로 맞으시네요."*			
8	약물의 투여 목적과 작용 및 유의사항에 대해 설명한 다음 의문사항이 있으면 질문하도록 한다.	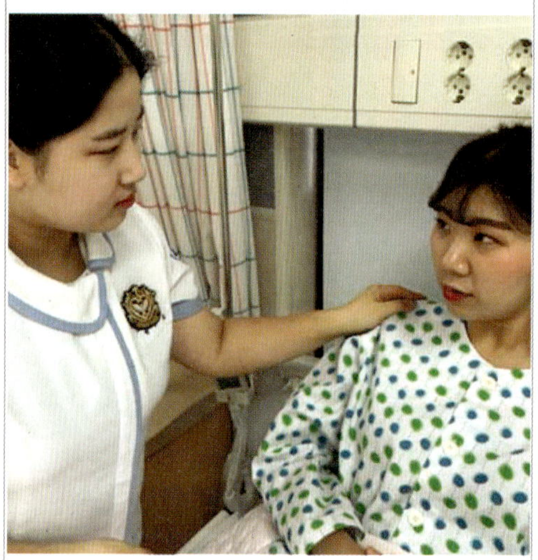	• 충분한 설명은 대상자의 이해를 돕고 불안을 감소시키며 신뢰를 형성하여 협조를 얻을 수 있다. *"OOO님, 수술부위 통증 완화를 위해 근육으로 진통제를 놓아 드리겠습니다. 그리고 근육주사 후에는 주사부위가 가렵거나 열감이 있을 수 있습니다. 혹시 궁금한 사항이 있으면 말씀해주세요."*			
9	커튼(스크린)으로 대상자의 사생활을 보호해 준다.	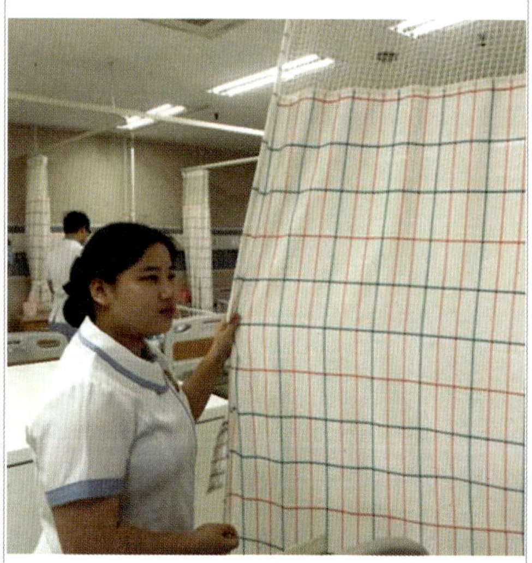	• 적절한 체위 유지로 최소한의 부위만 노출하여 불안감을 감소시키고 주사부위의 근육이완을 도모한다.			

No	Step	Performance	Rationale	Good (2)	Mod (1)	Poor (0)
10	대상자의 상태와 약물 용량에 따라 적합한 주사부위를 정한 후 적절한 체위를 취하도록 하고 주사부위를 노출시킨 다음 주사부위를 선정한다.(사례에 따라 ①~④ 중 선택하여 수행) ① 둔부의 배면 부위 : 엎드려 누운 자세에서 엄지발가락을 안쪽으로 모으고 둔부를 노출시킨 다음 대전자와 후상장골극을 연결한 사선의 상외측이나 장골능에서 5cm 아래, 또는 둔부를 4등분한 상외측부위를 주사부위로 선정한다. ② 둔부의 복면 부위 : 왼쪽 측위로 누워 오른쪽 무릎을 구부린 자세에서 둔부를 노출시킨 다음 간호사는 왼손의 손바닥을 대상자의 오른쪽 대전자 위에, 집게손가락은 전상장골극(anterior superior iliac spine) 위에 올려놓고 가운데 손가락은 장골능을 따라 V자로 벌려서 주사 부위를 선정한다. ③ 대퇴 부위: 앉거나 누운 자세에서 대퇴 부위를 노출시킨 다음 외측광근을 3등분한 가운데 부분, 또는 대퇴직근 부위를 주사 부위로 선정한다. ④ 삼각근 중앙 부위 : 앉거나 선 자세 또는 측위에서 어깨를 노출시킨 다음 상박의 외측, 견봉돌기에서 5cm 아래 부위를 주사부위로 선정한다.	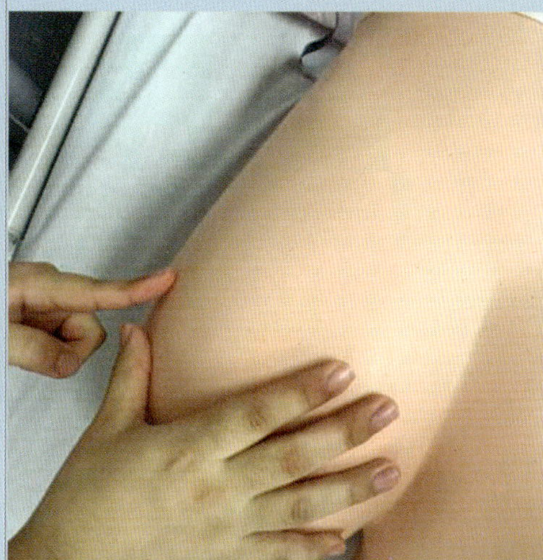	• 오른손잡이를 기준으로 한다. • 정확한 주사부위의 선정은 혈관, 신경, 뼈의 손상을 예방한다.			
11		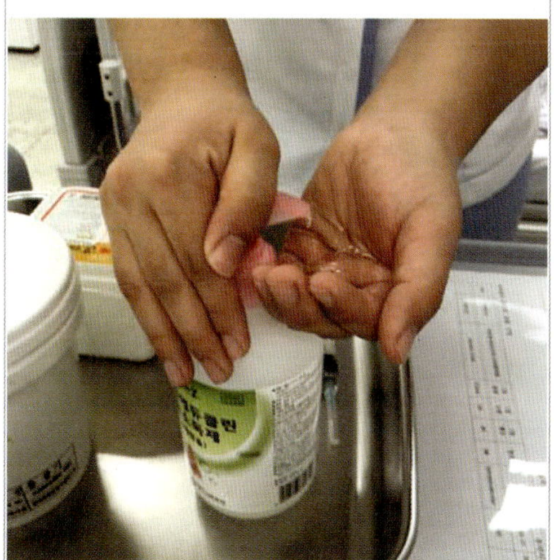	• 미생물의 전파를 감소시킨다.			

No	Step	Performance	Rationale	Good (2)	Mod (1)	Poor (0)
12	선정된 부위를 소독솜으로 안쪽에서 바깥쪽으로 직경 5~8cm 정도 둥글게 닦아낸 후 소독약이 마르면 투약카드를 보고 약을 확인한 후 한 손으로 주사기를 집어 올려 주사바늘 뚜껑을 제거한다.	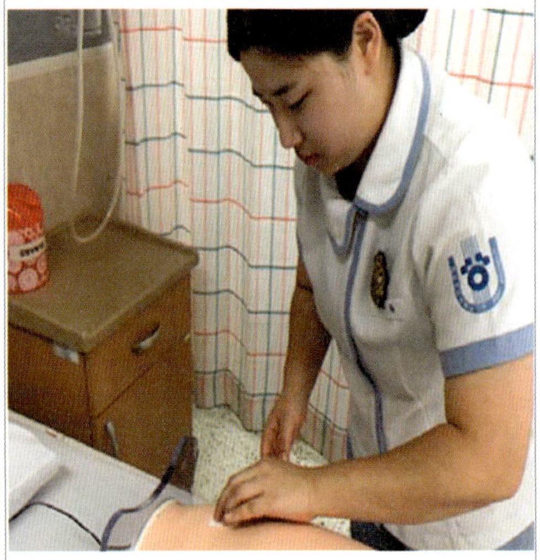	• 소독솜으로 피부의 미생물을 제거하며, 소독솜은 3, 4번째 손가락 사이에 끼워놓아 약물주입 후 주사바늘을 빼낼 때 쉽게 사용할 수 있다. *"소독할 때 조금 차가울 수 있습니다."*			
13	주사바늘을 90° 로 유지한 다음 주사기로 둔부 근육을 재빨리 찌른다.	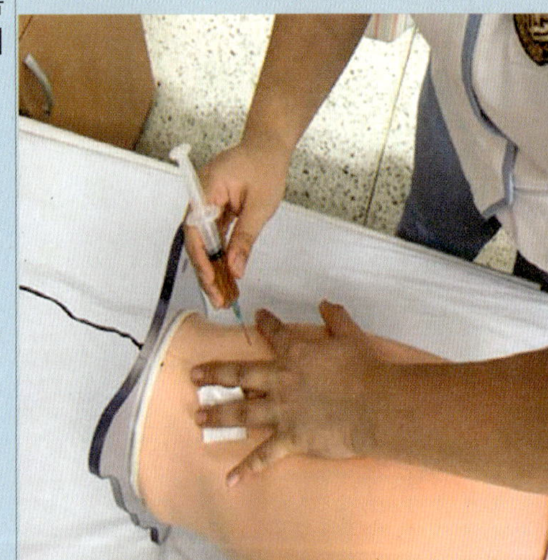	• 90° 각도로 바늘을 주입해야 근육 깊숙이 도달할 수 있으며, 빠르게 삽입함으로써 동통을 줄일 수 있다. *"주사를 놓을 때 약간 따끔 할 수 있습니다. 근육에 힘을 주면 아프므로 힘을 빼는 게 도움이 됩니다"*			
14	피부를 잡았던 손의 엄지와 집게손가락으로 주사기 하단부를 잡고, 주사기를 잡았던 손으로는 주사기의 내관을 살짝 뒤로 당겨 혈액이 나오지 않으면 주사기 내관을 당겨보던 손의 엄지 손가락으로 내관을 밀어서 약물을 천천히 주입한다. (만약 주사기에 혈액이 보인다면 주사기를 빼내어 버린 다음 주사 준비를 처음부터 다시 해야 함)	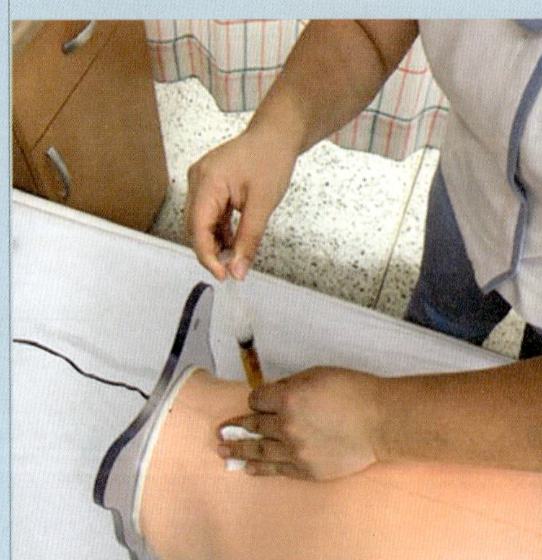	• 주사기 내관을 뒤로 당겨보는 것은 혈액의 역류를 확인하여 주사바늘이 혈관벽을 뚫고 약물이 혈관 안으로 주입되는 것을 막고, 약물을 천천히 주입하는 것은 근육 내로 약물이 고루 분산되어 흡수를 돕고, 통증과 조직 손상을 감소시킬 수 있다.			

No	Step	Performance	Rationale	Good (2)	Mod (1)	Poor (0)
15	약물 주입이 끝나면 소독솜으로 주사 부위를 누르면서 둔부에 주사바늘 삽입할 때와 같은 각도로 주사기를 재빨리 빼서 트레이에 놓고, 소독솜을 댄 채로 주사부위를 마사지 한다. (주사바늘 제거 후 출혈이 있을 때는 주사부위를 1~2분 정도 압박한다.)	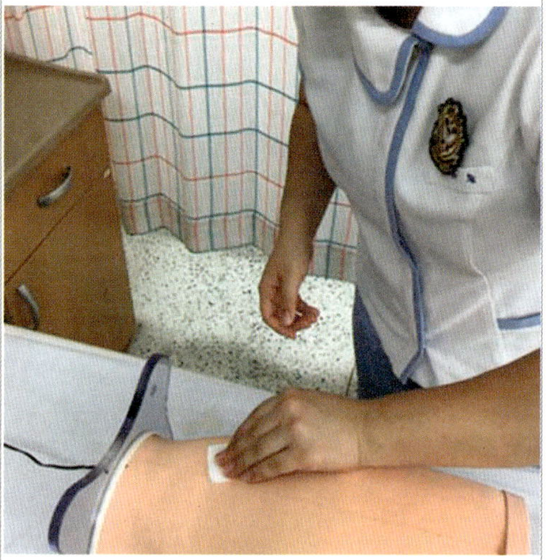	• 주사부위를 눌러주는 것은 약물이 피하조직으로 스며들어 가는 것을 막고, 같은 각도로 빠르게 빼는 것은 조직의 손상을 막고 불편감을 최소화할 수 있다. • 마사지는 혈액순환을 촉진하여 약물의 확산과 흡수를 도와준다.			
16	소독솜을 트레이에 놓고 환의를 입힌 후 대상자의 자세를 편안하게 해준다.	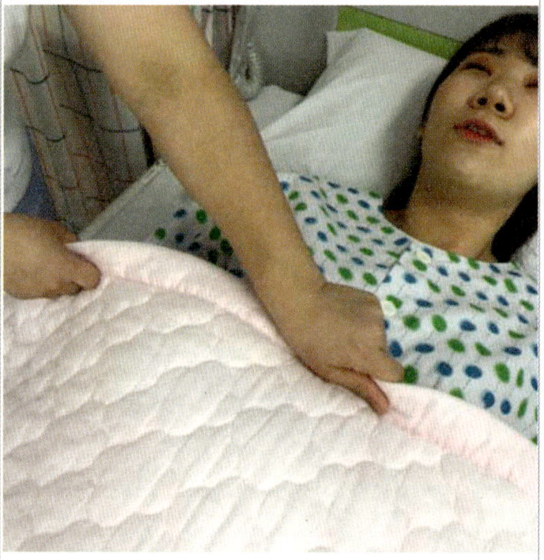				
17	주사 후의 기대효과에 대해 설명한다.	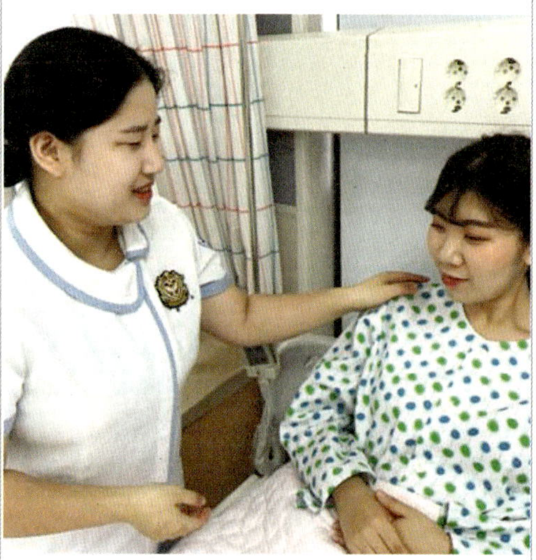	*"통증은 곧 완화될 것입니다. 주사 후에 약간 졸리고 어지러울 수 있으니 가능하면 침대에서 쉬세요. 불편감이 있으면 벨을 눌러주세요."*			

No	Step	Performance	Rationale	Good (2)	Mod (1)	Poor (0)
18		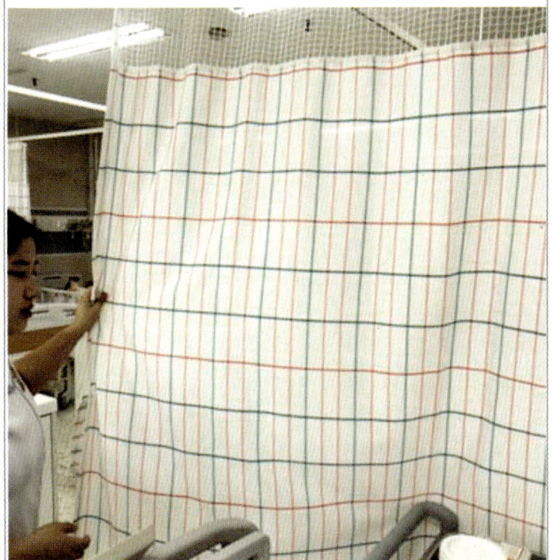				
19	사용한 물품을 정리한다. (주사바늘은 뚜껑을 되씌우지 않은 채 손상성폐기물 전용 용기에 버리고, 사용했던 소독솜과 주사기는 일반 의료 폐기물 전용용기에 버린다).	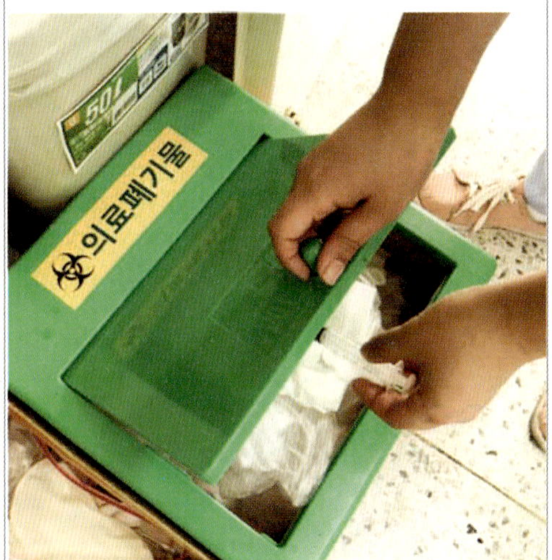	• 주사바늘에 의한 손상과 감염을 예방하기 위함이다.			
20	물과 비누로 손위생을 실시한다.	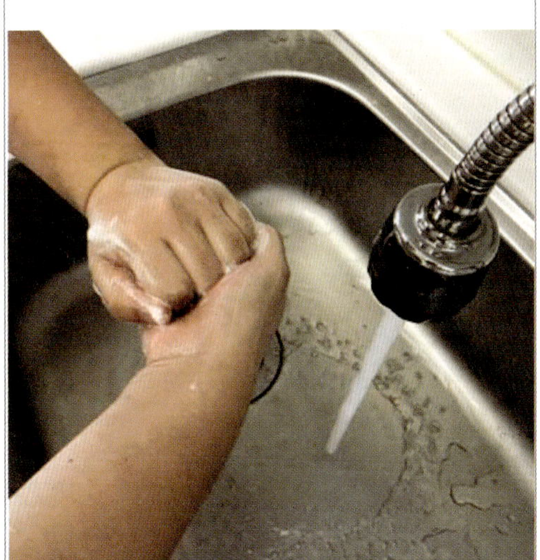	• 미생물의 전파를 감소시킨다.			

<table>
<tr><th>No</th><th>Step</th><th>Performance</th><th>Rationale</th><th>Good (2)</th><th>Mod (1)</th><th>Poor (0)</th></tr>
<tr><td>21</td><td>수행 결과를 간호기록지, 투약기록지에 기록한다.
1) 5 rights(대상자명, 약명, 용량, 투약경로, 투약시간)
2) 필요 시 투약목적, 대상자의 반응, 투약 사유 또는 못한 이유</td><td>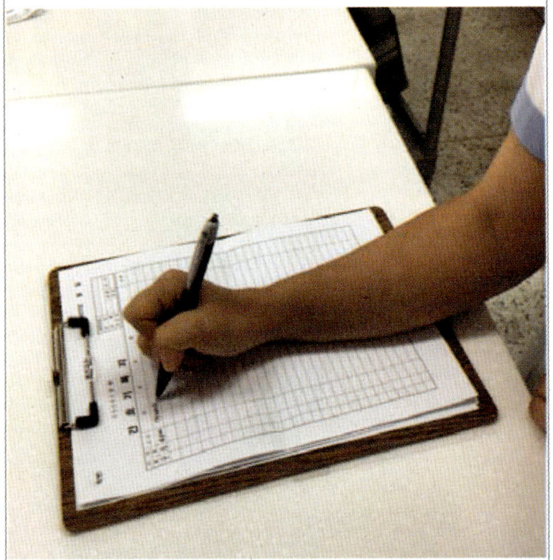</td><td>• 정확한 기록은 대상자의 상태에 대한 정보제공과 투약과실의 위험을 줄이고 법적 효력을 갖는다.
• 대상자의 반응은 약물의 흡수시간을 고려하여 확인한다.</td><td></td><td></td><td></td></tr>
<tr><td colspan="4">총점</td><td colspan="3">/42</td></tr>
<tr><td colspan="4">환산점수</td><td colspan="3">/90</td></tr>
</table>

간호기록지 (근육주사)

병록번호			
이름			
성별		나이	
진료과		병실	

일자	시간	간호내용	서명
10/19	14:00	S: "통증 조절하는 이걸 눌러도 계속 아파요." NRS 7점임. 담당의사 김OO에게	
		보고하고 Diclofenac sod. 50mg IM 처방됨.————————	SN. OOO
	14:10	약물의 주입방법, 작용과 부작용에 대해 설명한 후 오른쪽 둔부의 복면에	
		Diclofenac sod. 50mg IM injection함. ————————	SN. OOO
	14:40	대상자는 진통제 투여 후 통증이 완화되었다고 표현함(NRS: 3점).————————	SN. OOO
성찰하기			

평 가

* 수행항목 합계(90점 만점) * 평가항목 합계(10점 만점) * 총점: 수행항목 점수 + 평가항목(100점 만점)

날짜 (점수) / 평가항목										
1. 지 식(2)										
2. 대상자 교육(2)										
3. 태도/용모(2)										
4. 정확성(2)										
5. 신속성(2)										
계(10)	/10	/10	/10	/10	/10	/10	/10	/10	/10	/10
총점(100점)	/100	/100	/100	/100	/100	/100	/100	/100	/100	/100

평가자 comment	날 짜	평 가 내 용	확 인

연습문제

1. 다음 중 근육주사의 방법으로 옳지 않은 것은? (　　　　)

   1) 바늘의 삽입각도는 90° 을 유지한다.
   2) 주사바늘의 삽입과 제거는 천천히 하여 불편감을 완화한다.
   3) 약물은 천천히 주입하여 통증을 최소화한다.
   4) 사용한 바늘은 뚜껑을 되씌운 후 손상성폐기물 전용용기에 버린다.
   5) 여러 차례 주사를 투여할 경우 부위를 돌려가면서 투여한다.

2. 둔부의 복면부위 주사 시 둔근의 이완을 도모할 수 있는 체위로 옳은 것은? (　　　　)

   1) 왼쪽 측위로 취한 후 오른쪽 무릎을 구부린다.
   2) 오른쪽 측위를 취한 후 발끝은 내전시킨다.
   3) 복위를 취한 후 발끝을 내전시킨다.
   4) 앙와위를 취한 후 양쪽 무릎을 구부린다.
   5) 반좌위를 취한 후 오른쪽 무릎을 구부린다.

3. Z-자형 근육주사법의 장점으로 옳은 것은? (　　　　)

   1) 신경과 혈관손상의 위험을 줄인다.
   2) 주입된 약물의 누출을 돕는다.
   3) 헤파린 투약 시 사용이 용이하다.
   4) 근육주사 시 공기의 주입이 적다.
   5) 약물이 피부나 피하조직에 자극을 주지 않는다.

2. 피하주사(간이 혈당측정 검사 포함)

성취목표	▪ 피하주사의 목적과 절차를 설명할 수 있다. ▪ 혈당 검사와 피하주사에 필요한 물품과 약물을 정확하게 준비할 수 있다. ▪ 피하주사부위를 정확하게 선정하여 피하주사를 수행할 수 있다. ▪ 피하주사 수행 후 기록하고 인슐린 투여 시 적절한 후 처치를 할 수 있다. ▪ 피하주사의 장점과 단점을 설명할 수 있다. ▪ 피하주사의 적응증과 합병증을 설명할 수 있다.
선행지식	▪ 투약의 기본 원칙 ▪ 무균술 ▪ 피하주사 부위 ▪ 간이 혈당측정기 사용 및 관리법 ▪ 혈당검사결과 판정과 비정상 혈당의 증상과 대처법
필요장비 및 물품	▪ 투약카드(또는 컴퓨터 출력물) ▪ 주사용 인슐린 ▪ 인슐린 주사기 ▪ 간이 혈당측정기 ▪ 피하주사 모형 ▪ 채혈기(penlet) ▪ 채혈침(lancet) ▪ 소독솜, 손소독제 ▪ 피하주사 부위 순환 그림 ▪ 장갑(필요시) ▪ 검사지(strip) ▪ 투약카트 또는 쟁반(tray) ▪ 투약기록지, 간호기록지 ▪ 혈당기록지 ▪ 손상성폐기물 전용용기 ▪ 일반 의료폐기물 전용용기

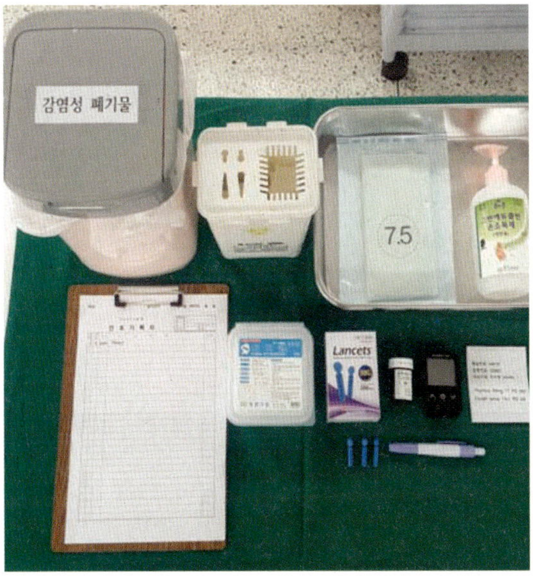

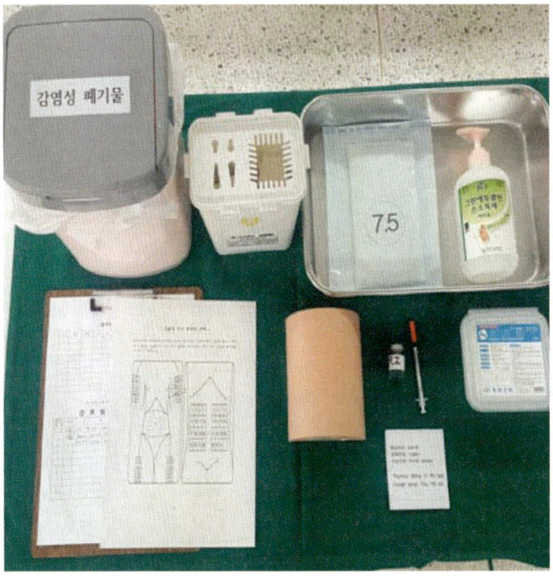

수행시간	▪ 14분(수행 10분, 전·후 손씻기 2분, 기록 2분)

[피하주사] 선행자가학습

1. 투약의 기본 원칙(6 Right)

1) 정확한 대상자(Right client)
2) 정확한 약물(Right drug)
3) 정확한 용량(Right dose)
4) 정확한 경로(Right route)
5) 정확한 시간(Right time)
6) 정확한 기록(Right documentation)

2. 무균술

1) 내과적 손씻기로 미생물의 전파와 교차감염을 예방한다.
2) 바이알은 뚜껑이 덮여있으므로 약물을 준비하기 전에 뚜껑을 벗겨 고무마개를 알코올 솜으로 닦는다.
3) 주사 부위는 소독솜으로 안쪽에서 바깥쪽으로 둥글게 닦는다.

3. 피하주사의 목적

1) 경구투여보다 빠른 효과를 얻기 위함이다(인슐린, 헤파린, 백신 등).
2) 근육주사보다 흡수 및 작용이 늦게 나타내게 하기 위함이다.

4. 피하주사 부위

1) 상박외측, 하복부(배꼽 5cm 제외), 견갑골 부위, 대퇴의 전면, 복둔근과 배둔근의 상부
2) 인슐린 주사 : 간호사 주사 시 복부와 상박외측, 자가주사 시 복부와 대퇴전면
3) 헤파린 주사 : 복부 부위

5. 피하주사의 장단점

1) 장점

① 근육주사에 비해 신경이나 혈관분포가 적다.
② 피하조직은 신체에 고루 발달되어 있어 주사 부위가 많다.

2) 단점

① 조직에 대한 약물의 자극성이 크다.
② 근육주사보다 흡수속도가 느리다.

6. 피하주사의 적응증 및 합병증

1) 적응증 : 예방백신, 인슐린, 헤파린, 마약
2) 합병증 : 조직손상, 딱딱해지거나 압통, 피하지방 위축, 감염, 혈종 형성

7. 피하주사 시 주의사항

1) 주사기 및 주사바늘
① 주사기 : 1~2cc
② 주사바늘 : 성인의 경우 25G, 소아의 경우 26G

2) 흡수 가능한 약 용량 : 최소 1.5cc 이하

3) 피하주사 투여 후 마사지를 하지 않는 약물

① 인슐린 : 인슐린의 빠른 분산과 흡수가 촉진되어 저혈당의 위험이 초래된다.

② 헤파린 : 약물의 흡수속도가 촉진되고 출혈이나 멍이 나타날 수 있다.

4) 피하주사 시 약물 투여 전 내관을 당기지 말아야 하는 약물

① 헤파린 : 흡인 시 주사바늘이 움직이면 조직과 혈관 손상으로 출혈이나 멍이 들 수 있다.

5) 인슐린 주사 시 주의사항

① 주사 부위는 1~2주 간격으로 돌아가면서 주사한다.

② 균등한 흡수를 돕기 위해 이전 주사 부위에서 2cm 정도 간격을 두고 주사한다.

③ 동일한 부위에 주사 시 조직손상, 피하지방의 위축으로 피부가 함몰될 수 있다.

6) 간이혈당 측정기 사용 및 관리

① 혈당측정기에 검사strip을 끼운 후 측정기의 코드번호와 strip 보관용기의 코드번호를 확인한다.

② 채혈기에 채혈침을 끼운 후 손가락 끝의 피부상태에 적합한 삽입길이를 조절한다.

③ 채혈침이 손가락 끝부분의 피부를 천자하도록 버튼을 누른다.

④ 혈당측정기에 나타난 수치를 확인한다.

⑤ 채혈침은 검사 후 손상성 폐기물 용기에, 소독솜과 검사strip은 의료폐기물 용기에 버린다.

⑥ 검사strip은 꺼낸 후 용기의 뚜껑을 잘 닫아 습하지 않게 보관한다.

7) 혈당검사의 정상범위와 비정상 범위

구분	공복시	식후 2시간
고혈당	140mg/dl 이상	200mg/dl 이상
정상	70 - 115mg/dl	80 - 140mg/dl 미만
저혈당	60~70mg/dl 이하	

8) 저혈당의 증상과 대처법

① 증상 : 피로, 공복감, 발한, 진전, 어지러움, 가슴 두근거림, 불안, 두통, 흐릿한 시력, 혼수 등

② 대처법 : 당 함유 식품(과일 주스, 초콜릿, 사탕 등) 섭취 후 10분 정도 휴식을 취한다.

사례적용

이○○(M/58) 환자는 고혈압 진단을 받고 내과병동에 입원하였다. 3년 전 제2형 당뇨병 진단을 (NIDDM, non-insulin dependent diabetes mellitus, 인슐린 비의존형 당뇨병) 받은 후 통원치료를 받아왔다. 다음의 의사 처방에 따라 간호를 수행하시오.

prn order: RI SC injection after BST

혈당수치	R-I 용량
250 - 299mg/dl	4 unit
300 - 349mg/dl	6 unit
350mg/dl 이상	8 unit

피하주사(간이 혈당측정 검사 포함)

No	Step	Performance	Rationale	Good (2)	Mod (1)	Poor (0)
1	물과 비누로 손위생을 실시한다.	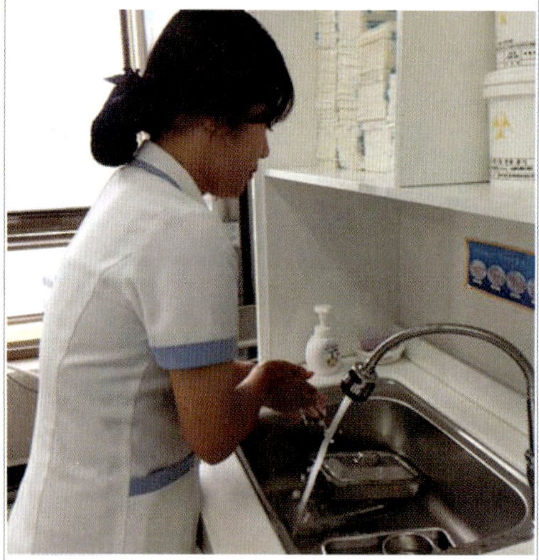	• 미생물의 전파를 감소시킨다.			
2		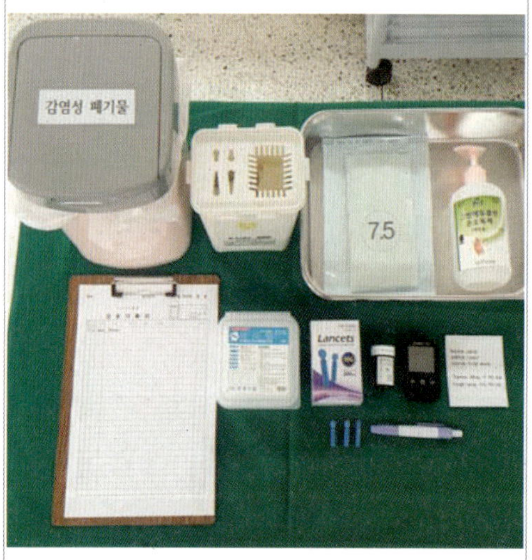				
3	준비한 물품을 가지고 대상자에게 가서 간호사 자신을 소개한다.	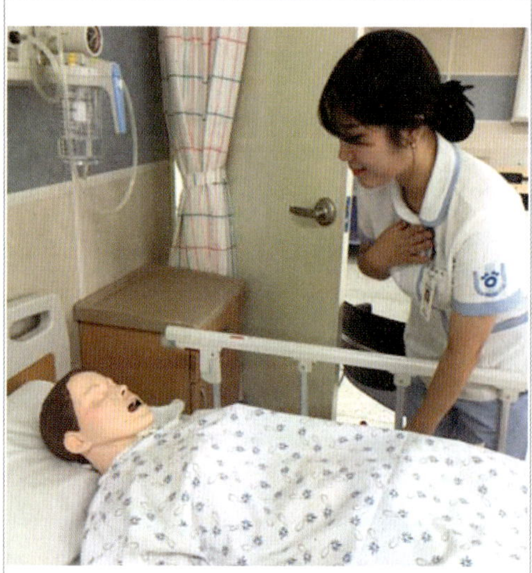	• 대상자의 불안을 감소시키고 신뢰를 형성하며 협조를 얻을 수 있다. *"안녕하세요? (학생)간호사 ○○○입니다."*			

No	Step	Performance	Rationale	Good (2)	Mod (1)	Poor (0)
4		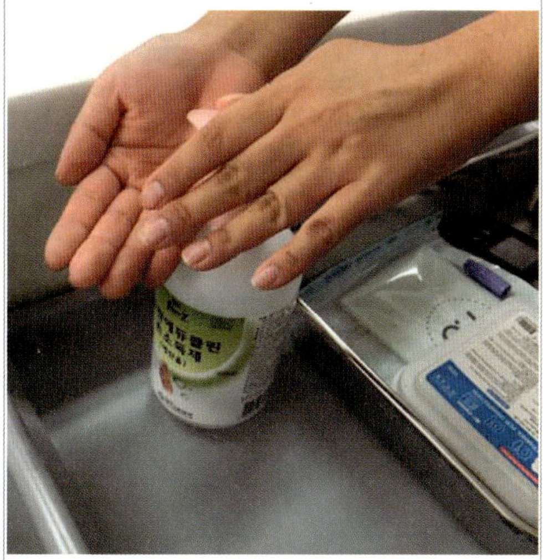	• 미생물의 전파를 감소시킨다.			
5	대상자의 이름을 개방형으로 질문하여 대상자를 확인하고, 입원팔찌와 환자리스트(또는 처방지)를 대조하여 대상자(이름, 등록번호)를 확인한다.	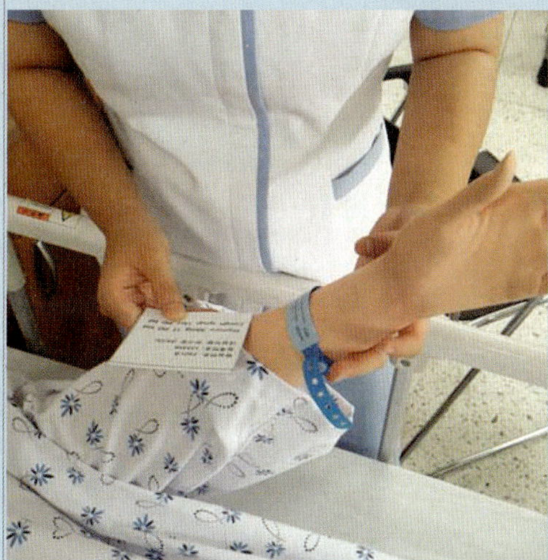	• 정확한 대상자에게 안전하고 정확한 간호를 수행한다. *"정확한 대상자 확인을 위해 성함과 등록번호를 확인하겠습니다. 환자분 성함이 어떻게 되세요? 등록번호 확인을 위해 입원팔찌를 보겠습니다. (입원팔찌와 환자 리스트를 비교하고). 네~ OOO님, 등록번호가 000000로 맞으시네요."*			
6		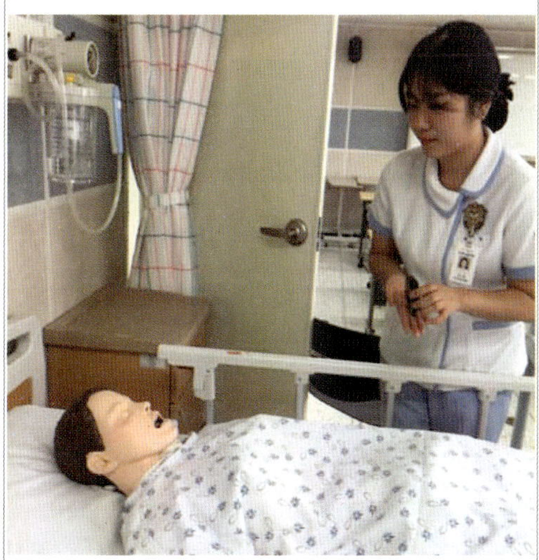	• 충분한 설명은 대상자의 이해를 돕고 불안을 감소시키며 신뢰를 형성하여 협조를 얻기 위함이다. *"OOO님, 혈당수치를 파악하기 위해 혈당측정을 좀 하겠습니다. 손가락 끝을 작은 바늘로 살짝 찔러 소량의 혈액으로 검사하겠습니다."*			

No	Step	Performance	Rationale	Good (2)	Mod (1)	Poor (0)
7	대상자의 손가락 끝을 채혈하기 적절한지 확인한 다음 소독솜으로 닦아 말린다.	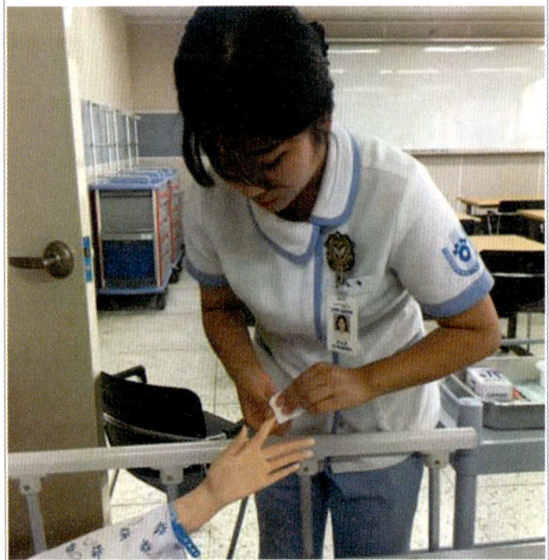	• 혈액이 손가락 끝으로 모이도록 부드럽게 촉진하여 확인한다. *"손가락 끝을 확인하겠습니다. 소독부터 하겠습니다."*			
8		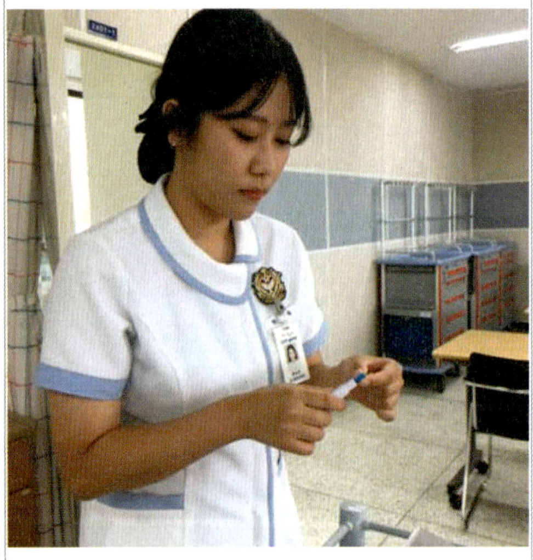				
9	검사지를 꺼내 혈당측정기를 준비한다(기계에 따라 시행 - 전원작동, 검사지 삽입).	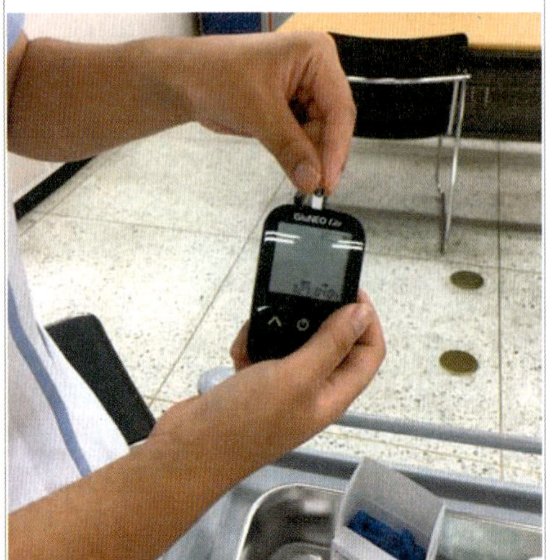				

No	Step	Performance	Rationale	Good (2)	Mod (1)	Poor (0)
10	손가락 끝부분의 측면에 채혈기를 놓고 채혈침이 피부를 순간적으로 천자하도록 버튼을 누른다.	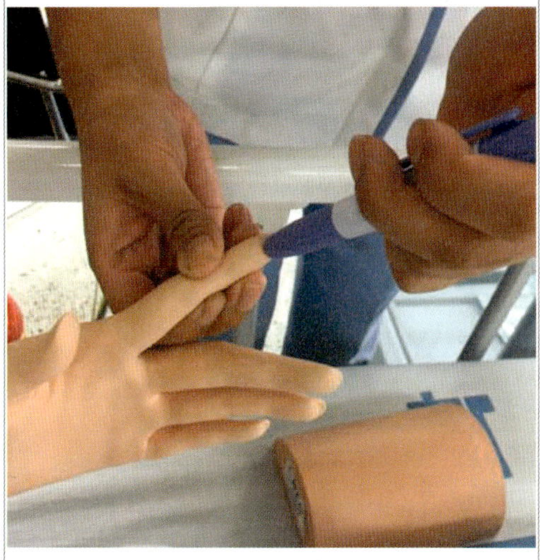	• 손가락 끝 측면부위가 통증에 덜 예민하다. *"조금 따끔할 수 있습니다."*			
11	천자 부위는 혈액이 자연스럽게 흘러나오게 한 다음 혈액방울을 검사지에 묻히고 천자부위는 소독솜으로 눌러준다.	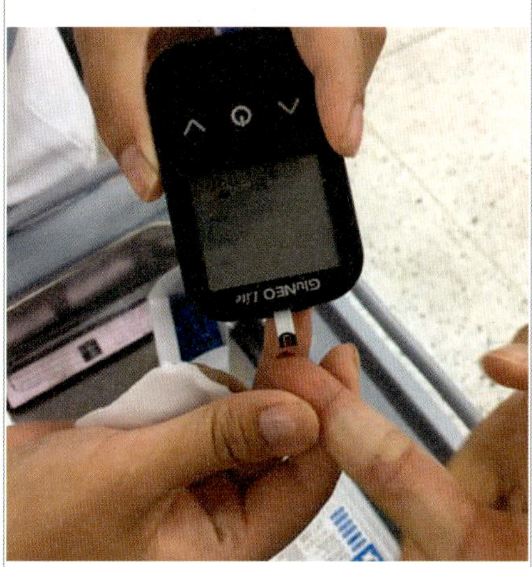	• 천자부위를 눌러 짜거나 강한 압력을 가하면 검사결과에 영향을 줄 수 있다.			
12		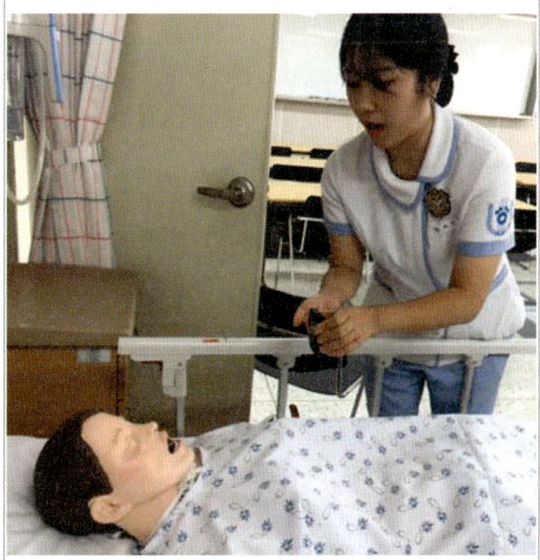	*"혈당이 (250)mg/dl입니다."*			

No	Step	Performance	Rationale	Good (2)	Mod (1)	Poor (0)
13	사용한 물품을 정리한다(채혈침은 손상성폐기물 전용용기에 버리고, 사용했던 소독솜과 혈액이 묻은 검사지는 일반 의료폐기물 전용용기에 버린다).	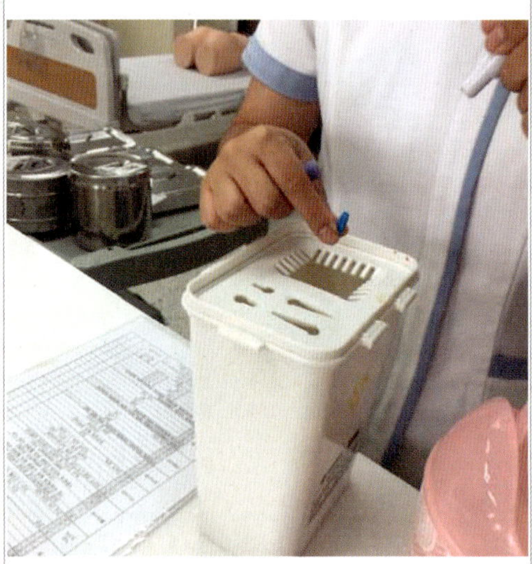	• 주사바늘에 의한 찔림과 감염을 예방하기 위함이다.			
14		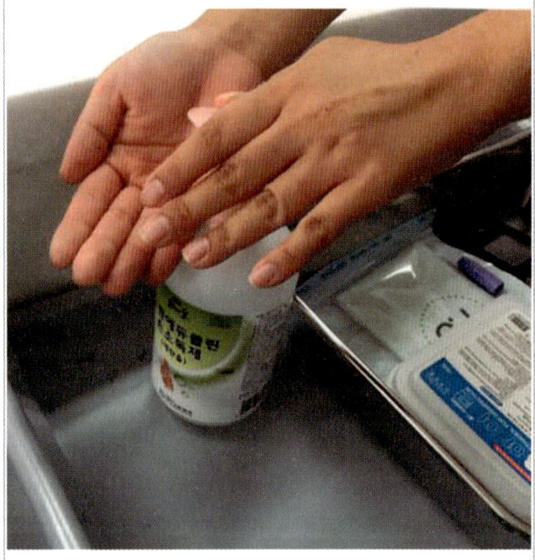	• 미생물의 전파를 감소시킨다.			
15		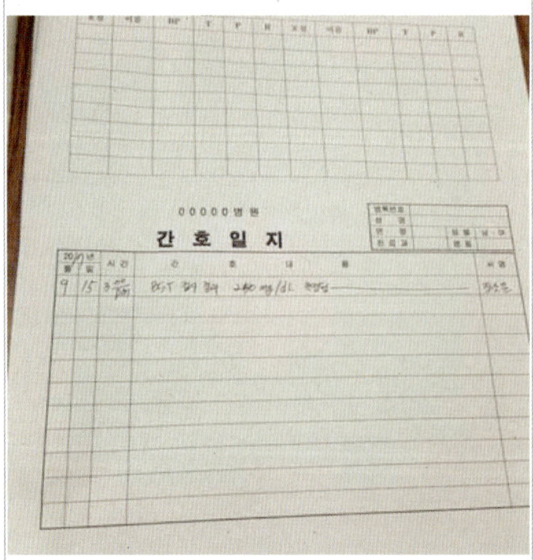				

No	Step	Performance	Rationale	Good (2)	Mod (1)	Poor (0)
16	혈당 측정치에 따라 R-I Scale에 따른 투약할 인슐린 양을 확정한 후, 투약카드를 준비한다.	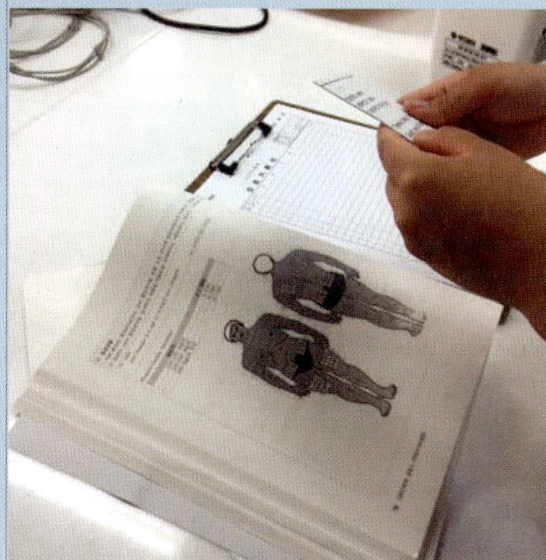	• 정확한 투약을 위해 투약처방과 투약카드를 투약원칙에 따라 확인하고 준비한다.			
17		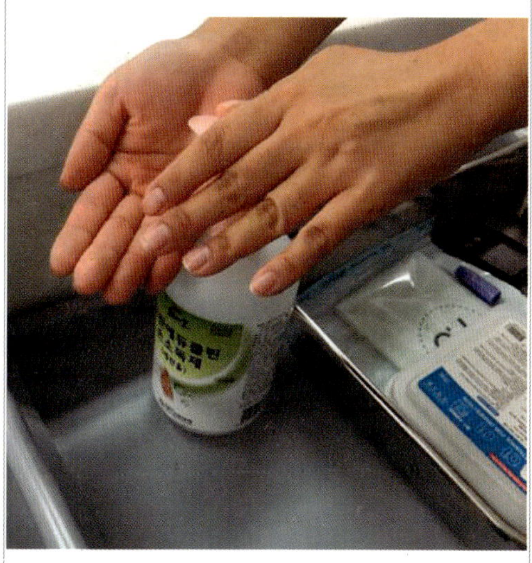	• 미생물의 전파를 감소시킨다.			
18	투약처방(투약카드 또는 컴퓨터 출력물 등)과 투약원칙(5 rights; 대상자 등록번호, 대상자명, 약명, 용량, 투여경로, 시간)을 확인하여 정확한 양의 인슐린을 주사기에 준비한다.	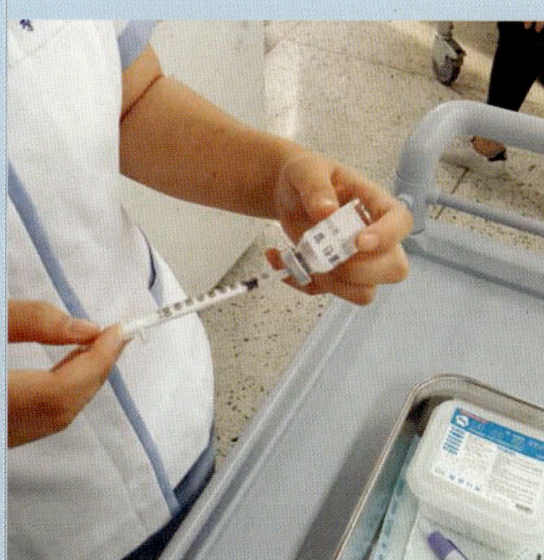	• 안전하고 정확한 투약을 하기 위함이다. • 투약처방을 확인하고 투약원칙(5 rights)을 구두로 표현하여 확인한 후, 바이알 뚜껑(마개)을 알코올 솜으로 닦고 무균적으로 약물을 준비한다.			

No	Step	Performance	Rationale	Good (2)	Mod (1)	Poor (0)
19		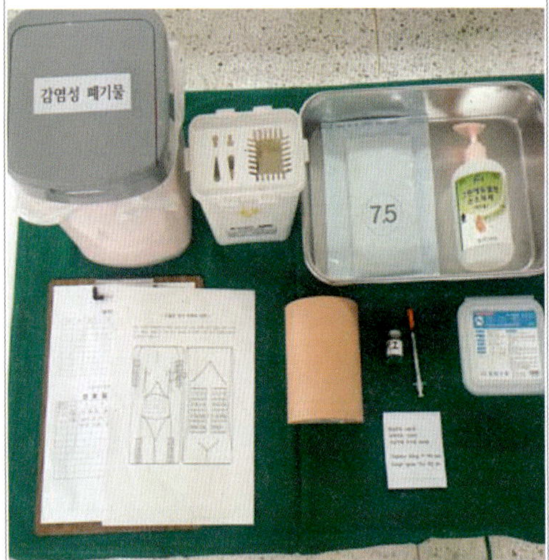				
20	손소독제로 손 위생을 실시한다.	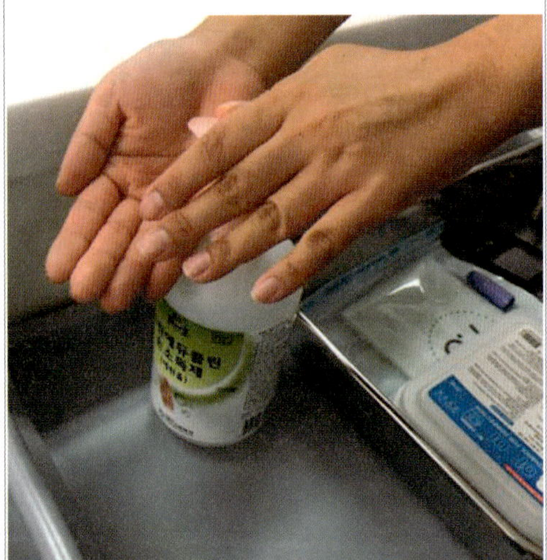	미생물의 전파를 감소시킨다.			
21	대상자의 이름을 개방형으로 질문하여 대상자를 확인하고, 입원팔찌와 투약카드를 대조하여 대상자(이름, 등록번호)를 확인한다.	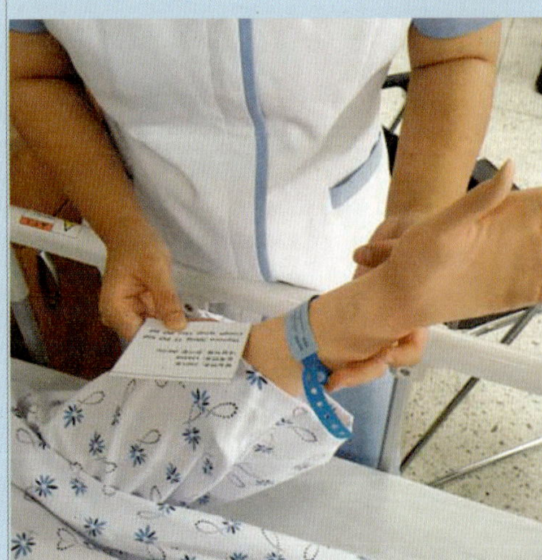	• 정확한 대상자에게 안전하고 정확한 간호를 수행한다. *"정확한 대상자 확인을 위해 성함과 등록번호를 확인하겠습니다. 환자분 성함이 어떻게 되세요? 등록번호 확인을 위해 입원팔찌를 보겠습니다. (입원팔찌와 환자 리스트를 비교하고). 네~ OOO님, 등록번호가 OOOOOO로 맞으시네요."*			

No	Step	Performance	Rationale	Good (2)	Mod (1)	Poor (0)
22	준비된 약물의 투여목적과 작용 및 유의사항에 대해 설명한다.	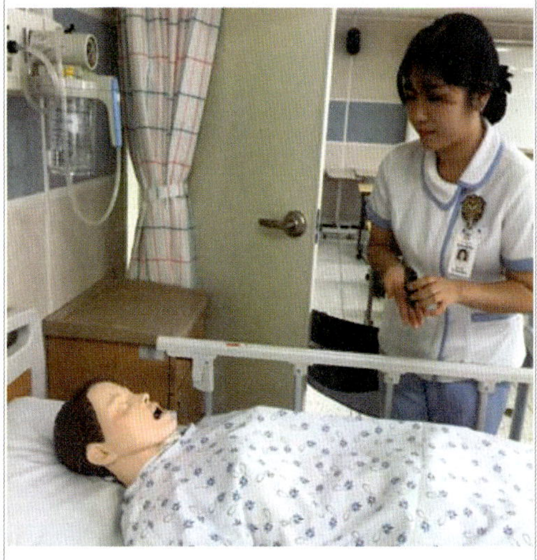	• 충분한 설명은 대상자의 이해를 돕고 불안을 감소시키며 신뢰를 형성하여 협조를 얻을 수 있다. *"OOO님, 조금 전에 측정한 혈당이 250mg/dL로 나와서, 처방에 따라 인슐린을 투여하겠습니다. 혹시라도 인슐린 투여 후에 식은땀이 나거나 어지러우시면 바로 알려주세요."*			
23	인슐린 주사부위 기록지(그림표)를 보고 주사 부위를 선택한 후 대상자에게 편안한 자세를 취하도록 한다.(주사부위에 타박상, 부종, 경결, 민감성, 변색 등이 있는지 사정한 다음 이전 주사부위를 확인하고 이번에 교대로 주사해야 할 주사부위를 확인한다.)	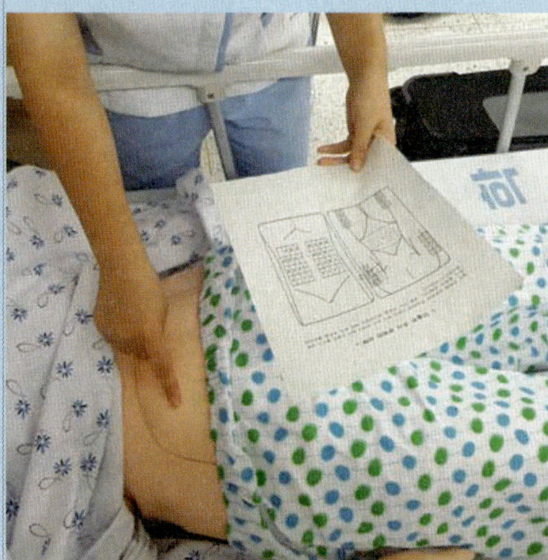	• 이전 주사부위의 피부와 조직손상을 예방하며 약물의 흡수를 돕기 위함이다. *"이전에는 복부의 4번 부위에 주사를 맞으셨는데, 지금은 5번 부위에 투여하겠습니다"*			
24		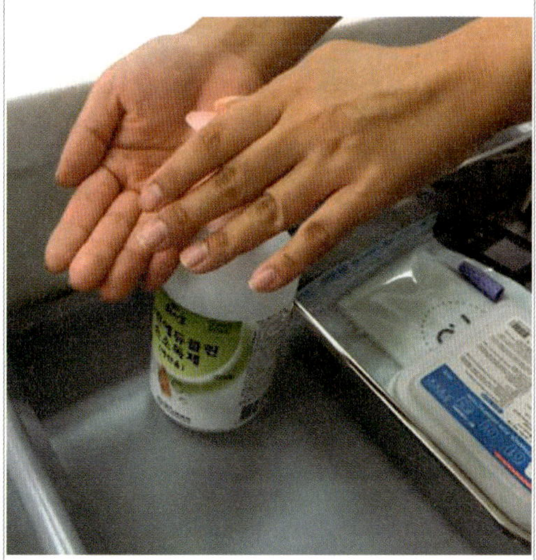	• 미생물의 전파를 감소시킨다.			

No	Step	Performance	Rationale	Good (2)	Mod (1)	Poor (0)
25	주사 놓을 부위를 소독솜으로 안에서 바깥쪽으로 직경 5-8cm 정도 둥글게 닦는다.	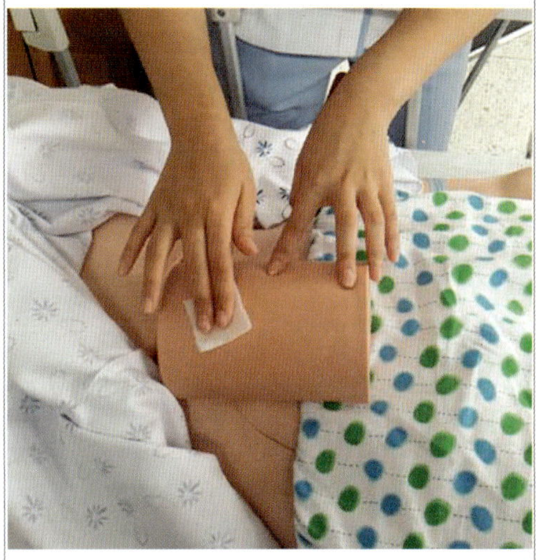	• 주사부위의 분비물과 미생물을 제거한다. *"소독할 때 조금 차가울 수 있습니다."*			
26	주사바늘 뚜껑을 제거하고, 주사기를 잡지 않은 손으로 주사부위 주변의 피부를 팽팽하게 잡고, 주사바늘을 45~90° 로 빠르면서도 정확하게 삽입한 후 약물을 주입한다.	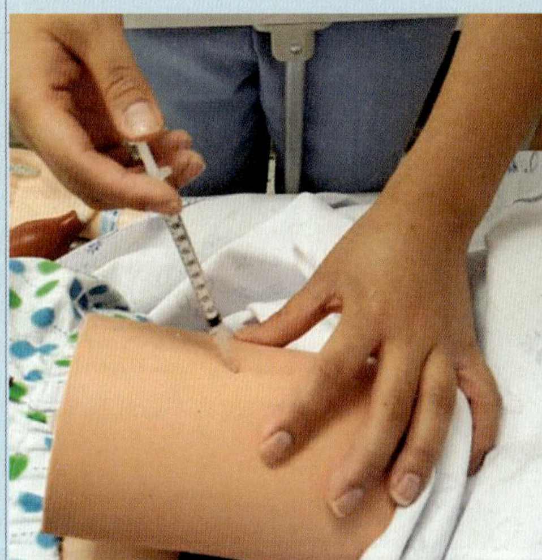	• 피부를 팽팽히 당기면 주사바늘이 쉽게 통과한다. • 정확한 방법으로 빠르고 부드럽게 주사하여 동통을 최소화한다. *"주사바늘 삽입 시 따끔합니다. 주사 부위에 힘주지 마세요."*			
27	주사바늘을 재빨리 뺀 후 주사기는 쟁반(tray)에 넣고, 주사기를 빼낸 부위는 소독솜으로 살짝 눌러주되 주사부위는 마사지 하지 않는다.	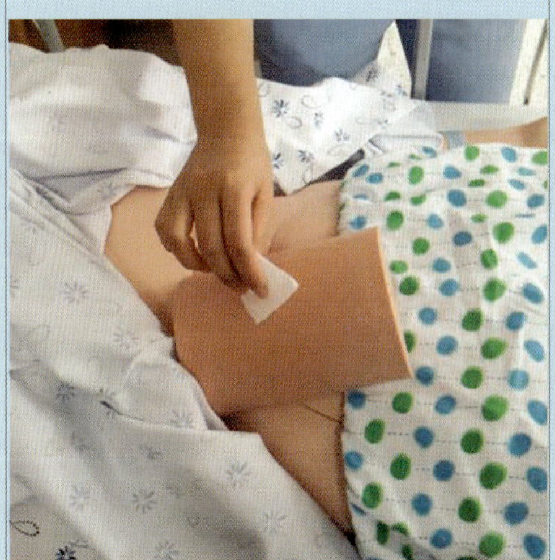	• 주사바늘을 서서히 빼면 조직이 당겨지게 되어 통증과 불편감을 줄 수 있다. • 마사지는 조직의 손상과 출혈 및 멍을 초래할 수 있으므로 가볍게 눌러준다.			

No	Step	Performance	Rationale	Good (2)	Mod (1)	Poor (0)
28		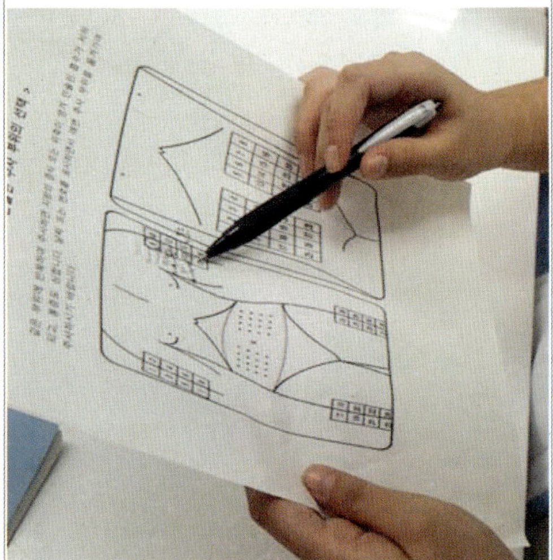				
29		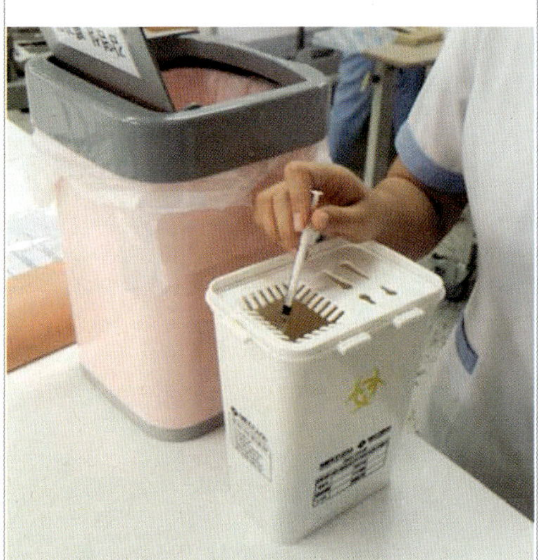	• 주사바늘에 의한 손상과 감염을 예방하기 위함이다.			
30		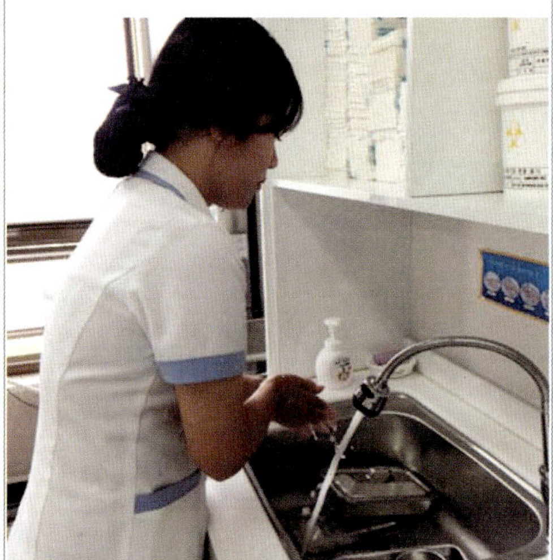	• 미생물의 전파를 감소시킨다.			

No	Step	Performance	Rationale	Good (2)	Mod (1)	Poor (0)
31	수행 결과를 간호기록지와 투약기록지에 기록한다. 1) 5 rights(대상자명, 약명, 용량, 투약경로, 투약시간) 2) 필요 시 투약목적, 대상자의 반응, 투약 못한 이유, 혈당측정결과, 인슐린 투여량	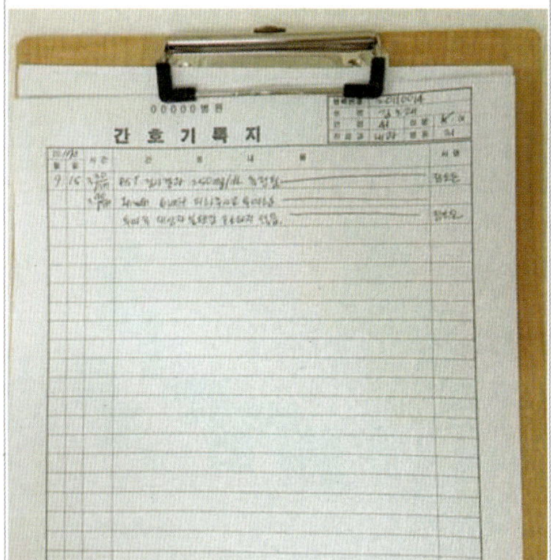	• 정확한 기록은 대상자의 상태에 대한 정보제공과 투약과실의 위험을 줄이고 법적 효력을 갖는다.			
총점				/62		
환산점수				/90		

간호기록지 (피하주사)

병록번호			
이름			
성별		나이	
진료과		병실	

일자	시간	간호내용	서명
10/19	11:00	어지러움증과 갈증을 호소함. 식후 혈당 250mg/dl 측정됨.————————	
		처방에 따라 RI 4 unit SC injected. 우측 하복부 5번 부위에 피하주사함.	SN. OOO
	11:30	이상반응(어지러움, 갈증, 식은땀 등) 및 저혈당증상 없음(BST: 100mg/dl).———————	
		고혈당 및 저혈당 증상에 대해 설명하고 증상 발생 시 대처법에 대해 교육함.———————	SN. OOO
성찰하기			

평 가

* 수행항목 합계(90점 만점) * 평가항목 합계(10점 만점) * 총점: 수행항목 점수+평가항목(100점 만점)

날짜(점수) / 평가항목										
1. 지 식(2)										
2. 대상자 교육(2)										
3. 태도/용모(2)										
4. 정확성(2)										
5. 신속성(2)										
계(10)	/10	/10	/10	/10	/10	/10	/10	/10	/10	/10
총점(100점)	/100	/100	/100	/100	/100	/100	/100	/100	/100	/100

	날 짜	평 가 내 용	확 인
평가자 comment			

연습문제

1. 약물을 피하주사할 경우 장점으로 옳은 것은? (　　　)

1) 조직에 대한 약물 자극이 적다.
2) 효과가 빨라 응급 시 선택이 가능하다.
3) 경구투여보다 작용이 느리다.
4) 신경과 혈관의 손상이 적다.
5) 근육주사보다 흡수가 빠르다.

2. 피하주사에 대한 설명으로 옳은 것은? (　　　)

1) 피하주사 용량은 3~5cc이다.
2) 피하주사 시 22G needle을 사용한다.
3) 자주 사용되는 부위는 상박외측과 복부이다.
4) 주사바늘이 2인치이면 90° 로 삽입한다.
5) 주사부위는 반드시 마시지를 해주어 흡수를 돕는다.

3. 피하주사 시 마사지를 하지 <u>않는</u> 것은? (　　　)

1) 간염백신
2) 아트로핀
3) 앰피실린
4) 네오마이신
5) 인슐린

3. 간헐적 위관영양

성취목표	▪ 간헐적 위관영양의 목적과 절차를 설명할 수 있다. ▪ 간헐적 위관영양액과 물품을 준비할 수 있다. ▪ 간헐적 위관영양을 정확하게 수행할 수 있다. ▪ 간헐적 위관영양 수행을 정확하게 기록할 수 있다. ▪ 위관영양과 관련된 간호중재를 할 수 있다.
선행지식	▪ 위관영양의 적응증 ▪ 내과적 무균술 ▪ 위관영양 시 체위와 영양액 투여 시 주의사항 ▪ 위관영양 부작용의 종류와 간호 ▪ 위관영양과 관련된 간호중재
필요장비 및 물품	▪ 처방된 위관영양액 ▪ 관장용 주사기(50mL), 영양액 주입 용기와 세트, 물 ▪ 쟁반(tray), 곡반(폐기물 용도) ▪ 위 모형이 있는 인형 ▪ 손소독제, 간호기록지 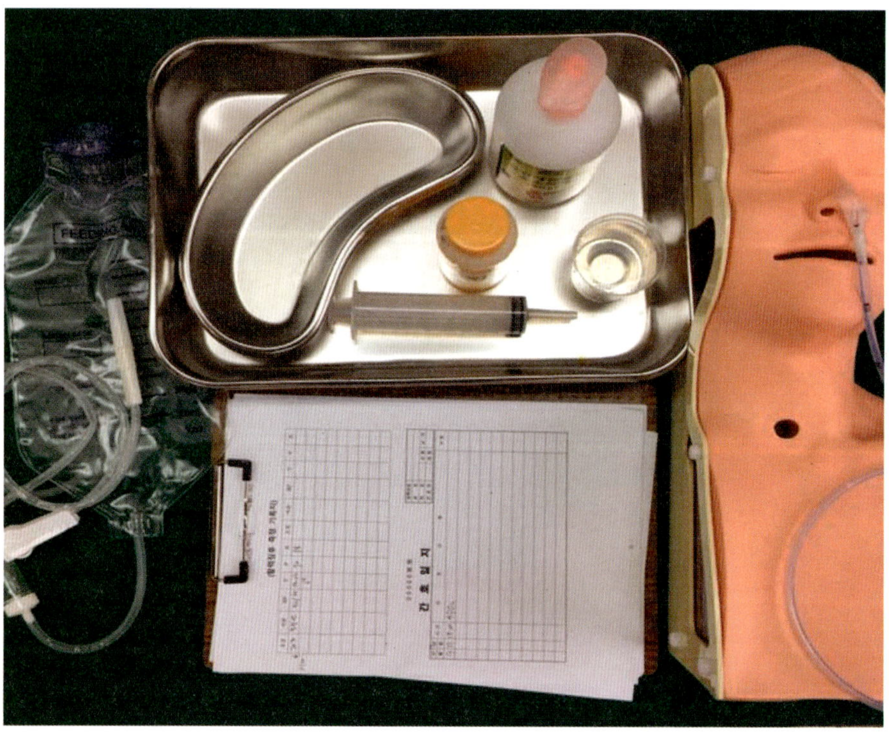
수행시간	▪ 14분(수행 10분, 전·후 손씻기 2분, 기록 2분)

[간헐적 위관영양] 선행자가학습

1. 목적

1) 구강으로 음식섭취를 할 수 없는 대상자에게 위관을 통해 영양과 약물을 공급하기 위함이다.
2) 단백질, 칼로리 등 심한 영양결핍 대상자에게 위관을 통해 영양을 제공하기 위함이다.

2. 위관영양의 적응증

1) 연하장애, 구강질환 대상자
2) 신경계질환(의식수준 저하, 정신질환)
3) 위장관 폐색, 누공, 화상, 패혈증, 수술 후 회복기 염증성 장질환
4) 섭취량 부족(1,000kcal/일 ↓)으로 위관영양이 필요

3. 무균술

1) 내과적 손씻기로 미생물의 전파와 교차감염을 예방한다.
2) 비위관을 꺾어서 열고 닫아 미생물의 침입을 막는다.

4. 비위관의 삽입길이

대상자의 코끝 - 귓불 - 검상돌기까지의 길이의 합

5. 위관영양 시 체위와 영양액 투여 시 주의사항

1) 가능하면 좌위나 반좌위를 취해준다.
2) 앉지 못하거나 의식이 없는 경우 오른쪽으로 눕힌다.
3) 식후 30분 이상 침상 머리를 상승시켜 유지한다.
4) 위액을 10~20ml 흡인한 후 pH 농도(0-4)를 확인한다.
5) 비위관의 정확한 위치를 확인한다.
 ① 주사기로 위 내용물을 흡인할 때 위액의 색깔을 확인한다(위액 색깔 : 연초록색, 옅은 노란색, 황갈색)
 ② 상복부에 청진기를 놓고 위관을 통해 10~20ml의 공기를 주입 시 '쉭'하는 소리를 듣는다.
 ③ 흡인해 낸 위 내용물이 250mL 이상이면 영양공급을 중단하고 의사에게 알린다.
6) 영양액 주입 시 공기가 유입되지 않도록 주의한다.

6. 위관영양과 관련된 간호중재

1) 간헐적 영양을 제공하기 전에 비위관 튜브 위치를 확인한다.
2) 영양공급 시 위내용물을 확인해서 소화가 안 된 상태로 250mL 이상이면 의사에게 보고한다.
3) 영양액과 기구는 24시간마다 새 것으로 교환한다.
4) 영양액의 온도는 체온과 동일하게 유지한다.
5) 위관의 막힘을 막기 위해 약물 주입 전후에 물을 주입한다.
6) 구강간호를 자주 하고 콧등의 반창고 접착부위를 청결히 하여 점막의 자극을 예방한다.
7) 비강점막의 염증이나 손상여부를 자주 확인하고 비강과 튜브를 면봉으로 청결히 한다.
8) 비위관을 가진 대상자는 구강을 통해 호흡하므로 자주 구강간호를 실시한다.
9) 대상자가 느낌을 잘 표현하도록 한다.

7. 위관영양 부작용과 간호

부작용 발생원인	간호
구토/흡인 • 부적절한 위관의 위치 • 잔류량 증가, 위 배출지연 • 흡인 • 영양액 오염	• 매 주입 시 관의 위치 확인 • 의사에게 보고, 1시간 동안 영양 중단 • 식후 30분 이상 30~45° 체위상승 • 영양액 냉장보관, 유효기간 확인
설사 • 약물 • 빠른 주입, 차거운 영양액 • 영양액이나 세트 오염 • 저섬유소 식이	• 약물 확인 • 주입 속도 조절, 온도 조절 • 영양액의 농도와 보관법 및 유효기간 확인, 24시간마다 세트 교환 • 섬유질 증가된 영양액
변비 • 영양액 구성 성분 • 수분섭취 부족 • 약물 • 분변매복	• 섬유질 증가된 영양액 • 수분섭취 증가 • 변 완화제 • 변 제거
탈수 • 설사, 구토 • 수분섭취 부족 • 고삼투성 이뇨제	• 주입 속도 조절 • 영양액 섭취량 증가, 섭취량과 배설량 측정 • 혈당체크

8. 기타 합병증

빈뇨, 당뇨, 장경련, 전해질 불균형, 고칼륨혈증, 저칼륨혈증 등

9. 대상자 교육

1) 영양공급, 약물투여 전에 관의 위치, 잔류량 등을 점검하는 이유를 설명한다.
2) 부적절한 관의 위치, 잔류량 증가 및 소화장애 등의 문제가 있으면 의료인에게 알리도록 한다.
3) 위관영양 관련 징후(오심, 구토, 복부팽만 등)가 있으면 즉시 알리도록 한다.

10. 위관영양 간호 후 기록할 내용

1) 날짜 및 시간
2) 용액의 양과 형태, 주입시간
3) 대상자의 반응
4) 대상자의 팽만감이나 구토증 유무
5) 대상자의 자세

사례적용	김OO(F/58) 환자는 Cerebral infarction으로 재활의학과 병동에 입원 중인 환자이다. 대상자의 의식수준은 명료한 상태이며, 우측 편마비와 연하장애가 있어서 위관 삽입 후 영양액 처방이 났다. 적절한 간호중재를 수행하시오. - 뉴케어 250ml qid via L-tube feeding by Dr. 김 OO

간헐적 위관영양

No	Step	Performance	Rationale	Good (2)	Mod (1)	Poor (0)
1		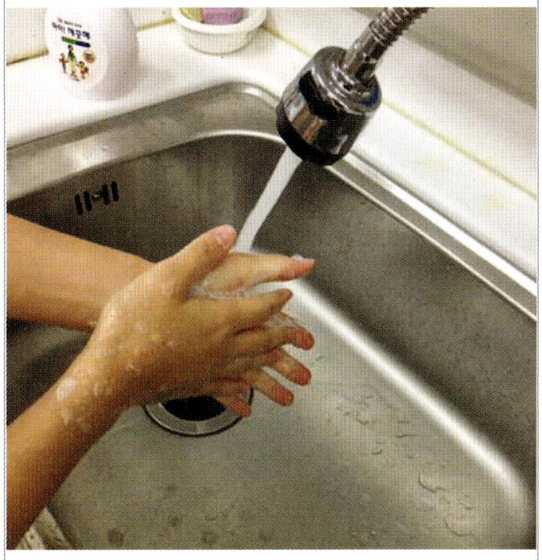	• 미생물의 전파를 감소시킨다.			
2	처방된 위관영양액을 포함하여 필요한 물품을 준비한다.	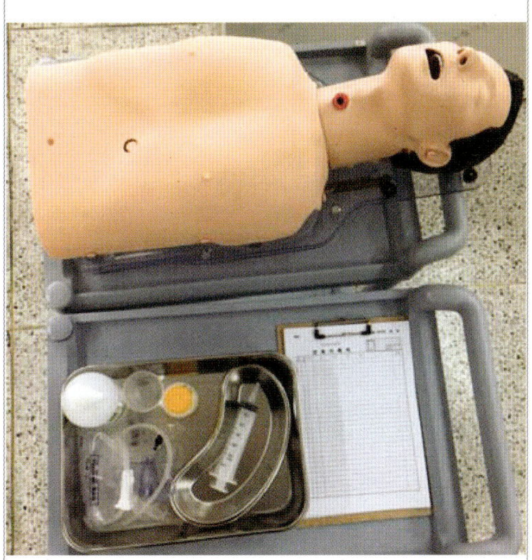	• 체계적인 준비는 간호를 정확하게 수행하도록 도와준다.			
3	처방된 위관영양액을 체온 정도의 온도로 데운다.	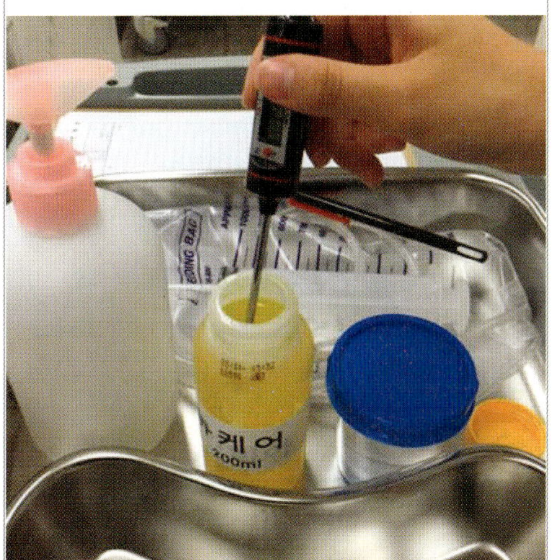	• 뜨거운 영양액은 위장에 자극을 줄 수 있고, 찬 음식물은 불편감과 오한, 위경련을 일으킬 수 있다. • 영양액이 구강과 식도에 의해 데워지지 않는다.			

No	Step	Performance	Rationale	Good (2)	Mod (1)	Poor (0)
4	준비한 물품을 가지고 대상자에게 가서 간호사 자신을 소개한다.	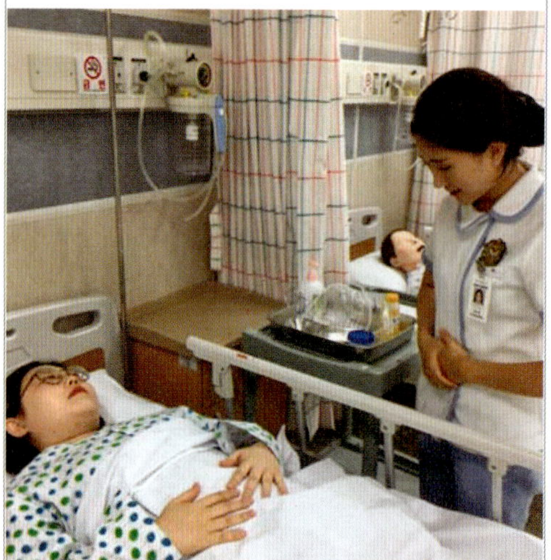	• 불안을 감소시키고 신뢰를 형성하며 협조를 얻는다. *"안녕하세요? (학생)간호사 OOO입니다."*			
5		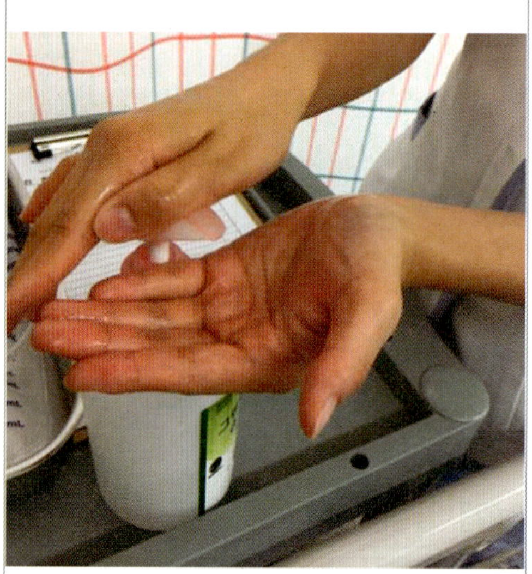	• 미생물의 전파를 감소시킨다.			
6	대상자의 이름을 개방형으로 질문하여 대상자를 확인하고, 입원팔찌와 환자리스트(또는 처방지)를 대조하여 대상자(이름, 등록번호)를 확인한다.	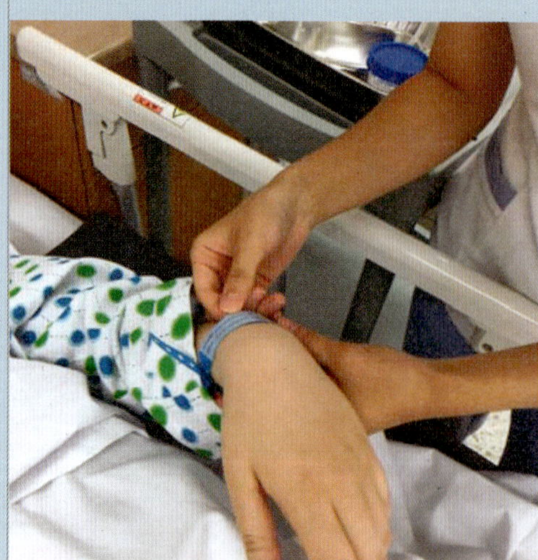	• 정확한 대상자에게 안전하고 정확한 간호를 수행한다. *"정확한 대상자 확인을 위해 성함과 등록번호를 확인하겠습니다. 환자분 성함이 어떻게 되세요? 등록번호 확인을 위해 입원팔찌를 보겠습니다. (입원팔찌와 환자리스트를 비교하고) 네~ OOO님, 등록번호가 OOOOOO로 맞으시네요."*			

No	Step	Performance	Rationale	Good (2)	Mod (1)	Poor (0)
7	대상자에게 위관영양을 하는 목적과 절차를 설명한다.	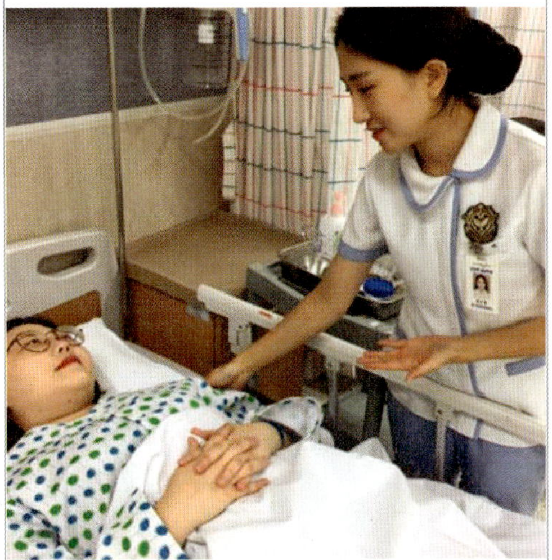	• 불안을 감소시키고 신뢰를 형성하여 협조를 얻는다. *"지금부터 영양을 보충하기 위해 위관으로 영양액을 공급해 드리겠습니다. 30분 정도 소요될 것입니다."*			
8	금기가 아닌 경우 대상자를 30~45° 정도 앉은 자세를 취하게 한다(일어나지 못하면 오른쪽으로 눕힌다).	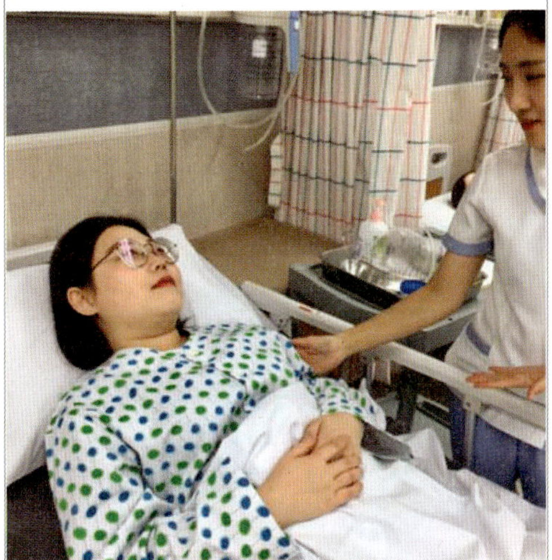	• 기도흡인을 예방하고 영양액이 중력에 의해 잘 들어가게 한다. *"침대를 조금 올려 상체를 세워드리겠습니다."*			
9		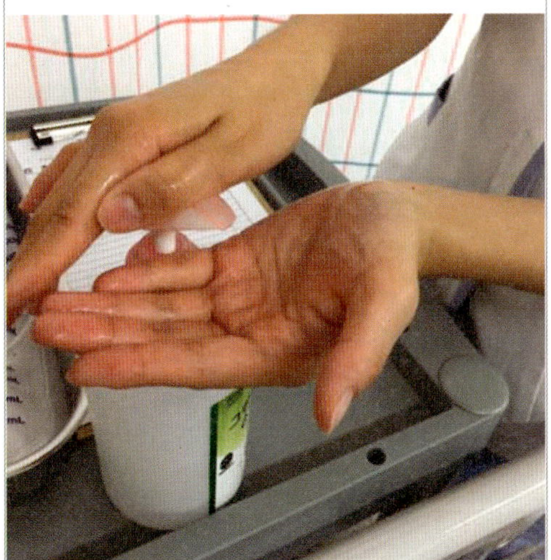	• 미생물의 전파를 감소시킨다.			

No	Step	Performance	Rationale	Good (2)	Mod (1)	Poor (0)
10	대상자의 옷에 고정되어 있는 위관을 풀고, 꺾은 후 마개를 빼고 위관에 소량의 공기가 든 주사기를 연결한다.	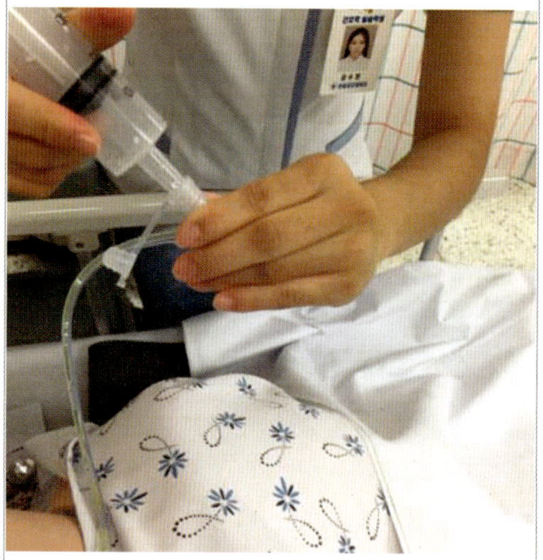	• 위관을 꺾은 후 마개를 열어야 공기가 들어가지 않는다. • 위관에 15~30mL의 공기가 든 주사기를 연결하며, 흡인을 용이하게 하기 위함이다.			
11	꺾어 쥔 위관을 풀고 위관을 위벽에서 분리하기 위해 공기를 주입한 후 주사기로 위 내용물을 흡인하고, 내용물이 소화액인 경우에는 위로 다시 주입한다. ※ 참고) 흡인해 낸 위 내용물이 200~250mL 미만이면 위로 다시 주입하고, 250mL 이상으로 소화가 안 된 채 나오면 영양공급을 하지 않고 의사에게 알린다.	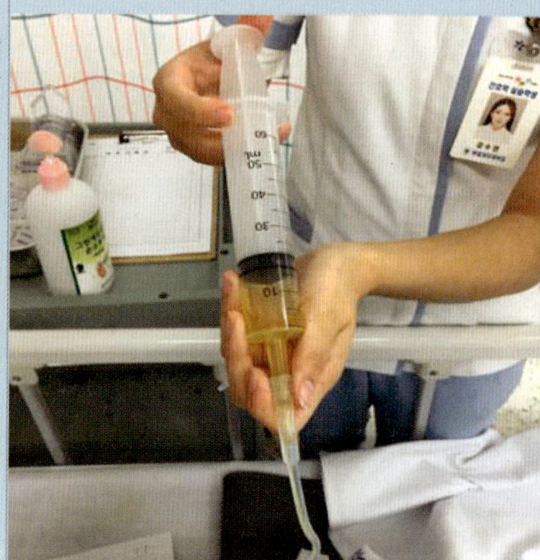	• 위관의 위치와 위 잔여량은 매 급식 전에 확인하며, 위 내용물과 잔여량을 통해 소화와 배출지연정도 및 흡인 위험성을 파악한다. • 소화가 되지 않은 채로 영양액을 주입하면 오심, 구토, 복부팽만을 초래한다. *"위관이 위 내에 잘 있는지 확인해 보겠습니다."* *"위관이 위 내에 잘 있음을 확인하였으니, 이제 영양액을 주입하겠습니다."*			
12	위관을 꺾어서 쥐고 주사기를 분리하고 위관 마개를 막는다.	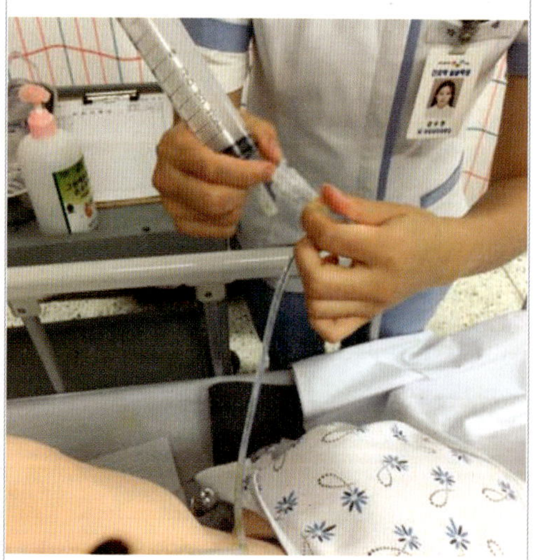	• 위장에 공기가 유입되어 팽만되는 것을 막기 위함이다.			

No	Step	Performance	Rationale	Good (2)	Mod (1)	Poor (0)
13	처방된 위관영양액을 담은 용기를 주입세트와 연결한 다음 공기를 끝부분까지 제거하고 걸대(pole대)에 건다.	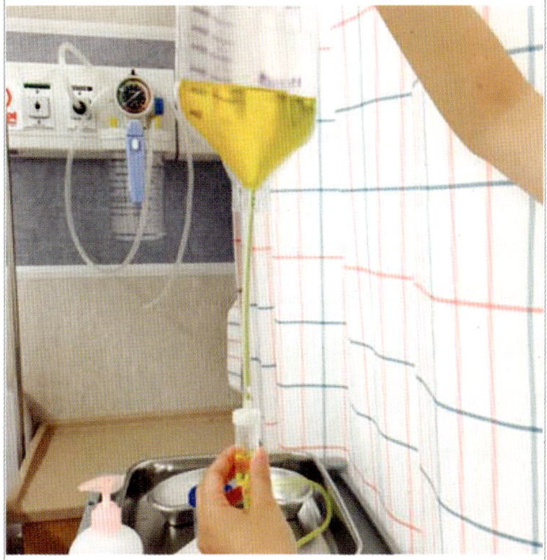	• 체온정도로 데운 영양액을 주입용기에 붓고 뚜껑을 닫는다.			
14		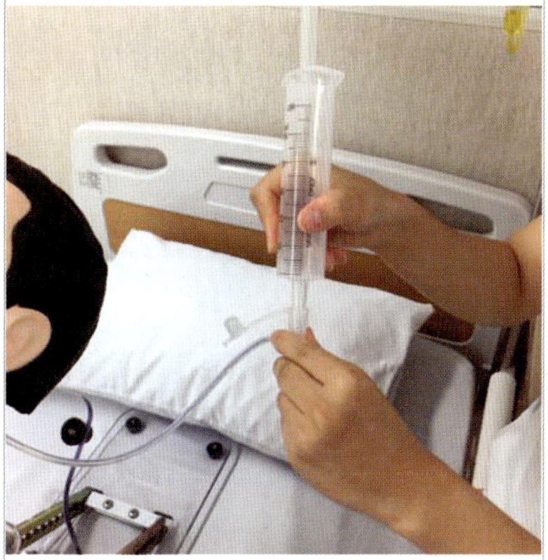	• 위장에 공기가 유입되어 팽만되는 것을 막기 위함이다.			
15	실온의 물 15~30mL 정도를 주사기에 붓고 꺾어 쥔 위관을 풀어 천천히 주입하다가 주사기 끝에 물이 도달했을 때 다시 위관을 꺾어 쥐고 주사기를 제거한다.	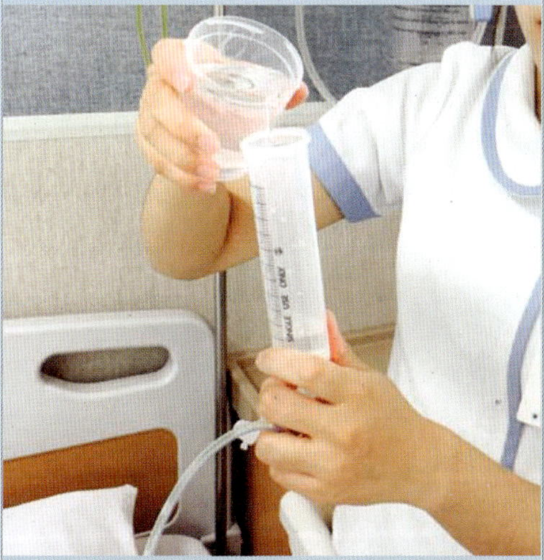	• 물의 주입은 위관의 개방을 돕고 위관을 꺾는 것은 공기의 유입을 예방하기 위함이다. *"이제 물을 주입하겠습니다."*			

No	Step	Performance	Rationale	Good (2)	Mod (1)	Poor (0)
16	걸대에 걸어둔 처방된 위관영양액 용기를 위관에 연결한 후 꺾어 쥔 위관을 풀고 용액을 천천히 주입한다. ※ 참고) 1분에 50ml 이하의 속도로 주입	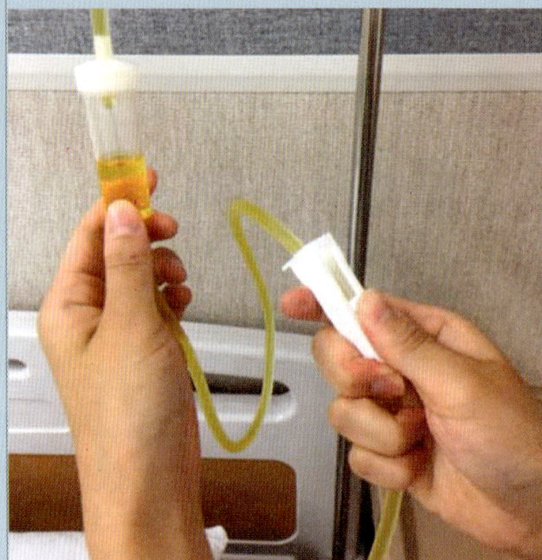	• 영양액이 빠르게 주입되면 복부 불편감, 오심, 구토, 설사를 초래할 수 있다. *"지금 영양액이 잘 들어가고 있습니다."*			
17	처방된 위관영양액을 모두 주입하여 용기 끝에 용액이 도달했을 때 위관을 꺾어 쥔 후 용기를 제거한다.	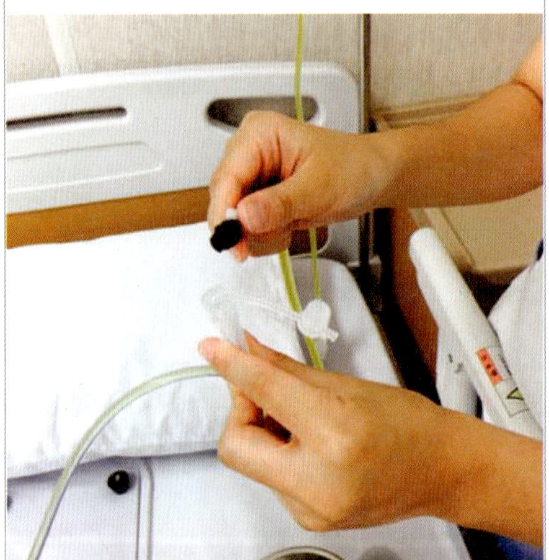	• 위에 공기가 들어가지 않도록 하여 위장의 팽만과 구토의 위험성을 예방한다.			
18	내관을 뺀 주사기를 위관에 연결하고 실온의 물 30~60mL를 주사기에 부어 위관을 씻어준다.	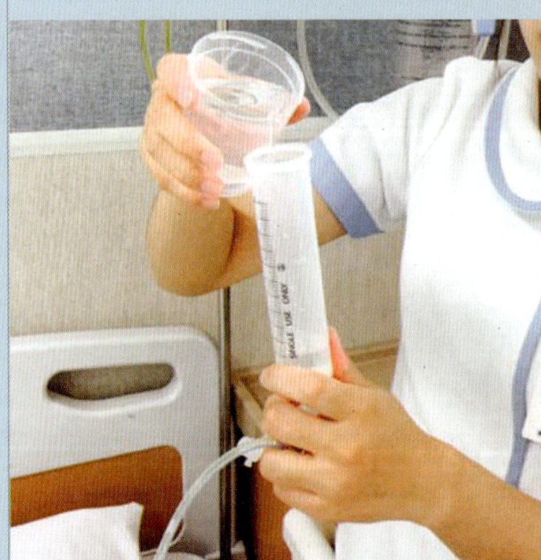	• 물로 위관을 통과시켜 관을 깨끗이 하고, 개방성을 유지한다. • 수분과 전해질 균형을 유지한다.			

No	Step	Performance	Rationale	Good (2)	Mod (1)	Poor (0)
19	물이 위관으로 다 주입되기 직전에 위관을 꺾어 쥔 후 주사기를 빼고 위관 마개를 막은 후 위관을 다시 제자리에 고정한다.	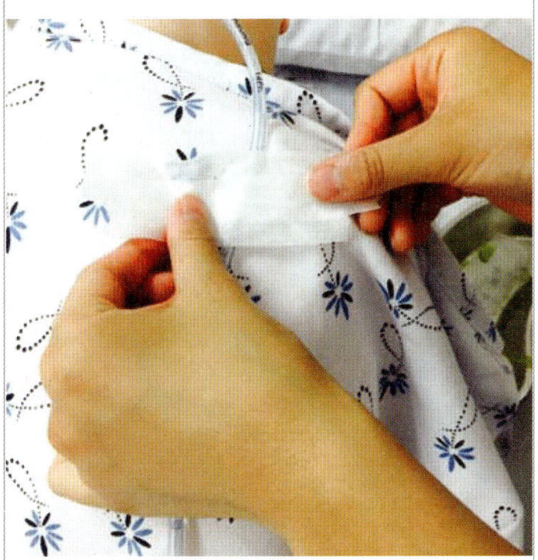	• 공기의 유입과 주입액의 역류를 예방하기 위함이다.			
20	대상자에게 구토를 예방하기 위해 앉아 있어야 함을 설명하고 현재의 자세(30~45° 앉은 자세)를 30분 이상 유지하도록 한다.	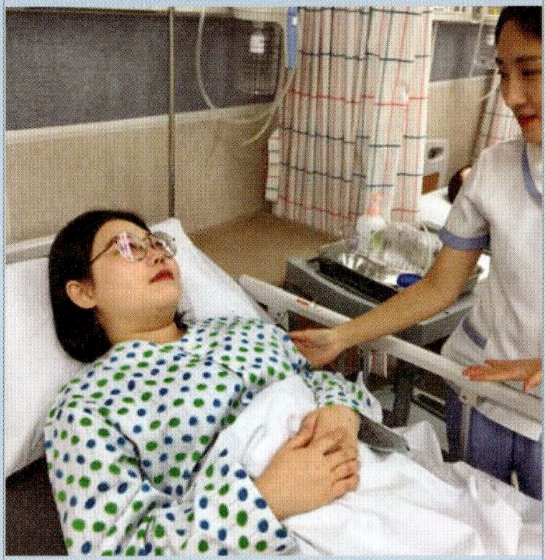	• 주입된 영양액의 흡수를 돕고, 구토를 예방하기 위함이다. *"위관영양을 모두 마쳤습니다. 구토 예방을 위해 지금 앉은 자세로 30분 정도 유지해주세요."*			
21	사용한 물품을 정리한다.	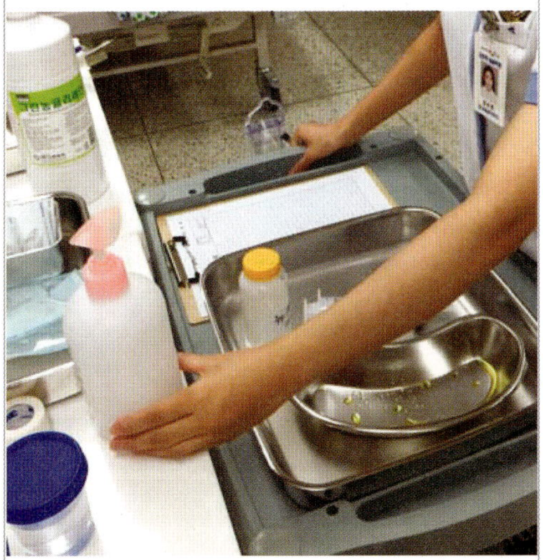				

No	Step	Performance	Rationale	Good (2)	Mod (1)	Poor (0)
22		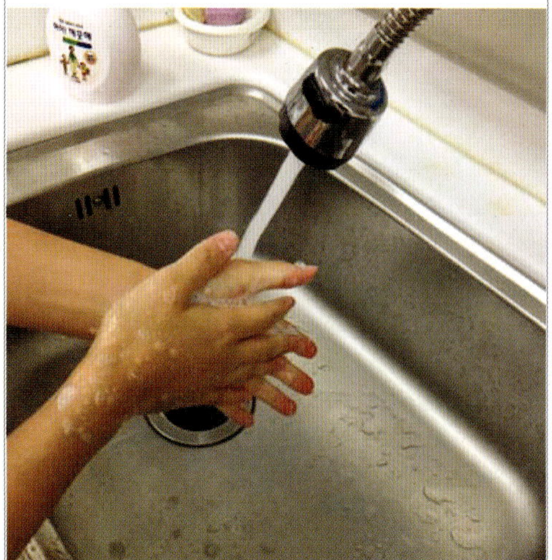	• 미생물의 전파를 감소시킨다.			
23	수행결과를 간호기록지에 기록한다. 1) 날짜 및 시간 2) 용액의 양과 형태, 주입시간 3) 대상자의 반응 4) 대상자의 팽만감이나 구토증 5) 대상자의 자세	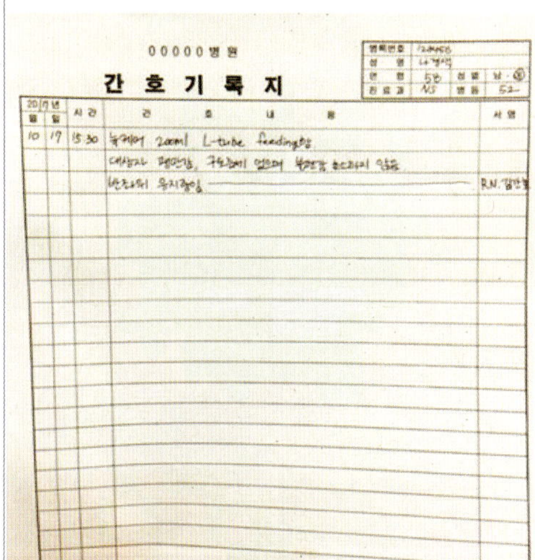	• 정확한 간호기록은 대상자의 상태에 대한 보고와 의사소통의 기능 및 법적 효력을 갖는다.			
총점				/46		
환산점수				/90		

간호기록지 (위관영양)

병록번호			
이름			
성별		나이	
진료과		병실	

일자	시간	간호내용	서명
10/15	12:00	위액흡인을 통해 위관의 위치와 위 잔류량을 확인함(내용물: 50ml, 연한 노란색).	
		처방난 영양액(뉴케어) 250ml와 물 100ml를 L-tube으로 20분간 주입함. ―――	
		Fowler's position(반좌위: 45°)으로 취해주고 30분 이상 유지하도록 설명함.―――	SN. OOO
	12:50	복부 팽만, 오심, 구토, 복통 호소 없이 편안한 상태임을 확인함.―――――	SN. OOO
성찰하기			

평 가

* 수행항목 합계(90점 만점) * 평가항목 합계(10점 만점) * 총점: 수행항목 점수 + 평가항목(100점 만점)

날짜(점수) / 평가항목										
1. 지 식(2)										
2. 대상자 교육(2)										
3. 태도/용모(2)										
4. 정확성(2)										
5. 신속성(2)										
계(10)	/10	/10	/10	/10	/10	/10	/10	/10	/10	/10
총점(100점)	/100	/100	/100	/100	/100	/100	/100	/100	/100	/100

평가자 comment	날 짜	평 가 내 용	확 인

연습문제

1. 비위관 삽입 후 위관의 위치가 위 내에 있음을 확인하는 방법으로 옳은 것은? (　　　)

1) 위액을 5~10mL 흡인 후 확인하였을 때 pH가 7이다.
2) 위액을 흡인한 후 색깔이 암갈색이다.
3) X-ray 촬영을 통해 확인하였을 때 위관의 끝부분이 위 내에 있다.
4) 비위관의 끝을 물에 담갔을 때 기포가 형성되지 않음
5) 비위관에 20mL정도 공기를 주입 후 복부 청진시 소리가 들리지 않음

2. 비위관으로 영양공급 중에 있는 대상자가 설사를 하였을 때의 간호중재로 옳은 것은? (　　　)

1) 영양액에 섬유질과 고단백 음식을 첨가한다.
2) 일정량의 영양액을 지속적으로 주입한다.
3) 영양액을 실온에 맞도록 하여 천천히 주입한다.
4) 영양액 주입 시는 앙와위로 취해주고, 주입 후는 30° 정도 침대를 높인다.
5) 영양액과 기구는 48시간 간격으로 교환하여 공급한다.

3. 비위관 삽입절차로 옳지 않은 것은? (　　　)

1) 비위관 끝 10~20cm에 적당량의 수용성 윤활제나 물을 고루 바른다.
2) 비위관의 길이는 코끝에서 귓불, 검상돌기까지의 길이를 합한 후 반창고로 표시한다.
3) 금기가 아니라면 폐흡인을 막기 위해 앉은 자세를 취하여 편안하게 한다.
4) 고개를 약간 들어 삽입한 후 비인두에 도달했을 때 고개를 뒤로 젖히게 한 후 삽입한다.
5) 구역질, 호흡곤란, 기침 및 청색증 등이 발생하면 비위관을 즉시 제거한다.

4. 단순도뇨(straight catheterization)

성취목표

- 단순도뇨의 목적과 절차를 설명할 수 있다.
- 단순도뇨에 필요한 물품을 준비할 수 있다.
- 단순도뇨를 정확하게 수행할 수 있다.
- 단순도뇨 수행을 정확하게 기록할 수 있다.

선행지식

- 무균술
- 요도와 방광의 해부생리와 기능
- 단순도뇨의 목적과 적응증
- 정상적인 배뇨증진을 위한 간호
- 요로감염 대상자를 위한 간호중재

필요장비 및 물품

- 도뇨세트(forcep, 마른 거즈, 종지, 공포)
- 단순 도뇨관(5~10fr, 각 2개)
- 멸균장갑, 1회용 장갑, 거즈
- 소독솜, 이동겸자
- 윤활제(멸균)
- 쟁반(tray), 곡반
- 방수포(1회용) 또는 고무포와 반홑이불
- (필요시) 홑이불
- 소변기
- 도뇨 모형
- 손소독제, 간호기록지

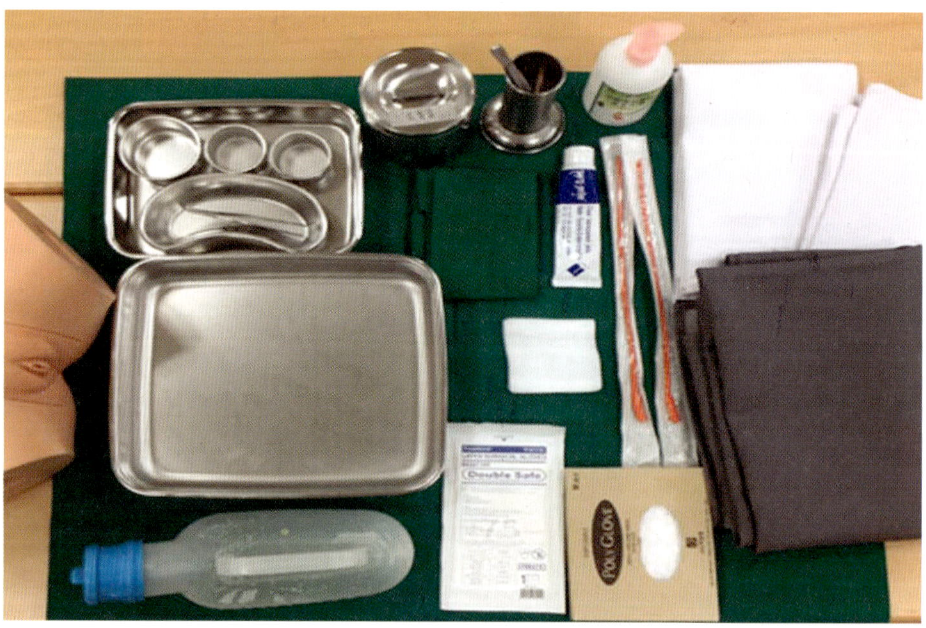

수행시간

- 14분(수행 10분, 전·후 손씻기 2분, 기록 2분)

[단순도뇨] 선행자가학습

1. 무균술

1) 내과적 무균법

간호 과정에서 특정 병원성 미생물이 없는 상태를 유지하는 기술

간호사가 행하는 거의 모든 활동은 내과적 무균법을 포함

병원체 확산을 감소하기 위하여 개인 보호 장비 착용, 손씻기, 방어기술 등을 포함

(1) 손씻기 : 일반적인 비누와 물을 사용하여 10~15초 동안 손을 씻는 것
알코올 제품을 사용하여 멸균적으로 손 문지르기, 외과적 손씻기를 모두 포함

① 내과적 손씻기

- 미생물의 확산을 예방하기 위한 가장 효과적인 방법
- 손의 더러움이나 일시균(transient bacteria)을 제거
- 상주균(resident bacteria)이 되는 것을 방지
- 손의 오염정도와 대상자의 취약성(면역억제자, 침습적 시술)에 따라 손씻기의 시간을 결정

② 손소독제를 이용한 손 위생

- 알코올을 함유한 손소독제를 한쪽 손바닥에 덜어 소독제가 마를 때까지 양쪽 손으로 손과 손가락 표면을 문지르는 방법
- 손톱은 짧게 깨끗하게 유지

(2) 개인 보호장구 착용

① 멸균 장갑 착용 : 장갑은 손씻기를 대체하지 못하며 한 번만 사용한 후 적절히 폐기할 것, 오직 장갑의 안쪽면만 양손과 접촉할 수 있음

2) 멸균수법

(1) 멸균포 펴기 : 드레싱 세트 포의 가장자리 2.5cm만을 만져서 유니폼이나 오염 물품에 닿지 않도록 포를 펴서 연다.

(2) 소독솜 넣기

① 겸자를 이용하여 겸자의 끝부분만이 멸균인 것으로 간주한다.

② 겸자 끝이 아래를 향하게 소독솜을 집어서 드레싱 세트 속 종지에 소독솜을 떨어뜨리듯 넣는다.

(3) 소독된 증류수 붓기

① 병과 병뚜껑의 바깥 표면은 오염된 것으로 간주, 내부와 용액은 멸균된 것으로 간주한다.

② 일단 용액이 든 병을 연 후 다시 사용할 경우 병밖에 라벨을 붙이고 날짜를 표시, 24시간 이내에 사용한다.

③ 용액을 따를 때는 라벨이 손바닥 쪽에 있도록 잡아 용액이 라벨에 흘러내려 읽을 수 없는 상황이 되지 않도록 한다.

④ 소량의 용액을 따라 버린 후 세트 속 종지에 소독된 증류수를 무균적으로 붓는다.

(4) 단순도뇨 세트에 멸균 물품 첨가하기

- 윤활제를 드레싱세트 속의 거즈에 적당량 짠다.
- 멸균통에서 마른 거즈를 멸균겸자를 이용하여 겸자 끝이 아래로 향하게 집어 드레싱 세트 속에 넣는다.

2. 요도와 방광의 해부생리와 기능

1) 요관, 방광, 요도의 해부

남성의 방광과 요도

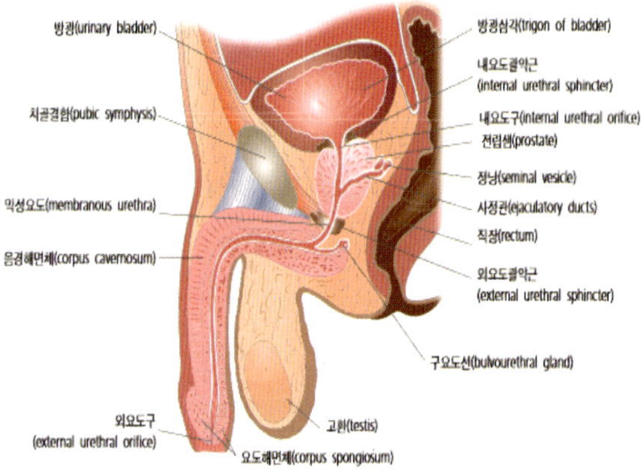

여성의 방광과 요도

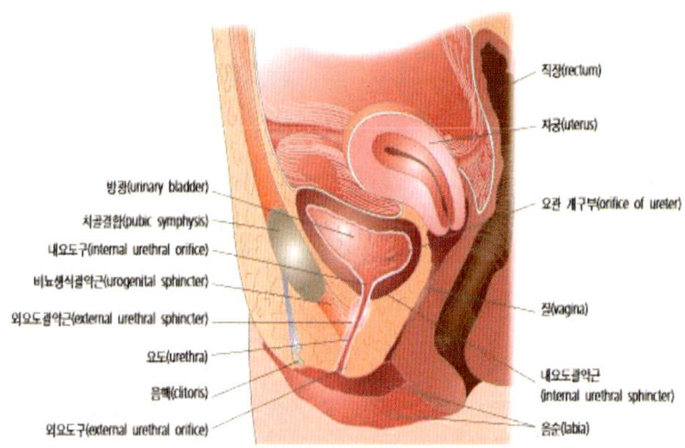

2) 요관, 방광, 요도의 구조와 기능

(1) 요관(ureter)

① 구조

- 신우에서 방광까지 소변을 이동시키는 통로이며 길이 약 30cm, 지름 2-8mm로 내부의 점막층, 중간 근육층, 섬유성 외층 등으로 구성
- 근육의 연동작용에 의해 소변 배출

② 기능

- 신우에서 방광으로 소변 이동

(2) 방광(bladder)

① 구조

- 강력한 팽창 능력이 있는 근육주머니로 골반강내 후복막, 치골결합 바로 뒤에 위치해 있으며 감각신경과 운동신경이 분포되어 있고 방광저, 방광첨, 방광경, 방광삼각의 네 가지 영역으로 구성

② 기능

- 요관을 통해 들어온 소변을 저장하며, 150-200ml정도에서 요의를 느낌
- 요의는 천추신경으로 전달되어 배뇨반사가 자극되어 방광수축, 요도괄약근이 이완됨
- 요의 조절은 대뇌피질에서 시작

(3) 요도(urethra)와 요도구

① 구조

- 소변을 체외로 운반하는 통로로 점막으로 구성된 근육성 관, 남성 요도의 길이는 약 15-20cm, 여성 요도의 길이 약 3-6cm
- 여성은 항문과 질이 요도와 가까워 정상적으로 존재하는 미생물들이 요도를 통해 방광쪽으로 쉽게 옮길 수 있어서 방광감염의 발생가능성이 높음

② 기능

- 배뇨근이 먼저 수축하면서 요도내 압력은 상대적으로 감소하여 소변이 방광에서 요도로 이동하며 여성은 소변이 중력에 의해 비워지고 남성은 요도해면체의 근육수축작용으로 소변이 체외로 운반됨.

3. 단순도뇨의 목적과 적응증

1) 척수손상이나 근육, 신경계 퇴행으로 불완전한 방광 기능을 가진 대상자의 장기적인 관리, 방광팽만(요정체)의 즉시 완화
2) 무균적인 소변검사물 채취(여성이나 실금대상자)
3) 배변 후 방광의 잔뇨량 측정
4) 수술 전·중·후, 진단검사 전에 방광을 비우기 위해
5) 간헐적 자가도뇨 : 신경성 방광기능 상실이 있는 대상자에게 적용

4. 정상적인 배뇨증진을 위한 간호

1) 정상적인 배뇨습관 유지
2) 수분섭취 증진 : 하루에 2,000~2,400mL(8~10컵) 정도 물을 마심
3) 근육긴장도의 강화 : 회음부와 복부 근육의 긴장도 강화(kegel 운동: 하루에 30~80회씩)
4) 배뇨자극 : 배뇨 시작 시 지연, 어려움을 경험하는 대상자에게 적용
   - 배뇨의 일상적인 지연은 배뇨를 어렵게 하는 원인
   - 개인적인 환경과 배뇨자세 유지
   - 물소리를 들려 줌
   - 따뜻한 변기 사용, 회음부에 따뜻한 물을 부음, 대상자의 손을 따뜻한 물에 담금
   - 대상자의 다리나 대퇴를 두드려 자극해 봄
   - 대상자에게 물컵 속에 빨대를 담그고 거품이 생기도록 불게 함
   - 방광 위에서 부드럽게 압력을 가함
5) 배뇨의 협조 : 허약한 대상자는 의자변기, 여성용 변기 등 이용, 안전사고 예방(신호벨, 난간 사용 등)
6) Crede의 maneuver : 방광이 이완된 상태일 때 방광부위를 손으로 압박하여 배뇨 촉진

5. 요로감염 대상자를 위한 간호중재

1) 수분섭취를 충분히 유지
2) 목욕물의 세균이 요도로 침입하지 않도록 통 목욕 대신 샤워
3) 자주 배뇨하도록 교육
4) 성관계 후에는 즉시 배뇨
5) 요로감염의 증상 사정

사례적용	김 단순(F/67) 환자는 회전근개 파열로 금일 오전에 회전근개 repair 수술 후 유치도뇨관을 제거하였다. 수술 후 4시간이 지났으나 자연배뇨를 하지 못한 상태이다. 소변을 보고 싶은 욕구는 있으나 화장실에 가서도 소변을 보지 못한 상태로 치골부위가 팽대되어지고 있음을 호소하고 있다. 의사처방에 따른 적합한 간호술을 수행하시오.

단순도뇨

No	Step	Performance	Rationale	Good (2)	Mod (1)	Poor (0)
1	물과 비누로 손위생을 실시한다.	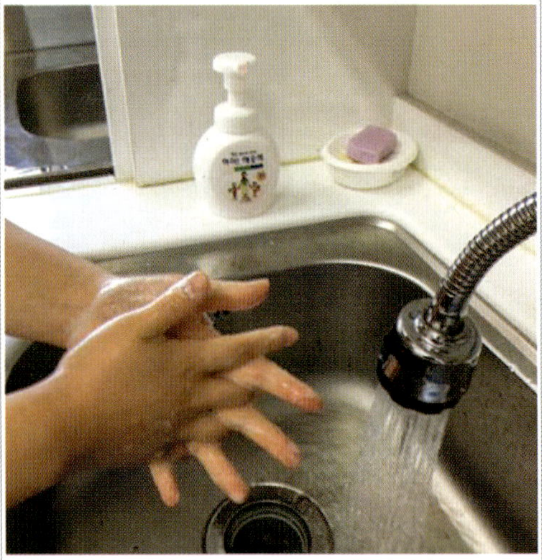	• 미생물의 전파를 감소시킨다.			
2		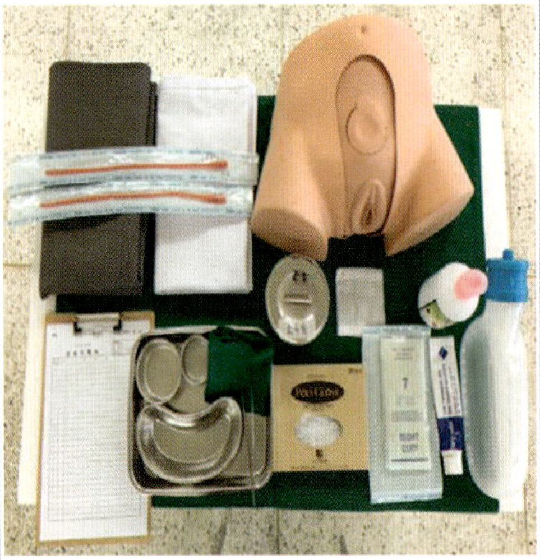	• 처치에 필요한 물품을 준비하여 간호를 행함에 있어서 시간을 줄이고 효율적으로 간호를 수행할 수 있다.			
3		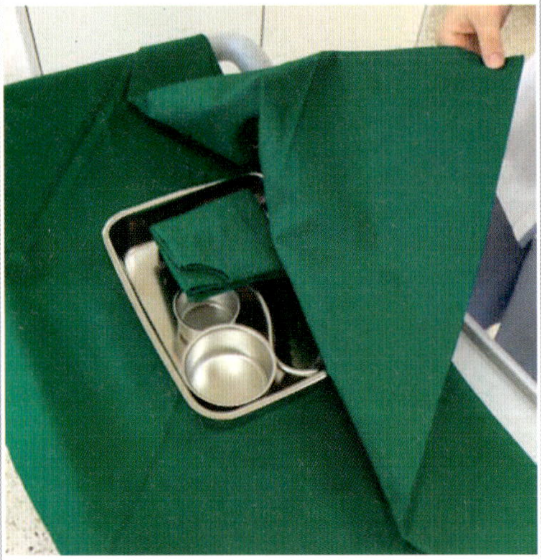	• 무균술을 수행함으로써 병원감염을 줄일 수 있다. • 드레싱세트 포의 가장자리 2.5cm 이하만 만져서 포를 편다			

No	Step	Performance	Rationale	Good (2)	Mod (1)	Poor (0)
4	2) 도뇨세트의 종지에 소독솜을 넣고, 멸균 윤활제를 세트 내에 짜 넣는다.	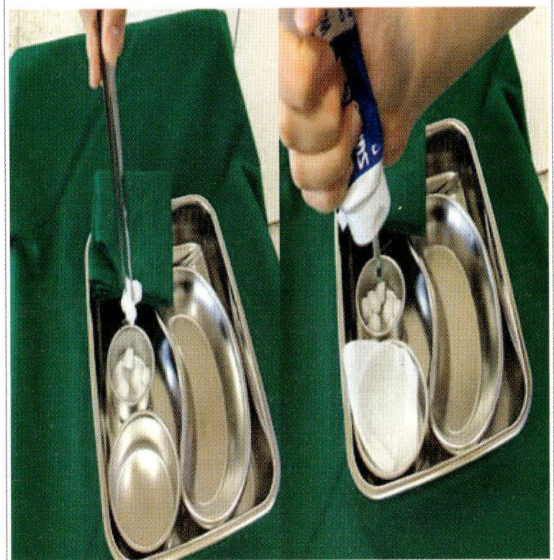				
5	3) 적당한 크기의 도뇨관을 무균적으로 세트 속에 넣은 후 세트를 무균적으로 싼다. ※참고) 여자: 6-7Fr. 남자: 7-8Fr.	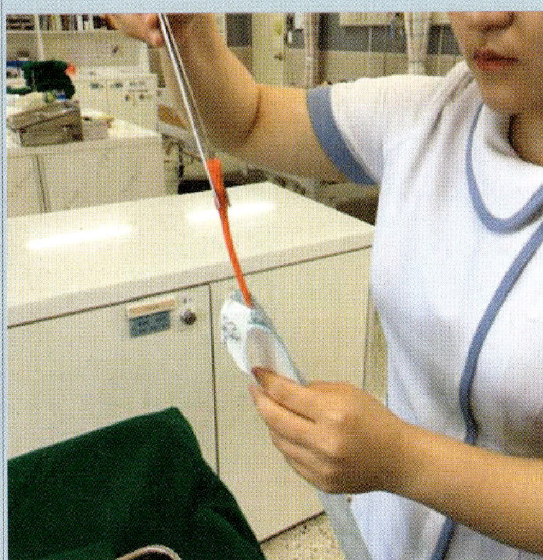	• 카테터의 크기가 적절하지 않으면 요도를 팽창시키거나 요도와 방광경부에 상처를 입힐 수 있다.			
6		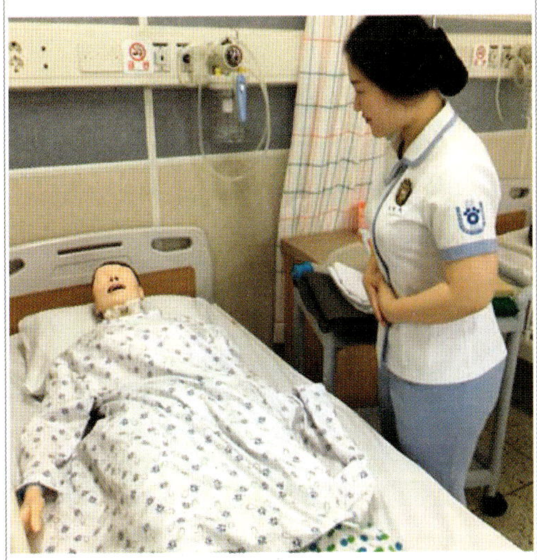	• 대상자와의 신뢰형성을 위해 간호사 자신을 소개하여, 대상자가 수행을 잘 이행할 수 있도록 한다. *"안녕하세요? (학생)간호사 OOO입니다."*			

No	Step	Performance	Rationale	Good (2)	Mod (1)	Poor (0)
7	손소독제로 손위생을 실시한다.	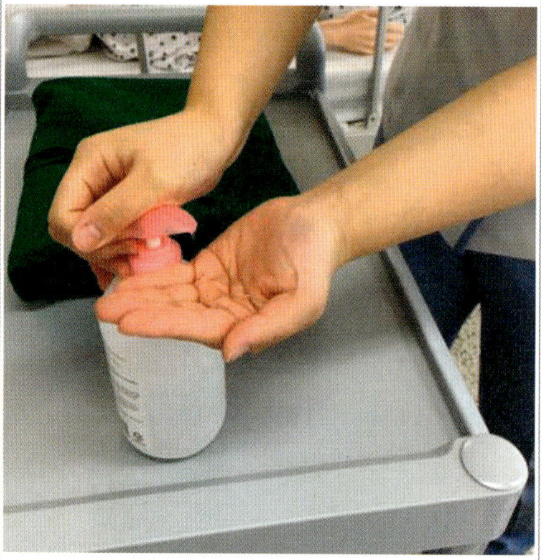	• 미생물의 전파를 감소시킨다.			
8	대상지의 이름을 개방형으로 질문하여 대상자를 확인하고, 입원팔찌와 환자리스트(또는 처방지)를 대조하여 대상자(이름, 등록번호)를 확인한다.	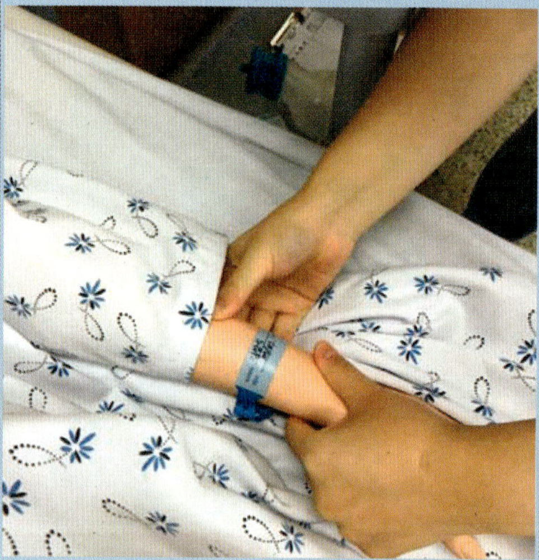	• 대상자의 안전사고를 예방하고, 정확한 대상자에게 올바른 처치를 수행하기 위해서 반드시 필요하다. *"정확한 대상자 확인을 위해 성함과 등록번호를 확인하겠습니다. 환자분 성함이 어떻게 되세요? 등록번호 확인을 위해 입원 팔찌를 보겠습니다. (입원팔찌와 환자 리스트를 비교하고). 네~ OOO님, 등록번호가 000000로 맞으시네요."*			
9		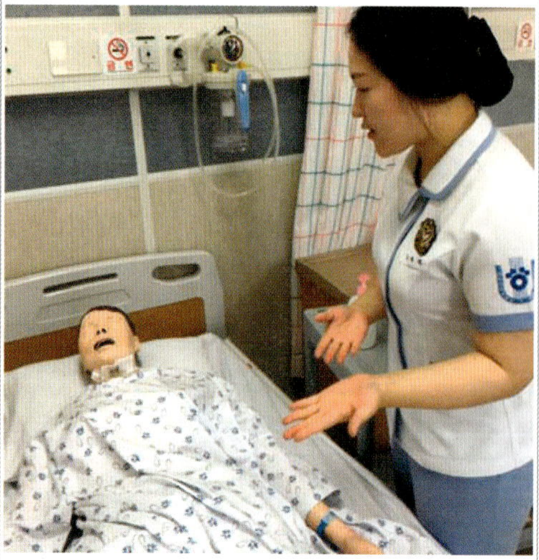	• 환자의 불안을 감소시키고 협조를 얻기 위해서이다. *"소변을 보고 싶어도 나오지 않는다고 해서 소변을 빼드리겠습니다."*			

No	Step	Performance	Rationale	Good (2)	Mod (1)	Poor (0)
10		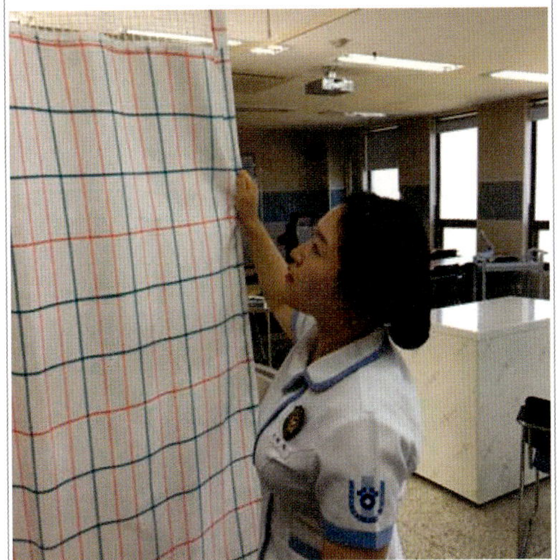	• 회음부 노출은 대상자를 당황하게 하고 수치심을 느끼게 할 수 있으므로 프라이버시를 지켜준다. *"사생활 보호를 위해 커튼을 치겠습니다."* *"똑바로 누워 주세요."* *"홑이불을 덮겠습니다."*			
11	방수포(또는 고무포와 반홑이불)를 대상자 둔부 밑에 깐다.	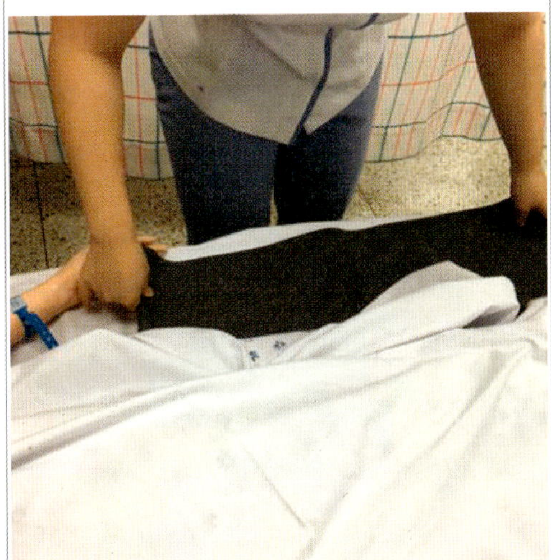	• 방수포는 소변과 습기로 인한 침대의 오염을 최소화할 수 있다. *"침구에 소변이 묻을 수 있으므로 엉덩이 밑에 방수포를 깔아드리도록 하겠습니다."* *"엉덩이 좀 들어주세요."*			
12	대상자의 하의를 벗기고 무릎을 굽힌 후 60cm 가량 다리를 벌려 배횡와위(dorsal recumbent position)를 취하도록 도와준다. ※ 참고) 남자는 똑바로 눕게 하고 회음부만 노출	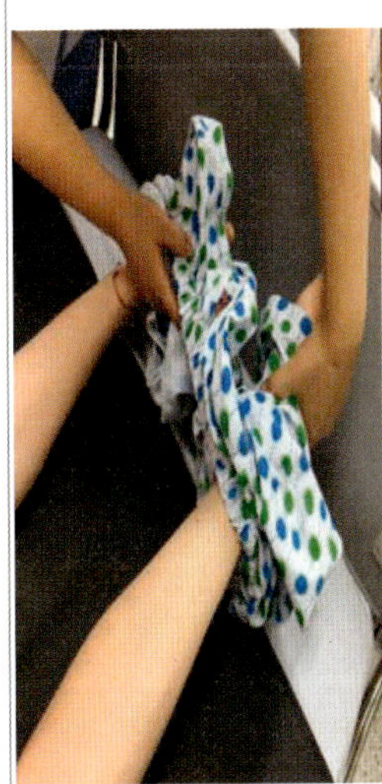 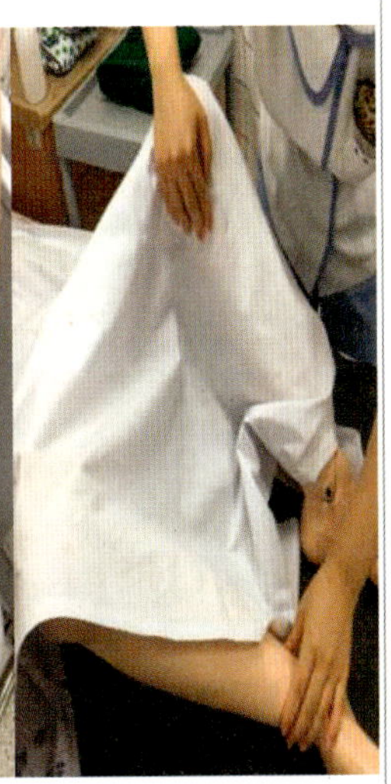	• 대상자의 안정적인 자세는 이완을 증진시켜 생식기의 구조가 잘 보이도록 도와준다. *"무릎을 굽히고 양쪽 다리를 벌려주세요. 그래야 도뇨관이 쉽게 들어갈 수 있습니다."*			

No	Step	Performance	Rationale	Good (2)	Mod (1)	Poor (0)
13		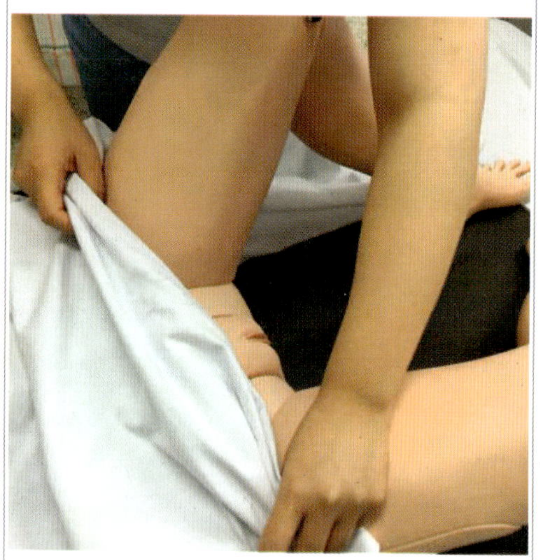	• 적합한 자세와 노출을 최소화하면서 요도구 관찰이 용이하도록 한다. • 다리 사이에 있는 도뇨세트가 오염되지 않게 하기 위함이다. *"불편하시더라도 처치 도중에 다리를 움직이지 말아주세요. 다리를 움직이게 되면 세트가 오염될 수 있습니다."*			
14		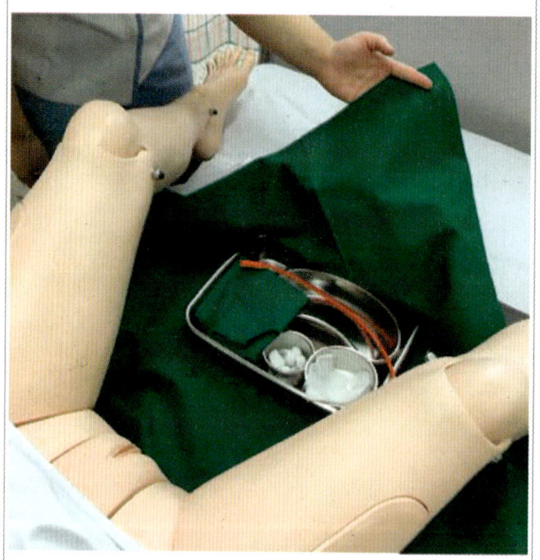	• 세트를 가까이 두면 사용하기에 편리하여 오염기회를 줄인다.			
15	손소독제로 손위생을 실시한다.	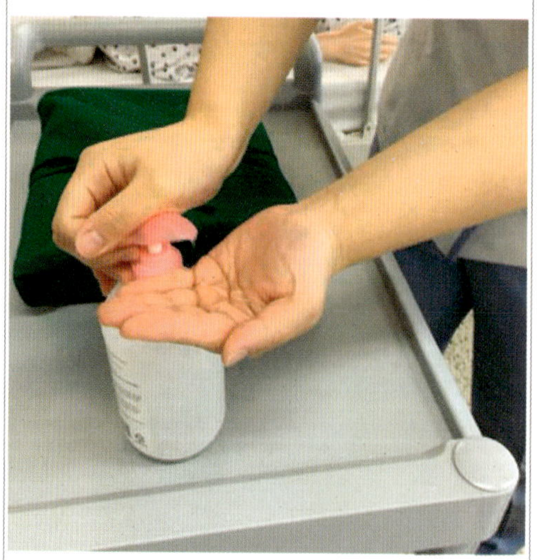	• 미생물의 전파를 감소시킨다.			

No	Step	Performance	Rationale	Good (2)	Mod (1)	Poor (0)
16	멸균장갑을 무균적으로 착용한다.	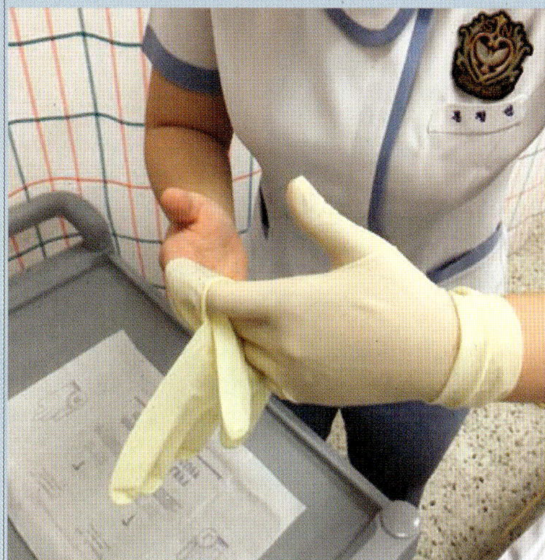	• 미생물 전파를 방지한다.			
17	멸균장갑 낀 손이 오염되지 않게 외음부의 노출된 부위를 공포(hole towel)로 덮어 준다.	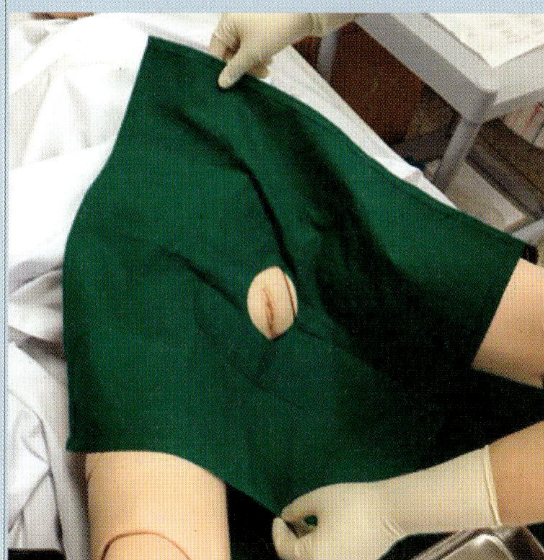	• 병원감염을 예방하기 위해 무균술을 지킨다. • 공포는 멸균영역이 넓어져 오염되는 것을 막아준다. • 공포는 과다한 노출을 감소시킨다. *"공포를 덮어드리겠습니다."*			
18		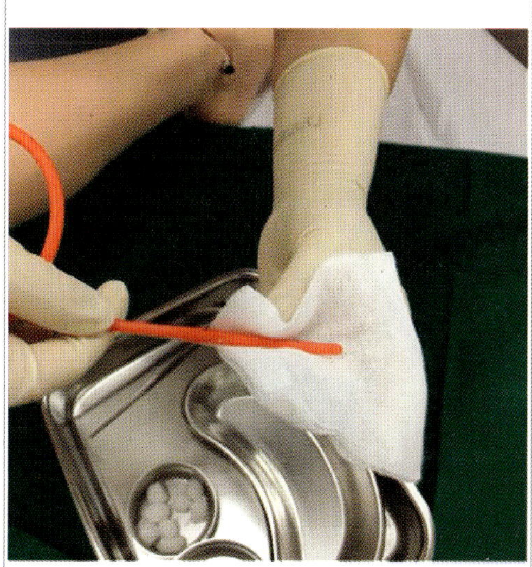	• 윤활제는 도뇨관 삽입 시 마찰을 줄이고 점막의 손상을 막는다. • 수행에 대한 설명은 환자의 불안감을 최소화하고 협조를 얻을 수 있다. *"소독솜으로 외음부 닦을 때 좀 차가우실 수 있습니다."*			

No	Step	Performance	Rationale	Good (2)	Mod (1)	Poor (0)
19	소독솜으로 외음부 주위를 닦는다(한 번 닦을 때마다 새 솜을 사용하고 닦은 솜은 세트바깥 포에 놓는다).	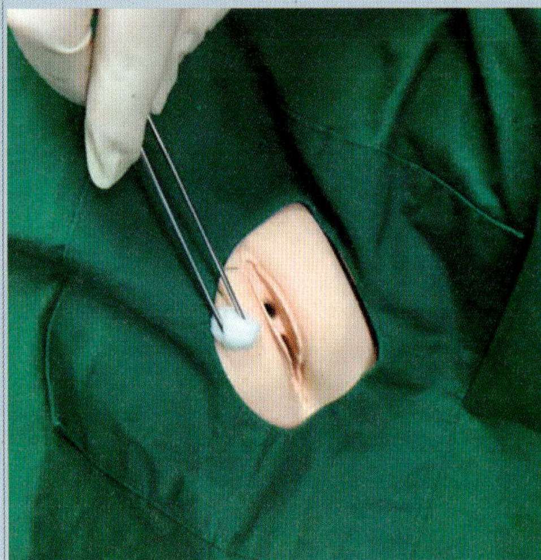	• 사용한 솜과 사용하지 않은 솜을 분리하여 다시 재사용할 수 있는 위험성을 최소화한다.			
20		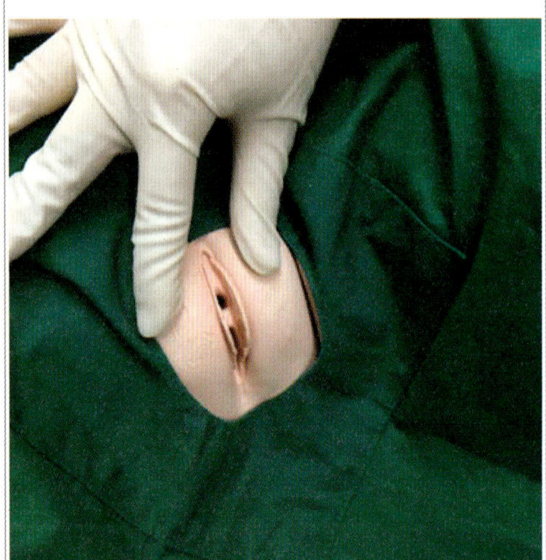	• 피부가 겹친 부위는 중심을 먼저 소독하여도 바깥 부분에 의해 오염되므로 바깥 부분을 먼저 소독하여야 한다. 따라서 회음부는 바깥쪽인 대음순, 소음순, 요도순으로 소독한다. • 요도부위를 두 번 이상 닦는 것은 도뇨관 삽입 시 감염 예방을 위함이다.			
21	다른 손으로 양편 대음순을 위에서 아래로 닦는다.	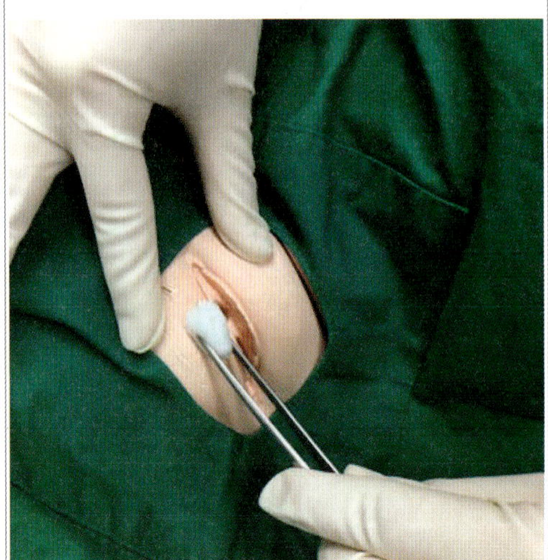				

No	Step	Performance	Rationale	Good (2)	Mod (1)	Poor (0)
22	양편 소음순을 위에서 아래로 닦는다.	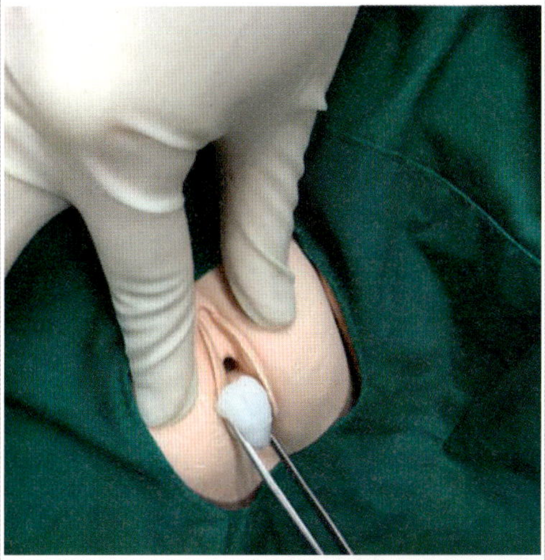				
23	요도를 위에서 아래로 닦는다.	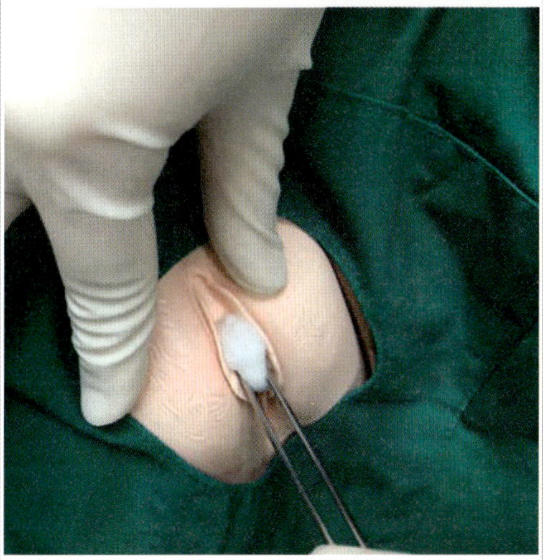				
※ 참고) 남자의 경우 1) 한 손의 엄지와 검지로 음경을 잡고 포피(Preputium)를 잡아 당긴다. 2) 요도를 소독솜으로 닦고 버린다. 3) 요도구 바깥쪽으로 둥글게 닦고 버린다.						
24		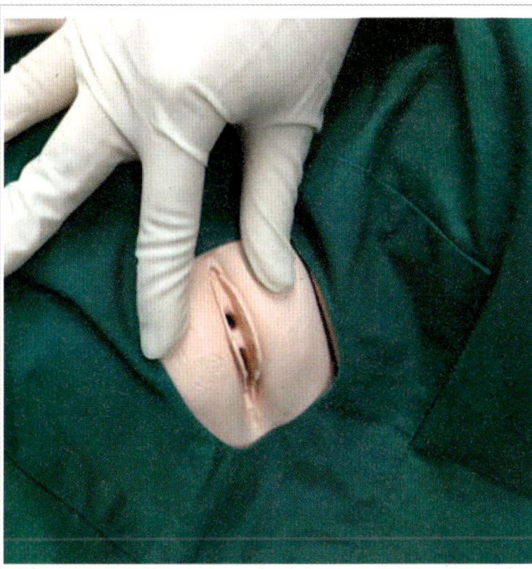	• 음순을 벌리고 있는 손은 멸균물건을 만질 수 없으므로 잘 사용하지 않는 손을 사용하며, 이 손은 오염되었으므로 도뇨가 끝날 때까지 떼지 않는다.			

No	Step	Performance	Rationale	Good (2)	Mod (1)	Poor (0)
25	도뇨관을 삽입함을 대상자에게 설명하고 긴장을 풀도록 유도한다.	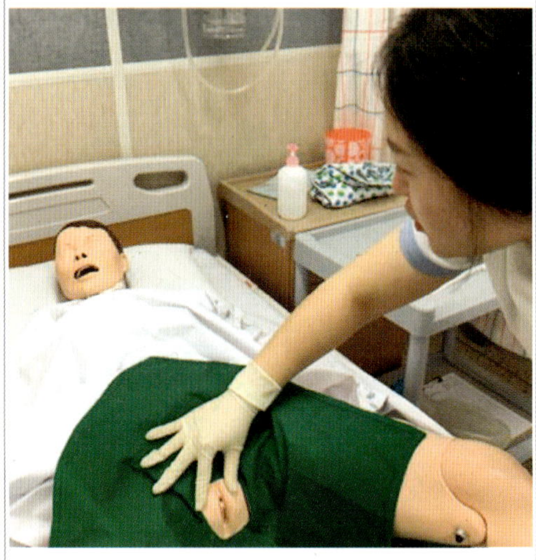	• 환자의 불안을 감소시키고 협조를 얻기 위해서이다. *"이제 도뇨관을 삽입하겠습니다. 아프지는 않지만 이물감이나 약간의 압박감, 또는 불편감이 있을 수 있습니다. '아' 소리를 내주세요."*			
26	다른 손으로 도뇨관이 오염되지 않게 잘 감아쥐고 요도 후상방으로 5~8cm 삽입한다. ※참고) 남자:12~18cm 삽입	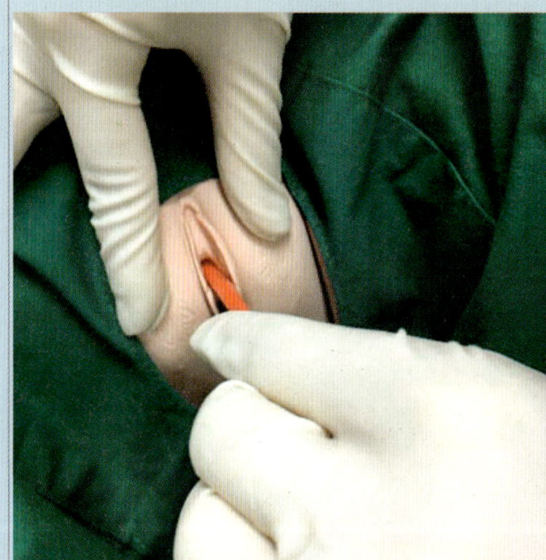	• 여자의 요도는 약 3~6cm, 남자의 요도는 15~20cm 이다. • 도뇨관을 억지로 힘을 주어 삽입하면 점막에 손상을 준다. 심호흡을 하는 것은 외항문 괄약근을 천천히 이완시켜 도뇨관의 삽입을 쉽게 한다.			
27		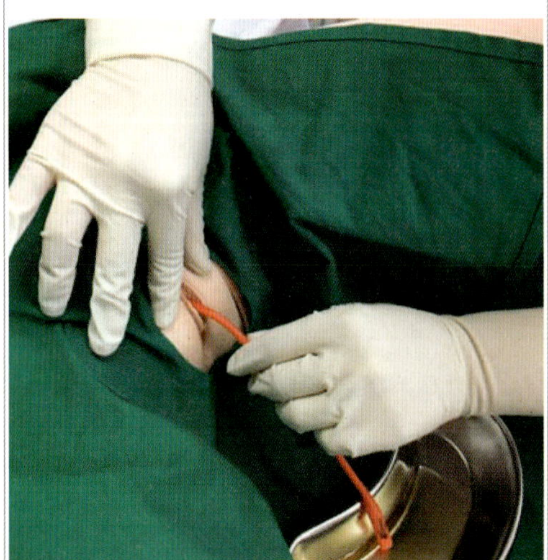	• 카테터가 방광 내에 안전하게 위치하게 한다.			

No	Step	Performance	Rationale	Good (2)	Mod (1)	Poor (0)
28	소변이 더 이상 흘러나오지 않게 되면 도뇨관을 천천히 돌리면서 빼어 세트에 넣고, 마른 거즈로 요도구와 그 주위를 닦는다.	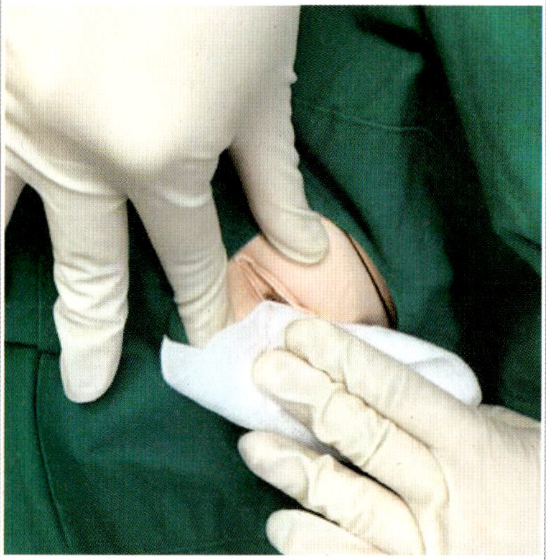	• 소변이 흘러 침구가 젖지 않게 하고 도뇨관으로 조직의 상처를 최소화하기 위해 돌려서 빼낸다.			
29		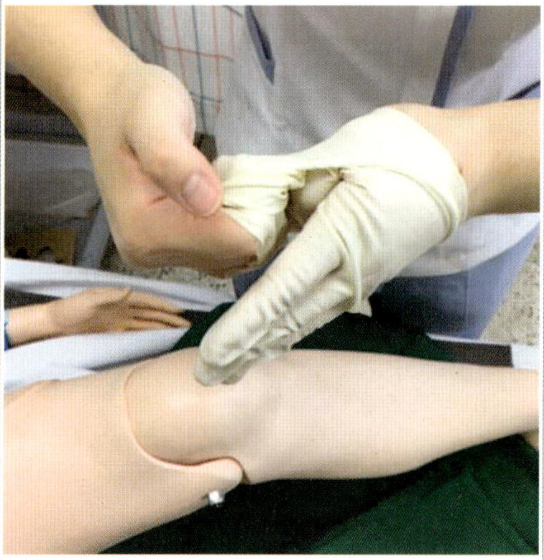	• 공포를 벗길 때 도뇨관의 소변 출구가 오염되지 않도록 도뇨관의 소변 출구가 공포를 가장 먼저 통과하게 한다.			
30	손소독제로 손위생을 실시한다.	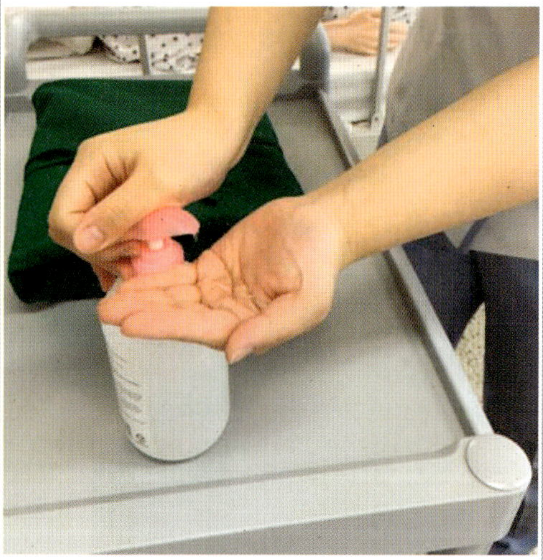	• 미생물의 전파를 감소시킨다.			

No	Step	Performance	Rationale	Good (2)	Mod (1)	Poor (0)
31		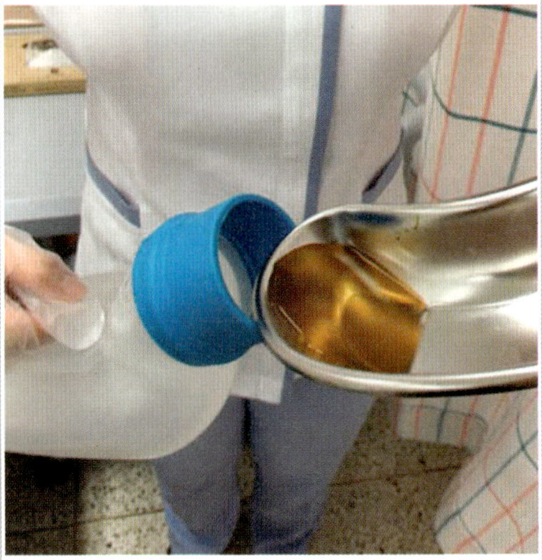	• 다량의 소변을 한꺼번에 제거하면 골반저부 혈관의 울혈과 갑작스러운 압력의 저하로 저혈압성 쇼크를 일으킬 수 있으며 방광 경련 등이 일어날 수 있다. 한 번에 750~1,000ml 이상 제거하지 않는다. *"수고하셨습니다. 소변이 600ml 나왔습니다. 이후에 요의가 있으시면 화장실에서 소변을 보시고 소변보기가 힘드시면 간호사에게 말씀해주세요."*			
32	사용한 물품을 정리한다.	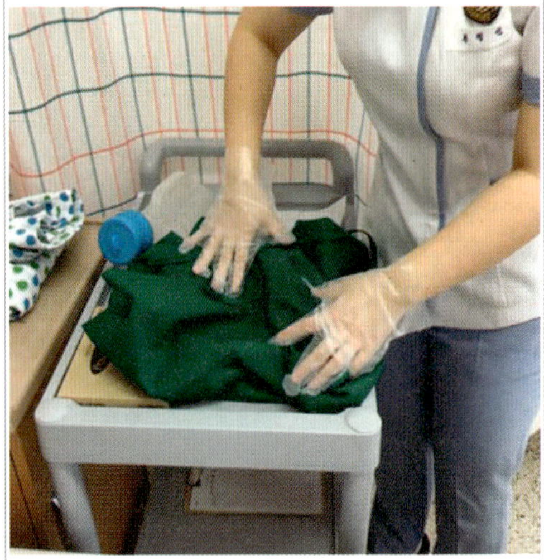	• 물건을 정리함으로써 재사용에 효율적인 간호를 수행할 수 있다.			
33		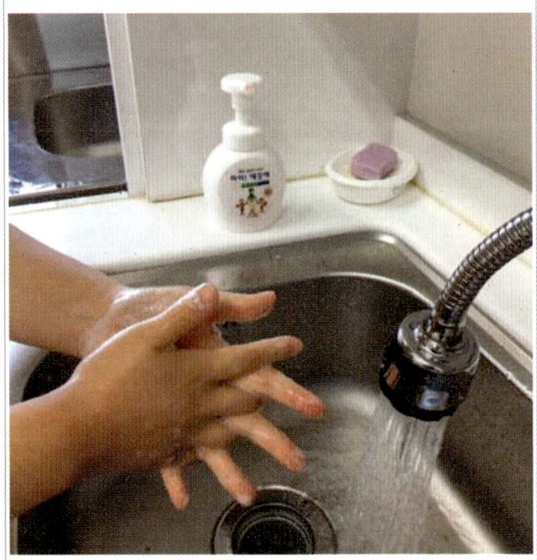	• 미생물 전파를 감소시킨다.			

No	Step	Performance	Rationale	Good (2)	Mod (1)	Poor (0)
34	수행 결과를 간호기록지에 기록한다. 1) 시간과 날짜 2) 절차를 시행한 이유 3) 사용한 도뇨관의 크기 4) 소변의 양과 색깔	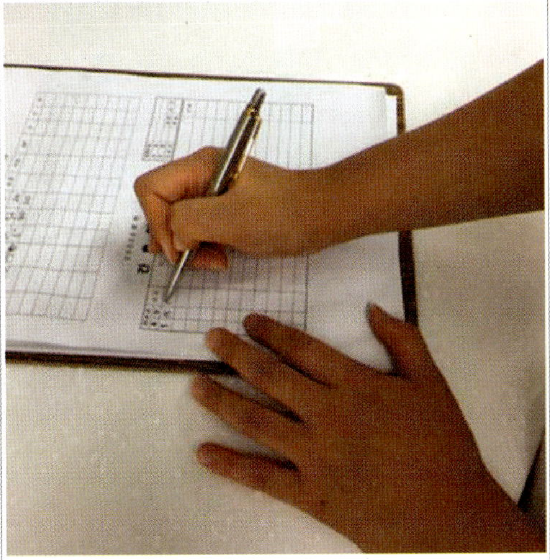	• 정확한 기록을 통하여 환자의 상태 및 처지를 전달하고 치료의 연속성을 유지하며 법적 증거자료를 남기기 위함이다.			
총점				/68		
환산점수				/90		

간호기록지
(단순도뇨)

병록번호			
이 름			
성 별		나 이	
진료과		병 실	

일자	시간	간호내용	서명
10/19	16:00	수술 후 유치 도뇨관 제거 후 4시간이 지났으나 자가배뇨 못함. ――――――	
		요의를 지속적으로 호소하고 있으나 배뇨하지 못하고 복부 불편감과 abdomen	
		distension 호소하여 주치의 000에게 보고함. 단순도뇨 처방 남.	SN. 000
	16:20	단순도뇨의 목적과 방법, 부작용에 대하여 설명함. ――――――――――	
		단순도뇨 시행함(7Fr). urine colar: yellowish, urine output: 600mL 배출됨.	
		도뇨 후 복부 불편감 없이 편안하다고 말함. 자연배뇨한 경우 간호사에게	
		알려주도록 함.―――――――――――――――――――――――	SN. 000

성찰하기	

평 가

* 수행항목 합계(90점 만점) * 평가항목 합계(10점 만점) * 총점: 수행항목 점수 + 평가항목(100점 만점)

날짜(점수) / 평가항목										
1. 지 식(2)										
2. 대상자 교육(2)										
3. 태도/용모(2)										
4. 정확성(2)										
5. 신속성(2)										
계(10)	/10	/10	/10	/10	/10	/10	/10	/10	/10	/10
총점(100점)	/100	/100	/100	/100	/100	/100	/100	/100	/100	/100

	날 짜	평 가 내 용	확 인
평가자 comment			

연습문제

1. 다음 중 잔뇨량을 측정하는 방법으로 옳은 것은? (　　　)

1) 도뇨주머니에서 소변을 채취한다.
2) 소변을 본 직후 바로 단순도뇨를 시행한다.
3) 유치도뇨관에서 바늘을 삽입하여 주사기로 뽑아낸다.
4) 뇨의를 느끼면 유치도뇨를 한다.
5) 소변 측정도구를 주어 요의를 느끼면 바로 소변을 볼 수 있도록 한다.

2. 단순도뇨의 목적으로 적절한 것은? (　　　)

1) 급성방광 팽만을 완화시키기 위해
2) 장기간 배뇨가 불가능할 때
3) 복부 수술을 앞두고 있을 때
4) 시간당 소변량을 측정하기 위해
5) 방광의 약물을 넣고 세척을 위해

3. 55세 여성 환자가 배뇨곤란을 호소한다. 다음 중 배뇨촉진법의 간호중재로 옳은 것은? (　　　)

1) 수분섭취를 제한한다.
2) 소변 배출을 위해 간헐적 도뇨법을 계획한다.
3) 손을 차가운 물에 담그도록 교육한다.
4) 찬물로 좌욕을 하도록 한다.
5) 다리 대퇴부를 가볍게 두드리거나 방광위를 부드럽게 눌러준다.

5. 배출관장

성취목표	▪ 배출관장의 목적과 절차를 설명할 수 있다. ▪ 배출관장에 필요한 물품을 준비할 수 있다. ▪ 배출관장을 정확하게 수행할 수 있다. ▪ 배출관장 수행을 정확하게 기록할 수 있다.
선행지식	▪ 내과적 무균술 ▪ 관장의 목적과 적응증 ▪ 관장의 종류 ▪ 배출관장 시 사정해야 할 내용
필요장비 및 물품	▪ 관장액(글리세린) ▪ 온수(37.7~40.5℃) ▪ 50mL 주사기나 관장용 주사기 ▪ 카테터(10Fr.)나 직장튜브(14-20Fr.) ▪ 방수포(일회용) 또는 고무포와 반홑이불 ▪ 윤활제, 홑이불, 쟁반(tray), 곡반 ▪ 검온계 ▪ 관장 모형 ▪ 휴지, 일회용 장갑 ▪ 손소독제, 간호기록지 ▪ 대변기(필요시) 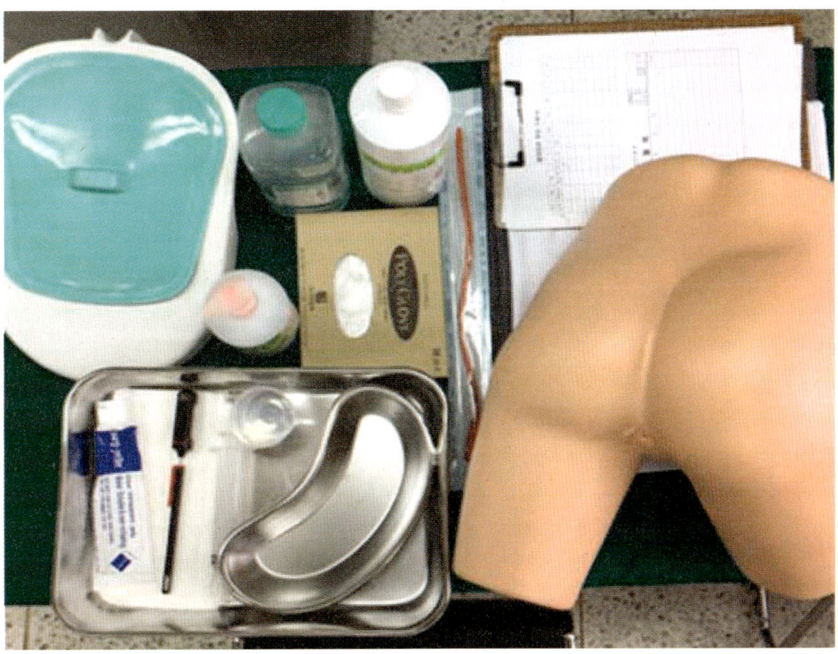
수행시간	▪ 14분(수행 10분, 전·후 손씻기 2분, 기록 2분)

[배출관장] 선행자가학습

1. 내과적 무균술

: 간호 과정에서 특정 병원성 미생물이 없는 상태를 유지하는 기술
간호사가 행하는 거의 모든 활동은 내과적 무균법을 포함
병원체 확산을 감소하기 위하여 개인 보호 장비 착용, 손씻기, 방어기술 등을 포함

1) 손씻기 : 일반적인 비누와 물을 사용하여 30초~45초 동안 손을 씻는 것
알코올 제품을 사용하여 멸균적으로 손 문지르기, 외과적 손씻기를 모두 포함

① 내과적 손씻기
- 미생물의 확산을 예방하기 위한 가장 효과적인 방법
- 손의 더러움이나 일시균(transient bacteria)을 제거
- 상주균(resident bacteria)이 되는 것을 방지
- 손의 오염정도와 대상자의 취약성(면역억제자, 침습적 시술)에 따라 손씻기의 시간을 결정

② 손소독제를 이용한 손 위생
- 알코올을 함유한 손소독제를 한쪽 손바닥에 덜어 소독제가 마를 때까지 양쪽 손으로 손과 손가락 표면을 문지르는 방법
- 손톱은 짧게 깨끗하게 유지

2) 개인 보호장구 착용

① 멸균 장갑 착용 : 장갑은 손씻기를 대처하지 못하며 한 번만 사용한 후 적절히 폐기
오직 장갑의 안쪽면만 양손과 접촉

2. 관장의 목적과 적응증, 금기증

1) 적응증
- 변비, 분변 매복 시 변 제거, 수술 전 대상자, X-선 검진이나 기구 검사 전, 장 훈련 계획, 자극된 점막완화, 대변 완화를 위해, 장의 연동운동을 자극하여 배변을 증진을 위해, 영양공급 및 가스 제거 등

2) 금기증
- 장질환 및 장손상 환자
- 절대안정을 요구하는 환자

3. 관장의 종류

1) 배출관장(=청결관장, cleansing enema): 직장 내 변 제거
2) 정체관장(retention enema): 정해진 시간 동안 관장액을 대장 내에 정체시키는 관장

종류	정의
유류(기름)정체관장(oil-retention enema)	장의 점막을 매끄럽게 해서 배변유도
구풍관장(carminative enema)	직장의 가스 방출을 돕고 복부팽창 완화(방귀 배출)
투약관장(medication enema)	약을 치료제로 사용하는 관장(약물치료: 소아용 해열제), Neomycin, Kayexalate 등
구충관장(anthelmintic enema)	장의 기생충을 죽이기 위해 실시
영양관장(nutritive enema)	액체와 영양분을 주입할 목적으로 실시(ex, 포도당 용액 등)

4. 배출관장 시 사정해야 할 내용

1) 심스체위(소아는 배횡와위): 관장액 주입이 용이함
2) 변기 준비(참을 수 없을 때), 화장실 확인(비어있어야 함)
3) 직장관에 윤활유를 묻혀 7.5~10cm 삽입(심호흡은 괄약근 이완시킴)
4) 용액을 천천히 주입(관장통의 높이는 저관장은 30cm, 고관장은 45cm)
5) 복통을 호소할 경우: 용액주입을 일시적으로 멈춤
6) 관장통의 높이가 너무 높을 때: 용액주입 속도가 빨라져 결장의 통증성 팽만 유발
7) 용액주입이 끝날 때까지 직장관을 잡고 있다가 잠금
8) 성인은 5~10분간 누워있게 하고, 어린이는 휴지로 눌러 엉덩이를 모아서 잡아줌

사례적용	나 관장(M/75) 환자는 Lt, Femur Fx로 ORIF(Open reduction internal fixation)를 수술을 실시한 이후 5일 동안 한 번도 배변을 하지 못하고 복부 불편감도 호소하였다. 이에 다음과 같이 처방이 났다. 간호를 수행하시오. - 50% Glycerin enema (total 50ml) by Dr. 김00

배출관장

No	Step	Performance	Rationale	Good (2)	Mod (1)	Poor (0)
1	물과 비누로 손위생을 실시한다.	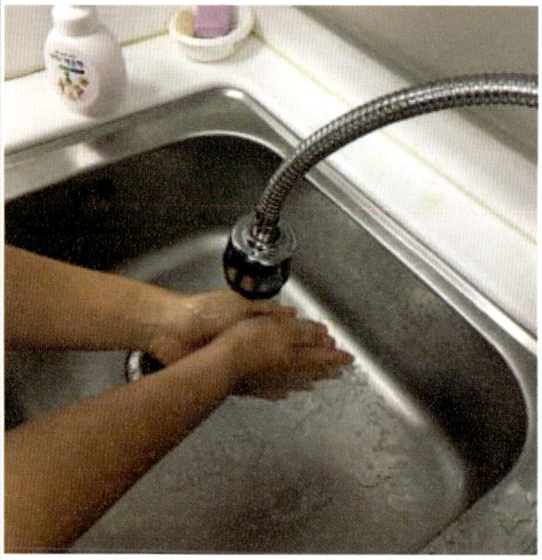	• 미생물의 전파를 감소시킨다.			
2		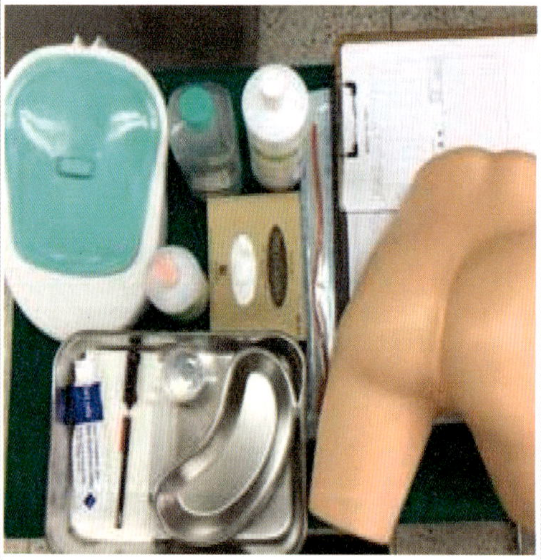	• 처치에 필요한 물품을 준비함으로써 간호를 행함에 있어서 시간을 줄이고 효율적으로 간호를 수행할 수 있다.			
3	일회용 장갑을 착용한 후, 주사기 내관을 빼고 주사기 앞부분을 손으로 막은 상태에서 글리세린과 온수를 1:1로 부어 관장액을 준비한다.	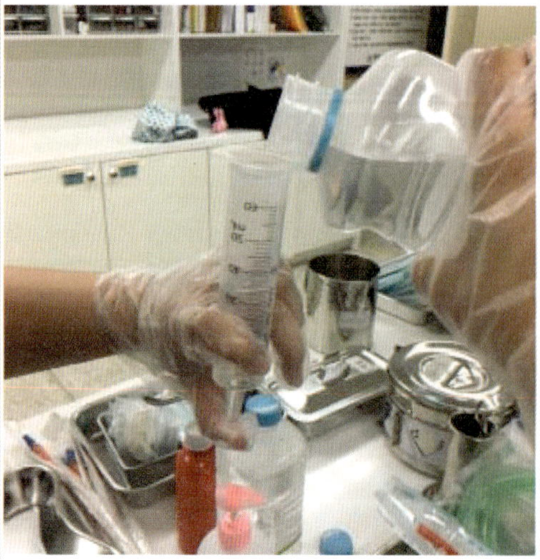	• 적정한 온도(37.7~40.5도)의 용액은 장 점막의 손상과 복통을 예방한다.			

No	Step	Performance	Rationale	Good (2)	Mod (1)	Poor (0)
4	주사기 내관을 꽂고 공기를 뺀 다음 카테터나 직장 튜브의 끝부분을 개봉하여 주사기를 연결하고 공기를 빼준다.	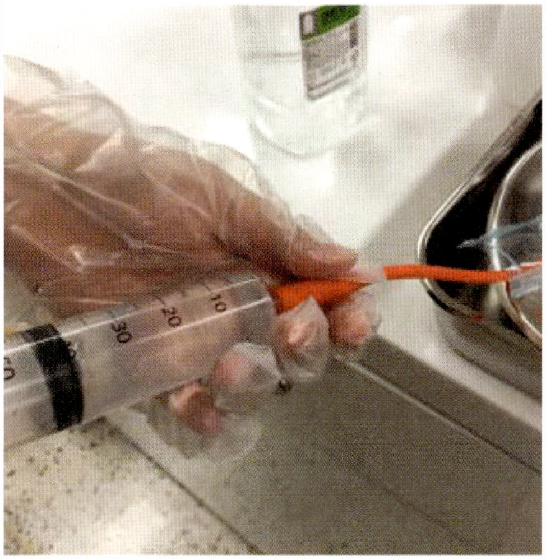	• 장팽만으로 인한 불편감을 완화시키기 위해 공기를 제거한다.			
5		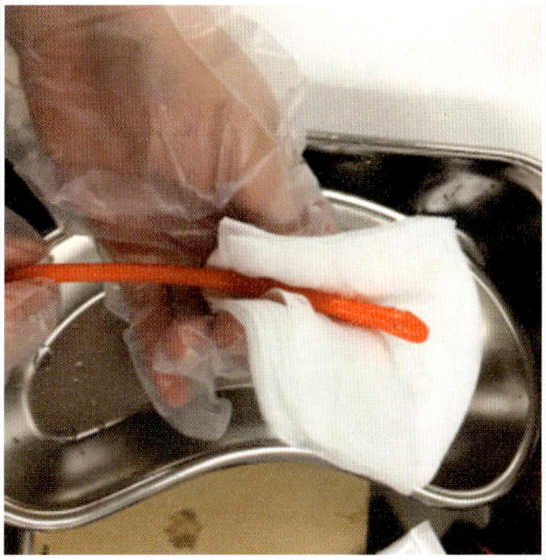	• 항문괄약근을 통한 직장 tube의 통과를 쉽게 하며 점막의 손상을 방지한다.			
6	준비한 물품을 가지고 대상자에게 가서 간호사 자신을 소개한다.	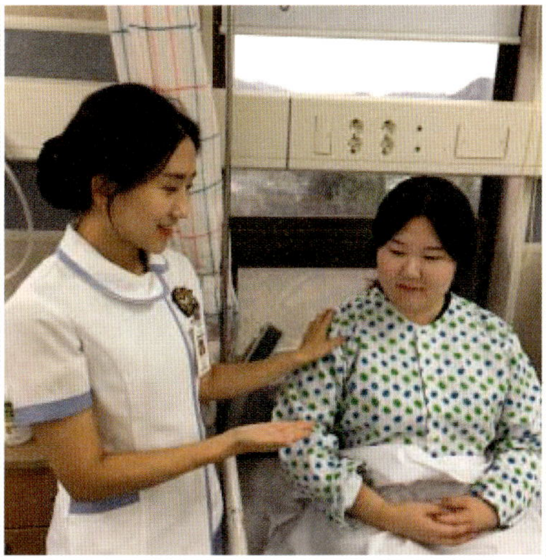	• 대상자의 불안을 감소시키고 신뢰를 형성하여 협조를 얻는다. *"안녕하세요? (학생)간호사 ○○○입니다."*			

No	Step	Performance	Rationale	Good (2)	Mod (1)	Poor (0)
7	손소독제로 손위생을 실시한다.	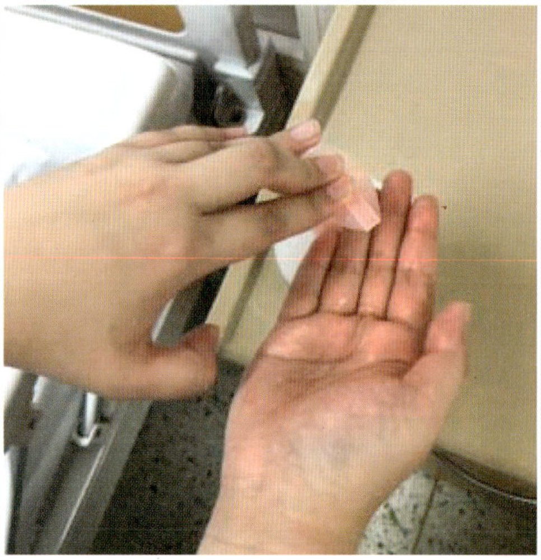	• 미생물의 전파를 감소시킨다.			
8	대상자의 이름을 개방형으로 질문하여 대상자를 확인하고, 입원팔찌와 환자 리스트(또는 처방지)를 대조하여 대상자(이름 등록번호)를 확인한다.	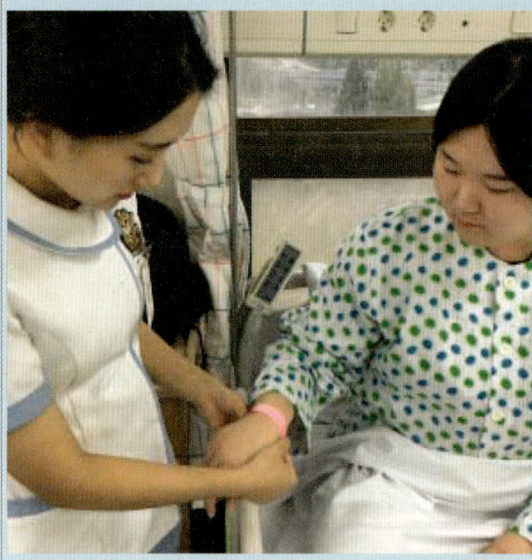	• 정확한 대상자에게 안전하고 정확한 간호를 수행한다. *"정확한 대상자 확인을 위해 성함과 등록번호를 확인하겠습니다. 환자분 성함이 어떻게 되세요? 등록번호 확인을 위해 입원팔찌를 보겠습니다. (입원팔찌와 환자 리스트를 비교 하고). 네~ OOO님, 등록번호가 000000로 맞으시네요."*			
9	대상자에게 관장의 목적과 절차를 설명한다.	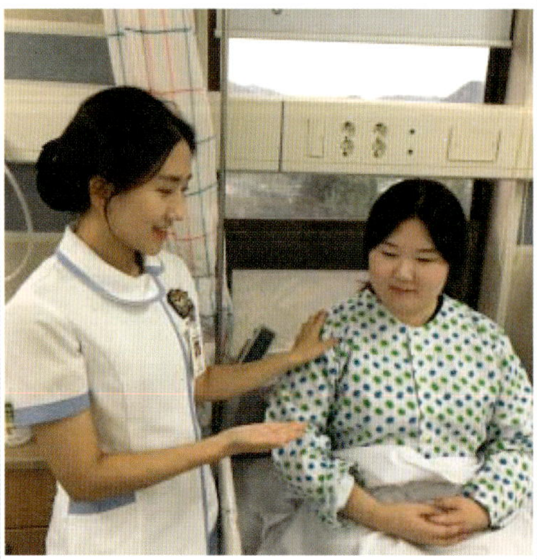	• 대상자의 불안을 감소시키고 신뢰를 형성하며 간호수행 시 협조를 얻는다. *"환자분께서는 현재 대변을 5일 동안 보지 못하시고 복부 불편감을 호소하셔서 처방에 의해 관장을 실시하도록 하겠습니다."*			

No	Step	Performance	Rationale	Good (2)	Mod (1)	Poor (0)
10		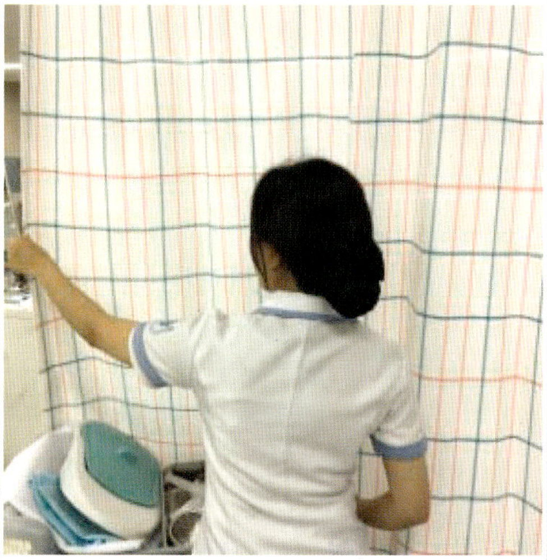	• 불필요한 노출은 대상자의 당혹감을 증가시킨다. *"사생활 보호를 위해 커튼을 치도록 하겠습니다."*			
11	대상자의 둔부가 간호사 쪽을 향하도록 하여 Sim's position 또는 측위를 취하게 하고, 둔부 밑에 방수포(또는 고무포와 반홑이불)를 깐다.	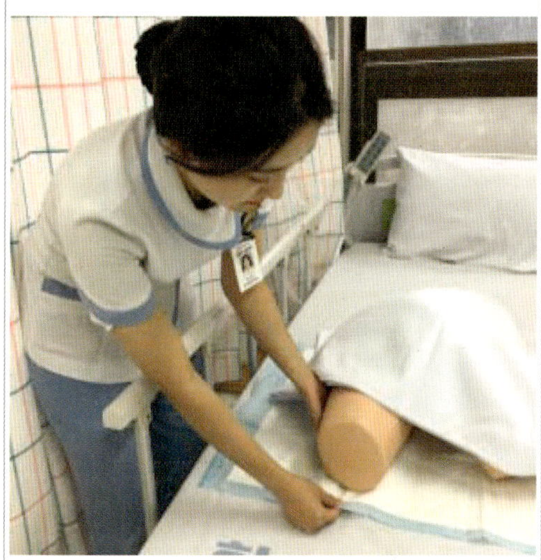	• 왼쪽으로 누우면 직장과 결장에 용액이 들어가기 쉽고 무릎을 구부리면 항문이 최대한 노출된다. • 침구의 오염을 최소화하기 위함이다. *"왼쪽으로 눕고 무릎을 구부려주세요."*			
12	대상자의 둔부를 노출시키고 항문이 보이도록 사이를 벌리고 긴장을 풀도록 유도한다.	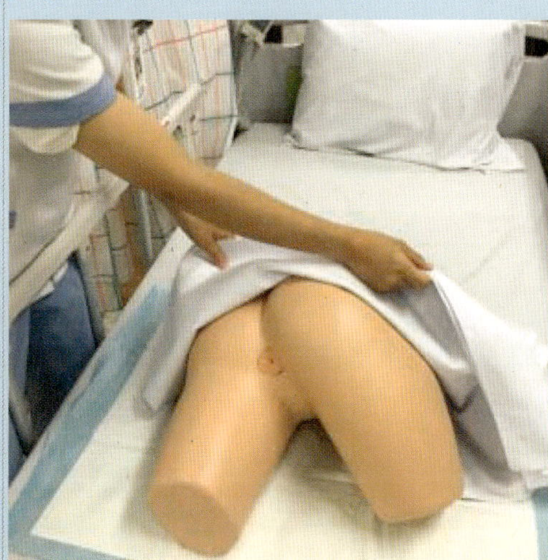	• 심호흡을 하게 되면 괄약근이 이완되어 직장관 주입이 쉬워진다. *"긴장하지 마시고 '후우'하고 입으로 천천히 숨을 쉬세요."*			

No	Step	Performance	Rationale	Good (2)	Mod (1)	Poor (0)
13	일회용 장갑을 착용한다.	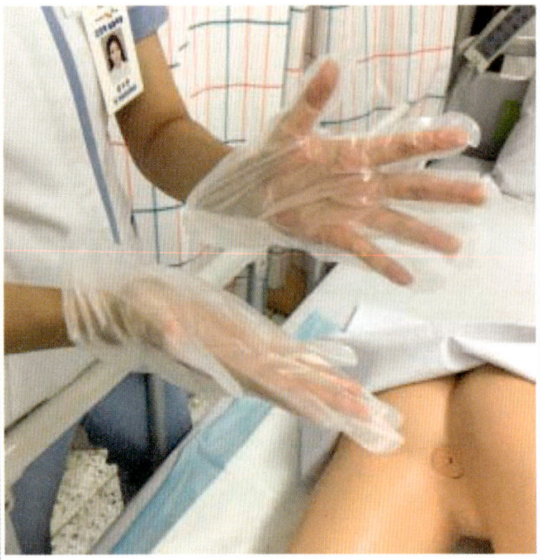	• 손의 오염을 방지한다.			
14	카테터나 직장튜브 끝을 대상자의 배꼽을 향하도록 해서 5~10cm 정도 삽입한다.	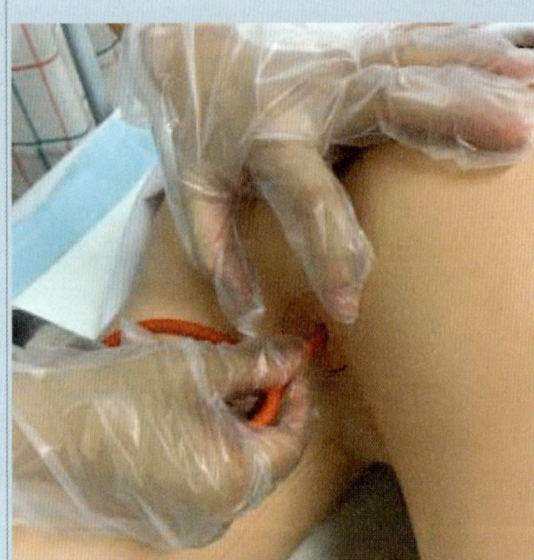	• 직장관의 끝이 배꼽을 향하면 직장벽을 자극하지 않는다. 적당한 길이 이상으로 관이 삽입되면 장이 손상될 수 있다. *"튜브를 삽입하겠습니다. 약간 불편감과 압통이 있을 수 있습니다."*			
15		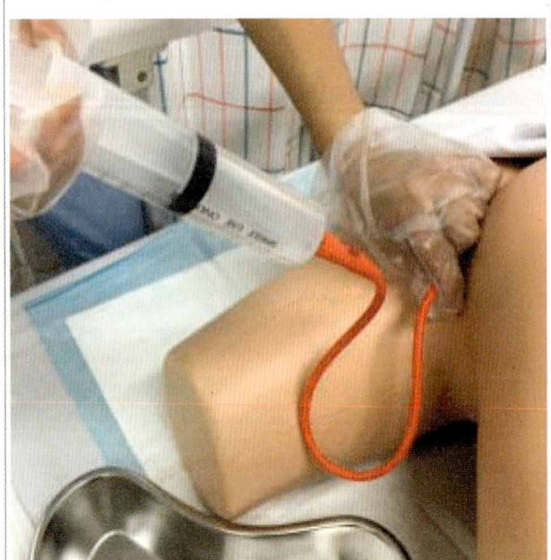	• 용액을 천천히 주입하여 장의 급속한 팽창과 배변 욕구를 방지한다. 용액의 주입 속도가 빠르면 원하는 용액이 다 주입되기 전에 결장을 수축시켜 통증을 일으키고 장내에서 용액의 보유를 어렵게 한다. • 주입 압력이 높아질수록 불편감은 커진다.			

No	Step	Performance	Rationale	Good (2)	Mod (1)	Poor (0)
16		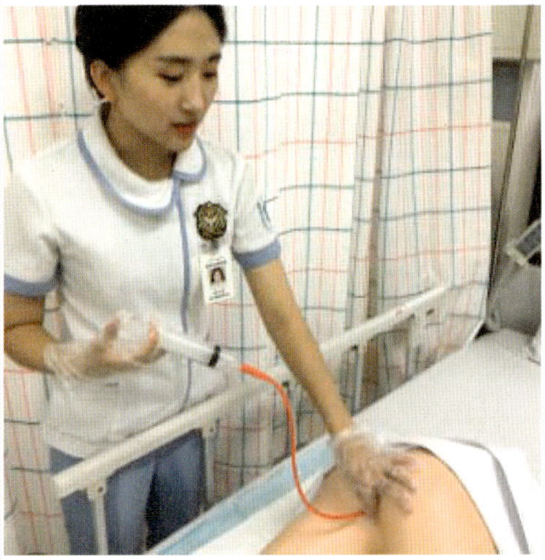	*"관장액이 들어가는 동안 배가 아프거나 대변보고 싶은 느낌이 날 수도 있는데 이것은 정상입니다."*			
17	관장액을 전부 주입한 후 휴지로 항문을 막으면서 카테터나 직장튜브를 항문에서 빼낸다.	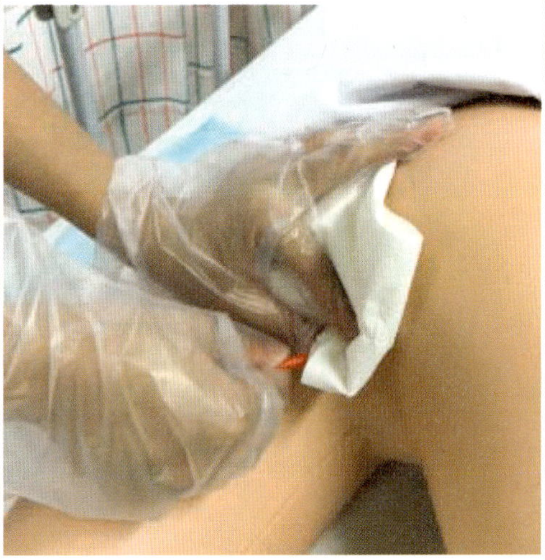	• 대변이 너무 일찍 배출되는 것을 막는다. *"용액 주입이 끝나서 튜브를 빼도록 하겠습니다."*			
18		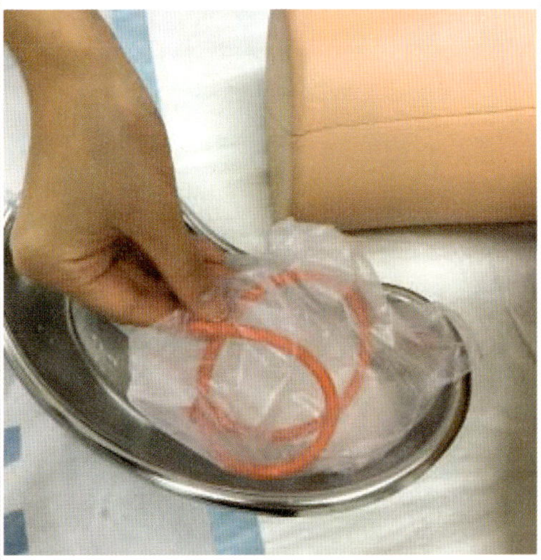	• 튜브에 묻어 있는 변이 주변 물건에 접촉하지 못하게 하기 위함이다. • 미생물과 접촉하는 것을 방지한다.			

No	Step	Performance	Rationale	Good (2)	Mod (1)	Poor (0)
19	휴지로 항문을 막아주고 장갑을 벗는다.	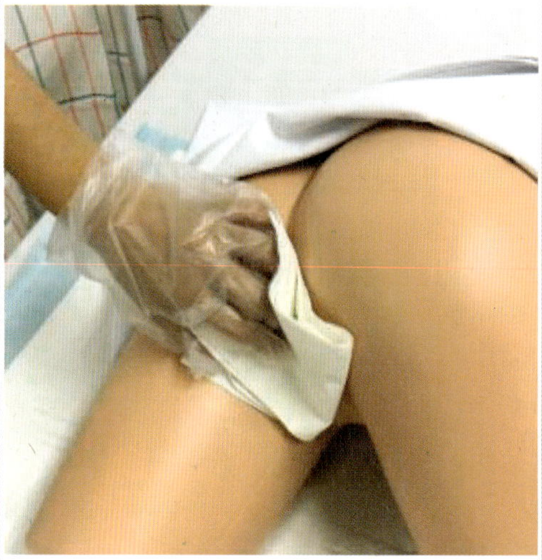	• 관장액이 장의 압력으로 나오는 것을 차단하기 위함이다. 화장지로 항문을 눌러주는 것은 항문괄약근 조절을 유지하게 한다. *"불편하지 않다면 휴지로 항문을 막아주세요"*			
20	대상자에게 참을 수 있을 만큼 대변을 참은 후(10~15분 정도) 화장실에 가야 함을 설명한다.	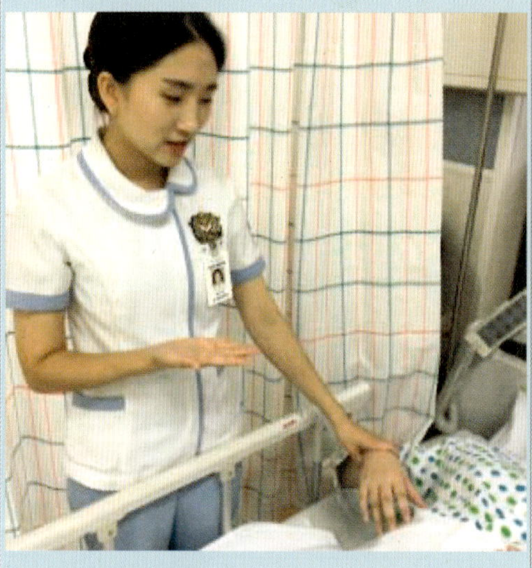	• 관장액을 보유하는 동안 배변의 욕구는 증가한다. • 누워있는 자세는 중력을 덜 받으므로 변의를 참기가 쉽다, 또한 용액이 어느 정도 머물러 있어야 배출이 용이해진다. *"충분히 변이 나올 수 있도록 지금 상태로 10~15분 동안 대변을 참아보세요. 그 이후에 화장실에 가서 대변을 보세요. 누워계시면 변을 참기가 훨씬 수월합니다."*			
21		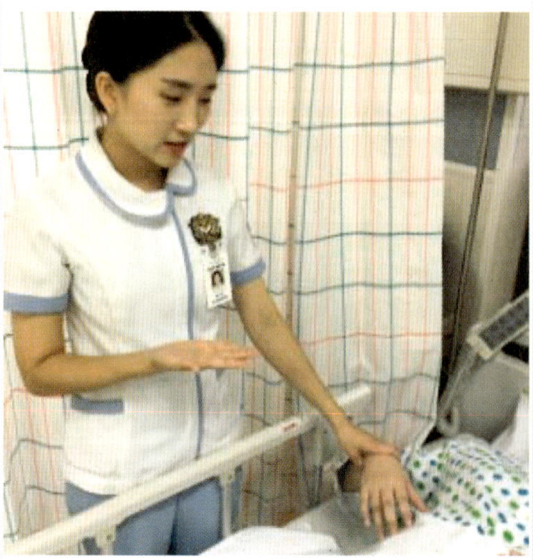	• 안위를 증진시켜준다. *"대변을 보신 후에는 대변의 양과 색깔, 양상에 대해 말씀해주세요."*			

No	Step	Performance	Rationale	Good (2)	Mod (1)	Poor (0)
22	대변을 본 후 적어도 한시간 동안 둔부 밑에 방수포(또는 고무포와 반홑이불)를 그대로 둔다.	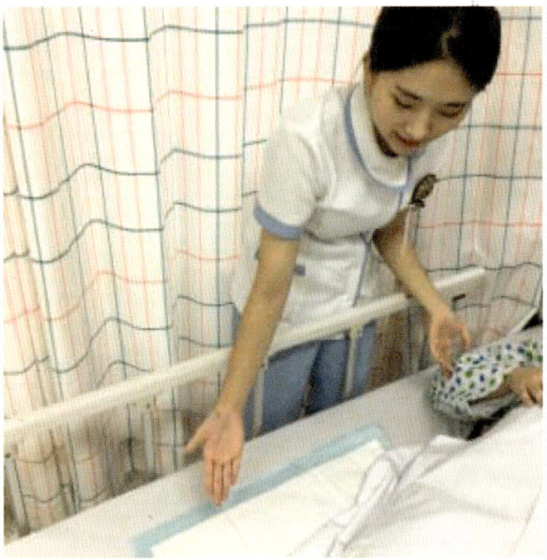	• 관장 후 대변이 수시로 배출되는 경우가 많으므로 둔부 밑에 방수포가 필요하다. *"대변이 흘러나올 수 있어서 방수포는 한 시간 정도 깔아 놓겠습니다."*			
23		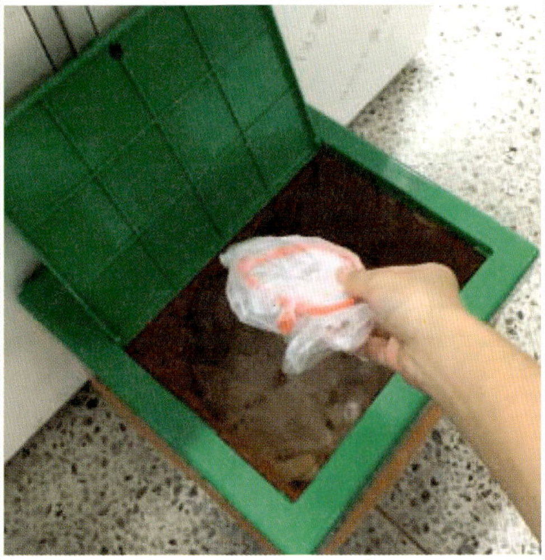	• 간호사의 활동 범위 안에서 물건을 정리함으로써 재사용에 효율적인 간호를 수행할 수 있다. *"관장이 다 끝났습니다. 이제 편안히 계셔도 됩니다. 혹시 불편한 점이 있으면 말씀해주세요."*			
24	물과 비누로 손위생을 실시한다.	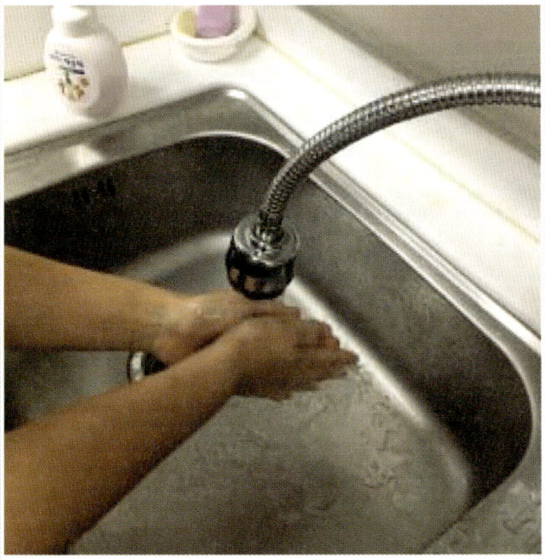	• 미생물의 전파를 감소시킨다.			

No	Step	Performance	Rationale	Good (2)	Mod (1)	Poor (0)
25	수행 결과를 간호기록지에 기록한다. 1) 관장의 종류 2) 관장요액 및 주입한 양 3) 관장 절차에 대한 대상자의 이상반응 4) 대상자의 관장 결과 (대변양, 대변양상)	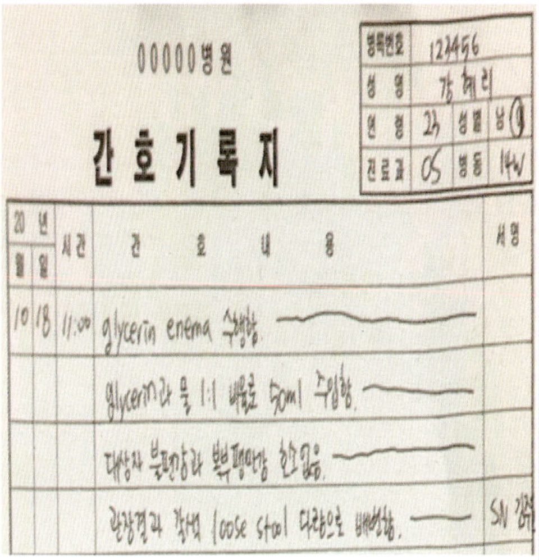 00000병원 간호기록지 병록번호 123456 / 성명 강혜리 / 연령 23 / 성별 남 (여) / 진료과 OS / 병동 14W 20 년 월 일 / 시간 / 간호내용 / 서명 10 18 11:00 glycerin enema 수행함. glycerin과 물 1:1 배율로 50ml 주입함. 대상자 불편감과 복부팽만감 호소 없음. 관장결과 갈색 loose stool 다량으로 배변함. SN 김	• 정확한 간호기록은 대상자의 상태에 대한 정보를 제공하며 의사소통의 기능 및 법적 효력을 갖는다. • 대변이 배출되었는지 아니면 관장용액이 장에 남아 있는지 판단한다. 대변에 피나 점액이 묻어 있는 이상징후가 있는지 주의해서 본다.			
총점				/50		
환산점수				/90		

간호기록지
(배출관장)

병록번호			
이 름			
성 별		나 이	
진료과		병 실	

일자	시간	간호내용	서명
11/5	10:10am	수술 후 5일 동안 배변 배출이 없었고 복부불편감과 소화 불량 호소함. 주치의에	
		보고함. glycerin enema 50cc 처방남. 배출관장의 목적과 방법, 부작용에 대해 설명함.	
		50% glycerin(물 : glycerin = 1:1) 50mL로 배출관장 시행함. 관장도중 경미한	
		불편감 호소하였으나 협조적임. 10분 이상 참았다가 대변을 보도록 하고 배변 후	
		간호사에게 알려주도록 함.————	SN. 000
	10:25am	관장 결과 갈색의 중간 정도 굳기의 변 약 400g 배출함. 관장 후 복부	
		불편감 없이 편안해졌다고 표현함.————	SN. 000

성찰하기	

평 가

* 수행항목 합계(90점 만점) * 평가항목 합계(10점 만점) * 총점: 수행항목 점수+평가항목(100점 만점)

날짜(점수) / 평가항목										
1. 지 식(2)										
2. 대상자 교육(2)										
3. 태도/용모(2)										
4. 정확성(2)										
5. 신속성(2)										
계(10)	/10	/10	/10	/10	/10	/10	/10	/10	/10	/10
총점(100점)	/100	/100	/100	/100	/100	/100	/100	/100	/100	/100

평가자 comment	날 짜	평 가 내 용	확 인

연습문제

1. 관장하는 동안 대상자가 갑자기 심한복통을 호소할 때 적절한 간호중재는? (　　　)

1) 관장을 중단하거나 용액 투입을 중단한다.
2) 관장용기의 주입 높이를 높인다.
3) 정상적인 반응이라고 설명하고 참으라고 한다.
4) 관장액의 온도를 높힌다.
5) 일시적인 현상일 수 있으므로 관장을 계속한다.

2. 성인대상자의 관장액의 적합한 온도는? (　　　)

1) 관장액의 온도를 30~35℃로 한다.
2) 관장액의 온도를 25~30℃로 한다.
3) 관장액의 온도를 50~60℃로 한다.
4) 관장액의 온도를 35~37℃로 한다.
5) 관장액의 온도를 40~43℃로 한다.

3. 정체 관장 중 영양관장에 대한 설명으로 옳은 것은? (　　　)

1) 대장의 세균을 죽이기 위한 관장
2) 수분과 전해질 보충을 하기 위한 관장
3) 장내 가스 배출을 돕고 복부팽만을 완화하기 위한 관장
4) 장을 진정 또는 진통을 위한 목적으로 사용
5) 장내 기름을 주입하여 윤활제로 변을 부드럽게 하여 대변을 배출하도록 함

6. 수술 전 간호(심호흡 격려, 수술부위 피부준비 및 주의사항)

성취목표	▪ 수술 전 간호의 목적과 절차를 설명할 수 있다. ▪ 수술 전 간호를 위해 필요한 물품을 준비할 수 있다. ▪ 수술 전 간호(수술 전 주의사항, incentive spirometer 사용법, 호흡, 기침, 조기이상, 피부준비 등의 교육)를 수행할 수 있다. ▪ 수술 전 간호 수행을 기록할 수 있다.
선행지식	▪ 수술 전 준비사항 ▪ 수술 종류에 따른 피부준비 부위 및 피부준비 방법 ▪ 수술 후 폐합병증 예방을 위한 심호흡법 ▪ 수술 후 합병증
필요장비 및 물품	▪ 전신 또는 복부 마네킹 ▪ incentive spirometer ▪ 담요, 베개 ▪ 거즈, 휴지(prn) ▪ 제모제 ▪ 종이수건 ▪ 스크린 또는 커튼 ▪ 일회용 장갑 ▪ 손소독제, 간호기록지 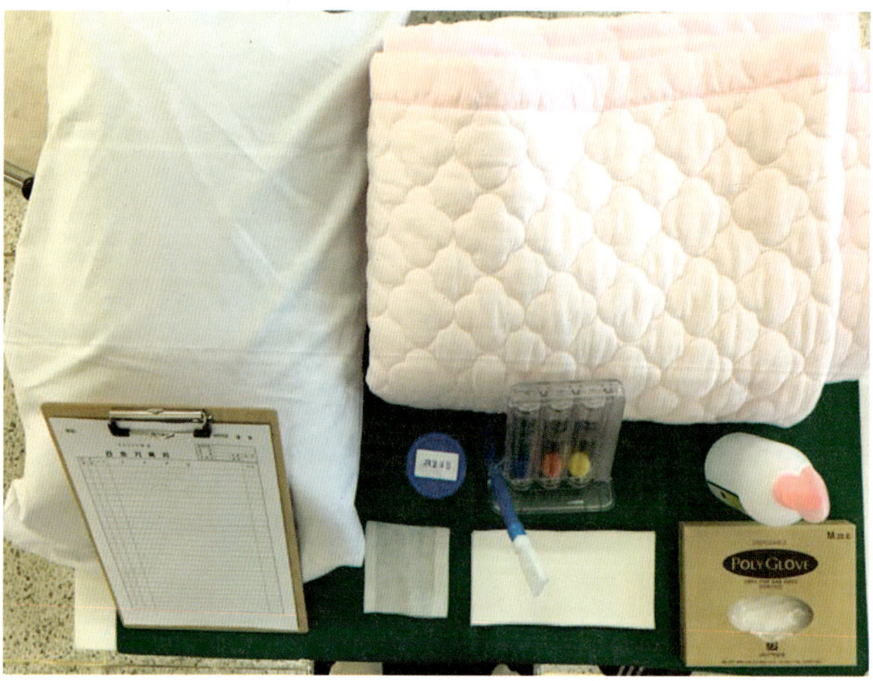
수행시간	▪ 14분 (수행 10분, 전·후 손씻기 2분, 기록 2분)

[수술 전 간호] 선행자가학습

1. 수술 전 간호의 목적

1) 수술 및 마취와 관련된 위험요인을 발견하고 이를 해결한다.
2) 수술을 잘 받을 수 있도록 신체적 및 정서적으로 준비시킨다.
3) 대상자를 교육하고 수술 전·후 간호에 참여시키기 위함이다.
4) 수술 후 합병증을 예방하고 빠른 회복을 도모한다.

2. 수술 전 피부준비의 목적

1) 수술 전 피부의 이상 유무를 관찰한다.
2) 피부표면을 청결히 하여 미생물의 성장을 억제한다.
3) 피부주위와 주변의 체모를 제거하여 감염을 예방한다.

3. 수술 전 준비사항

1) 대상자와 수술동의서를 확인한다(수술동의서 작성, 날인 확인).
2) 금식에 대해 교육한다(8시간 이상 금식하고 물을 포함한 어떠한 것도 섭취하지 않도록 함).
3) 환자의 의식 상태를 확인한다(명료, 기면, 혼미, 반혼수, 혼수).
4) 장신구를 제거한다(의치, 보청기, 안경, 핀, 반지, 시계, 메니큐어 등).
5) 피부준비로 제모와 샤워를 도와준다.
6) 수술 후 합병증 예방을 위해 교육한다.
7) 구강위생을 도와주고 긴 머리카락은 두 갈래로 묶어 정리한다.
8) 수술에 대한 불안을 감소시키고, 심리적 안위를 제공한다.

4. 수술 후 폐합병증 예방을 위한 폐 운동법

1) 심호흡법
① 대상자에게 목적과 절차를 설명한다.
② 좌위/반좌위 또는 측위를 취하게 하고 손은 복부를 지지하도록 한다.
③ 대상자에게 입을 다물고 코로 흡기하게 한 후 3~5초 동안 멈추도록 한다.
④ 복근을 수축시키면서 입을 통해 느린 속도로 호기하도록 한다.
⑤ 과호흡을 예방하기 위해서 5회 시행 후 휴식을 갖고 10회 정도 반복하도록 한다.
⑥ 대상자에게 수술 후 매 시간 5~10회 정도 반복하도록 격려한다.
a. 심호흡과 기침은 폐의 분비물 제거와 합병증 예방에 필요한 운동임을 교육한다.
b. 좌위에서 고개를 약간 앞으로 숙이도록 하고, 기침하는 동안 손은 수술 부위를 지지하게 한다.
c. 숨을 깊이 내쉬고, 3초 동안 멈춘 후 숨을 들이마시면서 2~3번 깊게 기침하도록 한다.

2) Incentive spirometer 사용법
① 대상자에게 목적과 절차를 설명한다.
② 대상자가 좌위나 반좌위를 취하도록 한다.
③ incentive spirometer 사용법에 대한 시범을 보여준다.
a. 기구 관리 및 사용(흡식법)을 교육한다.
b. 대상자의 최대 흡식량을 indicator로 정한다.

④ 대상자가 incentive spirometer를 사용해보도록 사용법을 교육한다.
  a. 최대한 숨을 내쉰 직후 호스를 입에 물게 한다.
  b. 최대한 깊게 숨을 들이마시도록 한다.
  c. 지표가 기준선에 3~5초 정도 머무를 수 있도록 한다.
⑤ 1시간에 10분씩, 1회 사용 시마다 휴지기를 가지면서 5~10번 반복하여 사용할 것을 설명한다.

3) 하지운동
① 혈전 형성, 순환정체 및 호흡문제 예방을 위한 운동임을 교육한다.
② 발목 움직이기(족저굴곡, 족배굴곡), 둔근 조이기, 편 다리 들어올리기 등을 매시간 하게 한다.
③ 가능한 한 조기이상(sitting, standing, ambulaton)을 하도록 돕는다.

5. 수술 종류에 따른 피부준비 방법

1) 제모하기
① 목적과 절차를 설명하고, 프라이버시를 위해 커튼을 친다.
② 일회용 장갑을 착용 후 제모제에 대한 피부민감성 반응검사를 한다(손목 안쪽에 소량의 제모제 도포).
③ 피부반응 결과 발진이 없으면 수술부위 전체에 제모제를 충분히 바른다.
④ 제품설명서에 제시된 시간(보통 5분)에 휴지나 젖은 거즈로 닦아내고 필요 시 샤워를 하도록 설명한다.
⑤ 피부상태를 확인하고 대상자를 평안하게 해준다.

2) 삭모하기
① 제모제를 사용할 수 없는 부위이거나 약물에 대한 알레르기가 있는 경우에 적용한다.
② 목적과 절차를 설명하고, 프라이버시를 위해 커튼을 친다.
③ 피부를 잡아당긴 후 면도날은 30~45° 각도를 유지한다.
④ 면도 방향은 털이 난 방향으로 면도한다.

3) 위장관계 준비
① 수술 전 적어도 8시간 동안 물이나 음식물을 섭취하지 않도록 설명한다.
② 주변의 음식물이나 물을 치우고 NPO 표지판을 부착한다.
③ 의사의 처방에 따라 관장은 수술 전날 저녁에 시행한다.

6. 수술 전 교육

1) 수술 내용, 수술시간, 수술절차 및 수술 후 과정을 설명한다.
2) 수술 후 폐합병증 예방을 위한 기침과 심호흡, 강화폐활량계의 사용법을 교육한다.
3) 신체기능의 회복을 위한 조기이상을 권장한다.
4) 혈액순환 증진, 혈전 예방을 위해 체위변경, 다리운동, 항색전용 스타킹 착용을 돕는다.
5) 수술 후 통증이나 감정을 표현하도록 격려한다.

7. 수술 당일 간호

1) 수술동의서, 수혈동의서의 서명을 확인한다.
2) 수술 전 처치 및 간호확인표를 점검하여 체크한다.
3) 위생상태(샤워 또는 목욕, 머리와 몸치장)를 점검하고, 수술복을 입힌다.
4) 장신구 제거를 확인하고 귀중품 등을 가족에게 맡기도록 한다.

5) 처방에 따른 IV 주사 투여를 확인한다.
6) 장이나 방광을 비우도록 한다.
7) 마취를 위해 수술 전 약물을 투여한다.
  ① 불안 완화제: Diazepam, lorazepam, midazolam
  ② 항콜린제: Atropine, glycopyrrolate
  ③ 마약성 진통제: Morphine, meperidine, fentanyl
8) 침대난간을 올린다(졸리움, 어지러움 발생).
9) 마약성 진통제의 부작용(오심과 구토, 호흡부전, 저혈압 등)을 관찰한다.
10) 수술 전 준비사항 및 대상자 상태를 기록한다(활력징후, 검사결과, 수술 전 약물투여, 대상자 상태 등).
11) 가족에게 보호자 대기실을 알려주고 수술 후 과정에 대해 설명한다.

8. 수술 후 합병증

1) 호흡기계 : 폐렴, 무기폐, 폐색전증 등
2) 순환기계 : 출혈, 혈전성 정맥염, 저혈량 쇼크 등
3) 소화기계 : 오심과 구토, 복부팽만, 마비성 장폐색증 등
4) 비뇨기계 : 요정체, 요로감염 등
5) 상처 : 상처감염, 상처열개, 내장돌출 등

사례적용	박OO(남, 60세) 환자는 Colon cancer 진단을 받고 입원하였으며 다음 날 오전 수술이 예정되어 있다. 담당 간호사는 수술 전 간호(심호흡, 기침, incentive spirometer 사용법, 피부준비, MN NPO 및 주의사항 등)를 수행하기 위해 대상자를 방문하였다. 적절한 간호중재를 수행하시오.

수술 전 간호

No	Step	Performance	Rational	Good (2)	Mod (1)	Poor (0)
1	물과 비누로 손 위생을 실시한다.	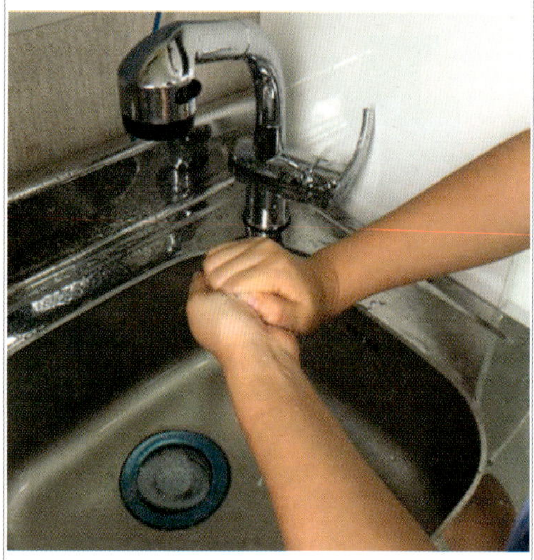	• 미생물의 전파를 감소시킨다.			
2		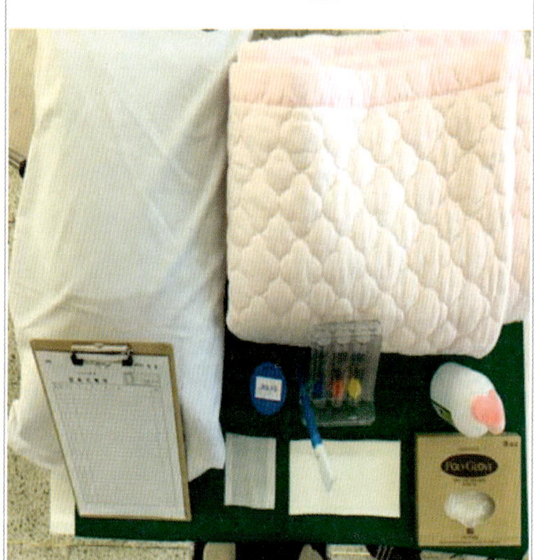	• 처치에 필요한 물품을 준비함으로써 간호를 행함에 있어서 시간을 줄이고 효율적으로 간호를 수행할 수 있다.			
3	준비한 물품을 가지고 대상자에게 가서 간호사 자신을 소개한다.	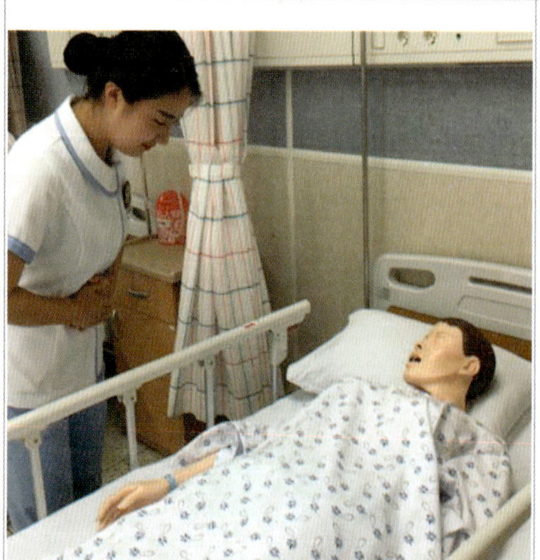	• 대상자의 불안을 감소시키고 신뢰를 형성하며 협조를 얻는다. *"안녕하세요? (학생)간호사 OOO입니다."*			

No	Step	Performance	Rational	Good (2)	Mod (1)	Poor (0)
4		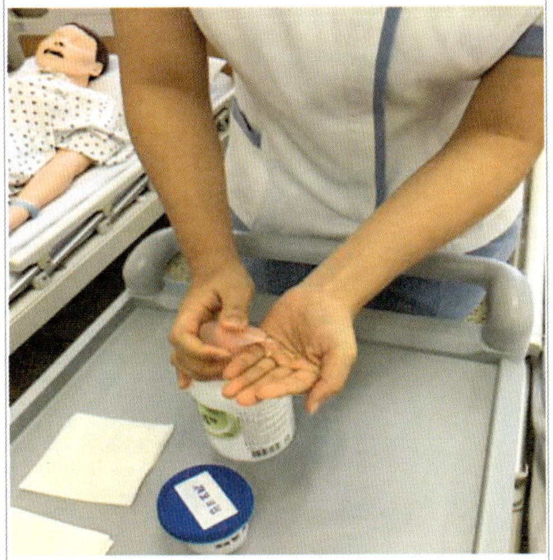	• 미생물의 전파를 감소시킨다.			
5	대상자의 이름을 개방형으로 질문하여 대상자를 확인하고, 입원팔찌와 환자리스트(또는 처방지)를 대조하여 대상자(이름, 등록번호)를 확인한다.	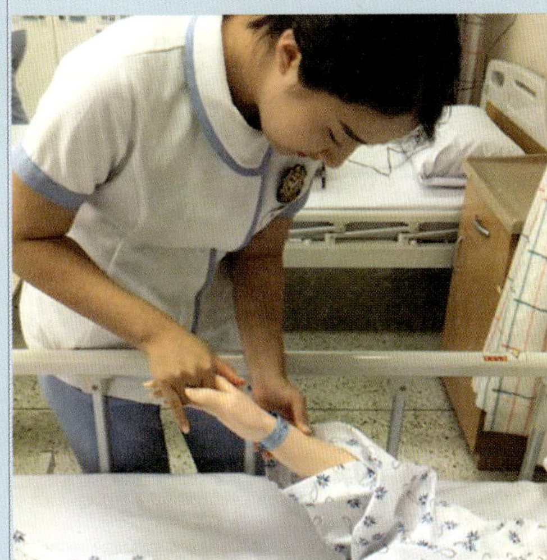	• 정확한 대상자에게 안전하고 정확한 간호를 수행한다. *"정확한 대상자 확인을 위해 성함과 등록번호를 확인하겠습니다. 환자분 성함이 어떻게 되세요? 등록번호 확인을 위해 입원팔찌를 보겠습니다. (입원팔찌와 환자 리스트를 비교하고). 네~ OOO님, 등록번호가 OOOOOO로 맞으시네요."*			
6	대상자에게 수술동의서 작성 여부를 확인하고, 수술에 대해 대상자가 정확히 알고 있는지 확인한다.	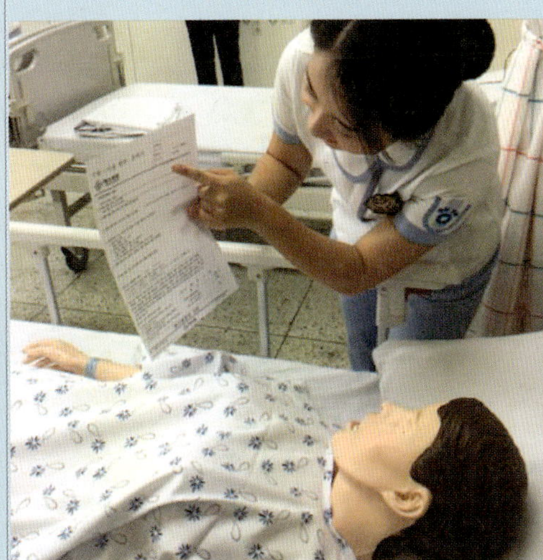	• 대상자가 수술에 대한 정보를 충분하게 받도록 도와주며, 수술로 인한 합병증과 위험률을 줄이고 수술에 관한 올바른 이해를 돕는다. *"의사선생님으로부터 수술에 대한 설명을 들으시고 수술동의서를 작성하셨나요? 수술에 대해서 이해가 되지 않거나 궁금한 사항이 있으신가요?"*			

No	Step	Performance	Rational	Good (2)	Mod (1)	Poor (0)
7	수술에 대한 불안을 사정하고 필요시 불안 완화간호를 실시한다.	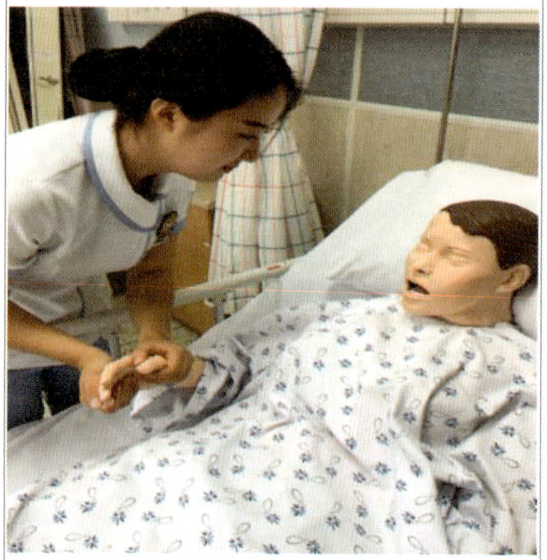	• 충분한 설명으로 불안을 감소시키고 안위를 도모한다. *"수술에 대해 불안하신가요? 수술은 잘될 거예요. 마음을 편안하게 가지세요."*			
		Incentive spirometer 사용방법 교육				
8	대상자에게 목적(수술 후 심호흡, 기침, incentive spirometer가 필요한 이유)과 절차를 설명한다.	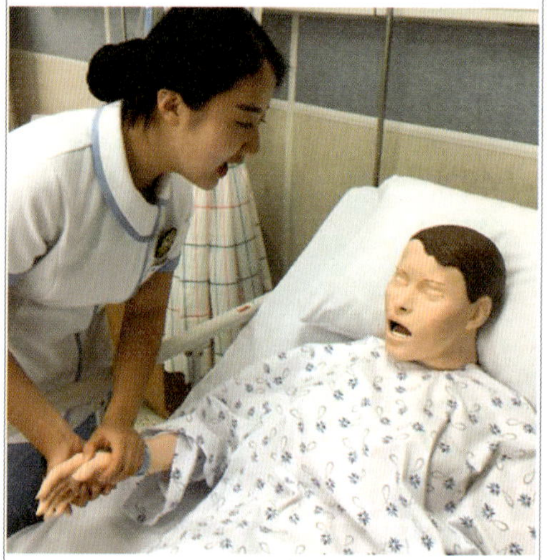	• 심호흡은 폐를 확장시키고 공기의 이동을 도와 기침을 효과적으로 하게 한다. *"수술을 하게 되면 폐기능이 저하되어 폐렴과 폐가 제대로 팽창하지 못하는 무기폐가 발생하여 회복이 지연될 수 있습니다. 그래서 심호흡과 기침을 자주 하셔야 되고 기구를 사용하면 더욱 효과적입니다. 지금부터 강화 폐활량계 사용법에 대해 알려드리겠습니다."*			
9		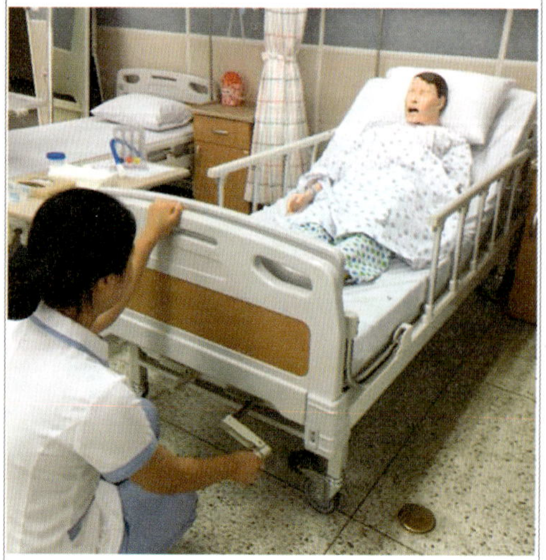	• 횡격막을 아래로 내려가게 하여 폐의 확장 범위를 증가시킨다. *"침대를 조금 올려 상체를 세워드리겠습니다."*			

No	Step	Performance	Rational	Good (2)	Mod (1)	Poor (0)
10	Incentive spirometer 사용법을 설명한다. - 최대한 숨을 내쉬고 호스를 입에 문다. - 최대한 깊게 숨을 들이마신다. - 지표가 기준선에 3~5초 유지할 수 있도록 한다.	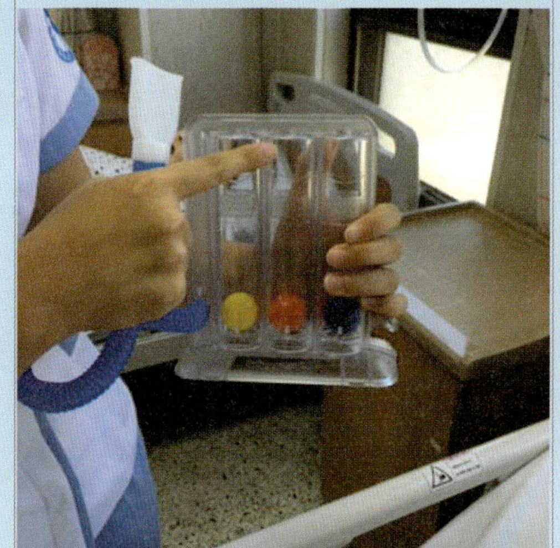	• 시범을 통해 기구의 사용법을 돕고 기능을 증진시킨다. • 강화폐활량계는 심호흡을 유도하여 최대한 폐 확장을 돕고 점액분비물의 배출을 돕고 무기폐를 예방한다. *"이 기구를 세워 잡고 최대한 숨을 내쉰 다음 호스를 입에 물고 공이 올라가도록 숨을 깊게 들이마신 후 공이 위쪽에 머물도록 숨을 3~5초 동안 멈추었다가 내쉬면 됩니다. 그리고 이 베개나 담요를 이용해서 복부를 지지하면 좀 더 편하게 하실 수 있습니다. 이 흰색 호스부분은 분리하여 물에 씻은 후 말려서 다시 사용할 수 있습니다."*			
11	대상자가 Incentive spirometer를 사용해보도록 한다.	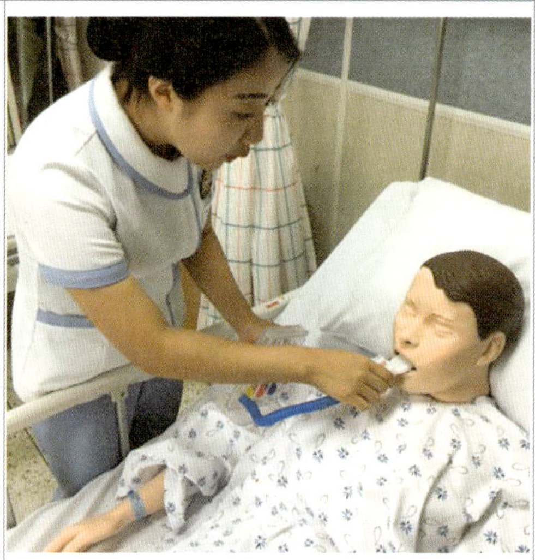	• 폐 확장을 최대로 하여 숨을 들이마신 후 멈추는 것은 폐압력을 증가시켜 폐포의 허탈을 예방하고 점액분비물을 제거한다. *"이제 기구를 사용해보도록 하겠습니다. 한번 해보시겠어요?"*			
12	대상자의 최대 흡식량을 확인하고, indicator로 지정한다.	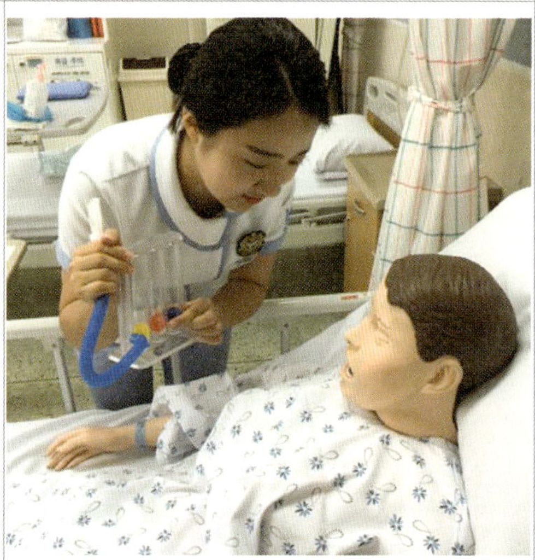	• 목표를 정해줌으로써 대상자 자신의 호흡능력 정도를 확인할 수 있고, 심호흡 능력과 패의 팽창을 증진할 수 있다. *"OOO님께서는 OO색 공까지 올리도록 노력하셔야 합니다."*			

No	Step	Performance	Rational	Good (2)	Mod (1)	Poor (0)
13	수술 후 사용 빈도, 수술부위 지지방법 등에 대해 설명한다. ※ 참고) 1) 5~10회 반복한다(1회 사용 시마다 휴지기를 가지도록 설명: 과대환기 시 두통과 어지러움 발생). 2) 1시간에 10분씩 사용하도록 설명한다. 3) 심리적으로 지지해 준다(격려해 준다).	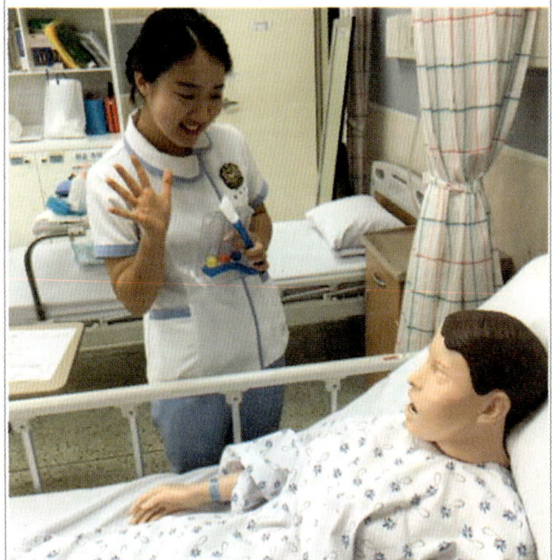	• 반복수행은 학습효과를 높이고 공기교환을 증가시킨다. *"강화 폐활량계는 수술 후에 자주 사용하셔야 합니다. 한 번 사용한 뒤 잠시 쉬었다가 다시 하시면 되고, 1시간에 5~10회 반복하여 10분 정도 수행하시면 됩니다."* *"지금부터 연습하시면 수술 후 쉽게 잘 하실 수 있습니다."*			
	수술부위 피부준비(제모제를 사용하는 경우 - 부위: 복부)					
14	대상자에게 수술부위 피부준비의 목적과 절차를 설명한다.	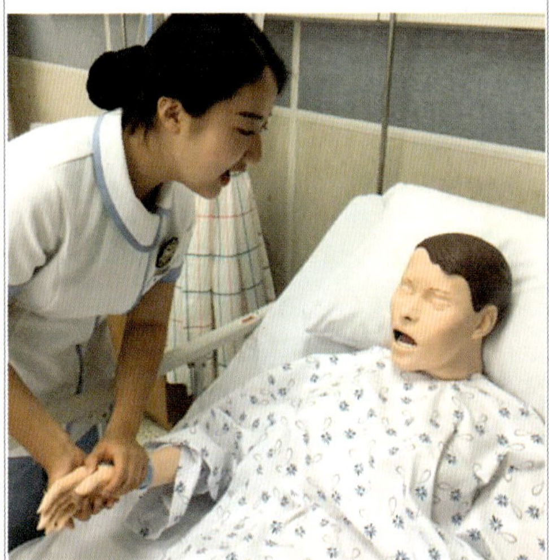	• 대상자의 불안을 감소시키고 편안함을 제공하며 협조를 얻는다. *"수술부위의 피부를 깨끗이 하고, 감염을 예방하기 위해 수술 부위를 제모 해 드리겠습니다. 통증은 없으니 편안히 계시면 됩니다."*			
15	커튼(스크린)으로 대상자의 사생활을 보호해 준다.	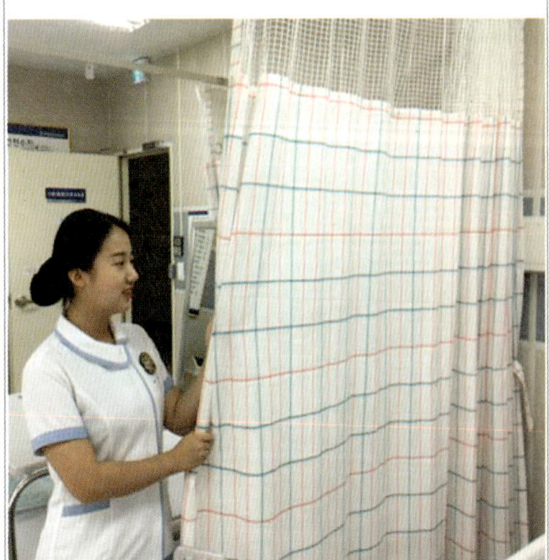	• 대상자의 프라이버시를 유지한다. *"커튼을 치도록 하겠습니다."*			

No	Step	Performance	Rational	Good (2)	Mod (1)	Poor (0)
16	일회용 장갑을 착용한다.	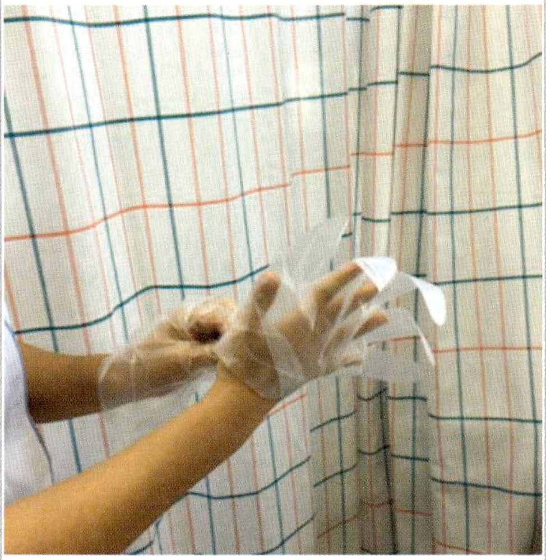	• 미생물의 전파를 감소시킨다.			
17	제모제 피부 민감성 반응검사를 한다. 예) 피부(손목 안쪽)에 소량의 제모제를 바른 후 일정 시간(제품설명서에 제시된 시간) 동안 그대로 둔 다음 피부 반응을 확인한다.	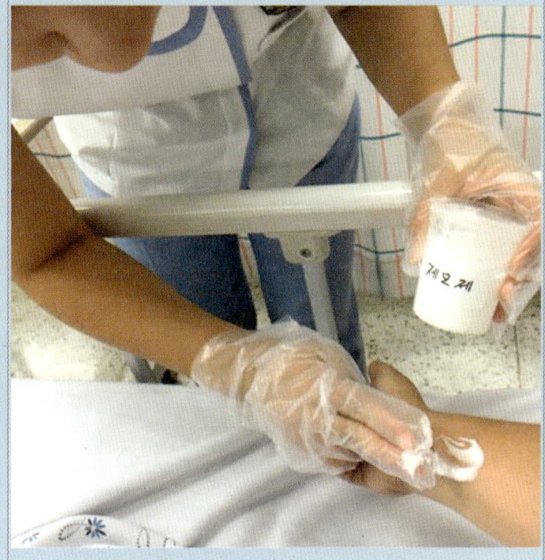	• 알레르기 유발물질로부터 피부를 보호한다. *"제모제를 사용하여 털을 제거할 것입니다. 제모제 특이반응 여부를 확인하기 위해 먼저 손목 안쪽에 소량의 제모제를 바른 후 2~3분 후 피부반응을 보도록 하겠습니다."*			
18	피부반응 확인 결과 발진이 없으면 누운 자세에서 복부를 노출시킨다.	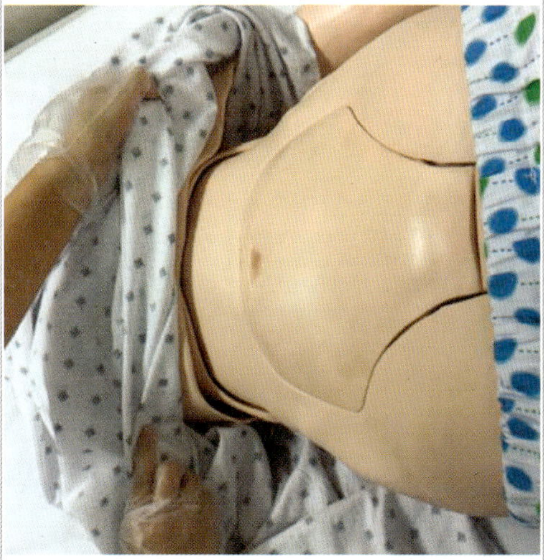	• 불필요한 노출은 최소화하고 신체의 나머지 부위는 노출되지 않게 덮어준다. *"수술부위를 확인하겠습니다."*			

No	Step	Performance	Rational	Good (2)	Mod (1)	Poor (0)
19	제모제를 수술부위 전체에 바르고 문지르지 않도록 한다.	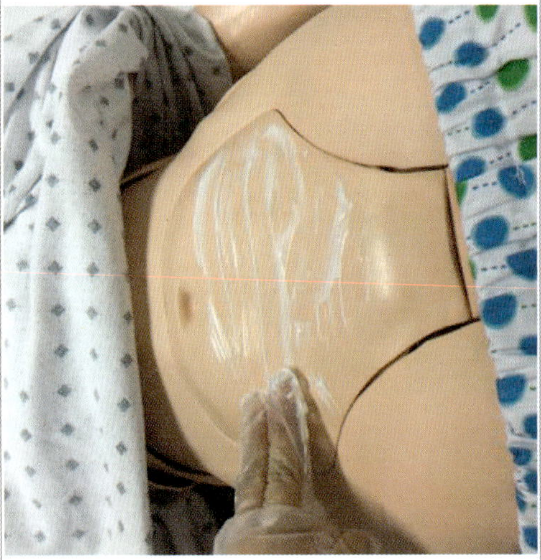	*"발진이나 특이한 반응이 나타나지 않아 제모제를 수술부위에 바르겠습니다. 조금 차가울 수 있습니다."* *"문지르지 마시고 5분 후에 다시 와서 확인하겠습니다."*			
20		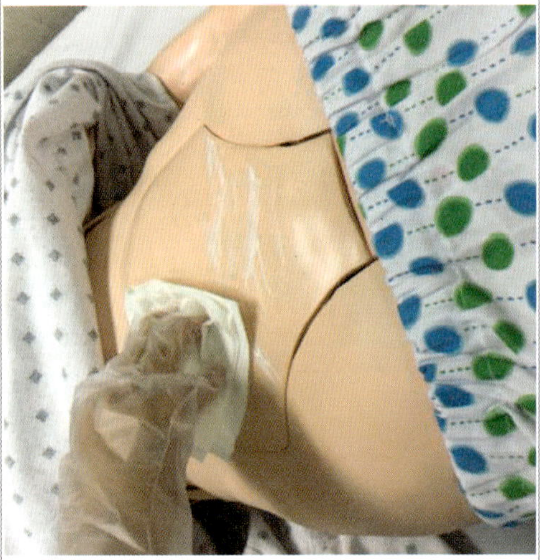	• 일정 시간을 초과하면 피부 문제가 발생할 수 있다. *"제모제를 닦아드리겠습니다."*			
21	일회용 장갑을 벗는다.	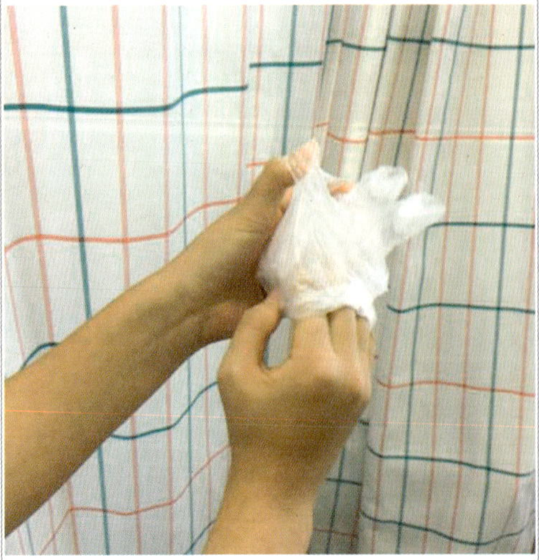				

No	Step	Performance	Rational	Good (2)	Mod (1)	Poor (0)
22	손소독제로 손위생을 실시한다.	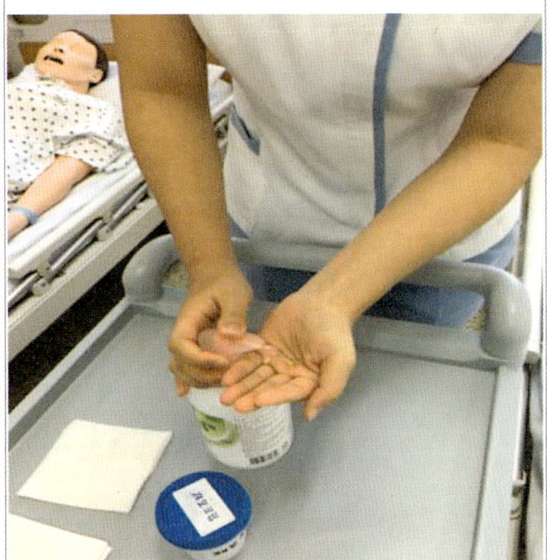	• 미생물의 전파를 감소시킨다.			
23	수술부위(복부 전체, 유두선부터 서혜부 윗부분까지) 제모 여부를 확인한다.	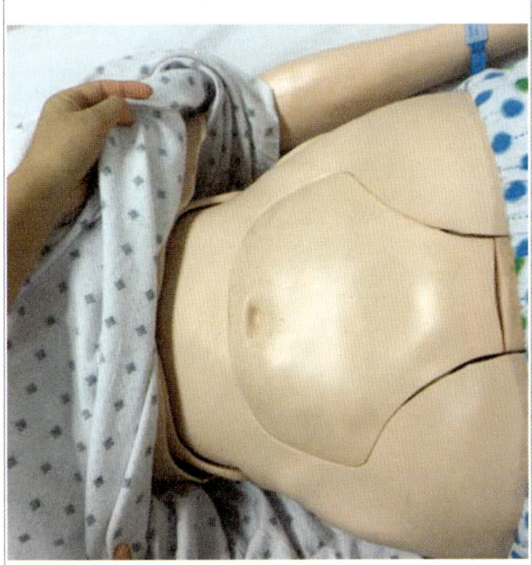	• 감염의 위험성을 감소시킨다. *"제모가 잘 되었는지 확인하겠습니다. 제모가 잘 되었습니다."*			
24		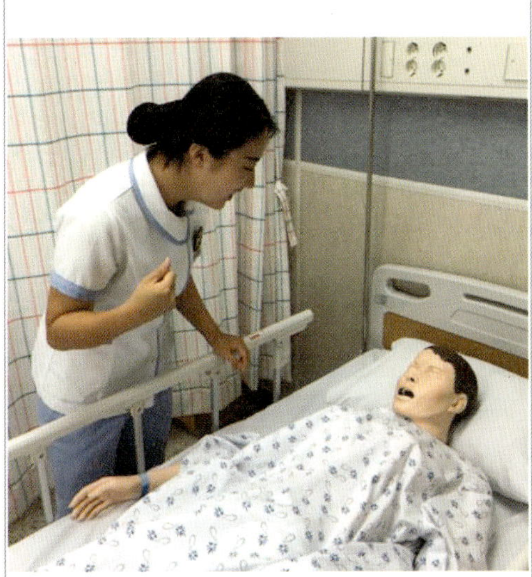	• 감염의 위험성을 감소시킨다. *"제모제를 닦았는데 불쾌한 느낌이 드신다면 샤워하셔도 됩니다."*			

No	Step	Performance	Rational	Good (2)	Mod (1)	Poor (0)
25	대상자를 편안하게 해주고 사용한 물품을 정리한다.	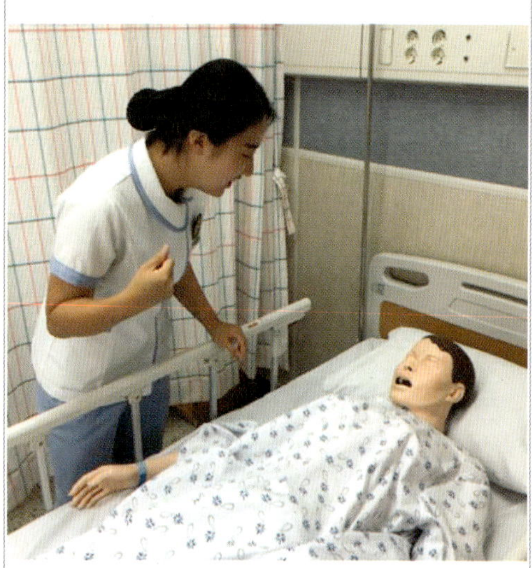	*"협조해주셔서 감사합니다."*			
		주의사항 설명				
26	전일 금식 및 장준비를 하도록 교육한다(수술 전날 의사가 지시한 시간에 따라 물을 포함한 어떠한 경구섭취도 하지 않도록 한다).	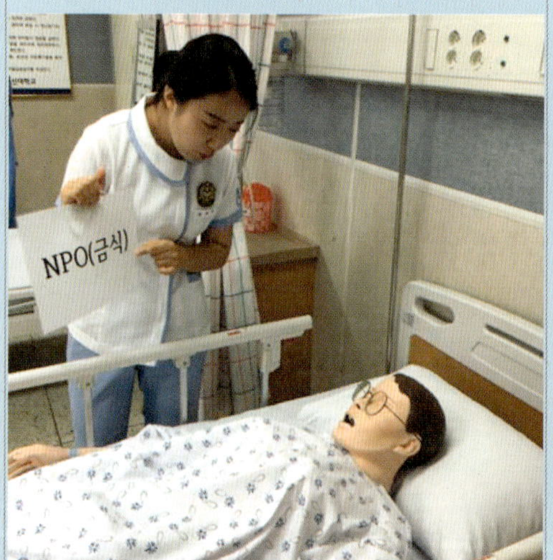	• 전신마취로 인해 위괄약근이 이완되면 위 내용물이 역류하여 흡인의 위험성이 있으며, 수술과정 동안 배변을 막고 수술 후 복부 팽만을 예방한다. *"밤 10시부터는 물을 포함해서 아무것도 드시면 안 됩니다."*			
27	의치나 보철기, 보청기, 악세서리, 속옷, 안경, 콘텍트렌즈, 화장(입술, 매니큐어, 페디큐어 등) 등 제거, 흔들리는 치아 확인, 수술 가기 전 소변보기 등을 교육하고 확인한다.	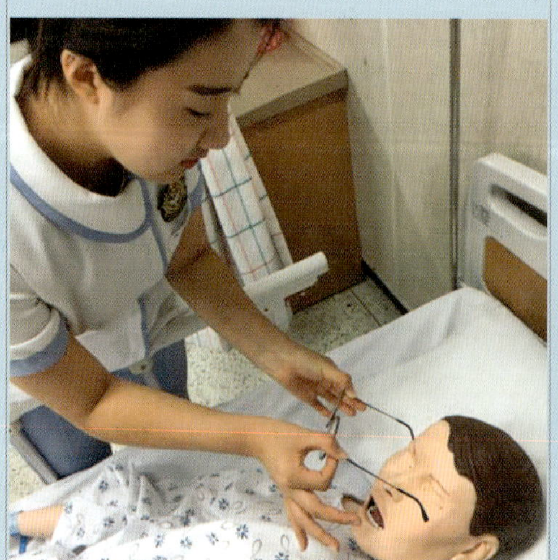	• 의치나 보청기는 수술 중 빠질 위험이 있고 호흡기를 폐쇄시킬 수 있다. *"수술 전 속옷이나 의치, 보청기, 렌즈, 악세서리 등은 모두 제거하셔야 합니다. 혹시 흔들리는 치아가 있으신가요? 수술 가시기 전에 소변을 봐주세요."*			

No	Step	Performance	Rational	Good (2)	Mod (1)	Poor (0)
28	귀중품은 병원 규정에 따라 보관함에 넣고 잠그거나 가족이 보관하도록 설명한다.	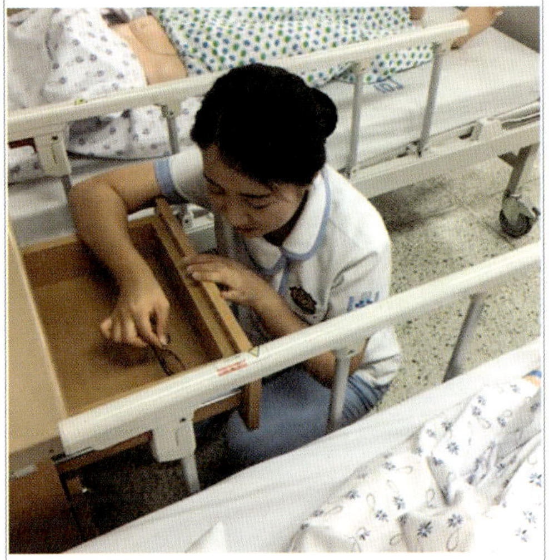	• 귀중품 도난을 예방한다. *"귀중품은 분실될 우려가 있으므로 보호자 분께 맡기시거나 옆에 잠금장치가 있는 보관함에 보관해주세요."*			
29	사용한 물품을 정리한다.	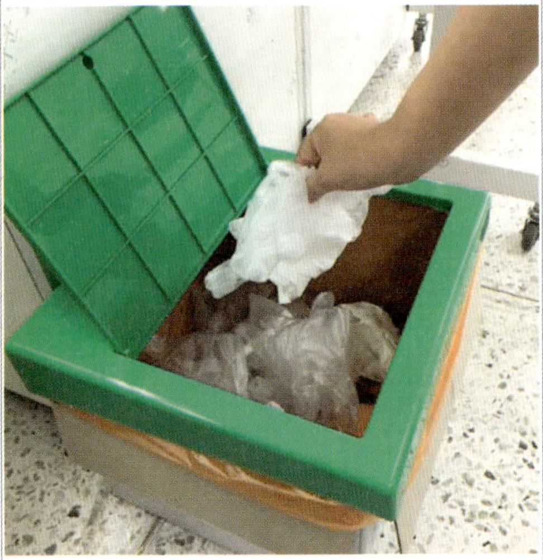	• 사용한 물품은 감염성 폐기물과 일반폐기물을 분리하여 감염의 위험을 방지한다.			
30		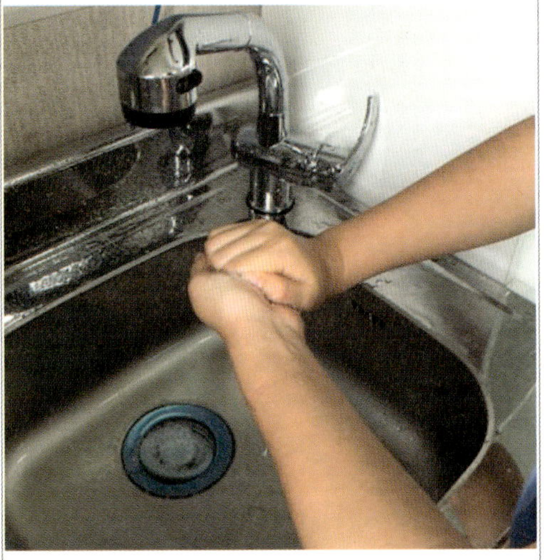	• 미생물의 전파를 감소시킨다.			

No	Step	Performance	Rational	Good (2)	Mod (1)	Poor (0)
31	수행 결과를 대상자의 간호기록지에 기록한다. 1) 교육내용 2) 피부준비 수행내용 3) 수술부위 상태	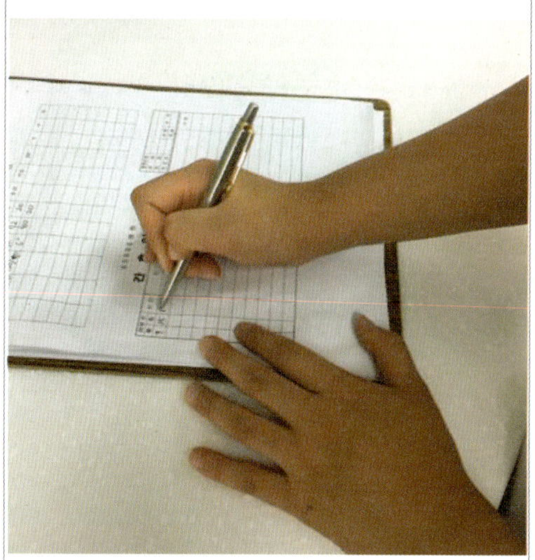	• 정확한 간호기록은 대상자의 상태에 대한 정보를 제공하며, 의사소통의 기능 및 법적 효력을 갖는다.			
총점				/62		
환산점수				/90		

간호기록지
(수술 전 간호)

병록번호			
이름			
성별		나이	
진료과		병실	

일자	시간	간호내용	서명
10/19	17:00	수술동의서 서명, 수술의 목적을 이해하고 있음을 확인함. 수술 후 폐합병증	
		예방에 필요한 심호흡, 기침방법과 Incentive spirometer 사용법을 교육함.	SN. OOO
	17:15	수술부위 제모의 목적과 방법에 대해 설명한 후 피부민감성 반응검사를 위	
		해 손목 안쪽에 소량의 제모제를 도포함. ————	SN. OOO
	17:40	제모제 민감성 없음을 확인하고 유두선 밑에서 서혜부 윗부분까지 도포함.	
		5분 후 젖은 거즈로 제모제를 닦아내고 샤워하도록 설명함.————	
		수술 부위에 체모는 관찰되지 않으며, 제모부위 상태 청결함.————	SN. OOO
	20:00	수술 전 최소 8시간 전부터 금식의 필요성과 M/N부터 금식할 것을 설명함.	
		수술 전 주의사항 교육함(귀중품 보관, 틀니, 머리핀, 반지, 시계, 팔찌,	
		보청기, 매니큐어, 렌즈 제거, 수술 후 입원병실 등). 심리적 지지함. ————	SN. OOO
성찰하기			

평 가

* 수행항목 합계(90점 만점) * 평가항목 합계(10점 만점) * 총점: 수행항목 점수 + 평가항목(100점 만점)

날짜(점수) / 평가항목										
1. 지 식(2)										
2. 대상자 교육(2)										
3. 태도/용모(2)										
4. 정확성(2)										
5. 신속성(2)										
계(10)	/10	/10	/10	/10	/10	/10	/10	/10	/10	/10
총점(100점)	/100	/100	/100	/100	/100	/100	/100	/100	/100	/100

평가자 comment	날 짜	평 가 내 용	확 인

연습문제

1. 수술 후 폐합병증 예방을 위한 수술 전 간호로 옳은 것은? ( )

   1) 처방에 따른 항생제 투여로 가능하다.
   2) 장이나 방광을 자주 비우도록 하고 체크한다.
   3) 기침과 심호흡, 강화폐활량계의 사용법을 교육한다.
   4) 체위변경, 다리운동, 항색전용 스타킹 착용을 돕는다.
   5) 수술 후 마약성 진통제를 사용하여 통증을 줄여준다.

2. 수술 전 대상자 교육내용으로 옳지 않은 것은? ( )

   1) 수술 전반에 관한 설명은 금기시하고 오직 의사에게 의뢰한다.
   2) 수술 전 후 발생 가능한 사항에 대해 설명한다.
   3) 머리핀, 보청기, 틀니, 렌즈, 반지, 장식용품은 모두 제거해야 한다고 설명한다.
   4) 궁금한 사항에 대해 언제든지 질문하도록 설명한다.
   5) 수술 전 주의사항, 금식의 필요성을 설명한다.

3. 수술 전날 밤 대상자가 불안을 호소하고 있다. 심리적 지지를 위한 간호중재는? ( )

   1) 수술 후 합병증 발생에 대해 설명하고 그에 대한 해결책을 생각하도록 한다.
   2) 불안을 사정하고 수술의 목적과 절차 등을 설명하며 경청한다.
   3) 수술에 대해 아무 문제 없으니 걱정할 필요가 없다고 안심시킨다.
   4) 두려움과 근심은 건강을 해치니 좋은 기억을 회상하며 생각하도록 교육한다.
   5) 가족은 불안을 증가시킴으로 가급적 곁에 있지 않도록 한다.

7. 수술 후 간호(배액관-JP, Hemovac 관리, IV PCA 관리)

성취목표	▪ 수술 후 간호의 목적과 절차를 설명할 수 있다. ▪ 수술 후 간호에 필요한 물품을 준비할 수 있다. ▪ 수술 후 간호(수술부위 확인, 배액관 관리, 통증간호, 섭취와 배설, 조기이상 등)를 수행할 수 있다. ▪ 수술 후 간호 수행을 기록할 수 있다. ▪ 수술 후 합병증 예방간호를 할 수 있다.
선행지식	▪ 수술 후 상처배액 종류에 따른 관리법 ▪ 수술 후 통증관리 ▪ 수술 후 합병증 ▪ 수술 후 간호
필요장비 및 물품	▪ 전신 마네킹 또는 부분 복부 모형 ▪ 소독솜 & 쟁반(tray), 곡반 ▪ IV PCA, Hemovac, JP drain ▪ 배액 측정컵 ▪ 일회용 장갑 ▪ 일반 의료폐기물 전용용기 ▪ 손소독제, 간호기록지 ▪ 겸자(kelly, 필요시) 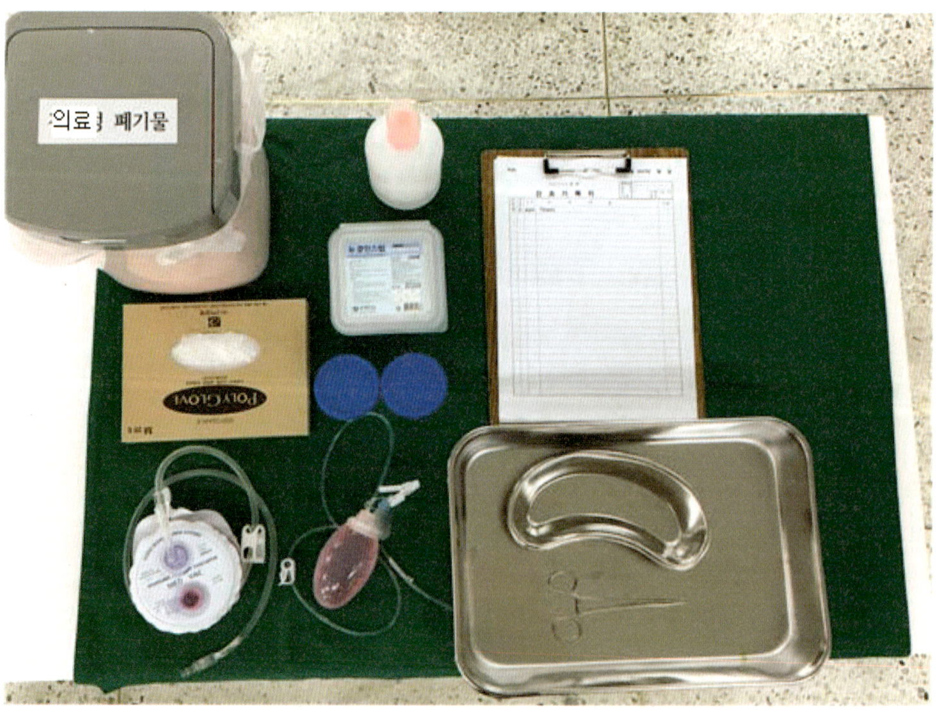
수행시간	▪ 11 분(수행 7 분, 전·후 손씻기 2 분, 기록 2 분)

[수술 후 간호] 선행자가학습

1. 목적

1) 대상자에게 신체적 안위와 정서적 지지를 제공한다.
2) 통증조절을 효율적으로 한다.
3) 감염위험과 피부 손상을 막고 상처치유를 촉진한다.
4) 대상자가 최적의 상태에서 적정수준의 기능을 할 수 있도록 돕고 합병증을 예방한다

2. 수술 후 상처배액 종류에 따른 관리법

1) 상처배액의 종류

① 장액성: 혈액의 혈청과 장액으로부터 나온 배액으로 투명하고 물 같음
② 혈액성: 다량의 적혈구로 구성되어 있고 혈액처럼 보임. 밝고 붉은 배액은 최근 출혈, 검붉은 배액은 오래된 출혈을 의미함
③ 화농성: 박테리아, 백혈구로 구성되어 있고 색깔은 초록색, 황갈색 등으로 불결한 냄새가 남.

2) 배액관의 종류

① Penrose drain: 개방형 배액체계로 상처 안으로 들어가는 것을 방지하기 위해 안전핀으로 고정함
② JP(Jackson-Pratt) drain, Hemovac: 폐쇄형 배액 체계로 음압을 이용하여 배액이 흡인됨

3) 배액 관리

① 드레싱 교환 및 흡인백 비우기 전후에 손을 씻도록 한다.
② 드레싱 교환 시 배액관이 움직이지 않도록 한다.
③ 흡인백을 비울 때는 잠금장치를 하고, 내용물을 비운 후에는 소독솜으로 배출구와 뚜껑을 닦고 흡인백을 눌러 음압상태에서 닫는다.
④ 배액관의 개방성을 점검하고 꼬이거나 당기지 않도록 고정한다.
⑤ 배액관 삽입부위 상태, 상처배액의 특성(배액의 종류, 양, 색깔, 점도, 냄새 등)을 관찰하고 기록한다.
⑥ 분비물의 증가나 선홍색의 혈액성 분비물이 발생될 때는 의사에게 보고한다.
⑦ 배액 관리에 대해 대상자 및 가족을 교육한다.

3. 수술 후 통증 관리

1) 통증 관련 요인과 통증의 특성(부위, 정도, 지속시간, 양상, 악화요인/완화요인)을 사정한다.
   통증사정 도구: Numeric rating scale, Visual analog scale, Face pain rating scale
2) 수술 후 2~3일 동안은 마약성 진통제를 투여할 수 있다.
3) 자가통증조절기(PCA) 적용 시 사용방법을 교육한다.
4) 마약성 진통제의 부작용(오심, 구토, 호흡의 억제, 어지러움, 저혈압, 변비 등)을 사정한다.
5) 치료적 환경(실내온도, 습도, 조명, 방문객)을 조성한다.
6) 비약물적 중재(체위 변경, 온찜질과 냉찜질, 이완요법, 음악요법, 마사지요법)를 수행한다.
7) 약물투여 날짜와 시간, 투여 용량, 투여 경로, 대상자가 경험하는 통증 조절약물의 효과를 기록한다.
8) 통증 관리에 대한 대상자 및 가족을 교육한다.
 ① 통증을 참을 수 없을 때까지 기다리지 말고, 통증에 대한 느낌을 잘 표현할 수 있도록 격려한다.
 ② 약물의 부작용과 치료의 합병증을 교육한다.

4. 수술 후 합병증

1) 호흡기계 : 폐렴, 무기폐, 폐색전증 등
2) 순환기계 : 출혈, 혈전성 정맥염, 저혈량 쇼크 등
3) 소화기계 : 오심과 구토, 복부팽만, 마비성 장폐색 등
4) 비뇨기계 : 요정체, 요로감염 등
5) 상처 : 상처감염, 상처열개, 내장돌출 등

5. 수술 후 간호

1) 호흡기계 합병증 예방
① 수술 후 초기 호흡의 측정은 대상자의 상태에 따라 필요 시 자주 측정한다.
② 올바른 심호흡, 기침, 강화폐활량계 사용, 체위변경을 실시하여 폐확장과 폐분비물 제거를 증진한다. (뇌, 목, 척추, 눈 수술 후의 대상자는 기침하지 않도록 함)

2) 순환기계 합병증 예방
① 순환장애를 나타내는 증상을 사정한다.
a. 입술과 손톱이 창백하거나 청색증 유무, 차가운 피부를 관찰한다.
b. 활력징후를 측정하여 비정상적인 혈압 및 맥박을 확인한다.
② 혈액순환 증진을 위해 가능한 한 1시간 간격으로 다리운동, 2시간 간격으로 체위변경을 실시한다.

3) 전해질 균형 상태 사정
① 섭취량과 배설량 체크: 정맥주입량, 소변량, 배액량, 탈수증상, 부종 등을 관찰한다.
② 배뇨양상 사정: 자연배뇨를 유도하고 수술 후 8시간 동안 배뇨곤란 시 보고하고 도뇨를 실시한다.
③ 장운동이 회복되면 소량의 수분섭취가 가능하며 수분의 균형상태를 사정한다.
④ 물 - 유동식 - 연식 - 상식 순서로 단계별 영양을 공급한다

4) 수술부위 감염예방 : 수술부위 상처 및 배액관 삽입부위, 삼출물의 특성을 사정한다.

5) 통증 관리 : 진통제 사용 및 부작용, IV PCA 사용법과 부작용에 대해 설명한다.

6) 조기이상 격려
① 대상자의 상태를 고려하여 가능한 수술 다음 날부터 운동을 시작하도록 격려한다.
② 하지의 정맥혈류귀환을 돕고 점차 운동량을 늘려 신체상태의 빠른 회복을 도모한다.

사례적용	박OO(남, 60세) 환자는 급성 복막염 진단 하에 복부수술 후 병실로 돌아왔다. 왼쪽 팔 혈관에 KCl 30mEq/L이 첨가된 5% Dextrose solution 1L를 150mL/hr로 주입 중이다. IV PCA, 배액관(hemovac) 및 유치도뇨관이 삽입되어있으며 배액관에 1/3 정도의 배액이 차 있다. 대상자를 위한 IV PCA, 배액관(hemovac) 관리 등 적절한 간호를 수행하시오.

수술 후 간호

번호	수행항목	시연	이론적 근거 / 구두설명	잘됨 (2)	보통 (1)	안됨 (0)
1	물과 비누로 손위생을 실시한다.	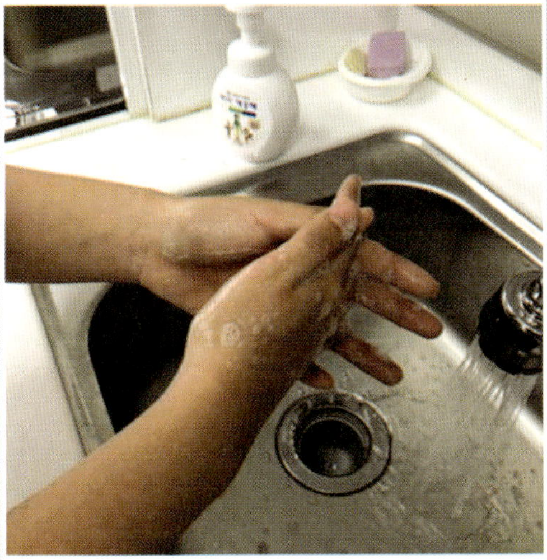	• 미생물의 전파를 감소시킨다.			
2		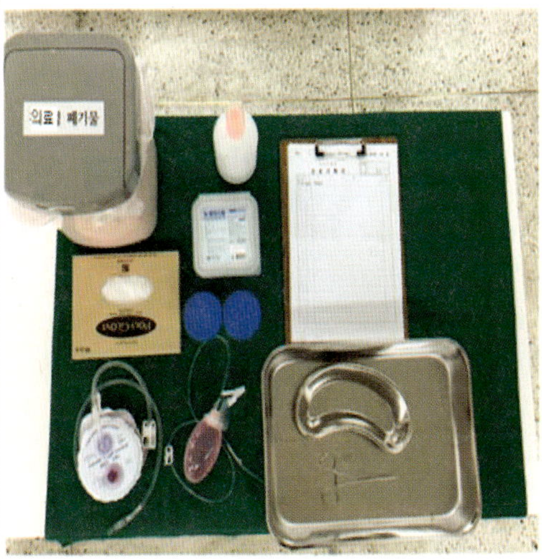	• 처치에 필요한 물품을 준비함으로써 간호수행 시간을 줄이고 효율적으로 간호를 수행할 수 있다.			
3		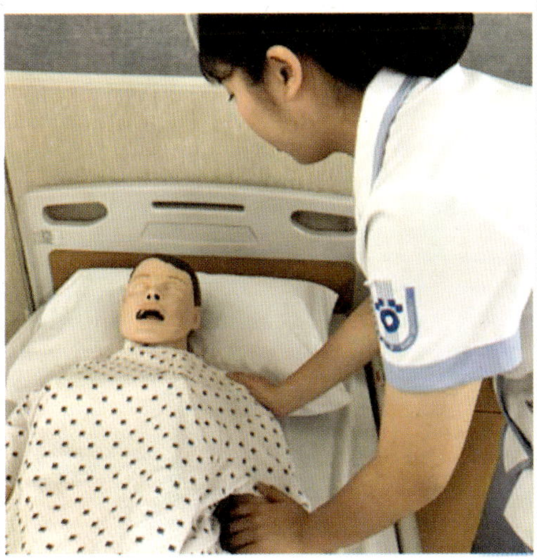	• 대상자의 불안을 감소시키고 신뢰를 형성하며 협조를 얻는다. *"안녕하세요? (학생)간호사 OOO입니다."*			

번호	수행항목	시연	이론적 근거 / 구두설명	잘됨 (2)	보통 (1)	안됨 (0)
4	손소독제로 손위생을 실시한다.	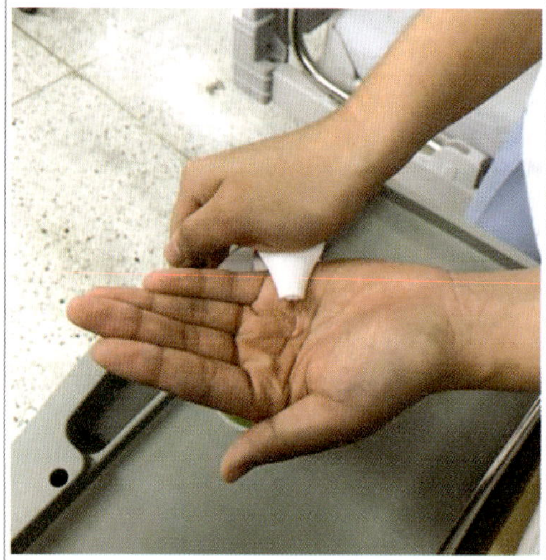	• 미생물 전파를 감소시킨다.			
5	대상자의 이름을 개방형으로 질문하여 대상자를 확인하고, 입원팔찌와 환자리스트(또는 처방지)를 대조하여 대상자(이름, 등록번호)를 확인한다.	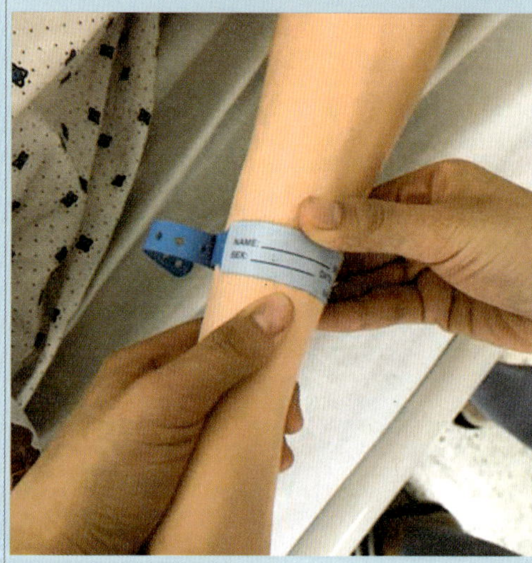	• 정확한 대상자에게 안전하고 정확한 간호를 수행한다. *"정확한 대상자 확인을 위해 성함과 등록번호를 확인하겠습니다. 환자분 성함이 어떻게 되세요? 등록번호 확인을 위해 입원팔찌를 보겠습니다. (입원팔찌와 환자 리스트를 비교하고). 네~ OOO님, 등록번호가 000000로 맞으시네요."*			
IV PCA 관리 교육						
6	대상자에게 IV PCA 적용의 목적과 절차에 대해 설명한다.	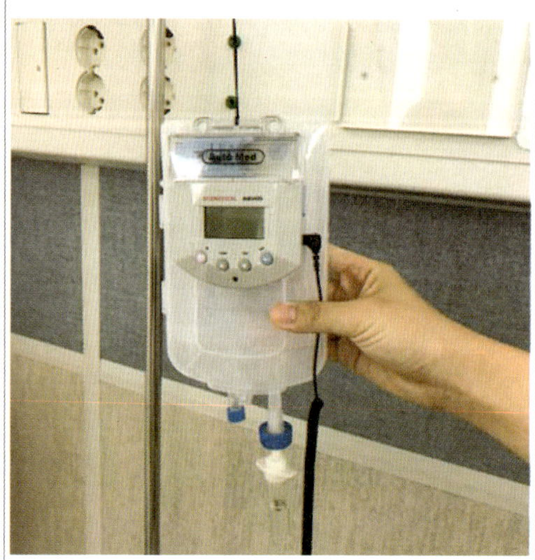	• 정맥주입과 연결되어 있어서 필요 시 버튼을 누르면 정해진 양의 약물이 혈관으로 주입된다. 대상자가 스스로 장치를 작동할 수 있도록 교육한다 *(IV PCA를 보여주면서) "OOO님, 이것은 자가통증조절기입니다. 통증조절을 위해 OOO님께서 스스로 진통제를 투여할 수 있습니다."*			

번호	수행항목	시연	이론적 근거 / 구두설명	잘됨 (2)	보통 (1)	안됨 (0)
7		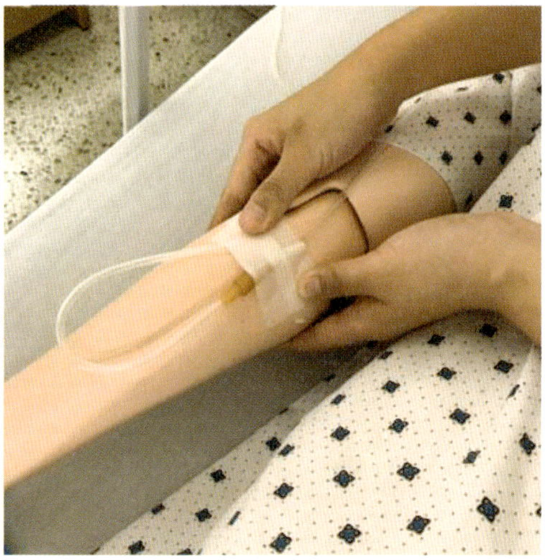	• 정맥주입과 연결되기 때문에 주사부위에 부종, 발적, 통증 등이 없어야 한다. *(IV site를 살펴보면서)* *"혹시 통증 있으신가요? 붓거나 출혈되지 않습니다."*			
8	IV PCA의 사용방법(버튼기능, 용량, 간격)에 대해 설명한다. 1) 주입펌프에 달린 버튼을 누르면 정해진 용량이 주입된다. 2) 정해진 용량이 투여된 후 일정기간(보통 10~15분간) 버튼을 눌러도 진통제가 투여되지 않음을 설명한다.	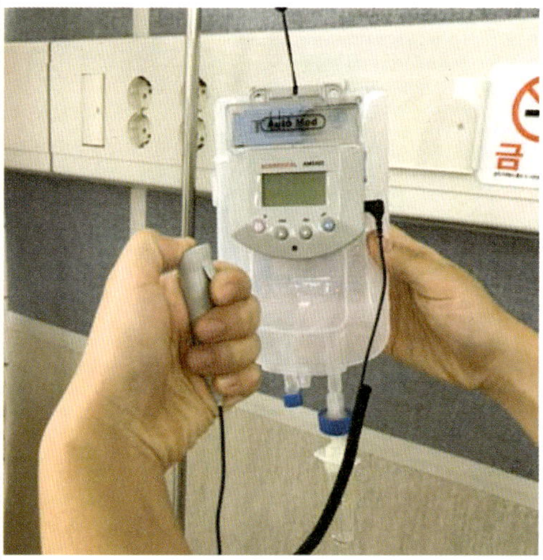	• 마약성 약물로 인한 부작용이 발생될 수 있음을 설명하고 약물의 과용량 주입을 막는다. *"누르지 않아도 약물이 소량씩 들어가고 있습니다. 아프시면 이 버튼을 누르시면 됩니다. 정해진 용량이 투여된 후 10~15분 동안은 버튼을 눌러도 진통제가 들어가지 않습니다."*			
9	IV PCA의 부작용(오심, 구토, 어지러움 등)에 대해 설명하고, 부작용이 있으면 즉시 알려줄 것을 교육한다.	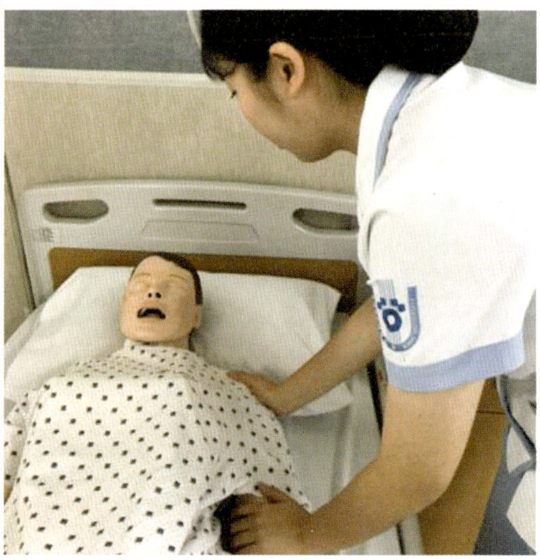	• 마약성 약물의 부작용에 대해 설명한다. *"자가통증조절기에는 마약성 진통제가 들어있어 많은 양이 들어가면 매스꺼움, 구토, 어지러움증이 나타날 수 있습니다. 이러한 증상이 있으면 즉시 말씀해 주세요."*			

<table>
<tr><th>번호</th><th>수행항목</th><th>시연</th><th>이론적 근거 / 구두설명</th><th>잘됨 (2)</th><th>보통 (1)</th><th>안됨 (0)</th></tr>
<tr><td colspan="7">JP drain 혹은 Hemovac 관리</td></tr>
<tr><td>10</td><td>대상자에게 배액관 적용의 목적과 절차에 대해 설명한다.</td><td>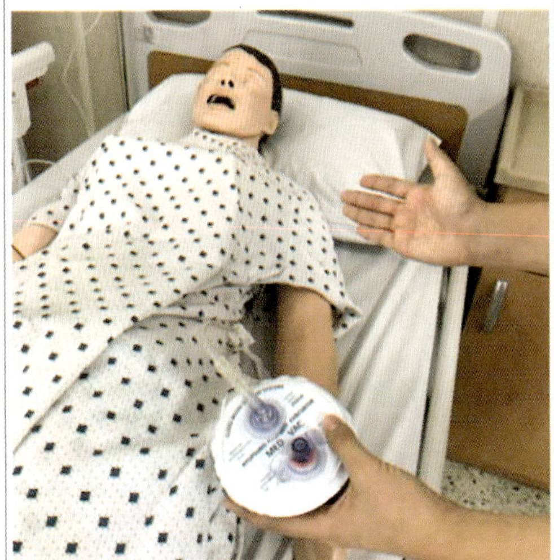</td><td>• 대상자의 불안을 감소시키고 편안함을 제공하며 협조를 얻는다.

"수술 부위로부터 나오는 배액을 모으기 위해 현재 배액관이 삽입되어 있습니다. 배액관을 확인한 후 배액물을 비워드리겠습니다."</td><td></td><td></td><td></td></tr>
<tr><td>11</td><td></td><td>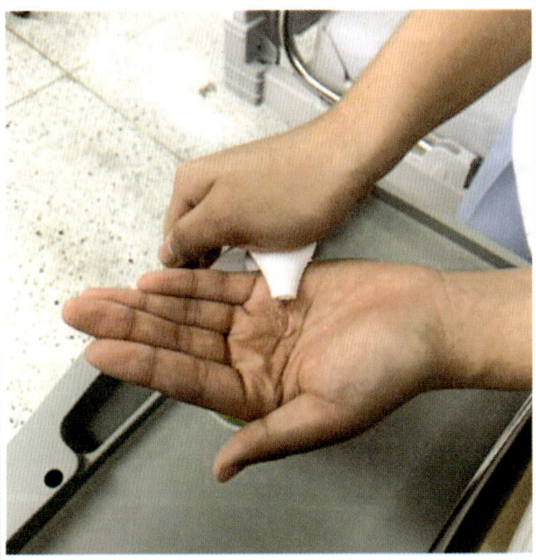</td><td>• 미생물의 전파를 감소시킨다.</td><td></td><td></td><td></td></tr>
<tr><td>12</td><td>일회용 장갑을 착용한다.</td><td>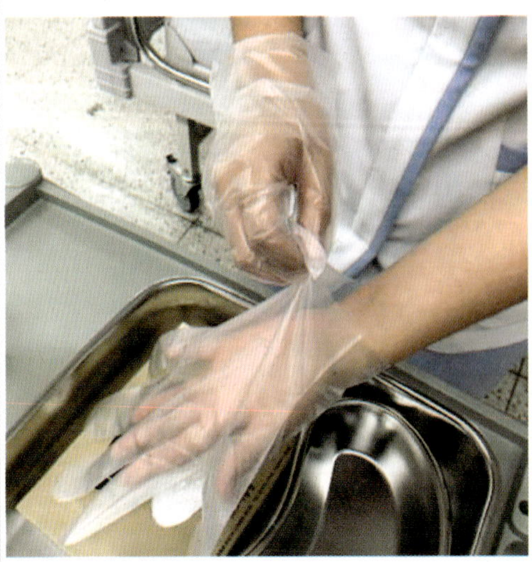</td><td>• 손의 오염을 방지한다.</td><td></td><td></td><td></td></tr>
</table>

번호	수행항목	시연	이론적 근거 / 구두설명	잘됨 (2)	보통 (1)	안됨 (0)
13	배액이 잘되고 있는지, 배액관이 꼬이거나 접혀 있지 않은지, 막힌 부분이 없는지 배액관을 확인한다.	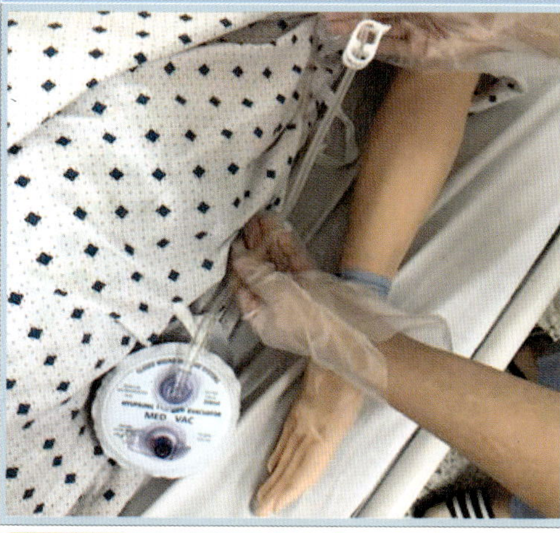	• 배액을 원활하게 한다. 배액관의 개방성 유지가 안 될 경우 감염이 발생될 수 있다.			
14	배액관 삽입부위 dressing 상태(부종, 발적, 삼출물, 출혈 등)를 확인한다.	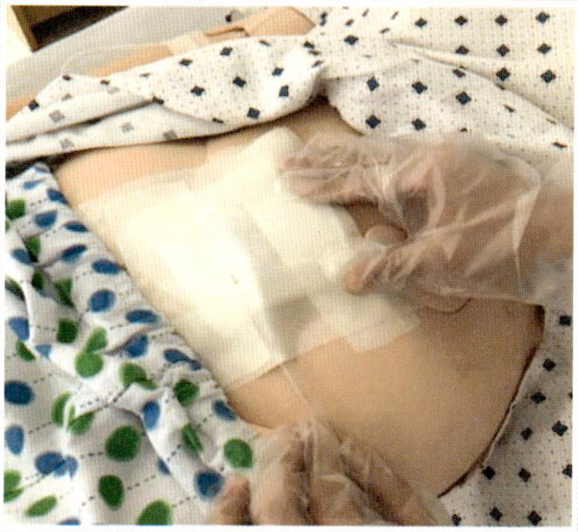	• 감염의 증상을 점검한다. *"배액관 삽입 부위를 확인해 보겠습니다. 붓거나 빨갛거나 배출물, 출혈이 없습니다."*			
15	배액관 위쪽을 잠근 후 흡인백을 안전하게 잡고 주의 깊게 마개를 연다.	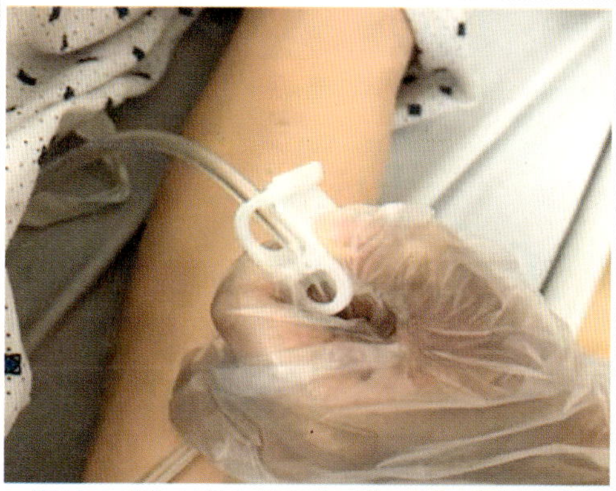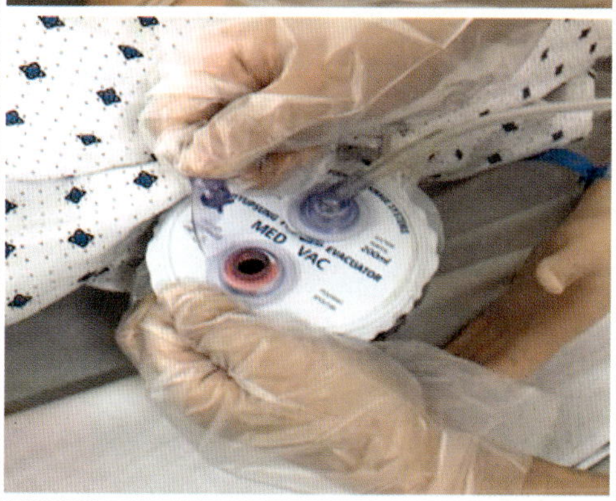	• 배액관을 잠그지 않을 경우 흡인백의 내용물이 역류될 수 있고 상처감염이 초래될 수 있다.			

번호	수행항목	시연	이론적 근거 / 구두설명	잘됨 (2)	보통 (1)	안됨 (0)
16	흡인백의 내용물을 눈금이 있는 측정컵에 옮겨 담는다.	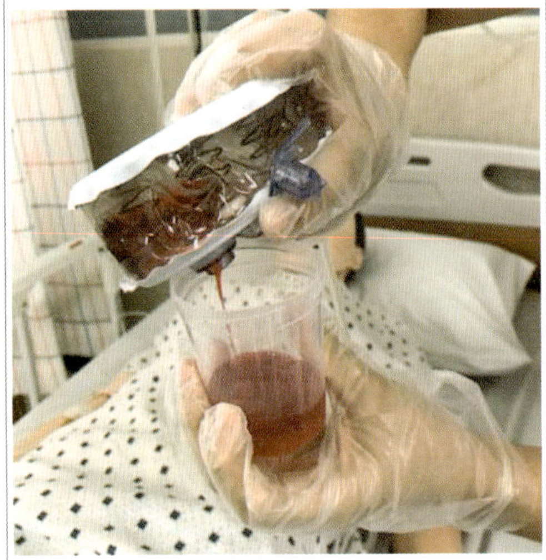	• 숫자가 표시된 컵을 사용하여 정확한 배액량을 측정한다.			
17	소독솜으로 배출구와 흡인백 마개를 닦고 사용한 소독솜을 곡반에 버린 후 흡인백을 눌러 음압이 유지된 상태에서 배출구를 닫는다.	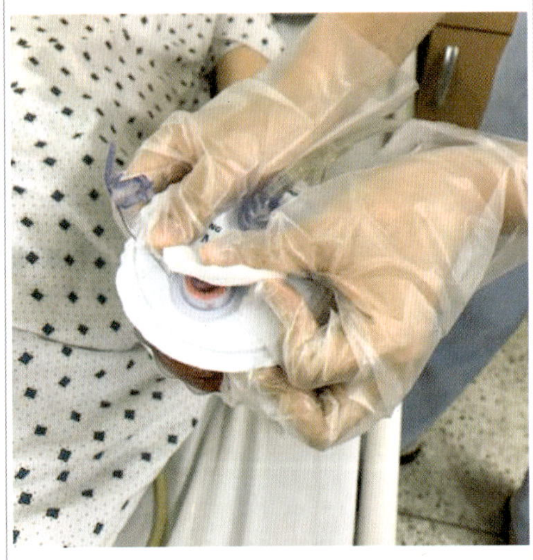 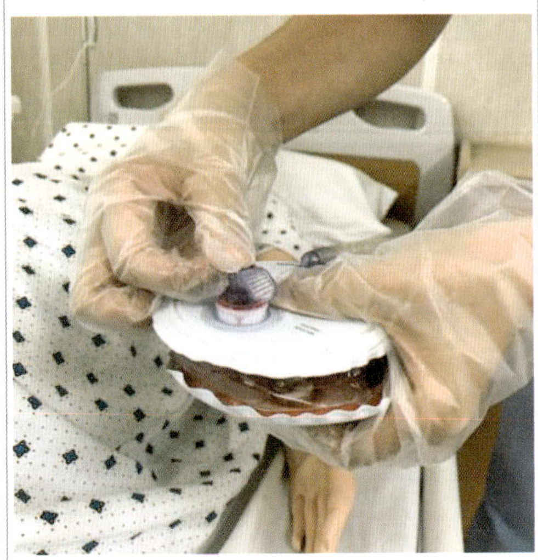	• 흡인백 마개와 배출구를 소독하여 미생물의 유입을 막는다. 흡인백을 반드시 눌러 음압 상태에서 배출구를 닫으면 흡입력을 유지할 수 있어 배액이 될 수 있다.			

번호	수행항목	시연	이론적 근거 / 구두설명	잘됨 (2)	보통 (1)	안됨 (0)
18	배액관 위쪽의 잠금장치(clamping)를 열어서 배액 여부를 확인한다.	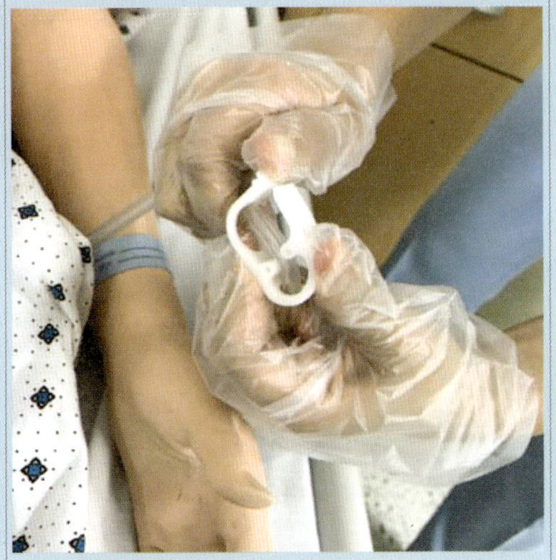	• 배액관이 꼬이거나 당기지 않도록 주의하고 대상자에게 주의사항을 설명한다.			
19	배액용 측정컵에 담긴 배액양상(배액의 양, 색깔, 투명도)을 확인한다.	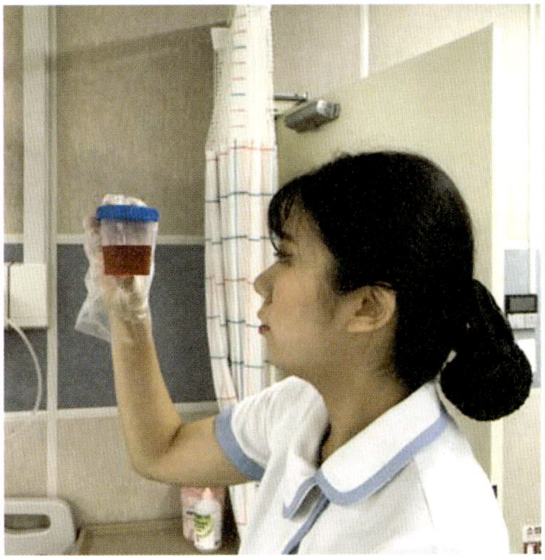	• 배액량은 점차 감소하며, 배액의 색은 출혈성, 장액혈성, 장액성 순으로 점차 변하게 된다. *"배액량은 00mL이고 색깔은 빨간색입니다."*			
20	배액물을 오물배출구(clinical sink)에 버리고 측정컵을 물로 헹군다.	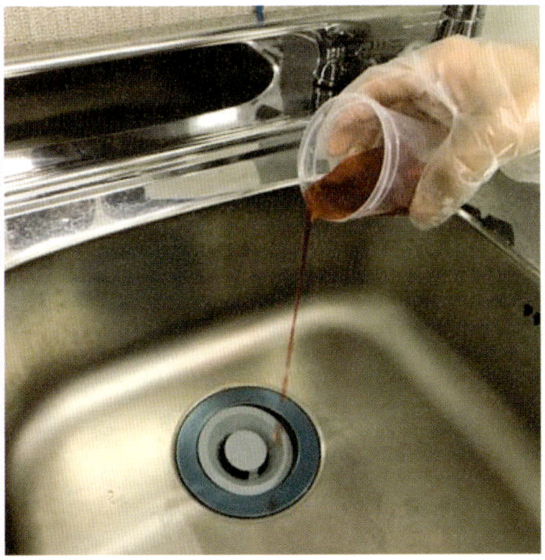				

번호	수행항목	시연	이론적 근거 / 구두설명	잘됨 (2)	보통 (1)	안됨 (0)
21	장갑을 벗어 의료폐기물 용기에 버린다.	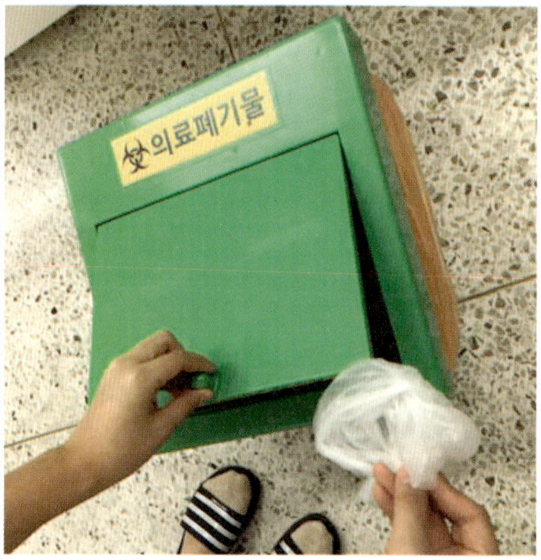	• 감염의 기회를 줄인다.			
22		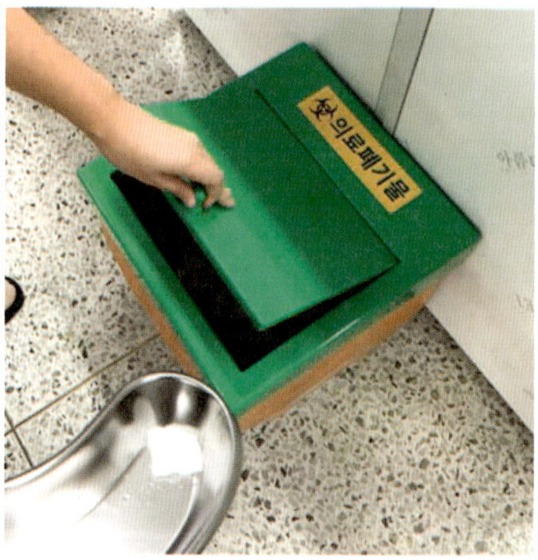	• 사용한 물품은 감염성 폐기물과 일반폐기물을 분리하여 감염의 위험을 방지한다.			
23	물과 비누로 손위생을 실시한다.	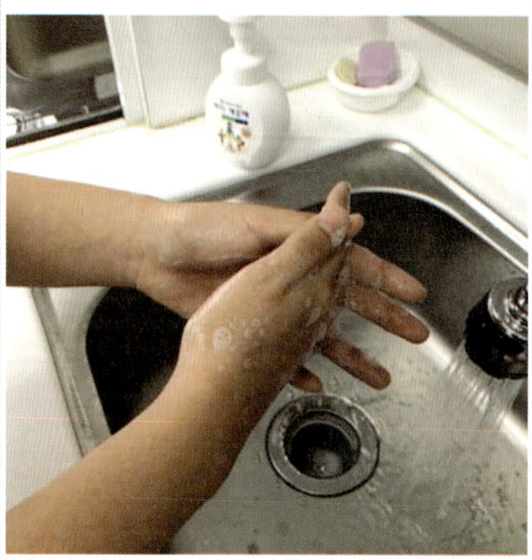	• 미생물 전파를 감소시킨다.			

번호	수행항목	시연	이론적 근거 / 구두설명	잘됨 (2)	보통 (1)	안됨 (0)
24	수행 결과를 간호기록지에 기록한다. 1) 배액관 삽입부위 상태 2) 배액양상(배액의 양, 색깔, 투명도 등) 3) 교육내용	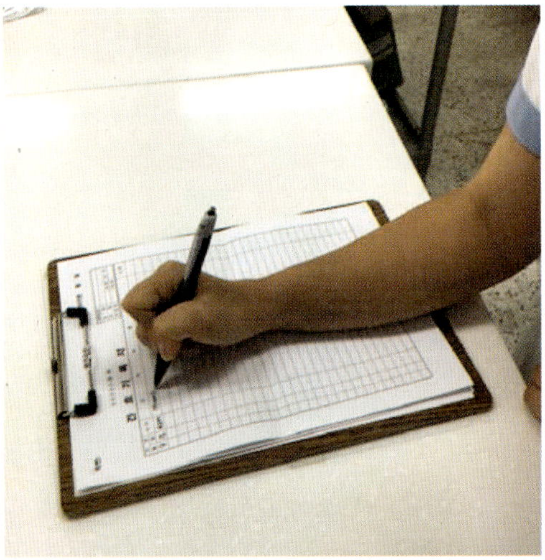	• 정확한 간호기록은 대상자의 상태에 대한 정보를 제공하며, 의사소통의 기능 및 법적 효력을 갖는다.			
총점				/48		
환산점수				/90		

간호기록지
(수술 후 간호)

병록번호			
이름			
성별		나이	
진료과		병실	

일자	시간	간호내용	서명
10/19	10:00	Hemo-vac 삽입부위 dressing상태 양호함(부종, 발적, 삼출물 없음).————	
		배액량 100mL 비움(맑은 색). 배액관은 잘 개방되고 있으며 음압 유지해줌.——	
		배액관이 눌려지거나 꼬이지 않도록 교육하고 안전한 관리법을 설명함.————	SN. OOO
	10:30	IV PCA 적용부위의 피부상태 관찰함. IV site에 부종이나 발적 없음.————	
		NRS 3점으로 측정되었으며, IV PCA 사용방법 및 부작용에 대해 설명함.———	
		통증에 대한 느낌을 표현하도록 격려하고 심호흡, 기침을 하도록 지지함.———	SN. OOO
성찰하기			

평 가

* 수행항목 합계(90점 만점) * 평가항목 합계(10점 만점) * 총점: 수행항목 점수 + 평가항목(100점 만점)

날짜(점수) / 평가항목										
1. 지 식(2)										
2. 대상자 교육(2)										
3. 태도/용모(2)										
4. 정확성(2)										
5. 신속성(2)										
계(10)	/10	/10	/10	/10	/10	/10	/10	/10	/10	/10
총점(100점)	/100	/100	/100	/100	/100	/100	/100	/100	/100	/100

평가자 comment	날 짜	평 가 내 용	확 인

연습문제

1. 수술 후 일반병실로 옮겨진 대상자의 간호내용으로 적절한 것은? (　　　　)

1) 심호흡과 기침을 돕고 강화폐활량계를 사용하도록 한다.
2) 통증 완화를 위해 수술 후 4~5일 이후부터 거동하도록 한다.
3) 구강간호는 음식 섭취가 가능할 때부터 실시한다.
4) 수술 후 통증이 완화되기까지 다리운동은 삼간다.
5) 활력증상은 수술 이전과 동일한 간격으로 실시한다.

2. 수술 후 조기이상을 권장하는 이유로 적절하지 않은 것은? (　　　　)

1) 기관지 및 폐의 분비물 배액을 유도한다.
2) 정맥울혈을 감소시키고 혈액순환을 촉진시킨다.
3) 심장부하를 감소시킨다.
4) 장의 연동운동을 촉진한다.
5) 인공기도삽관으로 인한 수축된 폐의 확장을 도모한다.

3. 수술 당일 대상자는 통증으로 인해 심호흡과 기침을 하지 못하고 있다.
체온은 37.8℃, 맥박 90회/분, 호흡은 24회/분으로 측정되었다. 적절한 간호중재는? (　　　　)

1) 수액주입 양과 속도를 증가시킨다.
2) 2시간 간격으로 체위배액을 격려한다.
3) 2시간마다 거동 및 하지 운동을 격려한다.
4) 객담을 배출을 위해 심호흡과 기침을 격려한다.
5) 수술 부위의 감염이 있을 수 있으니 의사에게 보고하여 상처소독을 하도록 한다.

8. 보호 장구 착용 및 폐기물 관리

목표	▪ 보호장구 착용과 폐기물 관리의 목적과 절차를 설명할 수 있다. ▪ 보호장구 착용과 폐기물 관리에 필요한 물품을 준비할 수 있다. ▪ 멸균가운 입기 및 오염가운 벗기를 정확하게 수행할 수 있다. ▪ 사용한 폐기물을 정확하게 처리할 수 있다. ▪ 감염예방에 대한 간호대상자 교육을 할 수 있다.
선행지식	▪ 내과적 무균술 ▪ 외과적 무균술 ▪ 보호 장구 착용과 제거법 ▪ 폐기물 관리법 ▪ 격리와 역격리 ▪ 감염관리 : 청결, 소독, 멸균
필요장비 및 물품	▪ 멸균가운(일회용 가운이나 천 가운) ▪ 모자, 마스크(일회용) ▪ 멸균 장갑 ▪ 오염세탁물 수집용기 ▪ 격리의료 폐기물 전용용기 ▪ 외과적 스크럽용 싱크대 및 물품 세트(소독제 및 브러시 또는 소독제 함유 브러시, 멸균타올) ▪ 손소독제 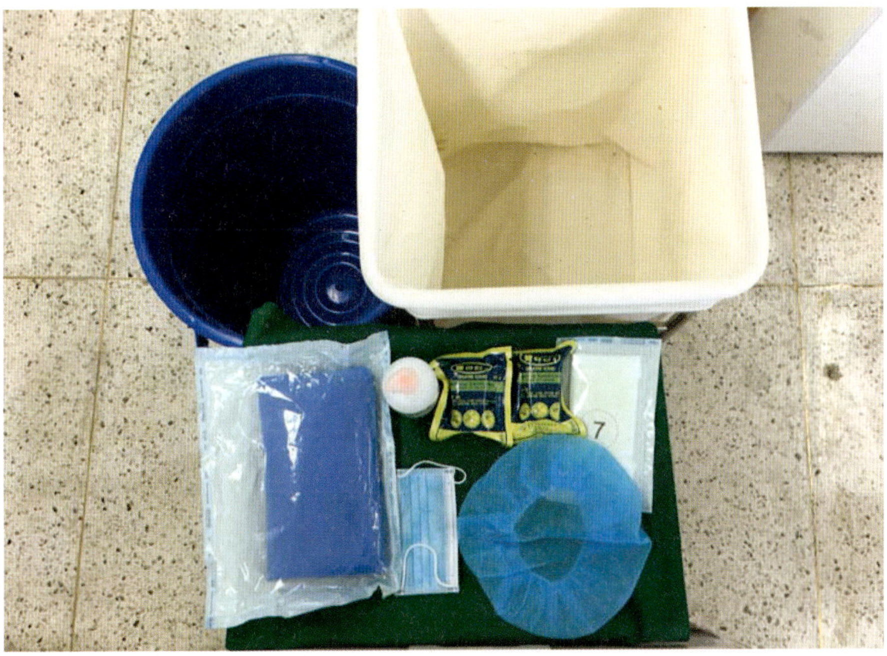
수행시간	▪ 15 분(수행 13 분, 전·후 손씻기 2 분)

[보호 장구 착용 및 폐기물 관리] 선행자가학습

1. 목적

1) 병원체의 전파를 방지한다.
2) 감염 및 오염 물질로부터 대상자와 의료인을 보호한다.
3) 의료폐기물을 안전하고 효과적으로 관리한다.

2. 격리

1) 격리: 감염대상자로부터 비감염 대상자에게 감염의 전파 예방을 위한 조치로 병실을 음압기류로 유지한다.
2) 역격리(보호적 격리): 저항력이 약한 비감염상태의 대상자가 감염성 유기체에 접촉하지 않도록 보호하는 방법으로 병실을 양압기류의 상태로 유지하고 병실 문을 닫아주며 내과적 무균법을 실시한다. (예: 백혈병, 심한 화상, 장기이식 받은 환자)

3. 내과적 무균법

: 병원체의 수와 미생물의 전파를 줄이기 위한 방법으로 손씻기, 가운과 마스크 착용, 장갑 착용 등이 포함된다.

1) **손씻기**: 손은 팔꿈치 아래로 향하게 하며 비누거품을 이용하여 10~30초 정도 비비면서 씻는다. 배액물과 접촉된 경우는 1~4분 동안 문지르며, 손씻는 시간은 오염 정도에 의해서 결정한다.
2) **마스크 착용**: 비말이나 공기를 통해 호흡기로 이동되는 균의 전파를 방지하기 위해 코와 입이 완전히 덮이도록 착용하며, 젖었을 때는 즉시 교환한다(안경을 쓴 경우는 마스크가 안경 밑으로 들어가도록 함).
3) **가운 입고 벗기**: 격리실에 들어갈 때 밖에서 입고 벗도록 한다.
   ① 위생가운이나 1회용 방수가운은 시술 도중 오염될 가능성이 있는 경우에 착용한다.
   ② 멸균 가운은 광범위한 상처가 있는 드레싱 교환 시 착용한다.
4) **멸균 장갑 착용**(개방식)
   ① 분비물이나 혈액에 있는 감염균으로부터 시술자를 보호하고 시술자의 손에 있는 균이 대상자에게 전파되는 것을 막기 위함이며, 교차감염을 줄이기 위함이다.
   예, 혈액, 소변, 객담, 점막, 손상된 피부조직 등과 접촉할 가능성이 높은 경우
   ② 가운의 소매 가장자리 위를 장갑이 완전히 덮도록 착용한다.
   ③ 대상자가 바뀔 때마다 장갑을 교환하며, 장갑을 벗은 후에는 반드시 손을 씻는다.

4. 외과적 무균법

: 미생물이 전혀 없는 멸균상태를 유지하는 방법으로 수술실에서의 손씻기, 도뇨관 삽입, 정맥주사, 상처 드레싱 등이 포함된다.

1) **외과적 손 씻기** : 손, 손톱, 전박에 있는 균을 제거하기 위한 방법으로 손을 팔꿈치보다 높게 한 상태로 솔을 이용하여 소독된 비누액을 묻혀 손톱 밑을 닦고, 손가락, 손바닥, 손등, 팔목, 전박, 팔꿈치 순으로 닦는다. 세척 후에도 손끝을 팔꿈치보다 위로 올린 상태로 하여 멸균수건으로 손가락에서부터 팔꿈치 방향으로 돌려가면서 물기를 닦아낸다(손끝을 가장 깨끗하게 유지함).
   ① 원칙
      a. 멸균물품의 유효날짜와 봉인 상태를 확인한다.
      b. 멸균 영역 바깥에서 2.5cm 이내의 가장자리는 오염영역으로 간주한다.
      c. 멸균포장이 젖거나 준비대 밑으로 늘어진 부분은 오염된 것으로 간주한다.
      d. 멸균물품은 무균영역으로부터 14cm 위에서 떨어뜨리거나, 옆으로 접근하여 무균영역 속으로 첨가하도록 한다.

② 멸균영역 만들기

a. 멸균 포장 물품 열기 : 멸균포장을 펴는 위치는 간호사의 시야 안에 있어야 하며, 간호사 반대쪽으로 열리게 한 손으로 잡는다

b. 소독용액 따르기 : 소독용액은 개봉 후 1주일을 넘지 않도록 하고, 라벨이 붙은 쪽을 잡아 무균영역 밖에서 10~15cm 높이에서 따른다. 용액이 튀지 않도록 주의하며 처음 소량(1~2cc)은 버리고 따른다.

c. 멸균 통 관리 : 뚜껑을 열 때는 뚜껑의 안쪽이 아래쪽으로 향하도록 들거나, 뚜껑을 완전히 뒤집어서 옆에 놓는다.

d. 이동섭자 관리 : 섭자 끝이 항상 아래쪽으로 향하도록 한다.

e. 이동섭자와 섭자통은 매 24시간마다 멸균소독 후 사용한다.

2) 장갑 착용(폐쇄식)

① 가운의 소매 가장자리 위를 장갑이 완전히 덮도록 착용한다.

② 폐쇄식 멸균장갑 착용(close gloving technique)은 수술실에서 권장한다.

5. 내과적 무균법과 외과적 무균법 차이점

1) 내과적 무균법 : 간호수행과정에서 특정 병원성 미생물이 없는 상태를 유지하는 방법이다.

- 손 씻기, 장갑 착용(개방식), 마스크 착용, 가운 입고 벗기

2) 외과적 무균법 : 아포를 포함한 미생물이 전혀 없도록 하는 방법이다.

- 손 씻기, 장갑 착용(폐쇄식), 이동섭자, 멸균포, 멸균용기 사용, 멸균영역 유지 등

6. 보호장구 착용 및 제거법

1) **보호장구 착용**

① 모자와 마스크를 착용한다.

② 외과적 손씻기를 한다.

③ 가운을 입는다 : 멸균가운의 목 안쪽을 잡고 포에서 들어올린 후 가운을 펼쳐 가운의 바깥 면에 손이 닿지 않도록 입는다.

④ 장갑을 착용한다(폐쇄식) : 양쪽 장갑을 착용할 때까지 손은 소매 밖으로 나오지 않도록 주의한다.

2) **보호장구 벗기**

① 간호수행 후 장갑을 벗는다:

② 오염된 가운을 벗는다 : 가운의 끈은 목, 허리 순서로 풀며, 어깨의 내면을 잡고 가운을 벗는다.

③ 마스크를 벗는다 : 격리의료 폐기물 전용 용기에 버린다.

④ 손소독제로 손위생을 실시한 후 병실 밖으로 나와서 물과 비누로 손을 씻는다.

7. 청결, 소독, 멸균

1) 청결(cleansing)

① 이물질을 제거하는 과정으로 미생물의 성장을 억제한다.

② 충분한 물과 세제를 사용하여 문지르는 방법으로 소독과 멸균 과정 전에 수행한다.

2) 소독(disinfection)

세균성 아포를 제외한 병원성 미생물을 제거하는 방법이다(위장내시경, 호흡기계 치료기구, 기관내관).

① 끓이는 소독 : 물에서 100℃에 10~15분간 가열

② 자외선 및 방사선 소독 : 방사선(α, β, γ선)을 적용하여 미생물의 세포 파괴

③ 건열 소독 : 160~170℃에서 2시간 이상, 180℃에서 45분간
④ 화학적 소독 : 염소, 알코올(Alcohol), 베타딘(Povidone Iodine), 과산화수소(H_2O_2)

3) 멸균(sterilization)

아포를 포함한 모든 미생물을 파괴시키는 방법이다(비뇨기 카테터, 주사바늘, 수술용 기구 등)

① 고압증기멸균법 : 높은 온도와 압력으로 모든 미생물과 아포를 파괴(수술 기구, 외과용 드레싱 세트)
② Ethylene oxide gas(EO 가스) : 열과 습기에 약하거나 마모되기 쉬운 물품(종이, 고무, 플라스틱 제품)

8. 의료폐기물 관리 지침

폐기물 종류		전용용기(도형색상)	보관시설	보관기간
격리의료 폐기물		상자형 합성수지류(붉은색)	성상이 조직물류일 경우: 전용보관시설(4℃ 이하) 조직물류 외: 전용보관시설(4℃ 이하) 또는 전용보관창고	7일
위해의료폐기물	조직물류 폐기물	상자형 합성수지류(노란색)	전용보관시설(4℃ 이하)	15일 (치아는 60일)
	재활용 태반	상자형 합성수지류(녹색)	전용보관시설(4℃ 이하)	15일
	손상성 폐기물	상자형 합성수지류(노란색)	전용보관시설(4℃ 이하) 또는 전용보관창고	30일
	병리계 폐기물	합성수지류, 골판지류 또는 봉투형(노란색)	전용보관사설(4℃ 이하) 또는 전용보관창고	15일
	생물화학 폐기물	합성수지류, 골판지류 또는 봉투형(노란색)	전용보관시설(4℃ 이하) 또는 전용보관창고	15일
	혈액오염 폐기물	합성수지류, 골판지류 또는 봉투형(노란색)	전용보관시설(4℃ 이하) 또는 전용보관창고	15일
일반의료 폐기물		합성수지류, 골판지류 또는 봉투형(검은색)	전용보관시설(4℃ 이하) 또는 전용보관창고	15일

〈 도형 및 색상 〉

	재활용 태반	격리	위해	일반
	녹색	붉은색	노란색	검은색

* 출처 : 환경부 산업폐기물과

사례적용	김OO(M/58) 환자는 Liver cirrhosis 진단을 받고 간이식수술 2일째 집중치료실에서 치료를 받고 있다. Morning care와 투약을 위해 병실 입실을 준비하기 위한 간호를 수행하시오.

보호 장구 착용 및 폐기물 관리

No	Step	performance	Rationale	Good (2)	Mod (1)	Poor (0)
		멸균가운과 보호 장구 벗기				
1	물과 비누로 손위생을 실시한다.	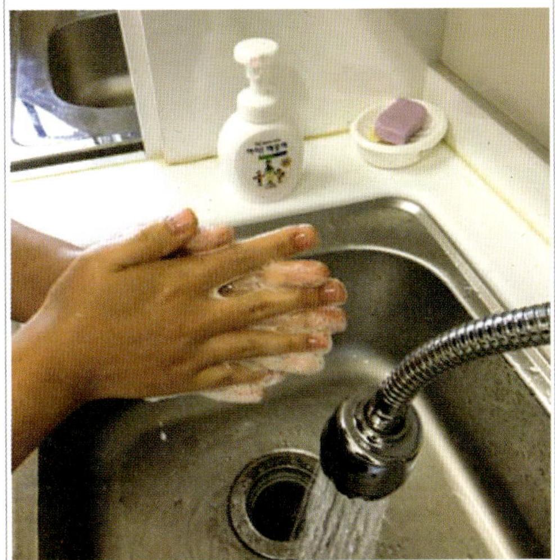	• 미생물의 전파를 감소시킨다.			
2		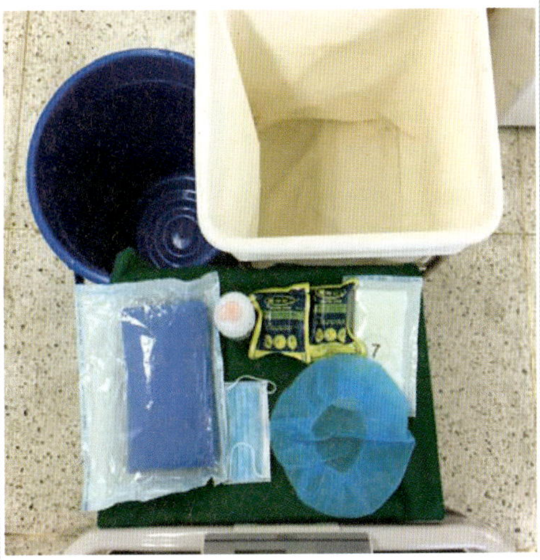	• 체계적인 준비는 간호를 정확하게 수행하도록 도와준다.			
3	가운의 멸균포를 몸에서 먼 바깥쪽부터 차례대로 열어 펼친다.	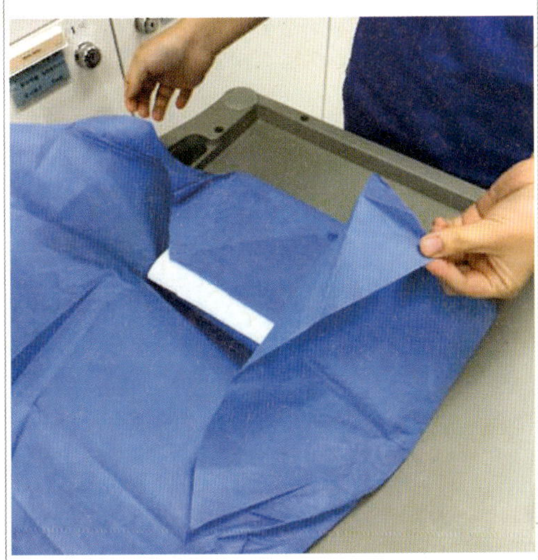				

No	Step	performance	Rationale	Good (2)	Mod (1)	Poor (0)
4	수술용 장갑(Surgical glove)의 겉포장 끝을 벌려서 속포장지가 오염되지 않도록 주의하며 가운을 펼친 멸균포 안에 넣는다.	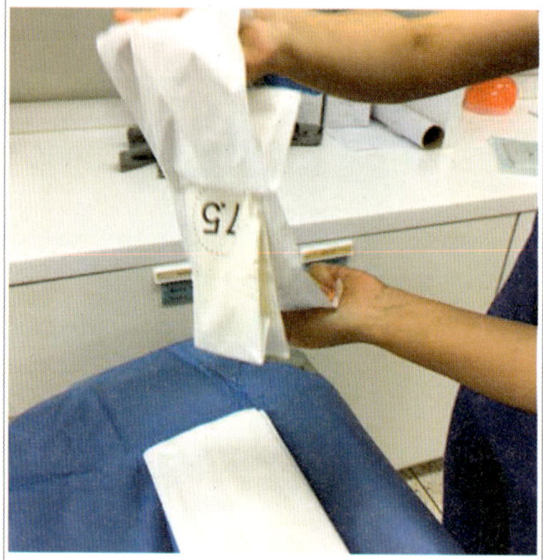				
5		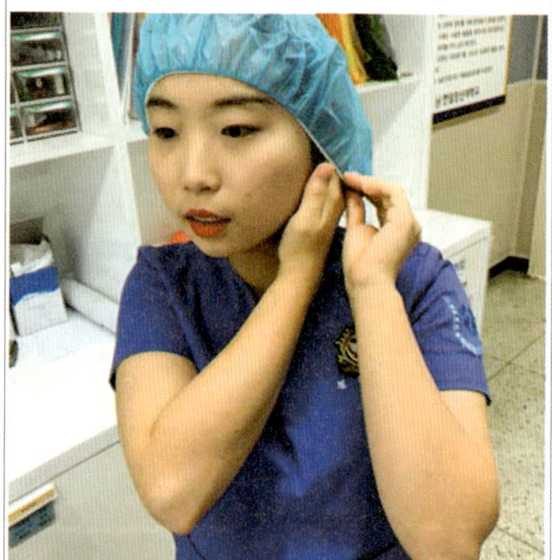				
6	**마스크 착용:** 코와 입이 완전히 덮이도록 마스크를 착용한다. ① 마스크의 윗부분을 콧마루 위에 놓고 마스크의 하단부는 턱 밑에 고정시킨다. (안경을 쓴 경우는 마스크가 안경 밑으로 들어가도록 한다.) ② 마스크의 금속선을 콧마루에 맞추어 눌러 밀착시킨다.	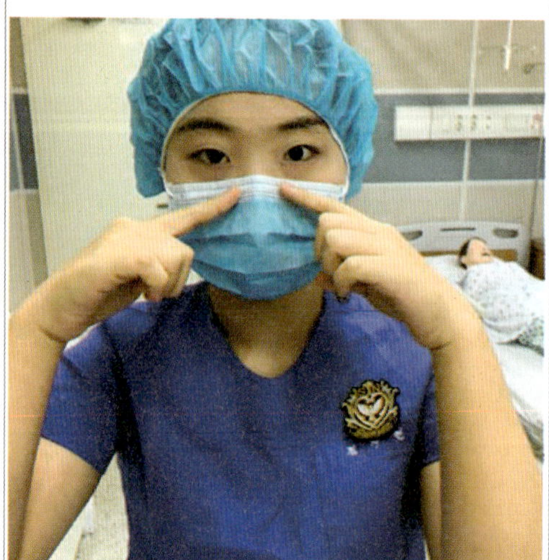	• 호흡기계를 통한 미생물의 전파를 차단한다.			

No	Step	performance	Rationale	Good (2)	Mod (1)	Poor (0)
7	외과적 손위생을 실시한다. ※ 외과적 손씻기 후 멸균 타올을 보조자가 건네준다.	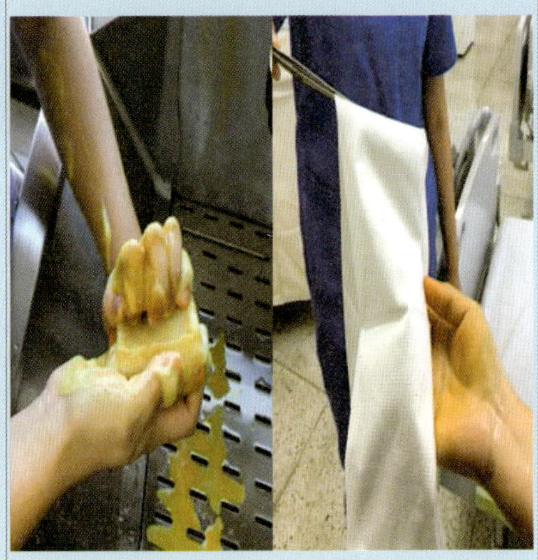				
8	멸균가운 착용: 가운 내부의 목 둘레 아래 5~7cm 부위를 잡고 주변이 오염되지 않도록 들어 올려 가운을 길게 늘어뜨린 후 소매로 들어가는 구멍(arm hole)을 찾는다.	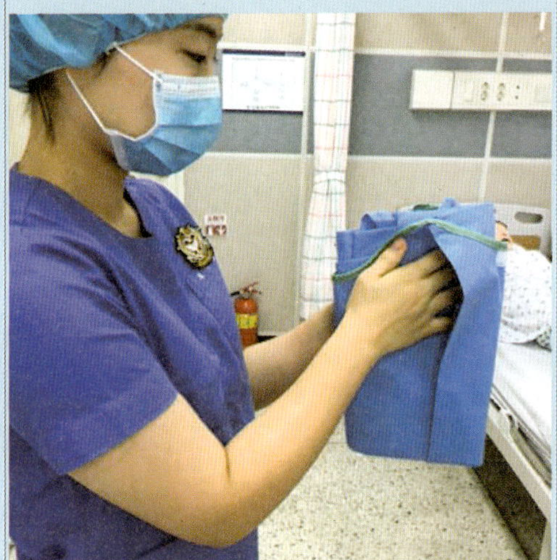	• 가운의 겉면은 멸균상태이므로 오염시키지 않으면서 깨끗한 손으로 가운의 안쪽 면을 만진다.			
9	양쪽 손으로 각각의 구멍(arm hole)을 잡은 후 양쪽 손을 동시에 소매 안으로 밀어 넣어 손이 가운소매 밖으로 나오지 않게, 양쪽 팔을 가운의 소매까지만 집어넣는다.	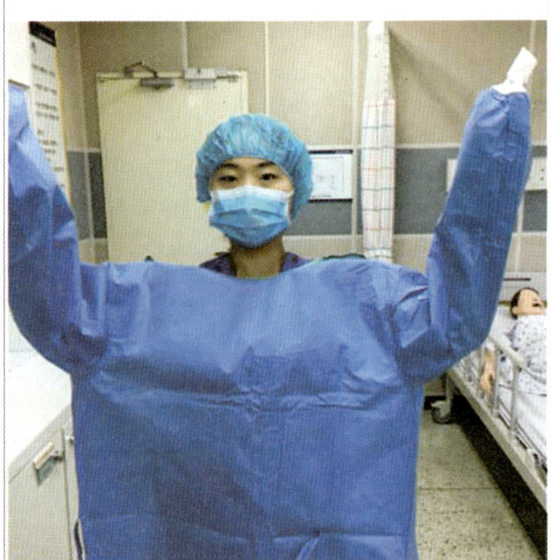	• 가운의 소매끝은 폐쇄적 장갑 착용을 위해 손을 덮어둔 상태로 둔다.			

No	Step	performance	Rationale	Good (2)	Mod (1)	Poor (0)
10	보조자가 멸균가운 착용자의 등 뒤에 서서, 보조자의 손이 멸균가운의 앞부분과 접촉하지 않도록 주의하며 가운 착용자의 손이 멸균가운 소매 밖으로 나오지 않도록 가운 뒷부분을 잡아당긴 후 등 쪽의 가운 끈을 묶어준다.	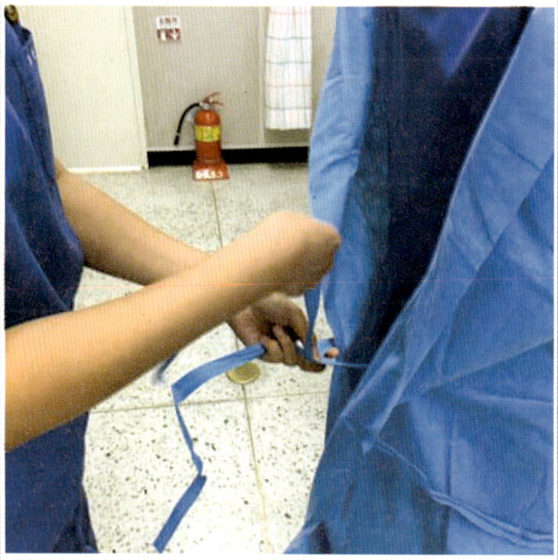	• 가운은 안쪽의 옷을 완전히 감싸도록 한다.			
11	손은 가운소매 속에 위치한 채로 몸을 앞으로 살짝 구부려 양쪽 히리띠가 앞으로 늘어지도록 하며 보조자는 양쪽 허리띠 끝부분을 각각 잡아 가운착용자의 허리 뒤쪽에서 묶어준다. ※ 참고) 1회용 가운인 경우: ① 가운의 앞면에 늘어진 끈 중에 짧은 끈은 가운 착용자가 잡고 있고, 긴 끈은 끝에 달린 종이와 함께 보조자에게 건네준다. ② 보조자는 끈에 달린 종이의 끝부분만 잡고, 긴 끈을 가운착용자의 등 뒤로 한 바퀴 돌린 후 다시 가운 착용자에게 건네주며 종이를 꼭 잡고 있는다. ③ 가운 착용자는 전달받은 긴 끈을 당겨서 종이가 떨어지게 한 후, 짧은 끈과 함께 허리 앞쪽에서 묶는다.	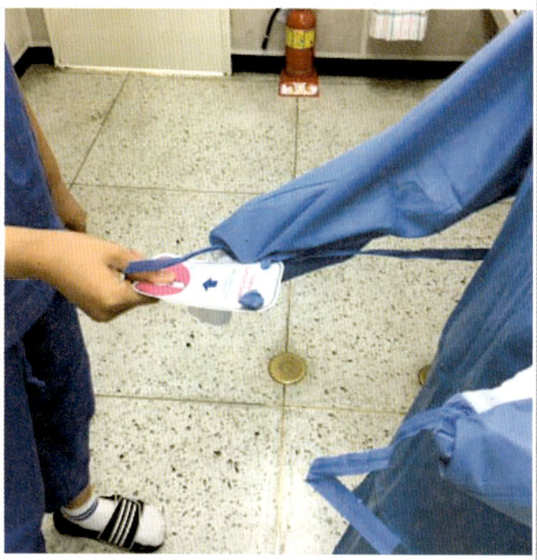	• 팀원과의 접촉은 가운과 장갑을 오염시킬 수 있다.			
12	멸균장갑 착용 : 〈폐쇄법〉 양손 모두 가운의 소매 안에 둔 채로 손이 밖으로 나오지 않도록 주의하며 멸균장갑의 속포장지를 펼치고 왼손으로 오른쪽 장갑의 손목 부분을 집어 올린다(양쪽 장갑을 모두 착용할 때까지 손은 소매 밖으로 나오지 않아야 함).	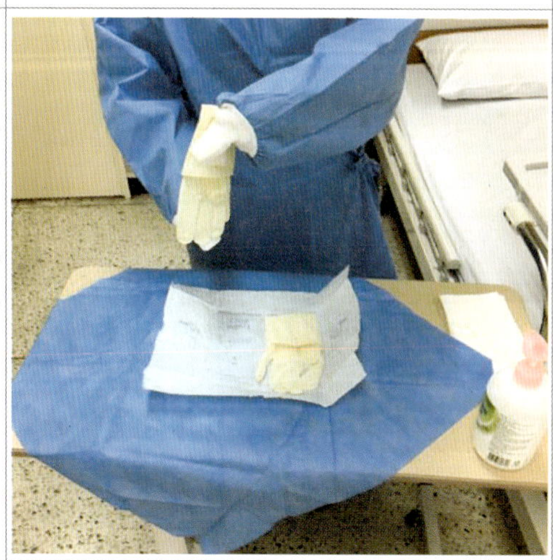	• 손은 깨끗한 상태로 유지한다.			

No	Step	performance	Rationale	Good (2)	Mod (1)	Poor (0)
13	왼손으로 집어올린 오른쪽 장갑의 손목부분이 오른쪽 가운 소매의 끝부분에 오도록 하고 장갑의 엄지 손가락부분은 몸의 바깥쪽(소매 안의 손바닥 엄지손가락쪽)을 향하게 하여 오른쪽 가운 소매 위에 올려놓는다(장갑의 손가락 부분이 팔쪽으로 향하게 됨).	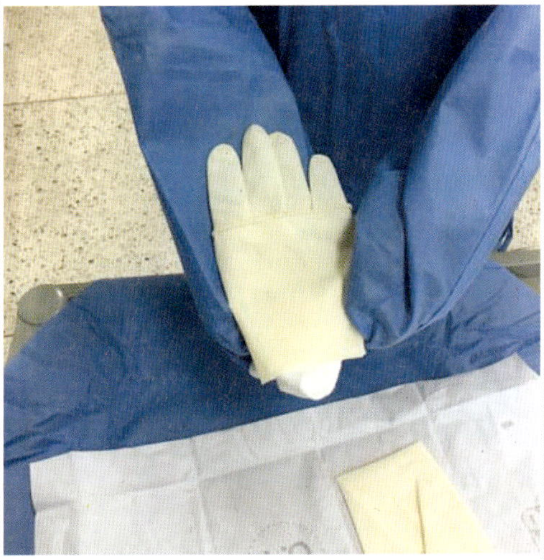	• 멸균가운 커프로 멸균장갑의 표면을 만진다.			
14	오른손으로 장갑 소매부분을 잡고, 왼쪽 손으로 장갑 끝을 잡아 가운의 오른쪽 소매 끝부분을 완전히 뒤집어씌운 다음, 왼손으로 소매부분을 잡아당기며 장갑을 착용한다.	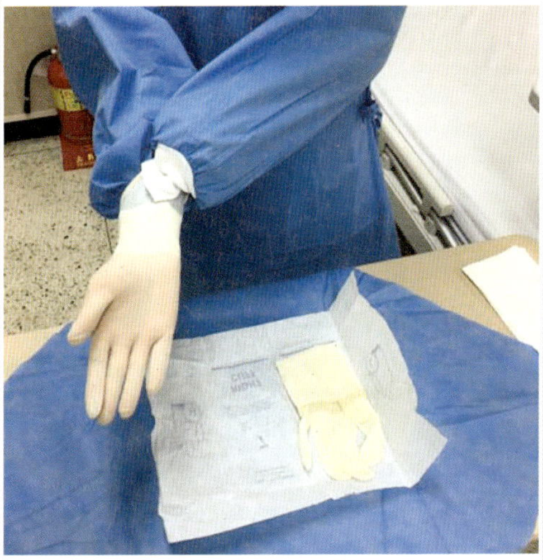	• 소매 커프 위로 장갑을 올려놓는 것은 장갑이 멸균상태가 되도록 하는 것이다. 멸균영역 사이에서만 접촉되도록 한다.			
15	오른손으로 왼쪽 장갑을 잡아 같은 방법으로 왼손 가운소매 위에 올려놓고, 왼손으로 장갑 소매부분을 잡고 오른손으로 장갑 끝을 잡아 가운의 왼쪽 소매 끝부분을 완전히 뒤집어씌운 다음, 오른손으로 소매부분을 잡아당기며 장갑을 착용한다.	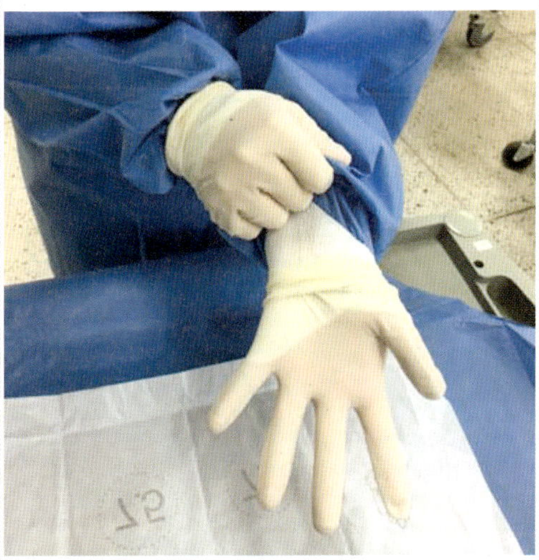	• 가운 위를 장갑 커프로 완전히 감싸면 무균 영역으로 미생물이 탈출하는 것을 막는다.			

※참고) 수술실에서는 폐쇄식 멸균장갑 착용(Closed gloving technique)을 권장하며, 손이 노출된 상태에서는 개방식 멸균장갑 착용법(Open gloving technique)을 적용한다.

No	Step	performance	Rationale	Good (2)	Mod (1)	Poor (0)
		오염가운과 보호 장구 벗기				
1	장갑을 벗는다. 1) 한 쪽 장갑의 소매 끝을 잡고 손가락 끝 위로 장갑을 뒤집으며 벗지는 않는다.	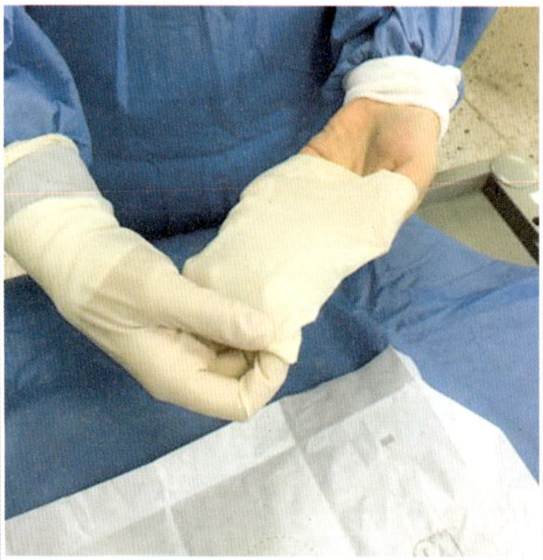	• 손이 오염된 장갑에 닿아 오염되는 것을 방지한다.			
2		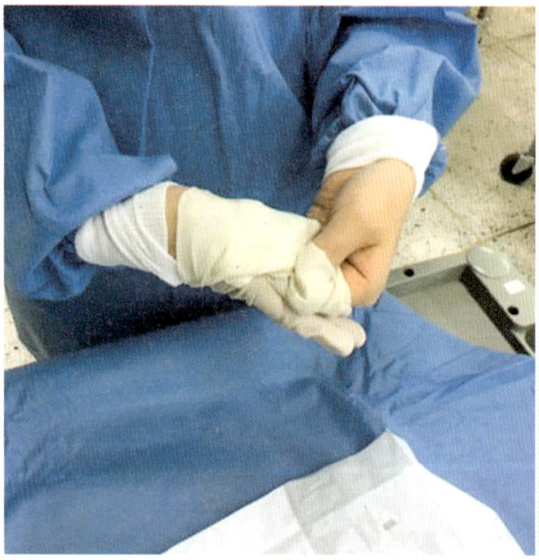	• 오염되지 않도록 하여 장갑을 뒤집어 벗는다.			
3	3) 남은 장갑의 안쪽을 잡아당겨 뒤집어 벗으며 양쪽 장갑을 모아 격리의료 폐기물 전용용기에 넣는다.	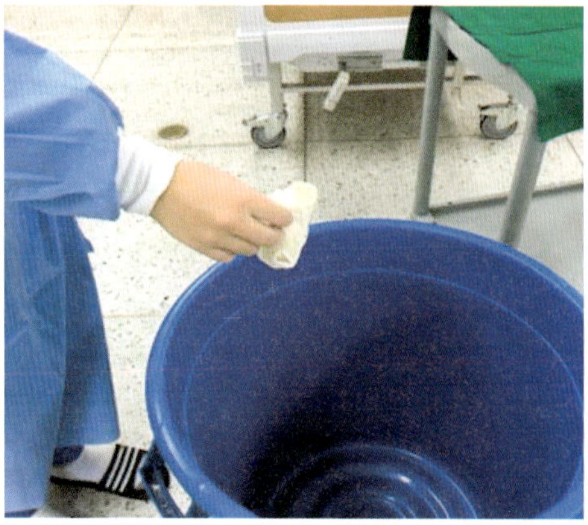	• 손이 오염된 장갑의 바깥쪽을 만지지 않도록 하여 뒤집어 벗는다. 장갑의 안쪽을 잡고 폐기물 전용용기에 바로 버린다.			

No	Step	performance	Rationale	Good (2)	Mod (1)	Poor (0)
4	가운의 끈을 목, 허리 순으로 푼다. ※ 참고) 가운의 허리끈을 앞(복부)에 묶는 경우에는 끈을 풀고 장갑을 제거하며, 가운의 허리끈을 뒤(등)에 묶는 경우에는 장갑을 벗고 끈을 목→등의 순서로 푼다.	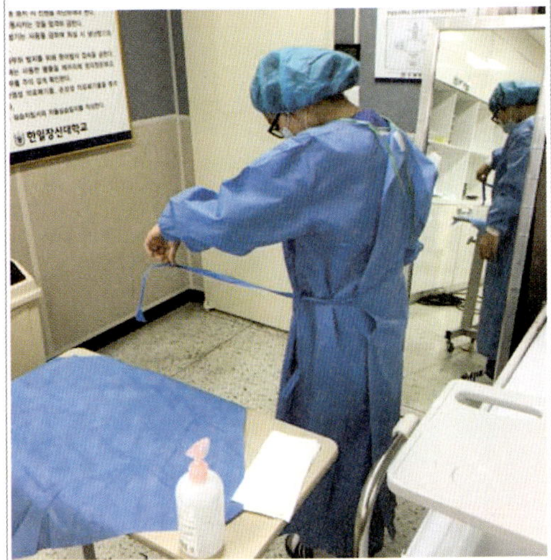				
5	오른쪽 검지를 오염가운의 왼쪽 소매 밑에 넣어서 소매 끝을 손등 위로 조금 끌어 내린다.	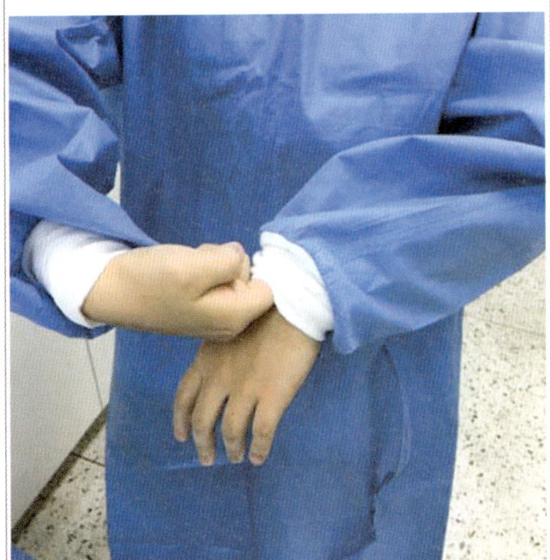	• 소매 끝의 바깥은 오염되었으므로 닿지 않도록 하여 소매를 내린다.			
6	오염가운의 오른편 소매를 소매에 덮인 왼손으로 잡고 약간 끌어내린다.	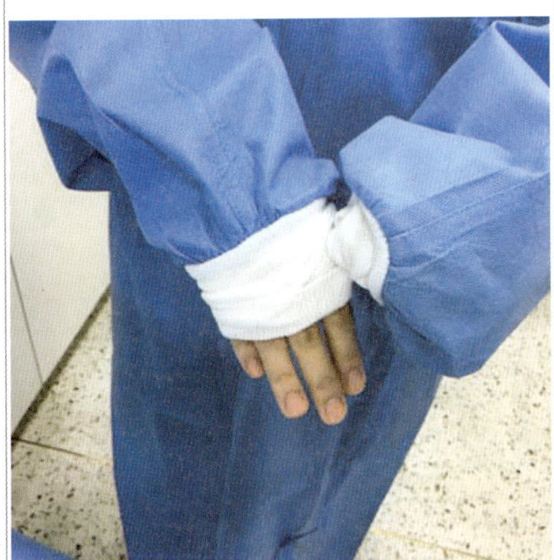	• 손이 나오지 않도록 하여 오염된 면까지 닿게 하여 소매를 내린다.			

No	Step	performance	Rationale	Good (2)	Mod (1)	Poor (0)
7	손을 소매 속에서 움직이면서 어깨의 내면을 잡고 가운을 벗은 다음, 일회용의 경우 격리의료 폐기물 전용 용기에 넣고 재사용 가운의 경우는 오염세탁물 수집용기에 넣는다.	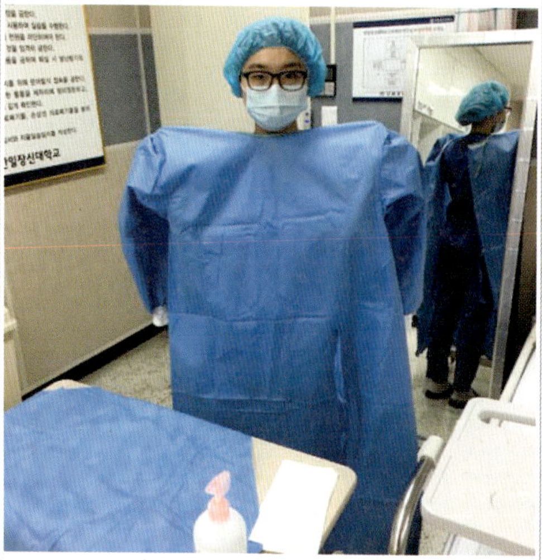	• 가운의 바깥쪽은 오염되었으므로 오염되지 않은 안쪽 어깨솔기 부분을 잡고 가운을 벗는다.			
8		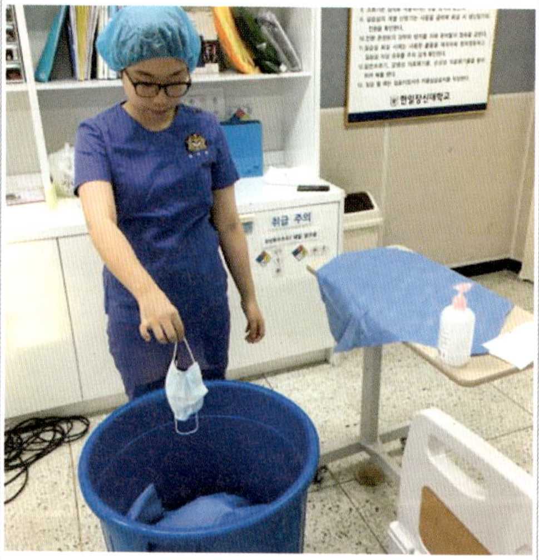	• 대상자 쪽에 노출된 마스크 바깥 쪽은 만지지 말고 끈만 잡아 벗는다.			
9	손소독제로 손위생을 실시한다.	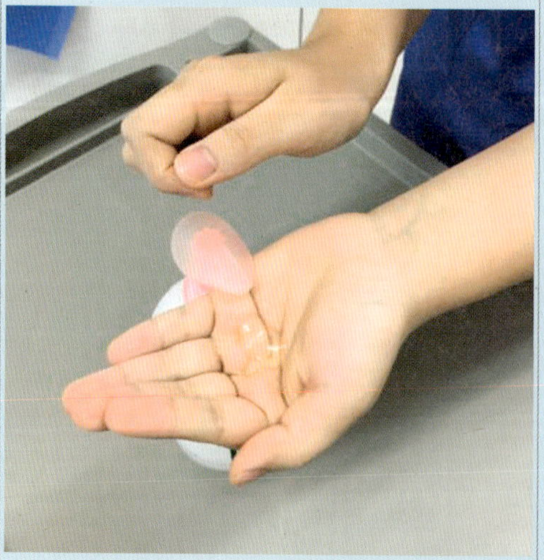	• 미생물의 전파를 감소시킨다.			

No	Step	performance	Rationale	Good (2)	Mod (1)	Poor (0)
10	방 밖으로 나와서 물과 비누로 손 위생을 실시한다.	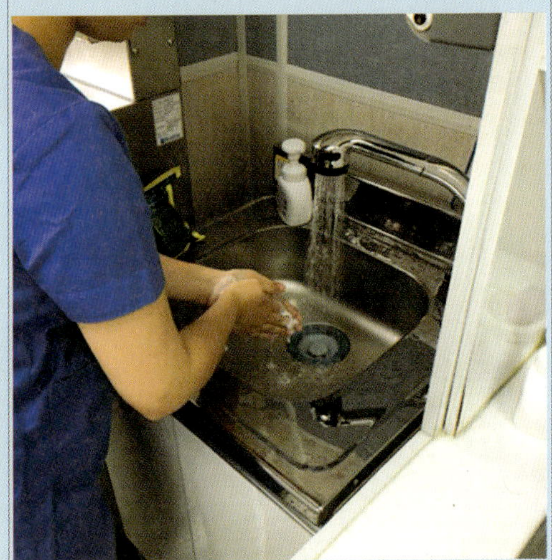	• 미생물의 전파를 감소시킨다.			
※참고) 수술실에서는 폐쇄식 멸균장갑 착용(Closed gloving technique)을 권장하며, 손이 노출된 상태에서는 개방식 멸균장갑 착용법(Open gloving technique)을 적용한다.						
총점				/50		
환산점수				/90		

간호기록지
(보호장구 착용 및 폐기물 관리)

병록번호			
이름			
성별		나이	
진료과		병실	

일자	시간	간호내용	서명
10/19	13:00	감염예방지침에 따라 모자, 마스크, 일회용 가운, 장갑을 착용한 후 병실에	
		입실함. 실내 온도, 습도 유지 및 양압장치기능을 체크함.—————————	
		"병실 밖 복도에 나가면 안 되나요?" 대상자는 답답함을 호소함.————————	
		격리목적에 대해 설명하고 병실에서의 생활을 잘 유지할 수 있도록 지지함.	
		병실을 나온 후 장갑, 가운, 마스크를 벗어 의료폐기물 전용용기에 버리고	
		손소독제로 손위생 후 물과 비누로 손을 씻음. —————————————	SN. OOO

성찰하기	

평 가

* 수행항목 합계(90점 만점) * 평가항목 합계(10점 만점) * 총점: 수행항목 점수 + 평가항목(100점 만점)

날짜(점수) / 평가항목										
1. 지 식(2)										
2. 대상자 교육(2)										
3. 태도/용모(2)										
4. 정확성(2)										
5. 신속성(2)										
계(10)	/10	/10	/10	/10	/10	/10	/10	/10	/10	/10
총점(100점)	/100	/100	/100	/100	/100	/100	/100	/100	/100	/100

평가자 comment	날 짜	평 가 내 용	확 인

연습문제

1. 미생물의 전파차단을 위하여 알코올 손 소독으로 옳지 않은 것은? (　　　　)

1) 활력증상을 체크한 후
2) 멸균장갑을 착용하기 전
3) 정맥주사하기 전
4) 침대정리를 위해 빈 침대를 만지기 전
5) 흡인간호를 한 후 기관절개관 드레싱을 하기 전

2. 내과적 무균술이 적용되는 경우는? (　　　　)

1) 유치도뇨관의 삽입
2) 비위관 영양액 공급
3) 정맥내 카테터 교환
4) 수술부위 상처소독
5) 수술부위 배액관의 교환

3. 수술실에서 복부수술 준비를 위한 간호로 옳지 않은 것은? (　　　　)

1) 외과적 손 씻기를 할 때 손은 팔꿈치보다 높게 든다.
2) 손은 허리 밑에서 움직인다.
3) 멸균 세트를 열 때 포장의 맨 끝을 간호사로부터 먼 쪽으로 편다.
4) 소독거즈를 집었던 섭자의 끝은 아래로 향하게 한다.
5) 용액을 세트 내 용기에 부을 때는 15cm 높이에서 부어준다.

9. 기본 심폐소생술 및 제세동기 적용

성취목표	▪ 심폐소생술의 목적과 절차를 설명할 수 있다. ▪ 제세동기를 준비할 수 있다. ▪ 심폐소생술을 정확하게 수행하고 제세동기를 올바로 작동할 수 있다. ▪ 기본 심폐소생술과 제세동 후 기록할 수 있다. ▪ 심폐소생술의 기본원리를 설명할 수 있다.
선행지식	▪ 심폐소생술의 기본 원리와 적응증 ▪ 심폐소생술의 단계 ▪ 제세동기 사용의 목적과 적응증 ▪ 제세동기 사용 시 주의사항 ▪ 올바르지 못한 심폐소생술과 제세동기의 사용에 따른 부작용
필요장비 및 물품	▪ 대상자 모니터가 가능한 심폐소생술 모형(압박상태만 체크 할 수 있는 모형) 자동 체외제세동기(Automatic External Defibrillator, AED) ▪ mouth shield ▪ 간호기록지, 손소독제 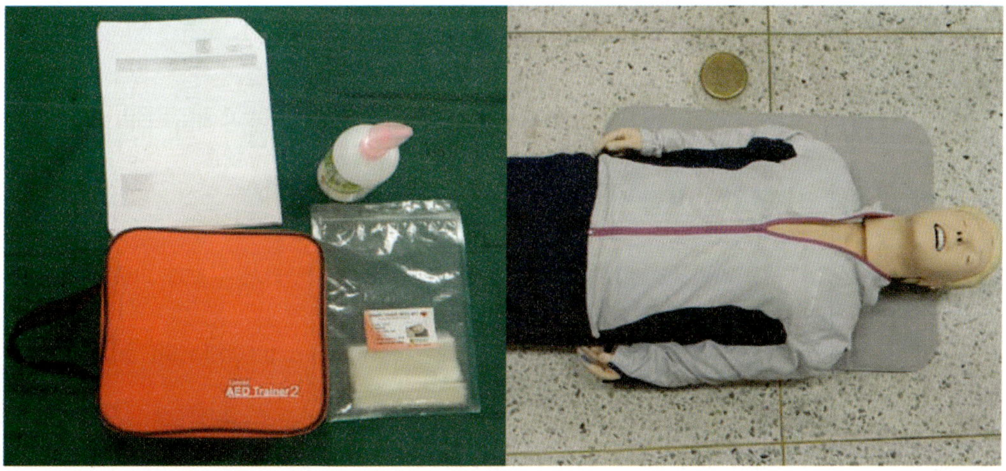
수행시간	▪ 6분(수행 5분: 5cycle, 후 손씻기 1분)

[기본 심폐소생술 및 제세동기 적용] 선행자가학습

1. 심폐소생술의 기본 원리와 적응증

1) 심폐소생술은 심정지나 심박동 이상이 있는 대상자에게 인공적으로 심장을 압박하고 폐를 환기시킴으로써 회복 가능성을 최대화하고 뇌손상을 최소화하여 생명을 구하는 응급소생술(A: 기도확보, B: 호흡, C: 순환)이다.
2) 산소공급이 중단된 상태에서 10초가 지나면 의식상실 나타난다.
3) 정확한 CPR가 시행될 경우 정상 뇌혈류의 20% 정도 유지 가능하다.

		성인	소아	영아
심정지 확인		반응 없음		
		무호흡 또는 심정지 호흡, 맥박 없음		
		경동맥, 대퇴동맥에 10초 이내 확인된 맥박 없음		
심폐소생술 순서		반응 확인 - 가슴압박(compression) - 기도 유지(airway) - 인공호흡(breathing)		
가슴	압박 속도	최저 분당 100~120회		
	압박 위치	흉골 중앙선과 유두 연결선이 만나는 지점		
	압박 깊이	5~6cm	가슴 깊이의 1/3 이상(4~5cm)	가슴 깊이의 1/3 이상(4cm)
	이완	가슴압박 사이에는 완전한 이완		
	압박 중단	가슴압박 중단은 최소화(불가피한 중단 시에는 10초 이내)		
기도유지		머리 젖히고 - 턱들기		
가슴압박 대 인공호흡 비율				
전문기도확보 이전		30 : 2		
전문기도확보 이후		가슴압박과 상관없이 6~8초마다 인공호흡(8~10회/분)		

2. 심폐소생술의 단계

흉부압박 (Chest compression)	▪ 경동맥의 맥박을 사정하고 경동맥의 맥박이 촉진되지 않을 경우 심장마사지 실시 ▪ 대상자를 딱딱하고 평평한 바닥에 누임(앙와위) ▪ 흉골의 중간하부에 두 손을 십자 모양으로 포개어 올려놓고 두 팔꿈치는 똑바로 펴서 시술자의 몸이 90° 각도로 대상자의 가슴 위에서 밑을 향하여 압박을 가함 ▪ 흉부압박은 성인의 경우 5~6cm의 깊이로 100~120회/분 실시 ▪ 흉부압박 : 인공호흡 = 30 : 2
기도유지 (Airway)	▪ 대상자의 얼굴을 위로 향하게 하고 머리는 옆으로 돌려서 구강과 기도에 있는 점액이나 이물 제거 ▪ 익수자는 폐에 흡인(aspiration)된 물을 제거시킴 ▪ 대상자의 기도 유지 위해 두부후굴 하악거상법(head tilt-chin lift maneuver) 시행 - 두부후굴법(head tilt method): 머리를 뒤로 젖히는 방법 - 하악거상법(chin lift method): 대상자의 턱을 들어 올리면서 이마를 눌러주면 머리가 뒤로 젖혀지면서 기도가 열림
인공호흡 (Breathing)	일반적으로 구강대 구강법(mouth to mouth ventilation) 시행

가슴압박위치, 가슴압박 방법, 머리기울임-턱들어올리기 방법	의료제공자에 의한 CPR 순서
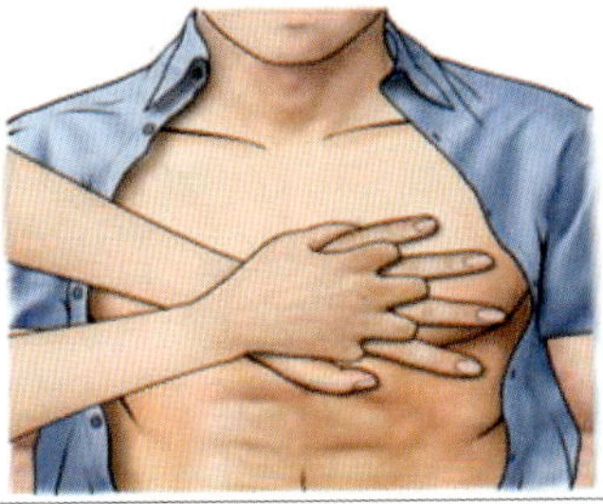 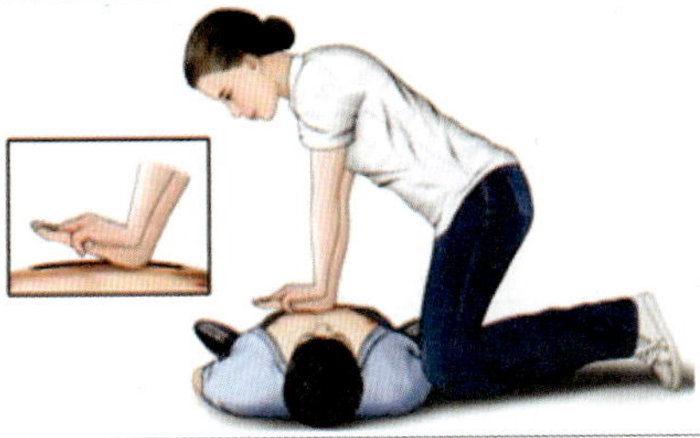 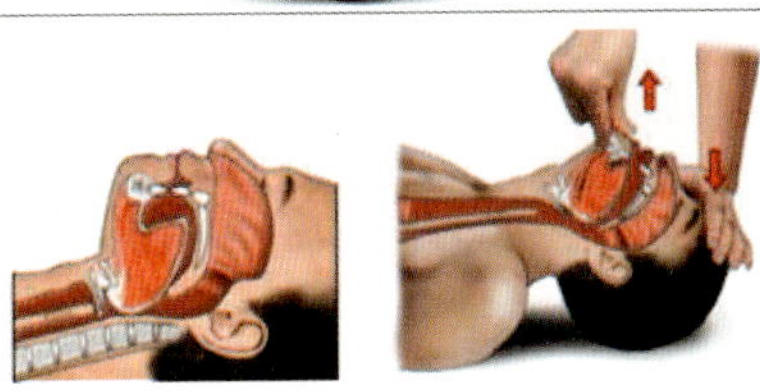	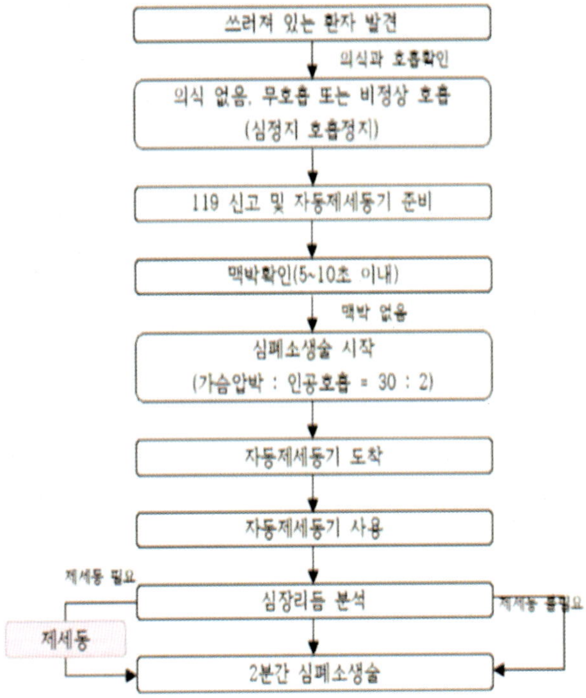

그림 참고 * 대한심폐소생협회(2018). 심폐소생술 가이드라인(의료인)

3. 제세동기 사용의 목적과 적응증

1) 제세동은 생명을 위협하는 부정맥을 제거하고 심장흥분의 재진입 회로를 차단하며 동성리듬을 되찾기 위해 심장에 전류를 전달하는 응급시술이다.
2) 심장마비 후 제세동기 시행까지의 시간경과가 환자의 생존 결정하는 중요한 요소로, 심실세동이 6분 내 제거되면 생존 가능성 3배 증가한다.
3) 적응증 : 심실세동, 심실빈맥으로 인해 맥박이 없고 무의식일 때 시행한다.

4. 제세동기 사용 시 주의사항

1) 제세동 버튼을 누르기 전에는 반드시 다른 사람이 환자에게서 떨어져 있는지 다시 한번 확인하도록 한다.
2) 패드와 제세동기 본체가 분리되어 있는 경우에는 연결한다.
3) 제세동이 필요 없는 경우 '제세동이 필요하지 않습니다'라는 음성지시가 나오며 즉시 심폐소생술을 다시 시작해야 한다.

5. 올바르지 못한 심폐소생술과 제세동기의 사용에 따른 부작용

1) 심폐소생술 합병증
(1) 구토, 좌상, 늑골골절, 흉골골절, 늑연골 분리, 간과 비장파열, 기흉, 혈흉, 심장압전, 폐좌상, 지방색전 등

2) 제세동기 부작용
(1) 부적절한 패드 위치에 따른 부작용 : 위치를 정확히 대지 않거나 패드가 피부에 잘 접촉되지 않으면 또 다른 화상을 입힐 수 있고 제세동의 효과가 전혀 나타나지 않을 수도 있다.
(2) 전기화상, 부정맥, 저혈압, 폐부종, 뇌색전증 등을 유발할 수 있다.

사례적용	Angina로 진단받은 나흥통(M/69) 환자가 맥박과 호흡이 없고, 의식이 없는 상태로 병동 화장실에서 쓰러진 채 발견되었다. 이때 간호사인 당신은 어떤 간호를 수행할 것인가?

기본 심폐소생술 및 제세동기 적용

No	Step	Performance	Rationale	Good (2)	Mod (1)	Poor (0)
1	환자를 발견하면 양쪽 어깨를 가볍게 흔들며 환자의 의식을 확인한다.	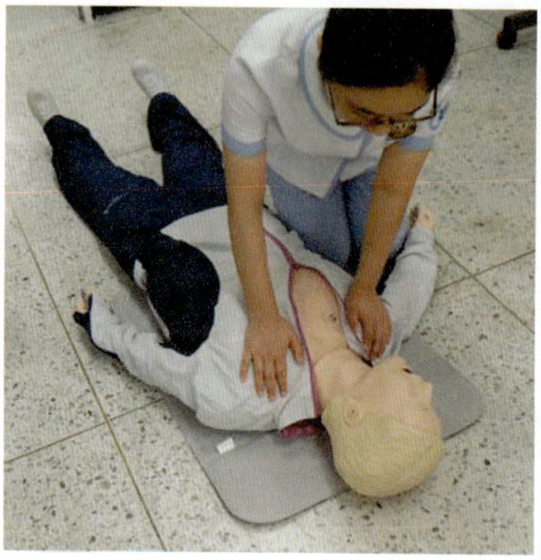	• 대상자가 반응이 없고 호흡이 없으면 심정지 상태로 판단할 수 있다. 만일 경추 손상이 의심되면 목과 머리가 흔들리지 않게 주의해야 한다. *"나흥통님 ~여보세요, 여보세요, 괜찮으세요?*			
2		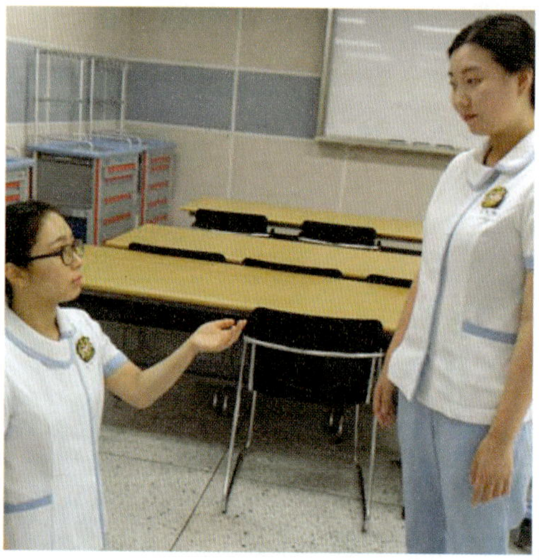	• 심정지 상태임을 인지하면 바로 CPR팀을 호출하고(8세 이하의 소아에게는 심정지 원인이 주로 호흡정지에 의한 경우가 많으므로 1분간 심폐소생술을 시행한 후 응급의료체계에 연락한다). *"이간호사, CPR 팀 호출해주세요. 그리고 조간호사는 제세동기 가져다 주세요"*			
3		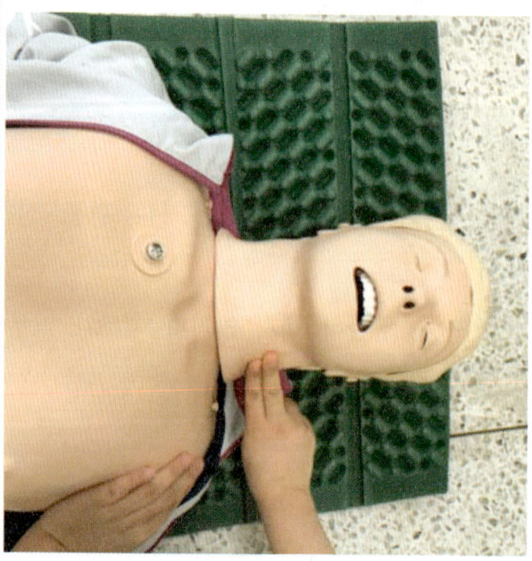	• 성인의 경우 목동맥, 소아는 목동맥, 대퇴동맥, 영아는 상완동맥을 촉지하여 맥박을 확인한다.			

No	Step	Performance	Rationale	Good (2)	Mod (1)	Poor (0)
4	경동맥 맥박이 없는 경우, 바로 흉부압박을 시작한다. 1) 흉부 압박 위치는 흉골 하부 1/2지점을 확인한다.	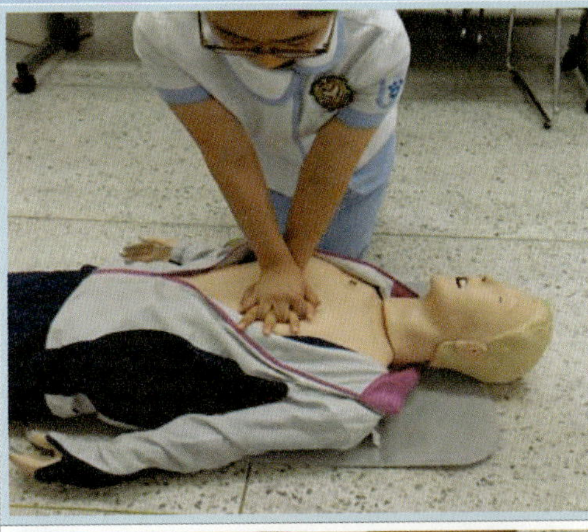	• 정확한 위치에서 효과적인 가슴 압박은 CPR 동안에 심장과 뇌로 충분한 혈류를 전달한다.			
5	2) 압박지점에 한쪽 손꿈치를 대고 다른 한 손을 그 위에 포개어 깍지를 낀 자세로 손을 놓는다.	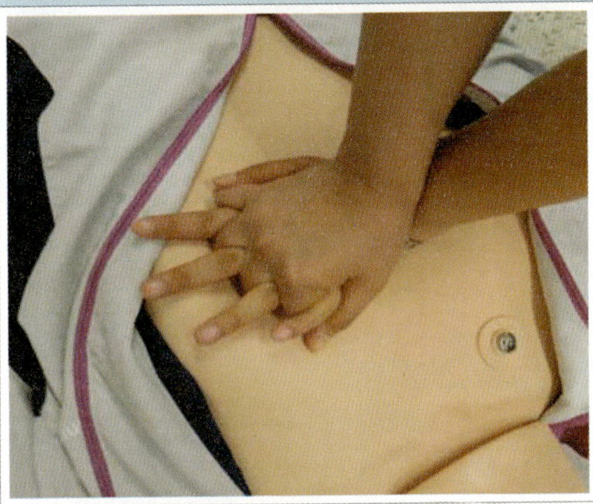	• 가슴압박 자세는 성인의 경우 가슴 중앙에 한 손을 올려놓고 그 위에 다른 손을 올려놓은 상태에서 깍지를 낀 후 팔꿈치를 곧게 펴고 깍지 낀 두 손의 손바닥 뒤꿈치를 이용하여 흉골 위에 수직으로 구조자의 체중이 실리도록 하여 가슴 압박을 시행한다. • 손가락 끝이 가슴에 닿지 않게 한다. 깍지를 낀 자세는 대상자의 가슴에서 손이 빠지는 것을 방지한다. • 소아일 경우는 한 손으로 또는 두 손으로, 영아의 경우 2손가락 끝을 사용하여 규칙적으로 가슴압박을 시행한다. • 가슴압박의 중단을 최소화 한다. 가슴압박이 10초 이상 중단되면 대동맥압과 관상동맥관류압의 급격한 저하를 초래하여 소생가능성이 낮아지므로 맥박 확인, 심전도 확인, 제세동 등 필수적인 치료를 위하여 불가피한 경우에도 10초 이상의 가슴압박을 중단해서는 안된다.			
6		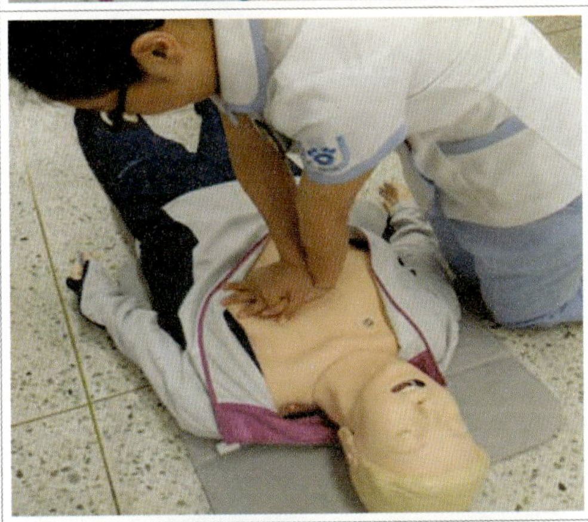				
7	4) 흉부 압박을 분당 100~120회의 속도로 30회를 압박한다. 압박한 후에는 가슴이 최대로 이완되어 혈류가 심장으로 충분히 채워지도록 하면서 속도를 유지한다.	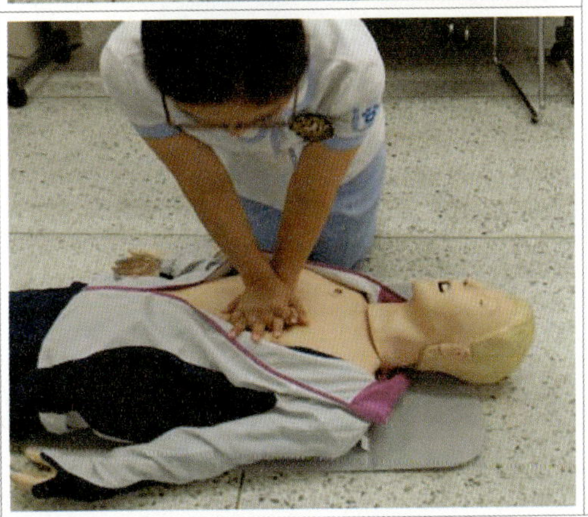				

No	Step	Performance	Rationale	Good (2)	Mod (1)	Poor (0)
8	머리 기울임-턱 들어올리기(head-tilt chin-lift) 자세로 기도를 확보한다(경추손상 시 턱 밀어올리기 jaw Thrust).	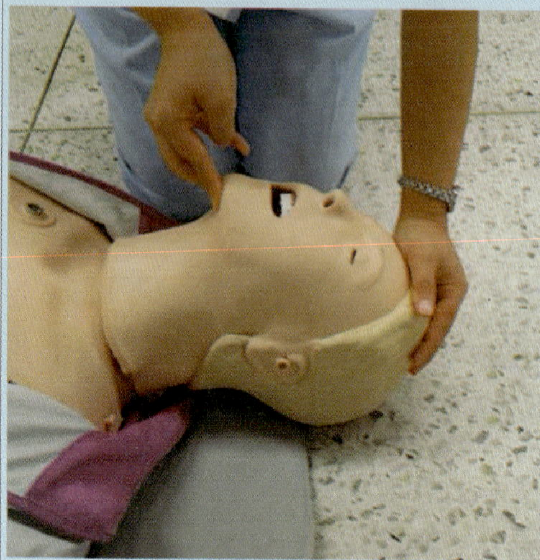	• head tilt-chin lift 법이 권장되며 환자의 턱을 들어올리면서 이마를 눌러주는 자세로 머리가 뒤로 젖혀지면서 기도가 열린다. 이 방법은 혀와 턱의 근육을 이완시키게 되므로 혀가 뒤로 넘어가는 것을 막아준다. • 경추손상이 의심되어 반응이 없는 외상환자의 기도는 턱 올리기(jaw thrust) 방법이 권장되나 기도유지가 안 되는 경우에는 머리 젖히고 턱들기 법을 사용한다.			
9		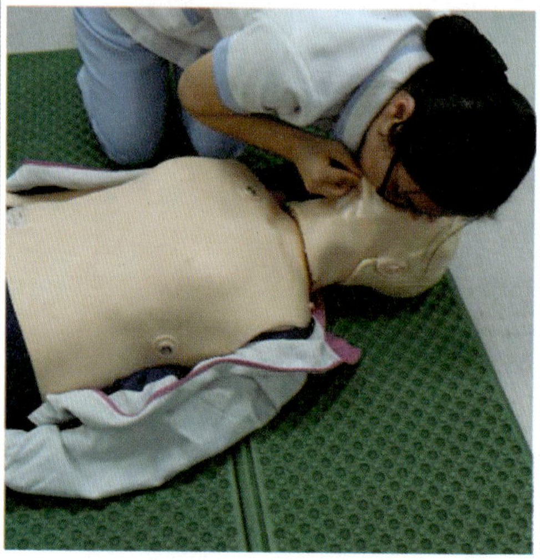	• 구강대 구강법(mouth to mouth ventilation)이 효과적이며 환자의 기도를 개방하고, 환자의 코를 막고 구조자의 입을 환자의 입에 밀착시킨 후 보통호흡을 1초 동안 환자에게 불어넣는다. 이때 환자의 가슴이 상승되는지 눈으로 확인한다. 성인의 1회 호흡량은 6~7ml/kg(500~600ml)를 유지한다. • 과환기는 흉강내압을 상승하게 하여 흉강내로 흘러드는 정맥혈의 유입을 감소시켜 심실충만을 저해할 수 있다.			
10	자동 제세동기가 도착하면 전원을 켠다.(2인의 구조자인 경우 1인의 구조자가 자동제세동기를 부착하는 동안 다른 1인 구조자는 흉부압박을 시행한다.)	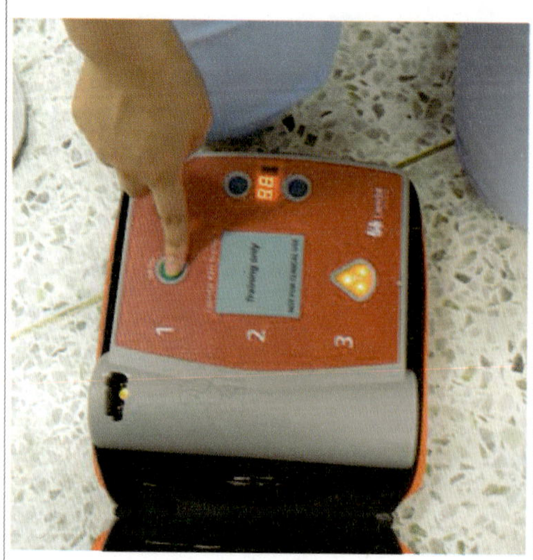	• 기계의 작동 여부를 확인한다. 갑자기 발생한 심정지의 대부분은 심실세동에 의해 유발되며 심실세동의 가장 중요한 치료는 전기적 제세동이다.			

No	Step	Performance	Rationale	Good (2)	Mod (1)	Poor (0)
11	환자의 가슴을 노출시켜 패드 부착부위에 땀이나 기타 이물질이 있으면 제거한 후, 흉골(sternum)패드는 흉골의 우측 쇄골 아래에, 심첨(apex) 패드는 좌측 유두 아래의 액와중앙선(mid-axillary line)에 부착하고 심전도를 분석한다.	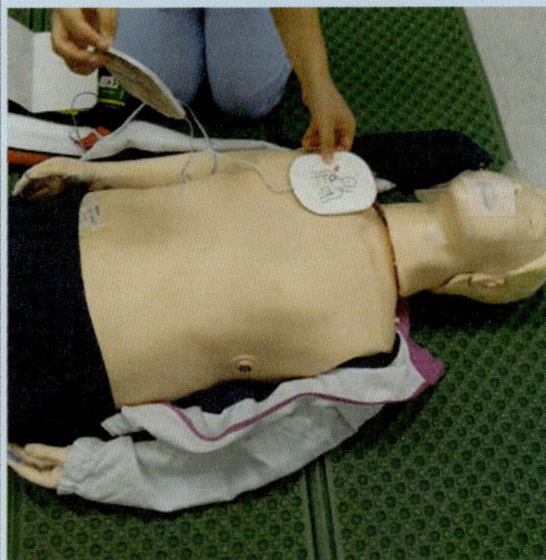	• 심장의 전기적 흐름이 이루어지는 지점으로 정확한 심전도 판독을 위함이다. • 패드는 옷이 아닌 대상자의 피부에 부착하여야 하며 부착부위는 이물질이 없어야 한다. *"모두 물러나세요."*			
12	제세동 해야 함이 확인되면 충전한 후 환자에게서 모두 떨어지도록 주위 사람들에게 지시한 다음, 깜빡이는 버튼을 눌러 제세동을 실시한다.	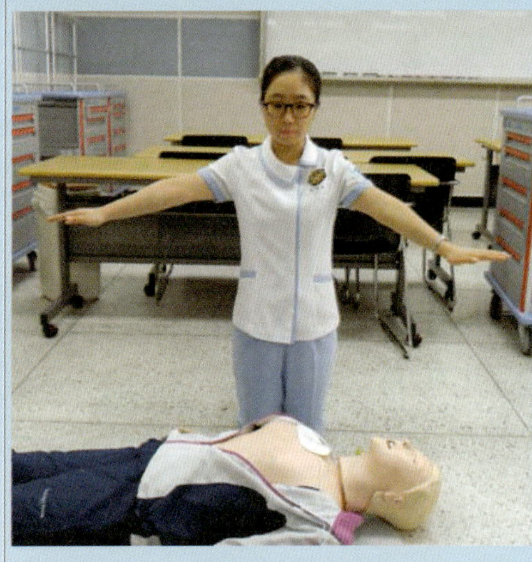	• 심전도 리듬을 분석하여 심실세동이나 맥박이 없는 심실성 빈맥이면 제세동을 실시한다. 전기적 충격으로부터 자신과 다른 사람들을 보호하기 위해 주위 사람들에게 대상자로부터 멀어지도록 한다. *"모두 물러나세요."*			
13	제세동이 완료되면 바로 4~9번 과정(흉부압박과 호흡을 30:2의 비율로 시행)을 5 cycle (2분) 반복한다.	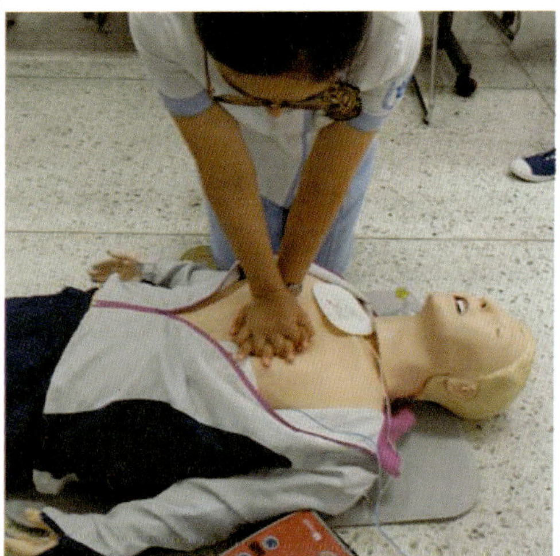	• 제세동 후에는 맥박 확인이나 리듬분석을 시행하지 않고 바로 흉부압박을 실시하여 5 cycle의 심폐소생술을 시행한 후 다시 한번 심전도를 분석한다.			

No	Step	Performance	Rationale	Good (2)	Mod (1)	Poor (0)
14		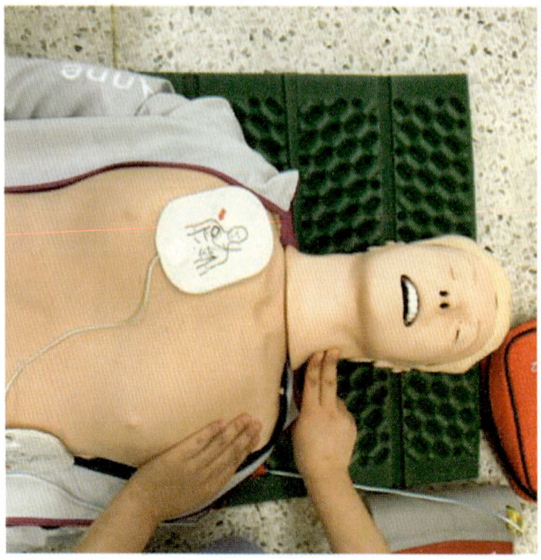				
15	심전도 분석 결과에 따라 12~13번 과정을 반복한다.	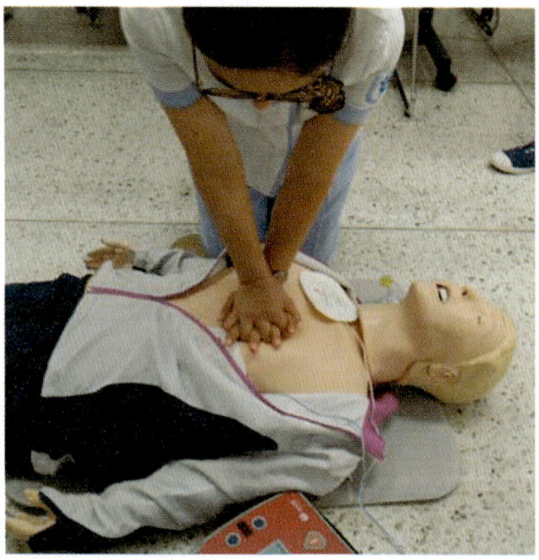	• 가슴압박과 인공호흡을 5주기 반복 후 맥박을 확인하여 혈액순환 회복의 여부를 재평가한다. 맥박이 촉지되지 않으면 CPR을 계속하고, 맥박이 촉지되면 환자의 호흡이 회복되었는지를 확인하고, 호흡이 회복되었다면 회복자세(환자의 다리와 어깨를 동시에 잡아 돌려 측위를 제공)를 취해준다.			
16		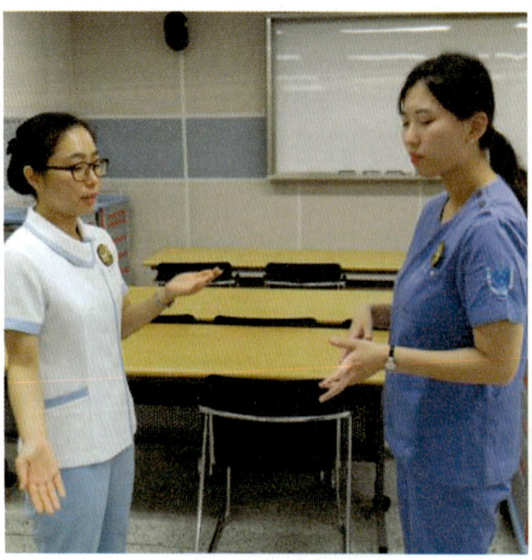	• 발생시간, CPR 시행횟수, 제세동기 사용 여부, 환자의 현재 상태(맥박, 호흡횟수 등)			

No	Step	Performance	Rationale	Good (2)	Mod (1)	Poor (0)
17	물과 비누로 손위생을 실시한다.	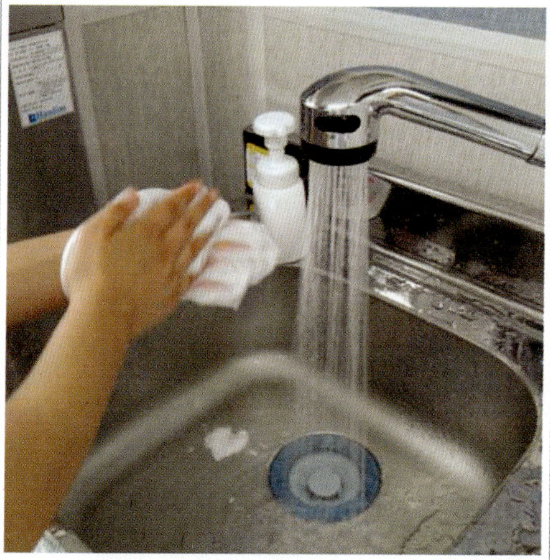	• 미생물의 전파를 감소시킨다.			
총점				/34		
환산점수				/90		

평 가

* 수행항목 합계(90점 만점) * 평가항목 합계(10점 만점) * 총점: 수행항목 점수 + 평가항목(100점 만점)

날짜(점수) / 평가항목										
1. 지 식(2)										
2. 대상자 교육(2)										
3. 태도/용모(2)										
4. 정확성(2)										
5. 신속성(2)										
계(10)	/10	/10	/10	/10	/10	/10	/10	/10	/10	/10
총점(100점)	/100	/100	/100	/100	/100	/100	/100	/100	/100	/100

평가자 comment	날 짜	평 가 내 용	확 인

연습문제

1. 제세동기(defibrillator) 사용의 설명으로 옳은 것은? (　　)

1) 전기 전압은 70~100J부터 시작한다.
2) 제세동은 심방에 세동을 제거하는 방법이다.
3) 대상자의 몸에 Nitroglycerin patch가 있으면 그냥 두고 제세동을 실시한다.
4) 전극도자의 위치는 좌측쇄골 중앙선상 2번째 늑간, 우측 전액와선상의 5번째 늑간이다.
5) 심실세동이 6분 이내 제거되면 생존가능성이 3배 높아진다.

2. 성인의 기본 심폐소생술의 실시순서로 적합한 것은? (　　　)

A: airway, 기도개방　B: breathing, 인공호흡　C: compression, 가슴압박

1) A → B → C
2) B → C → A
3) C → A → B
4) A → C → B
5) B → A → C

3. 평소 협심증을 앓아왔던 대상자가 갑자기 쓰러졌다. 병동 간호사가 주변환경 안전을 확인한 후 가장 먼저 해야 할 일은? (　　　)

1) 의식을 확인한다.
2) 주변에 도움을 요청한다.
3) 자동제세동기를 가져온다.
4) 맥박을 확인한다.
5) 다른 간호사를 호출한다.

제3장

핵심기본간호술 난이도 - 상

1. 피내주사(전완의 내측면)

성취목표	▪ 피내주사의 목적과 절차를 설명할 수 있다. ▪ 피부반응 검사에 필요한 용액과 필요한 물품을 준비할 수 있다. ▪ 피내주사를 정확히 수행할 수 있다. ▪ 피내주사 결과를 판독하고 기록할 수 있다.
선행지식	▪ 투약의 기본 원칙 ▪ 무균술 ▪ 피내주사 부위 ▪ 피내주사 결과 판독법
필요장비 및 물품	▪ 투약카드(또는 컴퓨터 출력물) ▪ 1mL 주사기 2개 ▪ 5mL 주사기 ▪ 소독솜 ▪ 피내 주사용 모형 ▪ 주사용 바이알 ▪ 주사용 증류수(혹은 생리식염수) 앰플 ▪ 투약카트 또는 쟁반(tray) ▪ 투약기록지 ▪ 손상성폐기물 전용용기 ▪ 일반 의료폐기물 전용용기 ▪ 손소독제 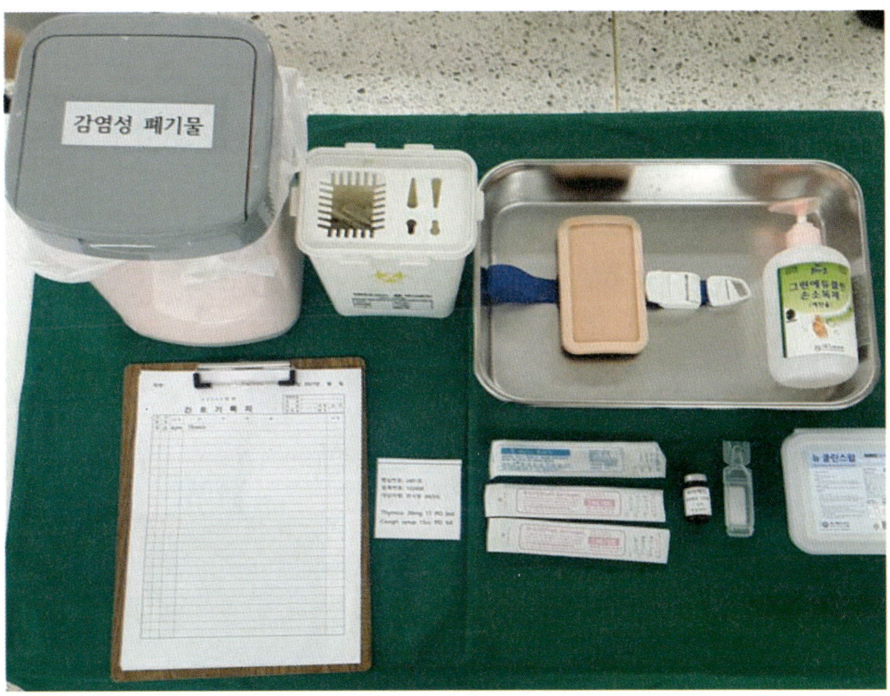
수행시간	▪ 14분(수행 10분, 전·후 손씻기 2분, 기록 2분)

[피내주사] 선행자가학습

1. 투약의 기본 원칙

1) 정확한 대상자(right client)
2) 정확한 약물(right drug)
3) 정확한 용량(right dose)
4) 정확한 경로(right route)
5) 정확한 시간(right time)
6) 정확한 기록(right documentation)

2. 무균술

1) 내과적 손씻기로 미생물의 전파와 교차감염을 예방한다.
2) 바이알은 뚜껑을 벗긴 후 고무마개를 알코올 솜으로 닦는다.
3) 앰플은 절개한 입구 주변에 주사침이 닫지 않도록 주의한다.
4) 주사 부위는 소독솜으로 안쪽에서 바깥쪽으로 둥글게 닦는다.

3. 피내주사 투여 목적

1) 결핵 진단검사 : 투베르쿨린 반응검사
2) 약물의 반응검사 : 항생제 피부반응검사
3) 예방접종 : BCG 접종

4. 피내주사의 장단점

1) 장점 : 약물에 대한 반응확인과 반응정도를 비교하기 쉽다.
2) 단점 : 비경구투여 중 흡수가 가장 느리다.

5. 피내주사 부위

전면 : 전박내측(inner forearm), 흉곽상부(upper chest), 견갑골 하부(lower scapular)

6. 피내주사 결과 판독

1) 약물반응검사(skin test) : 약물 주입 10~15분 후 피부발적이나 팽진 및 기타 증상으로 판독한다.
   ① 판독 : 피부 발적 부위가 15mm 이상이거나 팽진이 10mm 이상, 또는 가려움증, 두통, 호흡곤란, 빈맥, 안면홍조, 어지러움, 구내 이상감 동반 시 양성이다.
2) 결핵반응검사(Mantoux test, MR test) : 약물주입 48~72시간 후 경결(Induration) 크기를 재어 판독한다.
   ① 판독 : 1차 검사에서 피부경결이 10mm 이상은 양성, 5~9mm 이상은 의양성, 4mm 이하는 음성이다. HIV 감염인에서는 피부경결이 5mm 이상인 경우에는 양성이다.

사례적용	조OO(M/60) 환자는 복막염 수술을 앞두고 있으며, 아래의 항생제 투약 처방이 있다. 투약을 위해 항생제 알러지 반응검사를 수행하시오. Dr. order - Cefamezin 1.0g IV tid after AST

피내주사(전완의 내측면)

번호	수행항목	시연	이론적 근거/ 구두설명	잘됨 (2)	보통 (1)	안됨 (0)
1		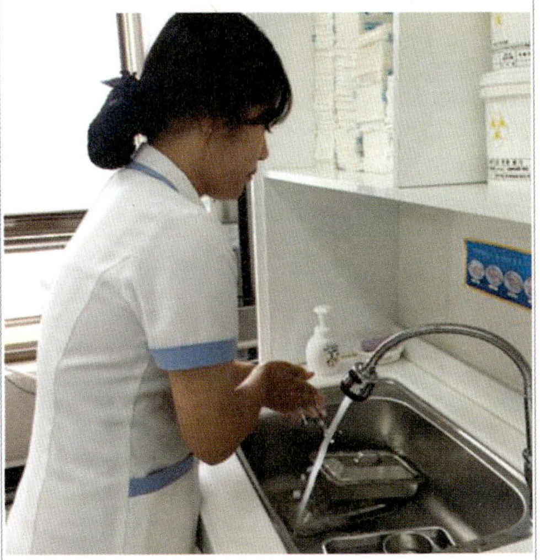	• 미생물의 전파를 감소시킨다.			
2	투약처방(투약카트 또는 컴퓨터 출력물 등)과 투약원칙(5 rights; 대상자 등록번호, 대상자명, 약명, 용량, 투약경로, 시간)을 확인한다.	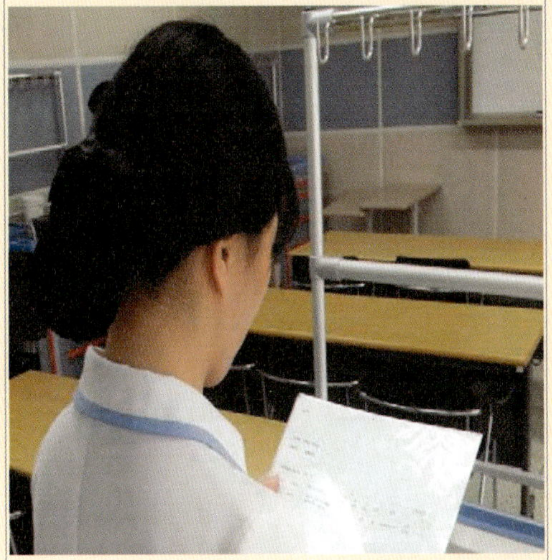	• 안전하고 정확한 투약을 하기 위함이다. • 투약처방을 확인하고 대상자 등록번호, 대상자명, 약명, 용량, 투약경로, 투약시간을 구두로 표현하면서 확인한다.			
3	주사기로 주사용 증류수 5mL를 앰플에서 빼낸다.	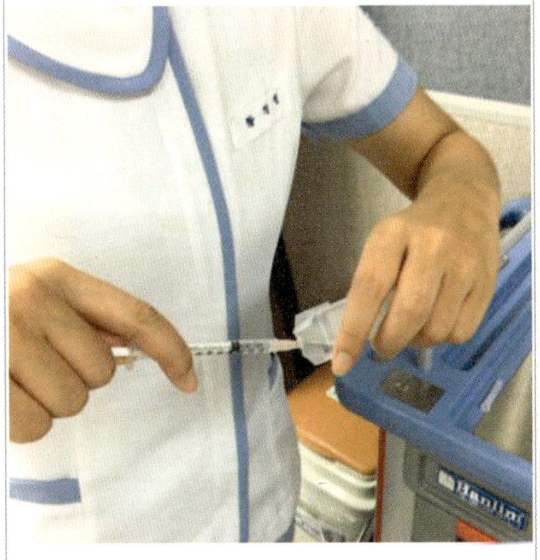	• 앰플 절개부위 가장자리에 주사바늘이 닿지 않도록 주의해서 무균적으로 약물을 준비한다.			

번호	수행항목	시연	이론적 근거/ 구두설명	잘됨 (2)	보통 (1)	안됨 (0)
4	약물이 든 바이알의 고무마개를 소독솜으로 닦는다(바이알에 1g의 약물이 들어있는 경우를 기준으로 한다).	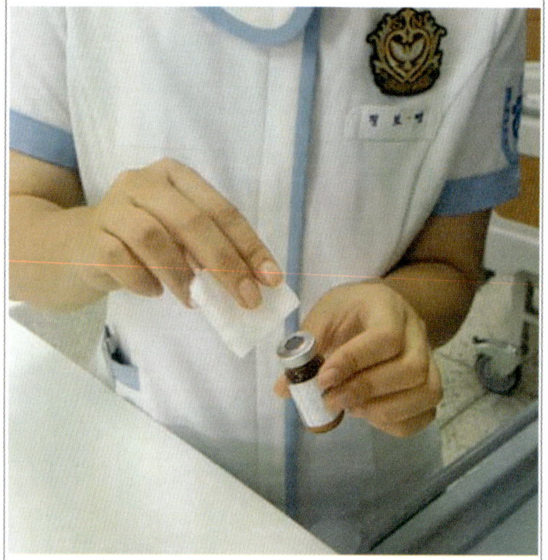	• 소독솜으로 닦은 후 소독액이 마를 때까지 잠시 기다린다. 마르지 않으면 피부에 묻은 알코올이 주사바늘과 함께 피부 속으로 들어가게 된다.			
5	바이알에 증류수 또는 생리식염수 5ml를 멸균적으로 주입한다(1000mg/5mL). (200mg/mL, ※ 참고 0.5g/V-2.5mL, 1g/V-5mL, 2g/V-10mL mix)	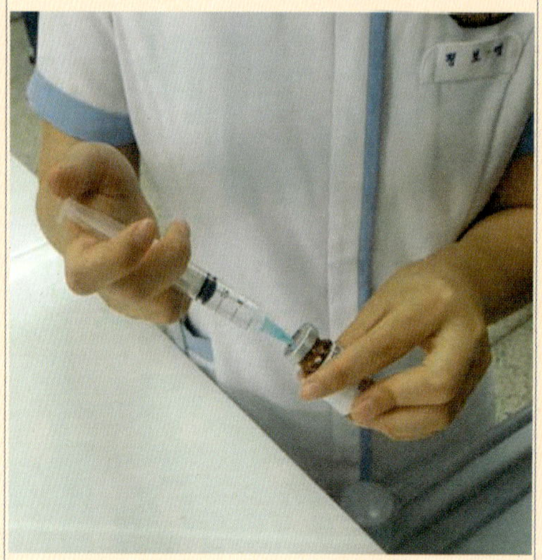				
6	바이알에 들어있는 분말이 완전히 녹을 때까지 기포가 생기지 않게 조심스럽게 바이알을 흔든다.	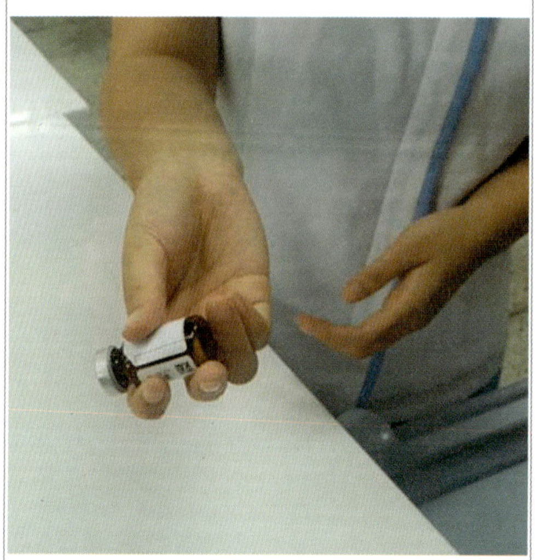				

번호	수행항목	시연	이론적 근거/ 구두설명	잘됨 (2)	보통 (1)	안됨 (0)
7		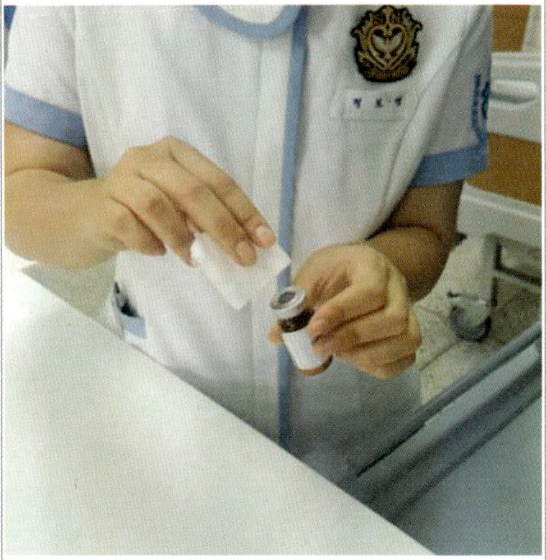				
8	1ml 주사기로 바이알에서 0.1ml의 약물을 빼내 총량 1mL로 희석한다(20mg/mL).	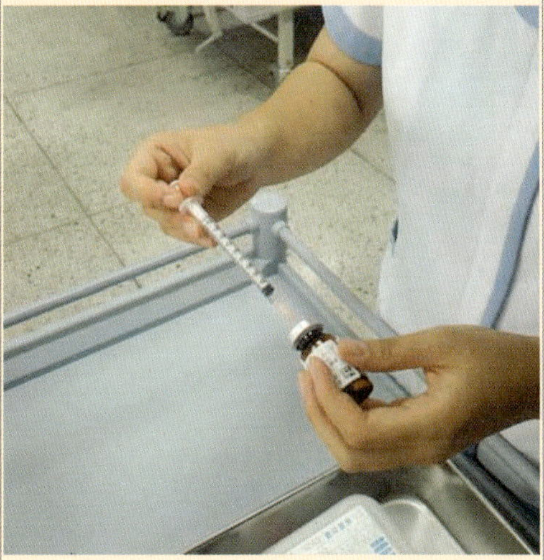	• 정확한 용량을 확인한다.			
9	주사기 약물 중 0.9mL는 버리고 나머지 0.1mL를 다시 총량 1mL로 희석한다(2mg/mL).	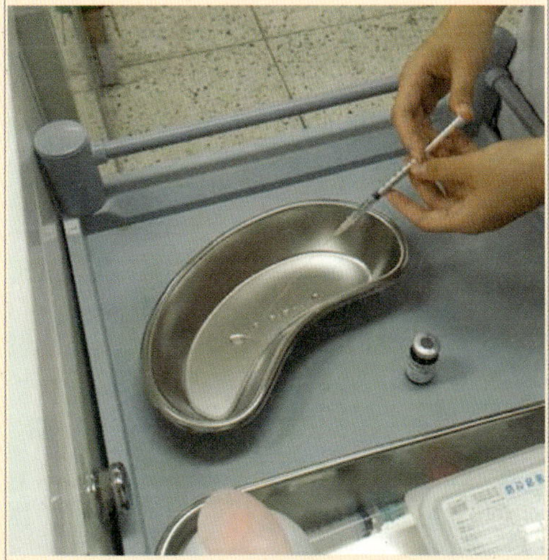	• 정확한 용량을 확인하고 소독적인 방법으로 수행한다.			

번호	수행항목	시연	이론적 근거/ 구두설명	잘됨 (2)	보통 (1)	안됨 (0)
10	필요한 물품을 준비한다.	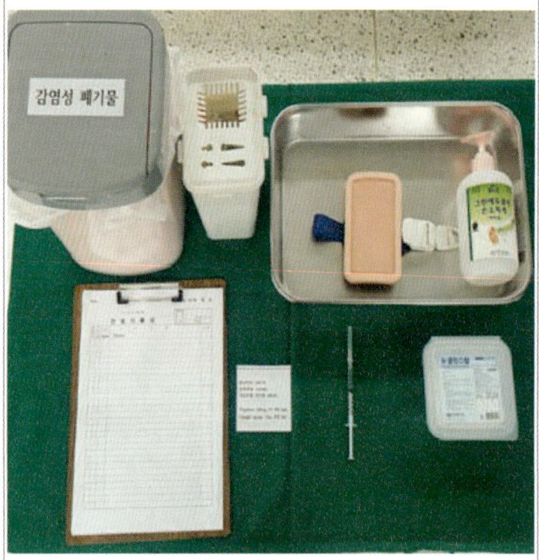	• 피내주사용 바늘은 바이알의 고무마개를 통과하면서 끝이 무디어지고 오염될 수 있으므로 약물을 준비한 후 새것으로 교체하면 통증을 감소시키고 감염을 막을 수 있다.			
11		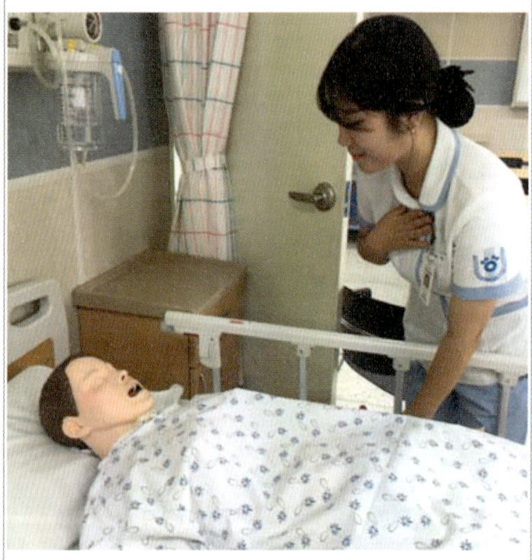	• 대상자의 불안을 감소시키고 신뢰를 형성하며 협조를 얻는다. *"안녕하세요? (학생)간호사 OOO입니다."*			
12		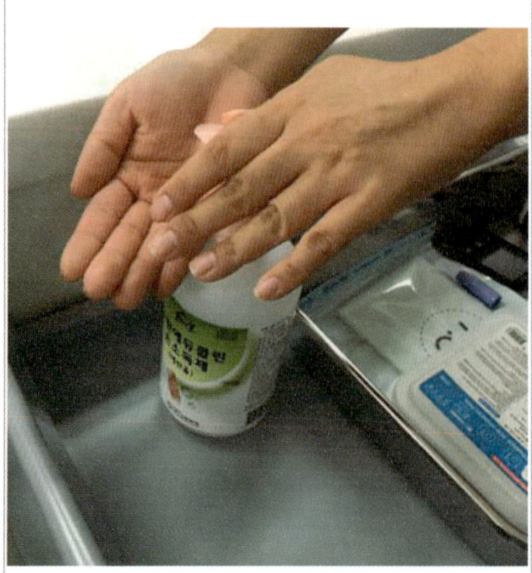				

번호	수행항목	시연	이론적 근거/ 구두설명	잘됨 (2)	보통 (1)	안됨 (0)
13	대상자의 이름을 개방형으로 질문하여 대상자를 확인하고, 입원팔찌와 투약카드(또는 컴퓨터 출력물)를 대조하여 대상자(이름, 등록번호)를 확인한다.	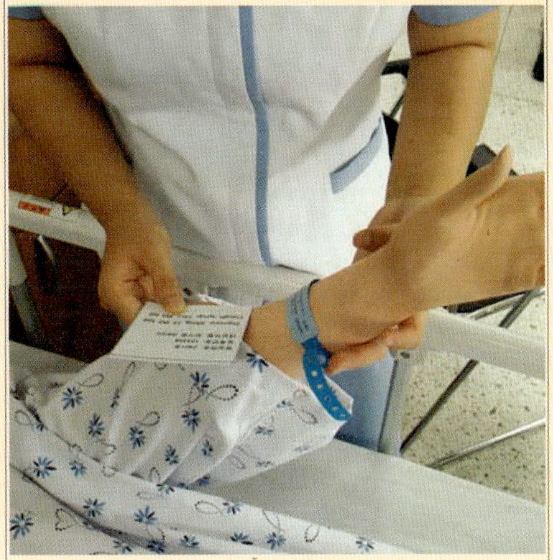	• 정확한 대상자에게 안전하고 정확한 간호를 수행한다. *"정확한 대상자 확인을 위해 성함과 등록번호를 확인하겠습니다. 환자분 성함이 어떻게 되세요? 등록번호 확인을 위해 입원팔찌를 보겠습니다. (입원팔찌와 환자 리스트를 비교하고). 네~ OOO님, 등록번호가 000000로 맞으시네요."*			
14		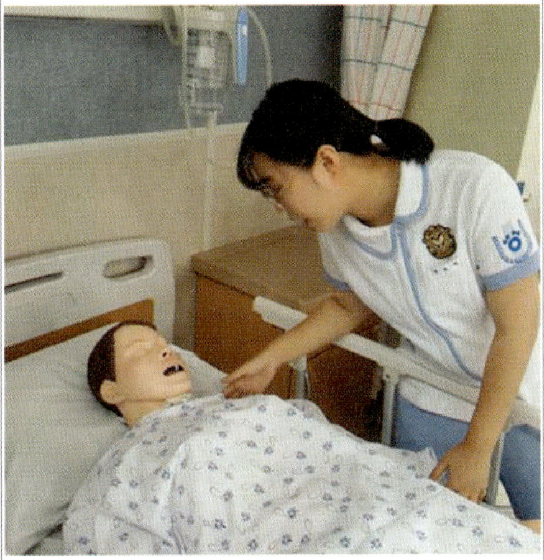	• 충분한 설명은 대상자의 이해를 돕고 불안을 감소시키며 신뢰를 형성하여 협조를 얻게 된다. *"OOO님, 수술을 위해 항생제를 투여하게 됩니다. 항생제에 대한 부작용이 있을 수 있으니 약물반응검사를 하도록 하겠습니다. 팔 안쪽에 희석된 항생제를 소량 주사하여 15분 후 반응을 보도록 하겠습니다."*			
15	적절한 피내주사 부위를 선택한다(전완의 내측면).	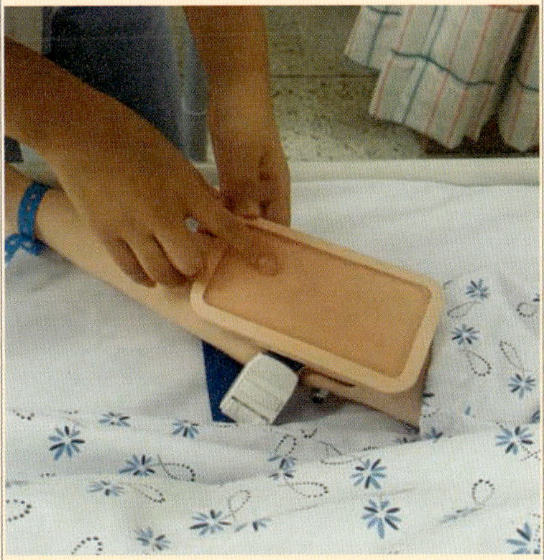	• 주사부위는 털이 있거나 변색, 반흔, 발적, 염증, 종창이 있을 경우 반응검사결과에 영향을 줄 수 있다.			

번호	수행항목	시연	이론적 근거/ 구두설명	잘됨 (2)	보통 (1)	안됨 (0)
16	대상자의 팔을 침대 바닥면이나 침상 밑 탁자(over-bed table) 위에 바로 펴서 얹은 다음 편안한 자세로 있게 한다.	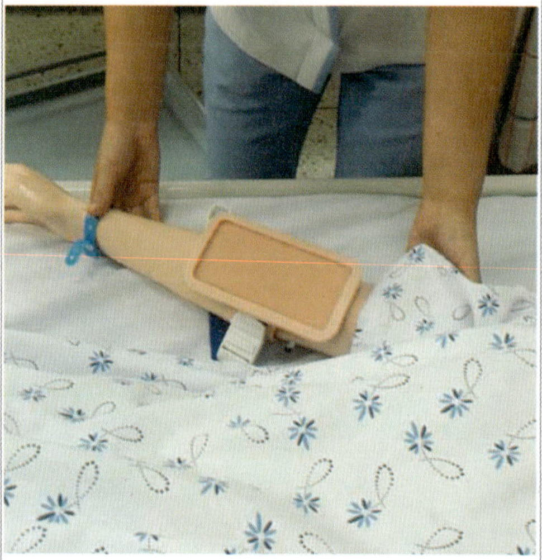	• 쉽게 접근할 수 있고 안전한 부위를 정한다. *"검사할 부위인 팔의 소매를 올리겠습니다. 팔을 편안하게 해주시면 됩니다."*			
17		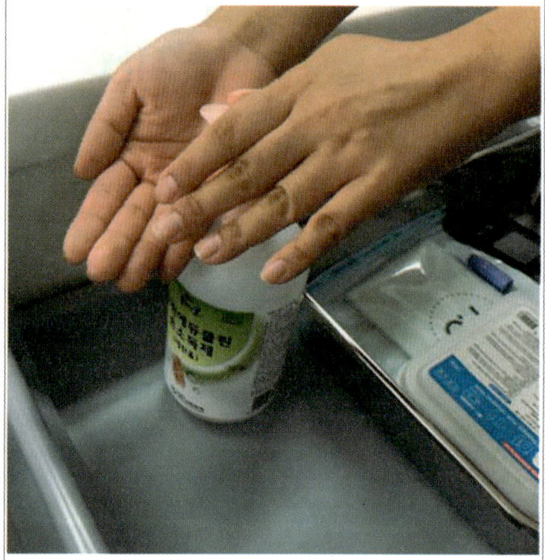	• 미생물의 전파를 감소시킨다.			
18	주사 놓을 부위를 소독솜으로 안에서 바깥쪽으로 직경 5~8cm 정도 둥글게 닦은 다음 소독액이 마를 때까지 잠시 기다린다.	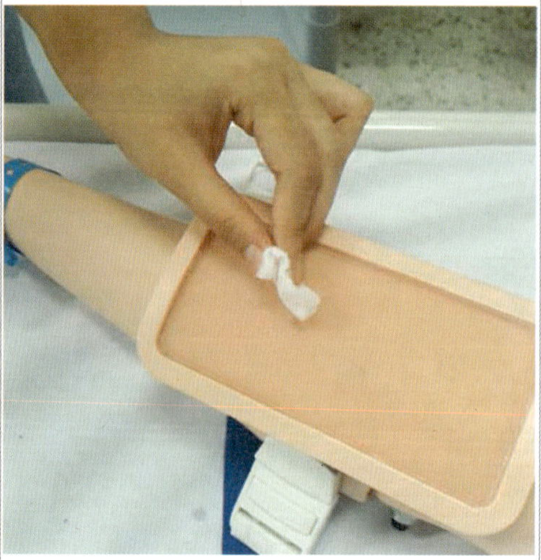	• 주사부위를 알코올 솜으로 닦아 피부의 분비물과 미생물을 제거한다. • 피부에 알코올이 남게 되면 주사바늘과 함께 피부 조직을 자극하여 불편감을 초래할 수 있다. *"소독할 때 조금 차가울 수 있습니다."*			

번호	수행항목	시연	이론적 근거/ 구두설명	잘됨 (2)	보통 (1)	안됨 (0)
19		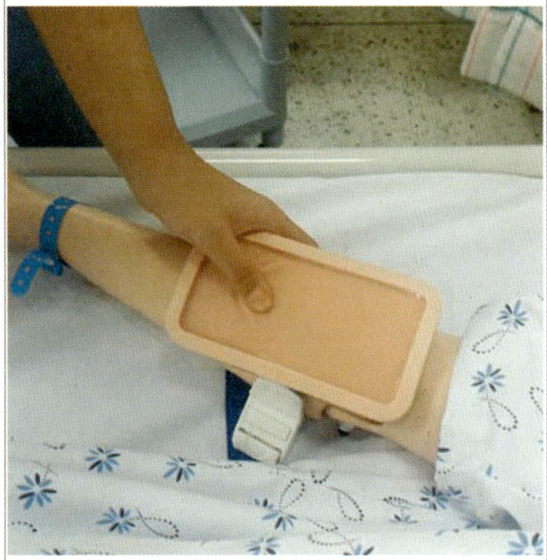	• 팽팽한 부위에 주사바늘의 삽입이 더 용이하다.			
20	다른 손으로 주사바늘의 사면이 위로 오도록 하여 주사기가 피부와 10~15° 의 각도를 유지하도록 잡은 다음 표피 아래 진피층에 주사바늘의 사면이 들어갈 때까지 피내에 삽입한다.	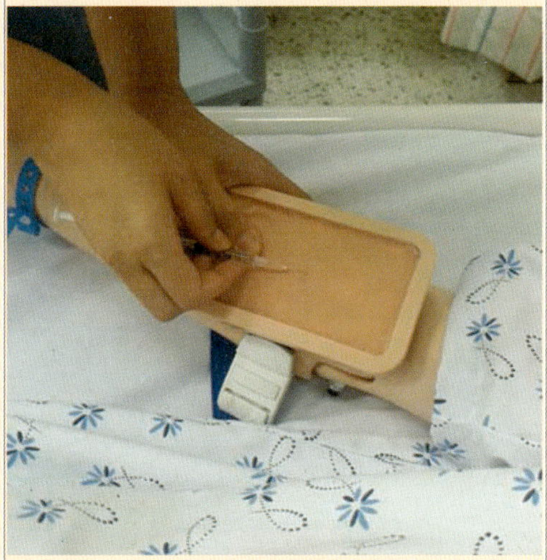	• 주사바늘의 사면을 위로하면 진피층에 약물투입이 쉽다. • 정확한 각도와 깊이로 주사하여야 정확한 피부반응 검사를 할 수 있다. *"주사바늘 삽입 시 약간 따끔합니다. 팔에 힘을 주지 마시고 편안히 계셔주세요."*			
21	주사바늘의 사면이 피내로 삽입되고 나면 피부를 잡아당겼던 손으로 주사기의 밀대를 밀어 피부에 직경이 약 5~6mm (0.05mL) 정도의 낭포가 생길 때까지 약물을 서서히 주입한다.	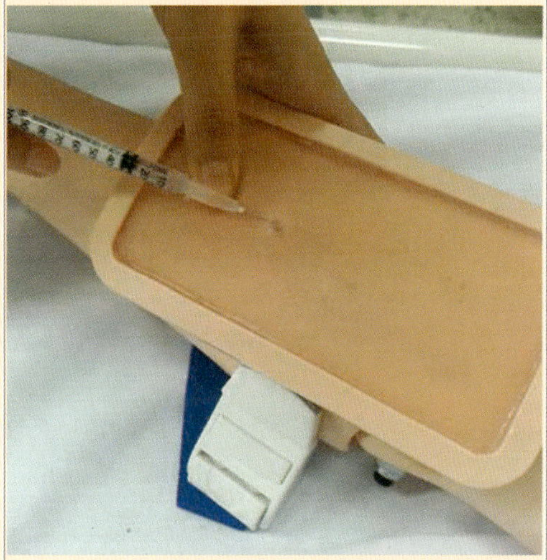	• 주사바늘이 진피에 들어갔는지 확인한 후 천천히 약물을 주입한다. *"약물이 들어가면 약간 통증이 있을 수 있습니다."*			

1 피내주사

번호	수행항목	시연	이론적 근거/ 구두설명	잘됨 (2)	보통 (1)	안됨 (0)
22	주사바늘을 빼낸 후 주사바늘이 빠져나온 부위로 약물이 나와 물기가 생긴 경우는 마른 소독솜으로 살짝 닦아낸다. ※ 참고 : 1mL 주사기에 생리식염수를 준비하여 위의 주사 부위의 3~4cm 떨어진 옆 또는 반대쪽 팔의 대칭 부위에 같은 양을 대조액으로(0.02~0.05mL) 피내주사하여 음성 대조군을 만들어 비교하는 절차가 있으나 여기서는 생략됨.	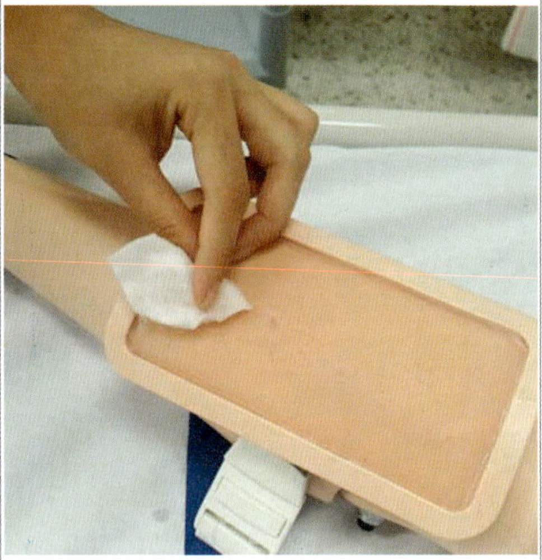	• 알코올 솜으로 닦으면 통증이 초래되고 검사 결과에 영향을 줄 수 있다.			
23	작은 낭포의 둘레를 볼펜으로 동그랗게 표시한 다음, 주사약명과 투여시간을 적고 주사부위는 마사지하지 않는다.	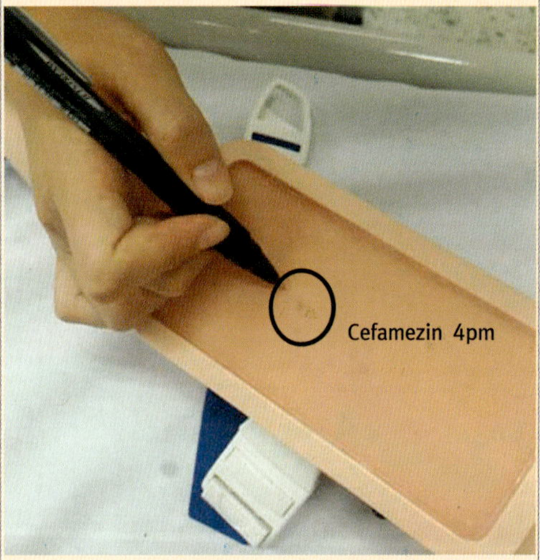	• 마사지는 약물이 피하조직으로 확산되거나 주사바늘을 삽입했던 부위로 약물이 흘러나올 수 있어 검사결과가 부정확하게 된다. *"정확한 검사결과를 위해 주사부위는 마사지하지 마시고 그대로 두셔야 합니다. 15분 후에 확인하겠습니다."*			
24	사용한 물품을 정리한다(주사바늘은 뚜껑을 되씌우지 않은 채 손상성폐기물 전용용기에 버리고, 사용했던 소독솜과 주사기는 일반 의료폐기물 전용용기에 버린다).	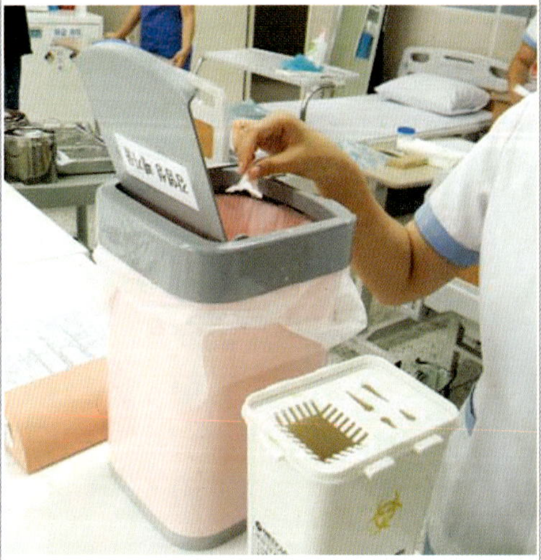	• 주사바늘에 의한 손상과 감염을 예방하기 위함이다.			

번호	수행항목	시연	이론적 근거/ 구두설명	잘됨 (2)	보통 (1)	안됨 (0)
25		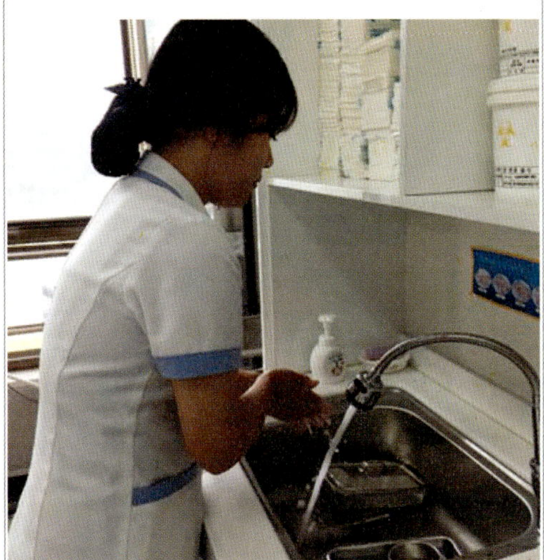	• 미생물의 전파를 감소시킨다.			
26	15분 후에 주사 부위의 피부반응을 결과를 판독한다.	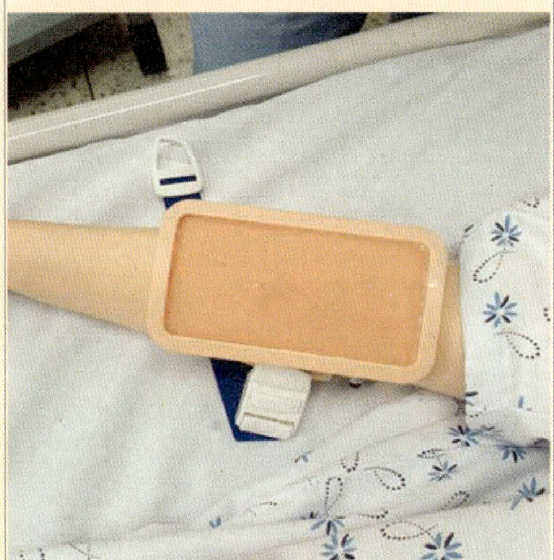	*"검사결과 낭포가 약 5mm 이하로 음성으로 나오셨습니다. 처방에 따라 항생제를 투여하겠습니다."*			
27	다음의 사항을 간호기록지에 기록한다. 1) 5 rights(대상자명, 약명, 용량, 투약경로, 투약시간) 2) 피부반응결과: 양성 혹은 음성 3) 필요 시 투약목적, 대상자의 반응, 투약 못한 이유	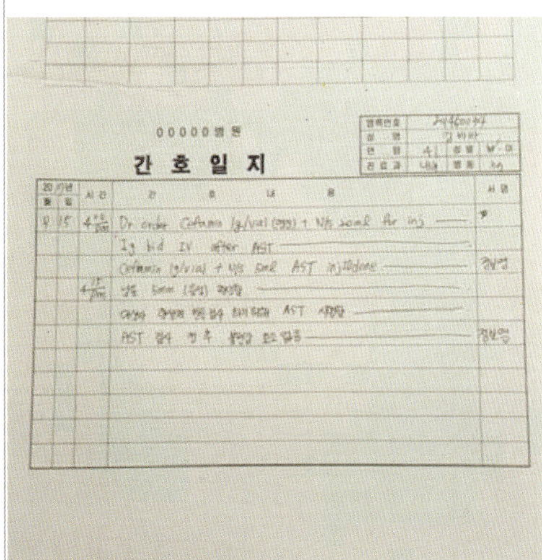	• 정확한 간호기록은 대상자의 상태에 대한 정보를 제공하며, 투약과실의 위험을 줄이고 법적 효력을 갖는다.			
총점				/54		
환산점수				/90		

간호기록지
(피내주사)

병록번호			
이름			
성별		나이	
진료과		병실	

일자	시간	간호내용	서명
10/19	16:00	Cefamezin 항생제투여의 목적에 대해 설명하고, 투여 전 피부반응검사의	
		필요성과 절차를 설명하고 피내주사 수행함(Rt forearm).————————	SN. OOO
	16:15	검사결과 음성으로 나타남(구진: 4.5mm, 발적, 가려움 등 특이증상 없음).	SN. OOO
성찰하기			

평 가

* 수행항목 합계(90점 만점) * 평가항목 합계(10점 만점) * 총점: 수행항목 점수 + 평가항목(100점 만점)

날짜(점수) / 평가항목										
1. 지 식(2)										
2. 대상자 교육(2)										
3. 태도/용모(2)										
4. 정확성(2)										
5. 신속성(2)										
계(10)	/10	/10	/10	/10	/10	/10	/10	/10	/10	/10
총점(100점)	/100	/100	/100	/100	/100	/100	/100	/100	/100	/100

평가자 comment	날 짜	평 가 내 용	확 인

연습문제

1. 피내주사에 대한 설명으로 옳은 것은? (   )

1) 진피층 아래 피하조직에 주사한다.
2) 많은 용량의 약물주입이 가능하다.
3) 다양한 약물의 희석이 가능하다.
4) 약물의 반응 정도를 쉽게 비교할 수 있다.
5) 신체 모든 부위에 주사할 수 있다.

2. 피내주사를 적용하는 것으로 옳은 것은? (   )

1) 헤파린주사
2) NPH인슐린주사
3) 페니실린 주사
4) BCG예방접종
5) 투베르쿨린 반응검사

3. 폐렴환자에게 항생제투여를 위해 시행하는 피부반응검사 방법으로 옳은 것은? (   )

1) 주사바늘의 사면은 25~35° 각도로 삽입한다.
2) 반응검사 판독은 주사부위 가장자리를 칼라펜으로 표시한 후 반응을 확인한다.
3) 약물주입은 구진의 직경이 8~10mm 되도록 한다.
4) 약물주입 후 10분 후 반응을 확인한다.
5) 주사바늘을 뺀 후 알콜솜으로 살짝 닦아주고 마사지는 하지 않는다.

2. 정맥 수액 주입

성취목표	▪ 수액주입의 목적과 절차를 설명할 수 있다. ▪ 수액과 정맥주입 기구와 약물을 준비할 수 있다. ▪ 혈관 카테터 삽입(정맥천자)과 수액연결, 수액주입을 수행할 수 있다. ▪ 정맥 수액 주입 용량과 속도를 조절할 수 있다. ▪ 정맥 수액 주입 후 기록할 수 있다. ▪ 정맥주입의 장점과 단점을 안다. ▪ 정맥주입의 합병증을 설명할 수 있다.
선행지식	▪ 투약의 기본 원칙 ▪ 무균술 ▪ 말초정맥 주사 부위 ▪ 수액용량계산 및 수액주입속도조절 ▪ 말초정맥 수액 종류와 부작용
필요장비 및 물품	▪ 5% Dextrose Water 500mL(수액백) ▪ 수액세트 ▪ 22~24G 혈관 카테터(angio catheter) ▪ 지혈대(tourniquet) ▪ 소독솜 또는 포비돈 스틱 ▪ 수액 걸대(IV pole) ▪ 곡반(kidney basin) ▪ 5% DW 500mL IV라고 쓰여진 약 카드 ▪ 정맥 주사 팔 모형 ▪ 투약카트 또는 쟁반(tray) ▪ 투약기록지, 손소독제 ▪ 손상성 폐기물 전용용기 ▪ 일반 의료폐기물 전용용기 ▪ 수액백 부착용 라벨 ▪ 투명 필름 드레싱(tegaderm 또는 IV 3000 또는 고정용 반창고) 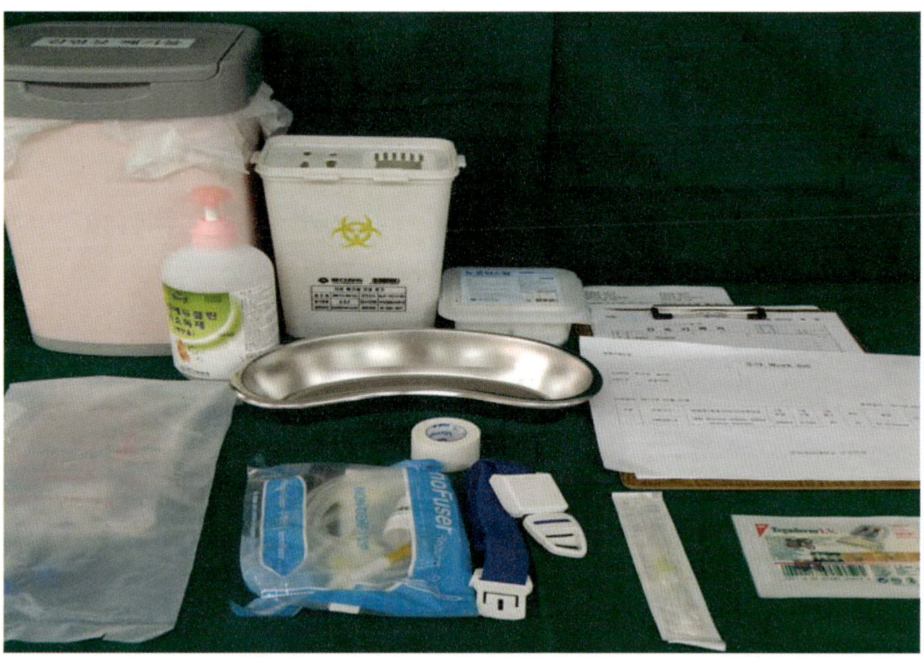
수행시간	▪ 14분(수행 10분, 전·후 손씻기 2분, 기록 2분)

[정맥수액 주입] 선행자가학습

1. 투약의 기본원칙

① 정확한 대상자(Right patient)
② 정확한 약물(Right medication)
③ 정확한 용량(Right dose)
④ 정확한 경로(Right route)
⑤ 정확한 시간(Right time)
⑥ 정확한 기록(Right documentation)

2. 무균술

- 무균은 미생물이 존재하지 않는 상태이다.
- 무균술은 감염의 위험을 감소시키는 술기와 방법이다.
- 무균술은 내과적 무균술과 외과적 무균술이 있다.

1) 내과적 무균술
① 손씻기 : 손이 팔꿈치보다 아래로 있게 하며 흐르는 물에 비누를 묻혀 30초 정도 강하게 비비면서 씻는다.
② 마스크 착용: 코와 입이 완전히 가려지게 착용, 가운을 입기 전에 마스크를 착용하고, 젖으면 즉시 교환한다.
③ 가운 입고 벗기: 격리실에 들어갈 때 격리실 밖에서 입고 벗는다.
④ 장갑 착용(개방식)

2) 외과적 무균법
① 손씻기: 손을 팔꿈치보다 높게 한 상태로 손 솔로 방부제를 이용하여 10~15분 동안 손의 피부주름과 손톱 밑에 상주균까지 제거하고, 세척 후에도 손끝이 팔꿈치보다 높이 유지되게 하고 멸균수건으로 손을 기계적 마찰을 이용(문질러)해 닦는다.
② 장갑 착용(폐쇄식)

3. 말초정맥주사부위

1) 전주와(antecubital fossa) 정맥: cephalic vein(요측피 정맥), basilic vein(척측피 정맥), dorsal metacarpal vein(중수골 정맥), metacarpal vein(장측피 정맥)
2) 두피정맥(scalp vein): 소아(신생아)
3) 복재정맥(saphenous vein)

4. 수액용량계산 및 수액주입속도조절

1) 1분간 주입방울 수(gtt) = 총 주입량(ml)×drip factor(20)/주입시간(분)
2) 주입속도를 정확하게 하기 위해 경보장치가 있는 주입펌프(infusion pump) 사용
① 전자주입기구(electric infusion device, EID)
② 주사기 펌프(syringe pump): 100ml 이하의 작은 양(주로 아동에게 사용)
3) 주입속도에 영향을 미치는 요인: 병의 높이와 정맥내 바늘과 환자의 자세 변화, 수액세트의 줄이 침상 아래에 있을 때, 용액의 온도변화, 혈액응고로 바늘이나 카테터 또는 수액병 공기구멍의 막힘, 수액의 점도 등

5. 정맥주사의 목적

1) 신체의 수분과 전해질, 산-염기 균형조절, 영양 공급하기 위함이다.
2) 약물을 희석하여 서서히 주입하기 위함이다.
3) 수액 주입세트로 정맥주사약 주입하기 위함이다.
4) 약물의 빠른 효과를 보기 위함이다.
5) 장기간에 많은 양을 주입하기 위함이다.

6. 주사용액

주사용액	용액	농도	표기
포도당 용액	5% 포도당* 10% 포도당	등장액 고장액	D5W D10W
생리식염수	0.45% 염화나트륨(half normal saline) 0.33% 염화나트륨 0.9% 염화나트륨** 3~5% 염화나트륨	저장액 저장액 등장액 고장액	1/2 NS, 0.45% NS 1/3 NS NS 3~5% NaCl
포도당가 생리식염수용액	5% 포도당 + 0.9% 염화나트륨	고장액	D_5 0.9% NaCl D_5 0.9% NS D_5 NS
	5% 포도당 + 0.45% 염화나트륨	고장액	D_5 0.45% NaCl D_5 0.45% NS D_5 1/2 NS
전해질 용액	젖산 링거액*** 5% 포도당 + 젖산 링거액	등장액 고장액	LR D5LR

* 포도당은 신속하게 대사과정을 거치면서 물을 만들어 모든 체액에 골고루 분포시킨다.

** 전해질 전체 농도는 혈장농도와 같으므로 등장액이나 나트륨과 염소를 154mEq 포함하고 있어 이들 전해질 농도는 혈장보다 높아 체액량 과다를 유발할 수 있다.

*** 나트륨, 칼륨, 칼슘, 염소, 젖산을 포함하고 있다.

1) 주입속도가 빠르거나 수액이 고장액일수록 조직 침윤과 정맥염의 발생 위험이 높다. 특별한 처방이 없는 한 보통 수액의 최대주입량을 등장성 수액의 경우 시간당 600ml, 저장성 수액은 400ml, 고장성 수액은 200ml를 주입하도록 한다.

7. 정맥주사의 장점

1) 지속적인 정맥 내 주입으로 약물의 치료적 혈중농도를 일정하게 유지할 수 있다.
2) 한 번의 정맥천자로 지속적인 투약이 가능하다.
3) 조직이나 위장관에서 흡수가 잘 안 되는 약물이나 흡수 전에 파괴되는 약물을 투여할 수 있다.
4) 약물이 완전히 빠르게 흡수된다.
5) 정맥 내로 수분과 전해질 균형을 유지하며 영양공급을 할 수 있다.

8. 정맥주사의 단점

1) 부작용이 급속히 발생한다.
2) 지속적인 수액주입과 관련된 수액과잉 부담이 발생할 수 있다.
3) 혈관과 신경 및 조직의 손상을 입을 수 있다.
4) 많은 비용을 요구한다.
5) 병원 외에서는 투여가 불가능하다.
6) 국소적, 진신적 감염이 발생할 수 있다.

9. 정맥주사 합병증

종류	원인	증상	간호
침윤(infiltration) - 피하조직으로 정맥주사용 약물의 유출	- 바늘의 잘못된 위치 - 정맥벽의 관통	- 종창, 창백, 냉감, 주입부 통증, 주입율 감소	- 주입 부위 확인 - 징후 보이면 주입 중지 - 다른 부위 주입 시작
패혈증(sepsis) - 카테터 삽입 부위를 통한 혈류로 미생물이 침투	- 무균술 결여 - 여러 관강의 카테터 - 장기간 사용 - 잦은 드레싱 교환	- 주입부위 발적, 민감, 발열, 허약	- 삽입부위 매일 관찰 - 감염 시 즉시 보고 - 주입 시 철저한 무균술 유지
정맥염(phlebitis) - 정맥의 염증	- 바늘 혹은 카테터로 인한 기계적 손상 - 용액에 의한 화학적 손상 - 오염에 의함	- 국소적 압통, 발적, 열감, 주입부위의 부종	- 즉시 주입을 중지 - 침범부위 따뜻한 습포 - 다른 부위 주입 시작
혈전(thrombus)	- 바늘 또는 카테터로 인한 조직손상	- 정맥염과 비슷	- 즉시 주입 중지 - 따뜻한 습포(의사 지시) - 다른 부위 주입 시작 - 해당 부위 마사지 금지
순환기 쇼크(speed shock) - 너무 빨리 순환계로 주입된 용액에 대한 반응	- 순환계로의 용액주입속도가 너무 빠름	- 치는 듯한 두통, 기절, 빠른 맥박, 호흡곤란	- 즉시 주입 중지 - 의사에게 보고 - 활력징후 주시 - 주입을 자주 확인
체액과부담(fluid overload) - 액체의 너무 많은 양이 순환계로 주입될 때 나타나는 증상	- 순환계에 용액의 과다주입	- 울혈된 경정맥, 혈압상승, 호흡곤란	- 주입속도 늦출 것 - 의사에게 보고 - 활력징후 주시 - 주입을 자주 확인 - 필요 시 중심정맥압 측정
공기색전(air embolus)	- 정맥으로 공기유입	- 호흡곤란, 빈맥, 청색증, 혈압하강, 의식소실	- 주입선으로 공기유입 방지 - 좌측을 향한 트렌델렌버그체위 - 즉시 도움 요청 - 활력징후, 맥박산소계측 감시

사례적용	나정맥(M/48) 환자는 위암 3기로 진단받고 입원하였다. 지속적인 구토증상으로 Dr. 김에 의해 다음과 같이 처방이 났다. 간호사인 당신은 어떠한 간호를 수행할 것인가? - 5% DW 500mL IV bid by Dr. 김 OO

정맥 수액 주입

No	Step	Performance	Rationale	Good (2)	Mod (1)	Poor (0)
1	물과 비누로 손위생을 실시한다.	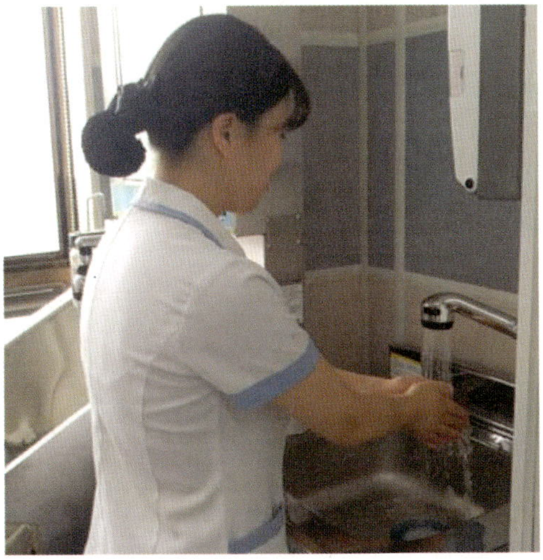	• 미생물의 전파를 감소시킨다.			
2	투약처방(투약카드 또는 컴퓨터 출력물 등)과 투약원칙(5 rights; 대상자 등록번호, 대상자명, 약명, 용량, 투여경로, 시간)을 확인한다.	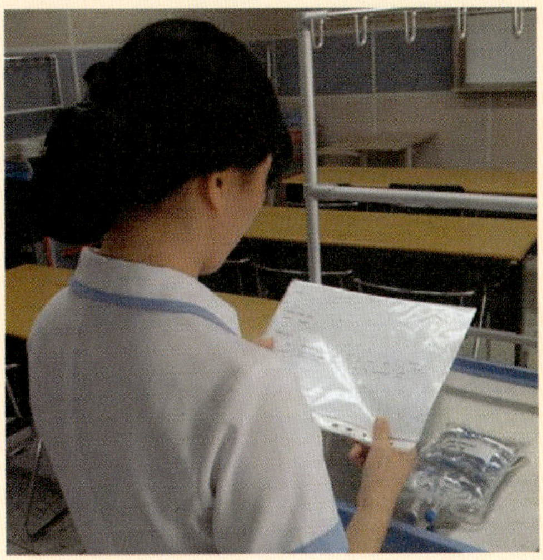	• 안전하고 정확한 투약을 하기 위함이다.			
3		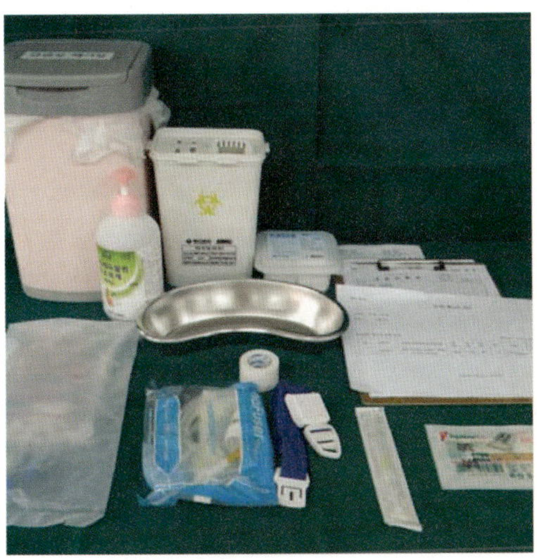	• 환자의 안전과 정확한 투약을 보장하기 위함이다.			

No	Step	Performance	Rationale	Good (2)	Mod (1)	Poor (0)
4	수액백에 날짜, 등록번호, 대상자 이름, 수액명, 용량, 주입속도 등이 적혀있는 라벨을 붙인다.	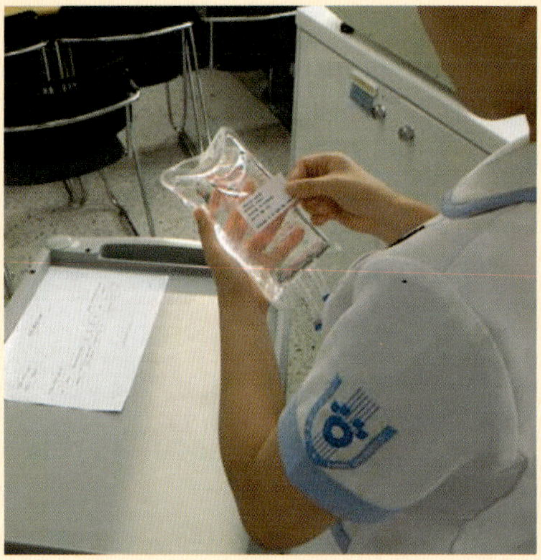	• 약물이 정확한 대상자에게 투여되는지 확인하기 위함이다.			
5	수액과 수액세트를 연결한다. 1) 수액백의 고무마개를 소독솜으로 닦은 후 수액세트를 꽂아 점적통의 1/2 정도를 수액으로 채운다.	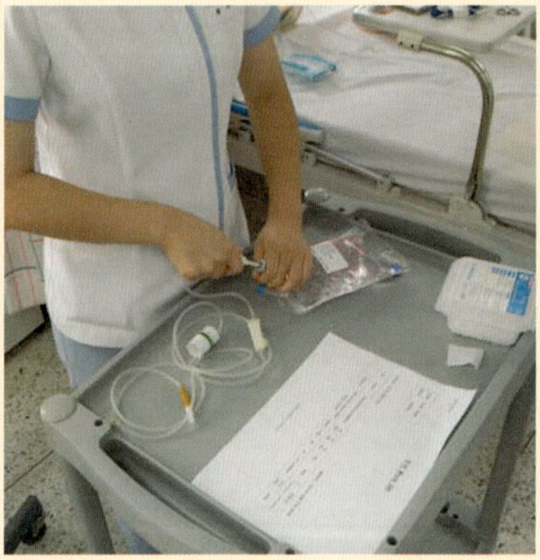	• 삽입침이 오염되지 않도록 멸균상태를 유지하여 감염을 예방하며 점적통내 진공효과로 수액이 점적통에 들어가 공기가 수액튜브로 들어가는 것을 막기 위함이다.			
6		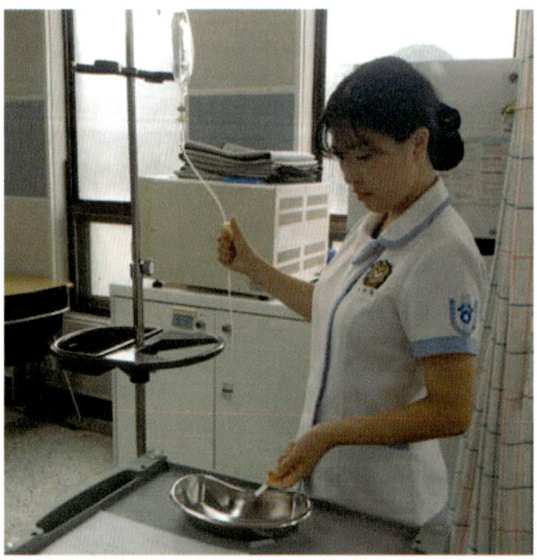	• 튜브에 있는 공기를 제거하여 공기색전증이 발생하는 것을 예방한다.			

No	Step	Performance	Rationale	Good (2)	Mod (1)	Poor (0)
7	필요한 물품을 준비한다.	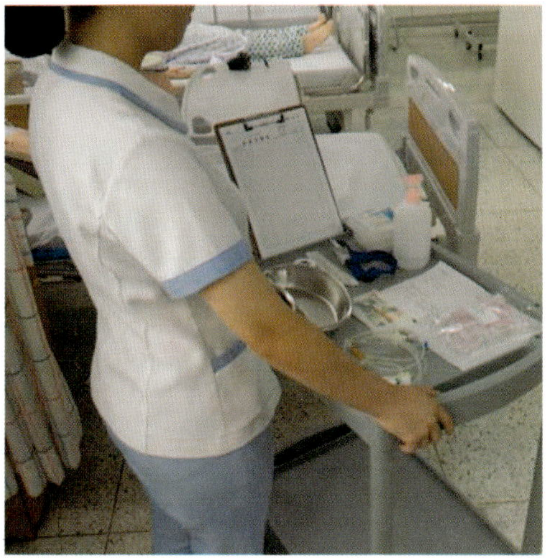	• 정확한 물품준비는 간호의 효율성을 증진시키고 시간을 절약하기 위함이다.			
8		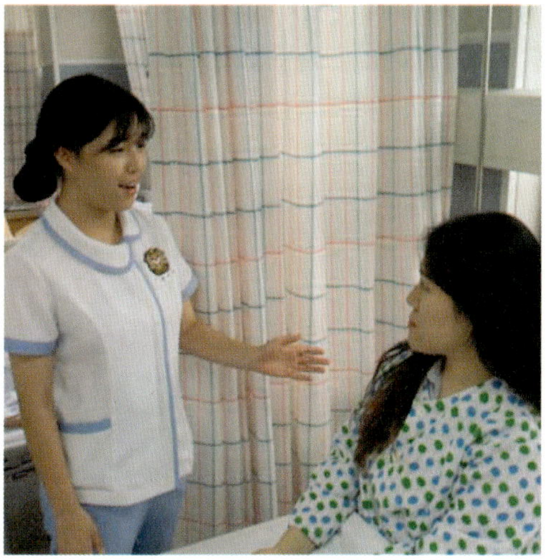	• 대상자의 불안을 감소시키고 신뢰를 형성하며 간호 수행 시 협조를 얻는다. *"안녕하세요? (학생)간호사 OOO입니다."*			
9	손소독제로 손위생을 실시한다.	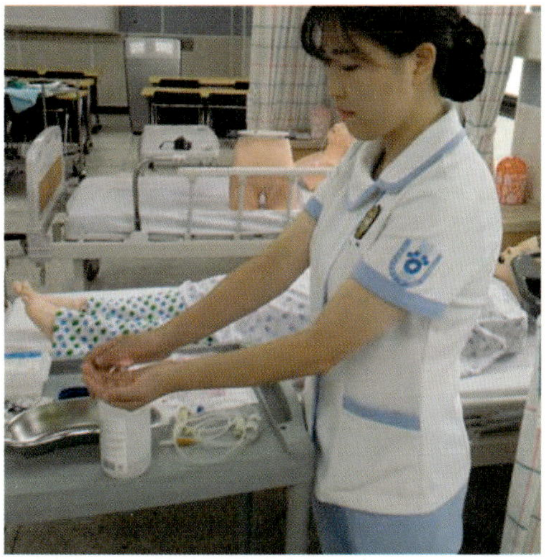	• 미생물의 전파를 감소시킨다.			

No	Step	Performance	Rationale	Good (2)	Mod (1)	Poor (0)
10	대상자의 이름을 개방형으로 질문하여 대상자를 확인하고, 입원팔찌와 투약카드(또는 컴퓨터 출력물)를 대조하여 대상자(이름, 등록번호)를 확인한다.	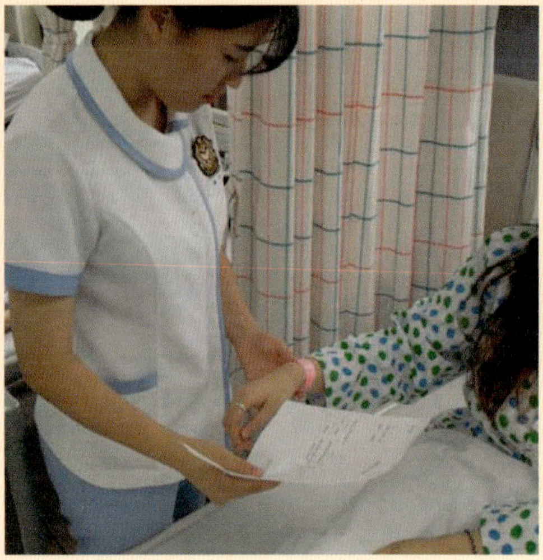	• 정확한 대상자에게 안전하고 정확한 간호를 수행한다. *"정확한 대상자 확인을 위해 성함과 등록번호를 확인하겠습니다. 환자분 성함이 어떻게 되세요? 등록번호 확인을 위해 입원 팔찌를 보겠습니다. (입원팔찌와 환자 리스트를 비교하고). 네~ OOO님, 등록번호가 000000로 맞으시네요."*			
11	투약의 목적과 약물의 효과, 주의사항, 방법을 설명한다.	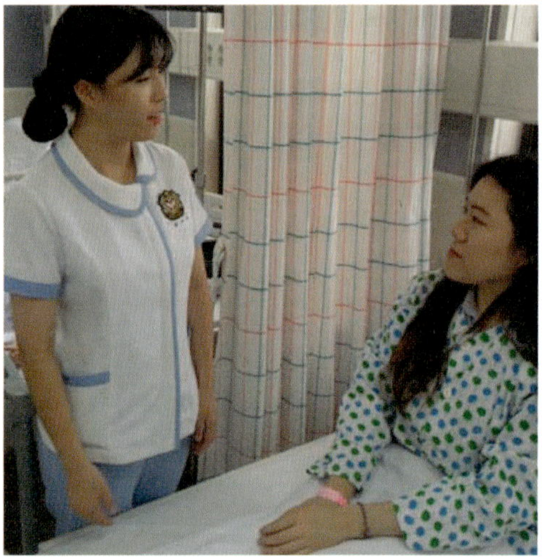	• 충분한 설명은 대상자의 이해를 돕고 불안을 감소시키며 신뢰를 형성하여 협조를 얻기 위함이다. *"OOO님의 구토증상으로 발생할 수 있는 탈수를 예방하기 위해 처방에 의해 수액을 투여하겠습니다. 수액은 정맥혈관으로 주입할 것입니다. 궁금한 점 있으신가요?"*			
12		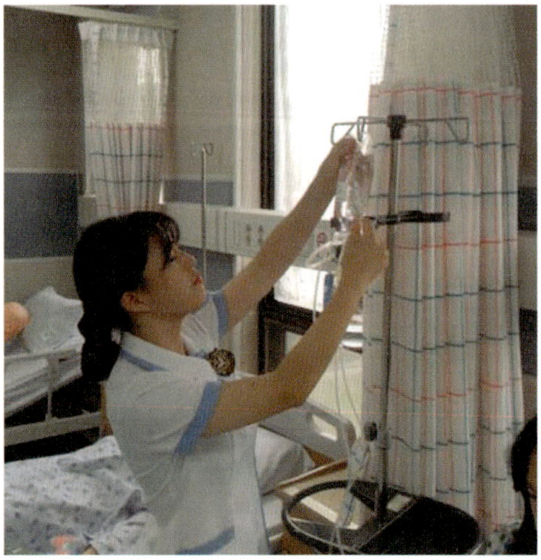	• 수액 set 튜브 끝을 주사할 부위에 가까이 둠으로 탐침을 제거 후 수액세트 튜브를 카테터 중심부와 빠르게 연결할 수 있다.			

No	Step	Performance	Rationale	Good (2)	Mod (1)	Poor (0)
13	대상자에게 편안한 자세를 취하도록 하고 팔을 심장보다 낮게 위치하도록 한 다음 정맥의 상태를 확인한다.	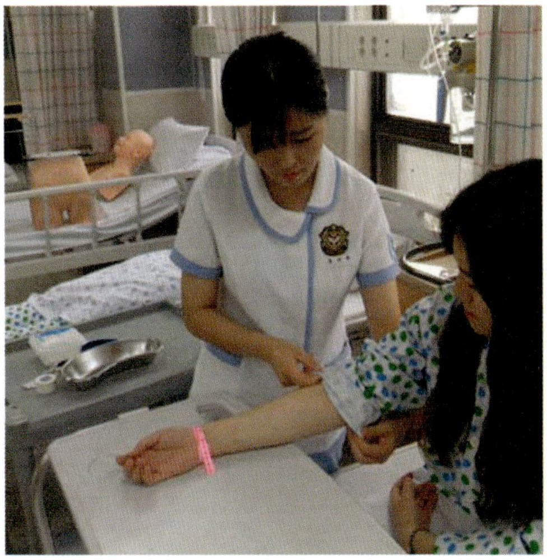	• 미주신경성 반응의 위험성 (혈관수축으로 인한 현기증 발생위험성)을 감소시키기 위해 자세를 편안하게 해준다. *"팔을 심장보다 낮게 위치시키고 혈관이 보이도록 옷소매를 걷겠습니다."*			
14	정맥 상태가 양호한 부위보다 12~15cm 위쪽을 지혈대로 묶어 삽입할 카테터의 길이보다 정맥이 곧고 길게 두드러진 부위를 주사부위로 선정한다.	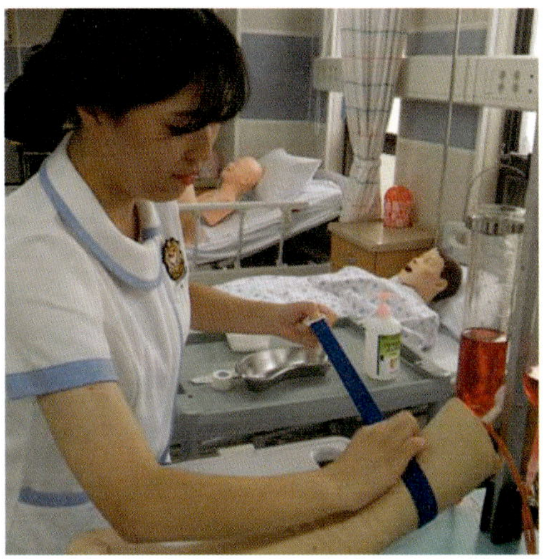	• 심장으로의 혈류귀환을 막으면 정맥이 팽창되어 쉽게 보여진다. 만약 지혈대를 너무 세게 묶게 되면 동맥을 차단하게 되어 정맥혈의 충만이 방해받고 통증과 조직괴사가 초래될 수 있으므로 주의한다.			
15	손소독제로 손위생을 실시한다.	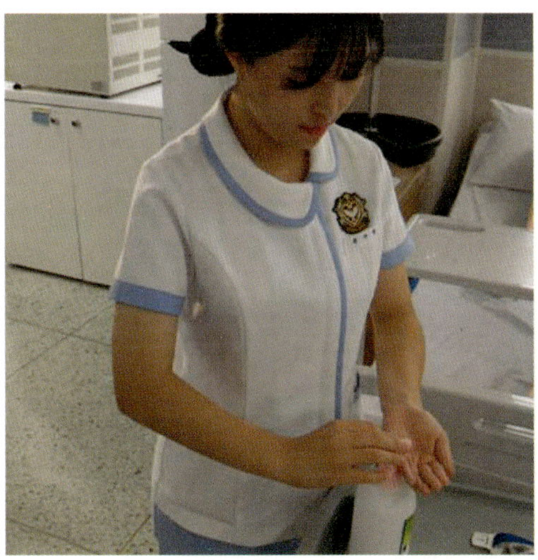	• 미생물의 전파를 감소시킨다.			

No	Step	Performance	Rationale	Good (2)	Mod (1)	Poor (0)
16		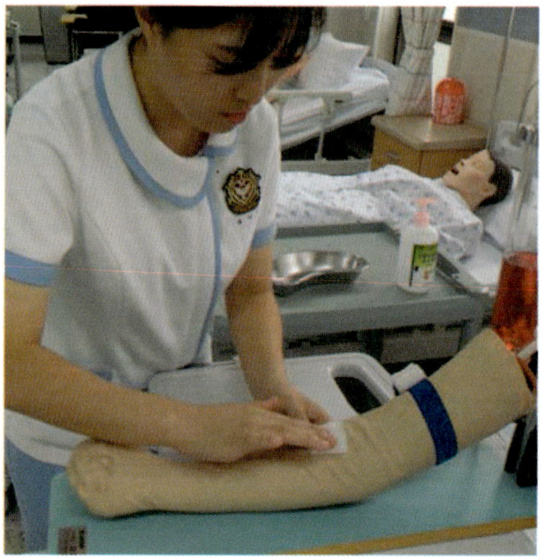	• 주사부위의 미생물 수를 감소시켜 감염을 예방한다. 알코올이 정맥 내로 들어가면 혈관경련을 유발하여 정맥이 수축한다. *"소독할 때 조금 차가울 수 있습니다."*			
17	정맥 천자할 부위의 위쪽이나 아래쪽으로 2~3cm 떨어진 부분의 피부를 한 손 엄지손가락으로 팽팽히 잡아당긴 다음 다른 손으로 카테터의 사면이 위로 향하도록 잡고 15~30° 로 혈류방향을 따라 카테터를 정맥내로 삽입한다.	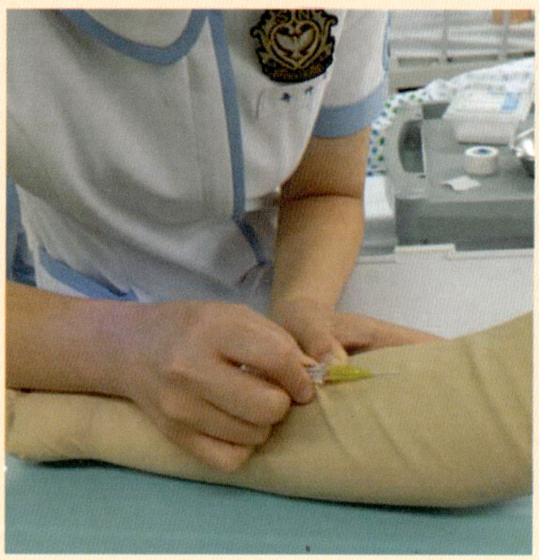	• 피부를 팽팽하게 잡아당겨 혈관의 움직임을 고정하면 천자 시 통증이 감소되고, 사면을 위로 향하여 조직의 손상을 줄일 수 있고, 주사바늘의 재빠른 삽입으로 불편감이 감소된다. *"주사바늘이 들어갈 때 따끔합니다. 움직이시면 안돼요"*			
18	카테터 내로 혈액이 역류되면 카테터의 중심부를 잡고 카테터의 삽입각도를 약간 낮추면서 카테터를 혈관으로 진입시키면서 카테터 길이만큼 탐침을 조금씩 빼낸다.	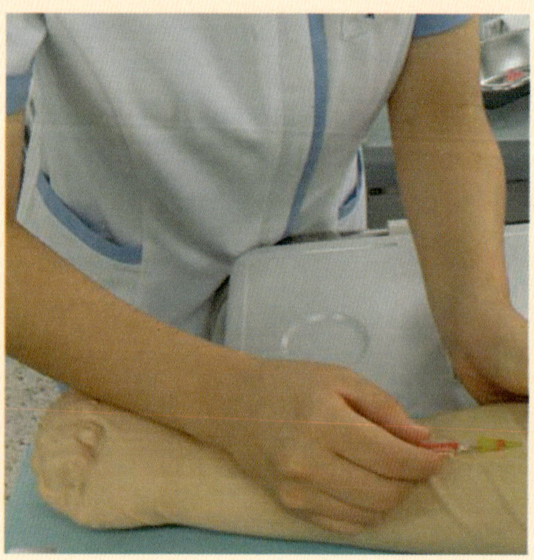	• 정맥압의 상승으로 인한 혈액의 역류가 발생하게 되고 혈관내로 주사바늘이 삽입되었으면 주사바늘의 삽입각도를 낮추어 혈관벽이 천공될 위험을 줄이게 된다.			

No	Step	Performance	Rationale	Good (2)	Mod (1)	Poor (0)
19	카테터가 완전히 삽입된 후 카테터를 잡지 않은 손으로 지혈대를 푼다.	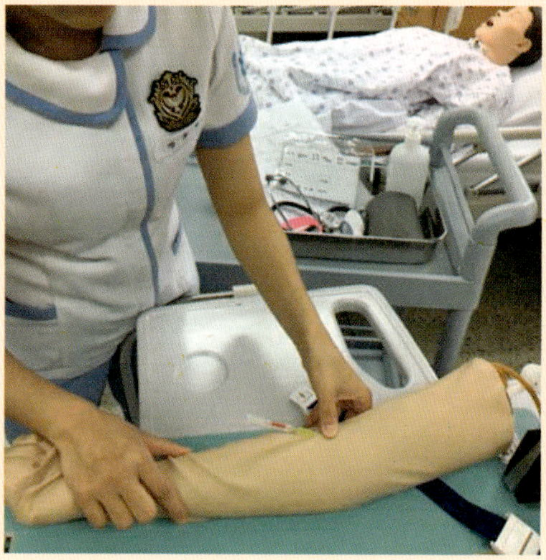	• 혈액이 유출되거나 수액이 새는 것을 방지하기 위함이다.			
20		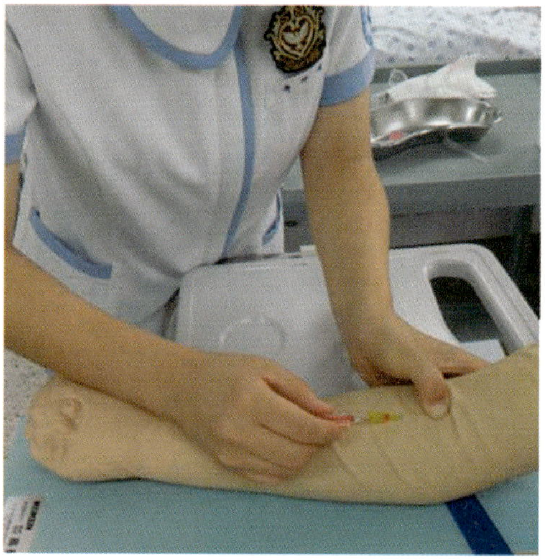	• 혈액손실을 예방하기 위함이다.			
21	탐침을 제거한 후 바로 수액 세트의 튜브를 카테터의 중심부와 연결하여 혈액이 카테터를 통해 흘러내리지 않도록 한다.	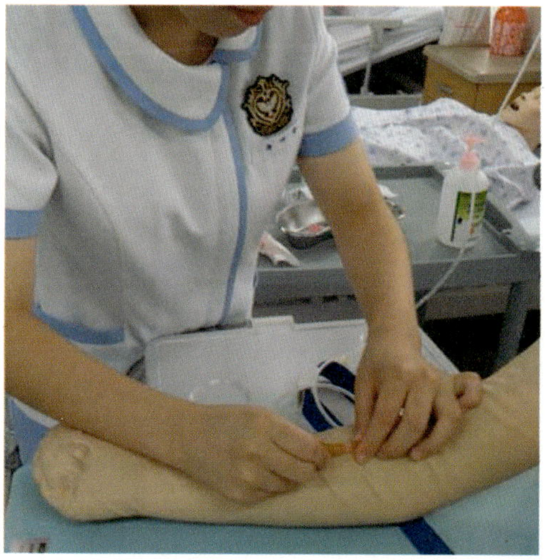	• 혈액이 역류되었다는 것은 카테터 끝이 혈관에 삽입되었다는 것을 보여주는 것이다.			

No	Step	Performance	Rationale	Good (2)	Mod (1)	Poor (0)
22		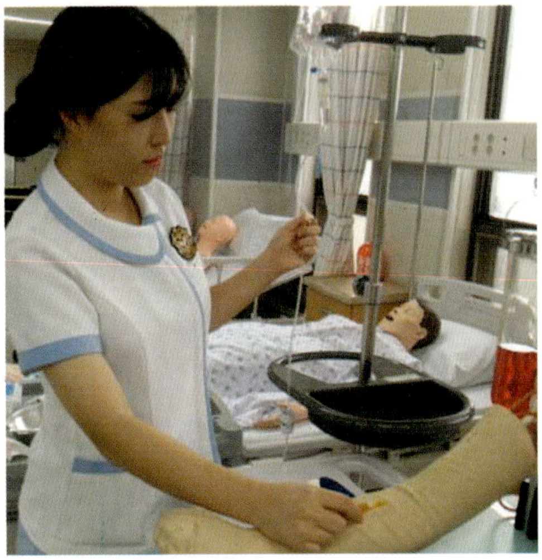	• 바늘이 정맥에서 빠져 나올 경우 용액이 주변 조직으로 침윤된다. *"지금 주사 맞은 부위가 불편하거나 통증이 느껴지지는 않으신가요?"*			
23	카테터에서 손을 떼어도 카테터 삽입부분이 꺾이지 않도록 수액 주입관을 안정적인 위치에 놓은 후 반창고나 투명드레싱으로 카테터 삽입부위를 고정한다.	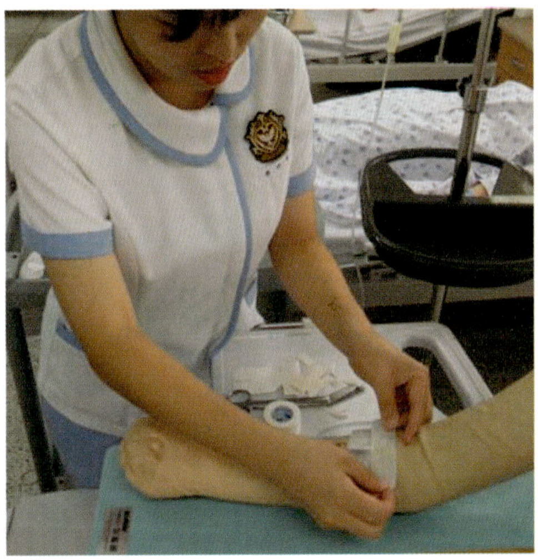	• 정맥의 부드러운 조직은 카테터가 움직이면 관통될 가능성이 높아지므로 주사부위 근처의 튜브를 고리로 만들어 카테터가 잡아당겨짐을 막는다.			
24	처방에 따라 주입하는 수액의 속도를 조절한다.	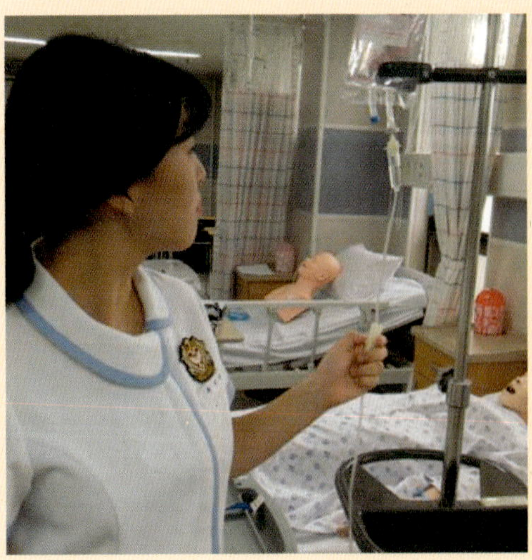	• 주입속도가 빠르면 조직침윤, 정맥염, 폐부종 등의 위험이 높아진다.			

No	Step	Performance	Rationale	Good (2)	Mod (1)	Poor (0)
25	고정용 반창고나 드레싱에 카테터 삽입 날짜와 시간, 카테터의 크기를 기입한다.	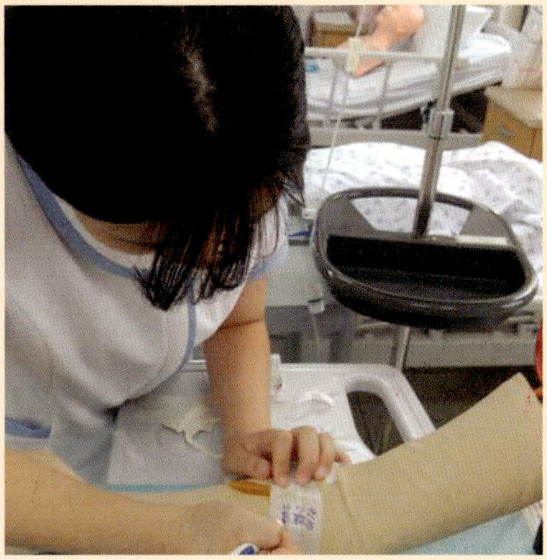	• 삽입된 바늘의 크기는 수액요법을 수행하는 데 도움이 되며, 삽입날짜는 바늘이나 카테터 교환시기를 예측하게 해주어 주사부위를 감염으로부터 보호한다.			
26		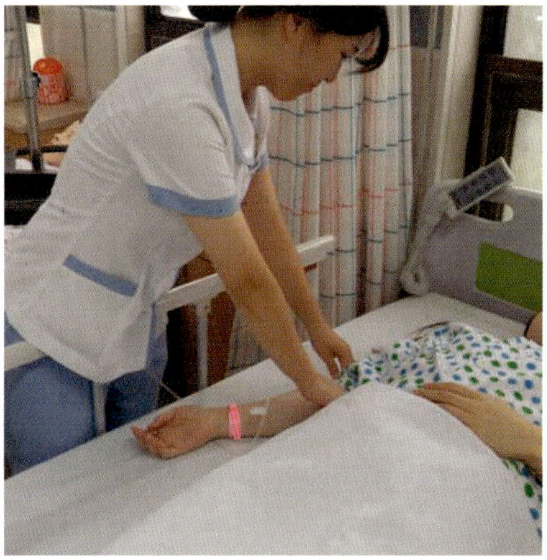	*"주사 맞은 부위가 부어오르고 통증이 느껴지면 간호사에게 즉시 알려주세요. 수액이 들어가는 속도는 처방에 맞게 조절한 것이니 손대지 마시고, 문제가 있으면 간호사를 호출해주시기 바랍니다."*			
27	사용한 물품을 정리한다(주사바늘은 뚜껑을 되씌우지 않은 채 손상성폐기물 전용용기에 버리고, 사용했던 소독솜과 주사기는 일반 의료폐기물 전용용기에 버린다).	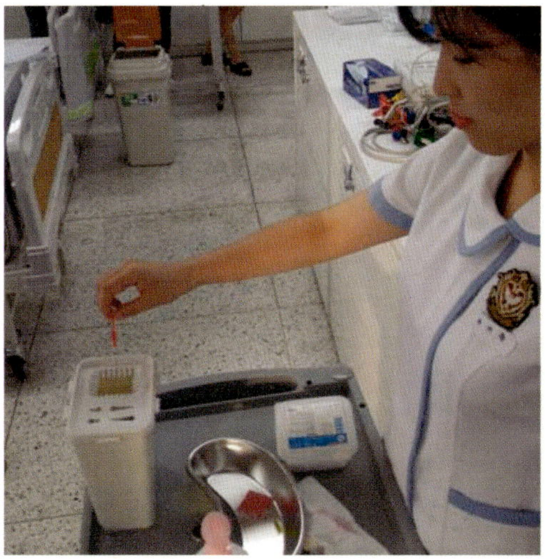	• 사용한 주사침 뚜껑을 끼울 때 발생하는 사고를 예방하기 위함이다.			

No	Step	Performance	Rationale	Good (2)	Mod (1)	Poor (0)
28	물과 비누로 손위생을 실시한다.	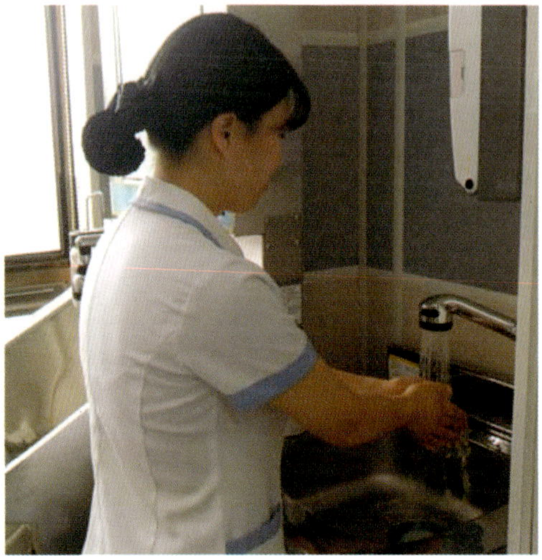	• 미생물의 전파를 감소시킨다.			
29	수행 결과를 간호기록지에 기록한다. 1) 5 rights(대상자명, 약명, 용량, 투약경로, 투약시간) 2) 필요 시 투약목적, 대상자의 반응, 투약 못한 이유	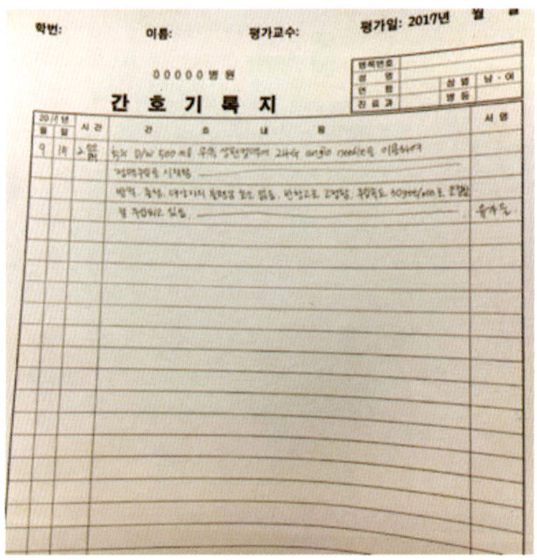 학번: 이름: 평가교수: 평가일: 2017년 월 일 00000병원 간 호 기 록 지	• 정확한 간호기록은 대상자의 상태에 대한 정보를 제공하며, 투약과실의 위험을 줄이고 법적 효력을 갖는다.			
총점				/58		
환산점수				/90		

간호기록지
(정맥주사)

병록번호			
이 름			
성 별		나 이	
진료과		병 실	

일자	시간	간호내용	서명
10/19	11:00am	구토 증상으로 탈수 예방을 위해 처방난 수액 5% D/W 500ml(00gtt/min)	
		를 Rt, 전박의 정맥(24 gauge)에 주입함. Dr. 김 의사 ordered. 주사부위 부종이나	
		발적 없으며 편안하다고 표현함. 수액 잘 주입 중임. 통증, 부종, 열감 등	
		불편감 증상 있을 경우 알리도록 함. ————————————	SN. OOO
성찰하기			

평 가

* 수행항목 합계(90점 만점) * 평가항목 합계(10점 만점) * 총점: 수행항목 점수 + 평가항목(100점 만점)

평가항목 \ 날짜(점수)										
1. 지 식(2)										
2. 대상자 교육(2)										
3. 태도/용모(2)										
4. 정확성(2)										
5. 신속성(2)										
계(10)	/10	/10	/10	/10	/10	/10	/10	/10	/10	/10
총점(100점)	/100	/100	/100	/100	/100	/100	/100	/100	/100	/100

	날 짜	평 가 내 용	확 인
평가자 comment			

연습문제

1. 5% DW 500ml를 정맥으로 8시간에 걸쳐 주입할 때 gtts/min 수로 옳은 것은?(단, 1ml=20gtt) (　　　)

1) 15gtts/min　　2) 17gtts/min　　3) 19gtts/min
4) 21gtts/min　　5) 24gtts/min

2. 대상자의 정맥 주사부위에 냉감, 통증, 부종을 호소하였다. 의심할 수 있는 정맥주사 부작용? (　　　)

1) 혈전정맥염
2) 체액량 과다
3) 색전
4) 감염증상
5) 조직침윤

3. Heparin lock의 설명 중 옳은 것은? (　　　)

1) 많은 용량의 약물투여를 위해 사용한다.
2) 피하조직에 심한 자극을 주거나 착색시키는 약물을 주사하기 위해 사용한다.
3) 피내주사 시 카테터 끝을 막아 놓은 마개이다.
4) 정맥 내 간헐적으로 약물 주입을 위해 사용하는 것이다.
5) 개방성을 계속 유지하기 때문에 교체하지 않아도 된다.

3. 수혈요법

성취목표	▪ 수혈의 목적과 절차를 설명할 수 있다. ▪ 수혈에 필요한 물품을 준비할 수 있다. ▪ 수혈제제를 연결하고 주입 속도에 맞추어 주입할 수 있다. ▪ 수혈 부작용으로 인한 환자상태를 감지할 수 있다. ▪ 수혈 수행 전, 중, 후에 정확하게 기록할 수 있다. ▪ 수혈 시 간호사의 책임에 대해 설명할 수 있다.
선행지식	▪ 혈액검사와 혈액 성분의 종류 ▪ 수혈 전 확인해야 하는 사항(혈액 검사 등) ▪ 수혈 중 유의 사항(주입 속도 조절 등) ▪ 수혈 후 부작용의 종류와 간호
필요장비 및 물품	▪ 정맥주사 팔 모형 ▪ 스티커 (라벨) 부착된 혈액제제 백 ▪ 혈액 종류에 따른 수혈세트 ▪ 소독솜 또는 포비돈 스틱 ▪ 수액 걸대(IV pole) ▪ 청결장갑 ▪ 3-way stopcock ▪ 투약카트 또는 쟁반(tray) ▪ 초침시계, 곡반 ▪ 청진기, 혈압계, 전자/고막체온계 ▪ 손소독제 ▪ 손상성 의료폐기물 전용용기 ▪ 일반 의료폐기물 전용용기 ▪ 간호기록지 ▪ 수혈 sign할 기록지 ▪ 수혈동의서 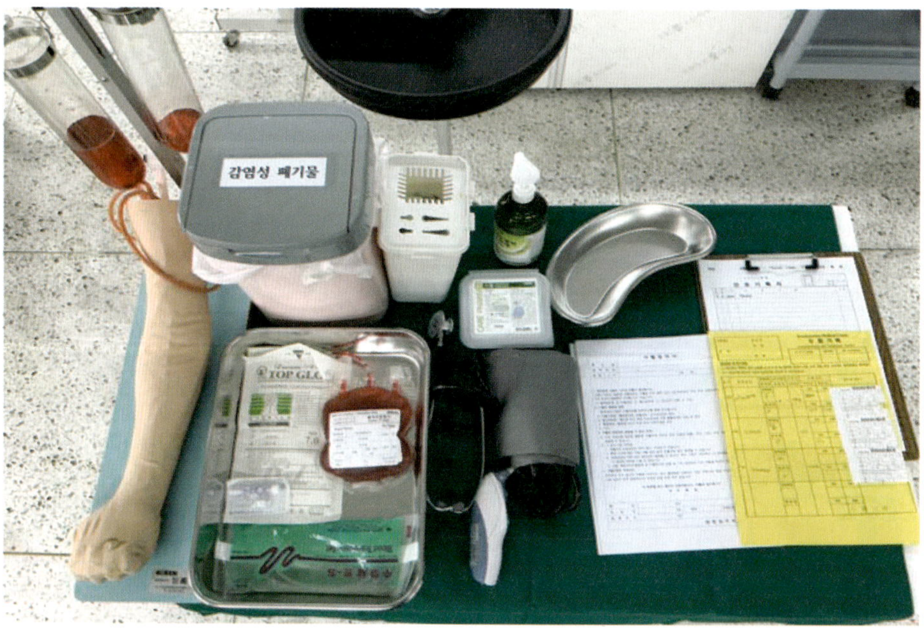
수행시간	▪ 14분(수행 10분, 전·후 손씻기 2분, 기록 2분)

[수혈요법] 선행자가학습

1. 혈액검사와 혈액 성분의 종류

혈액의 종류와 적응증				
종류	성분과 양	유효기간	주입시간과 주삿바늘의 크기	적응증
1. 전혈 (whole blood)	양: 400cc/unit 양: 320cc/unit	4~6℃ 28~35일간	2~4hr/unit (18~19G)	다량의 출혈 시 혈액량 보충 및 산소운반 능력의 제공
2. 적혈구 적혈구 농축액 (packed RBCs)	전혈을 원심분리하거나 침전시켜 혈장 성분을 80% 이상 제거한 적혈구 양: 240cc/unit	4~6℃ 21일간	2~4hr/unit (18~19G)	▪ 순환혈액량의 증가 없이 산소운반능력의 증가만 필요한 경우(빈혈장애, 유아의 수혈)
세척 적혈구 (washed RBCs)	적혈구 농축액을 같은 양의 0.85% N/S으로 2~3회 세척한 적혈구(적혈구 이외의 모든 성분이 제거됨) 양: 200cc/unit			▪ 백혈구와 혈소판 항체를 가진 환자 ▪ 수혈이 필요한 장기이식 환자 ▪ 요독증 환자(전해질 제거)
백혈구 제거 적혈구 (leukocyte poor red cell)	원심분리법, dextran sedimentation법, nylon filter법을 이용하여 과립백혈구를 제거한 백혈구 양: 200cc/unit	준비한 지 12시간 이내 사용될 수 있으면 즉시 사용	2~3hr/unit (18~19G)	▪ 백혈구나 혈소판에 대한 항체가 생겨 백혈구 수혈 시 부작용이 많은 환자 (여러 번 수혈 받은 환자)
3. 혈소판 혈소판 풍부 혈장 (plasma rich platelet)	전 혈중의 혈소판이 80~90% 함유되어 있다. 양: 200cc/unit			▪ 점상 출혈, 자반증, 정맥출혈, 비출혈 ▪ 골수를 침범하는 신생물이나 화학요법에 의해 발생하는 혈소판 감소증 ▪ 혈소판 기능에 이상이 있는 경우
혈소판 농축액 (platelet concentrate)	소량의 혈장에 다량의 혈소판이 포함되어 있다(3x1010/unit) 양: 50cc/unit	22℃에서 5일간 보관가능(계속 agitation해 주어야 함) 6시간 이내에 사용하는 것이 좋다.	20~30min/unit (21~22G)	
혈소판 페레시스 (platelet pheresis)	23시간 동안 공혈자에게서 혈소판 농축액을 얻어내는 것으로, 혈소판과 소량의 혈장만 제거되고 나머지 성분은 공혈자에게 되돌려준다. PC 6~8 unit과 같다.			
4. 혈장 신선동결혈장 (fresh frozen plasma) 혈장반출법 (plasma pheresis)	전혈을 6시간 내에 냉동 분리시켜 얻어지며 혈액응고 인자가 포함되어 있다. 양: 200cc/unit 전혈 1 pint를 뽑아서 혈장만 분리하고 나머지 성분은 다시 제공자에게 되돌려진다.	-2.5℃에서 12개월, 해동 후 즉시 사용	15~45min/unit (21~22G)	▪ 응고인자의 보충이 필요한 환자 ▪ 간질환 ▪ DIC
5. Cryoprecipitate (한랭침강물)	응고인자 Ⅷ, fibrinogen, fibornectin이 풍부 양: 50cc/unit	-30℃에서 1년간 냉동 침강, 해동 후 즉시 사용	15~30min/unit	▪ 혈우병 A, Von Willebrand's disease, DIC

3 수혈요법

2. 수혈 전 확인해야 하는 사항(혈액 검사 등)

1) 혈액형 검사와 교차반응검사

대상자의 혈액형을 판단하기 위한 임상검사를 typing이라고 한다. 대상자의 혈액 5cc가량을 채혈하여 수혈자 혈액(신선혈청)과 공혈자 혈액(적혈구) 사이의 적합성에 대한 판단과정을 교차시험(Cross matching)이라 한다.

① 혈액형

적혈구 표면에 존재하는 특이 항원의 유무로 ABO형태를 결정한다. A형태의 항원이 존재하는 혈액을 A형, B형 항원이 존재하면 B형 혈액이라 한다. A, B형 항원이 모두 존재하면 AB형 혈액이라 하고 어떤 항원도 존재하지 않으면 O형 혈액으로 구분한다.

A, B항원에 대응하는 항체가 혈청에 존재하여 적혈구가 항원을 다른 항원과 반응하지 못하게 한다. 항체는 다른 항원에 대해 반응한다. A형 혈액형인 사람은 항-B형 항체를 가지고 있으며, B형 혈액형인 사람은 항-A형 항체를, 그리고 AB형인 사람은 아무런 항체도 가지고 있지 않다. O형 혈액형인 사람은 항-A, 항-B 항체를 모두 가지고 있어 반드시 O형 혈액만을 수혈 받아야 한다.

② Rh factor

Rh factor는 인간의 혈액 속에 유전되어 내려오는 항원이다. Rh 체계(Rh system)에는 다섯 가지 항원이 있으나 D라 명명된 것 하나가 제일 중요하다. D항원을 가진 사람은 Rh 양성, D항원이 결여된 사람은 Rh 음성이라 불린다. Rh 음성인 사람은 다른 Rh 음성인 사람으로부터 혈액을 받아야 한다.

3. 수혈 중 유의 사항(주입 속도 조절 등)

1) 주입이 너무 빠른 경우: 정맥압 상승(15분 동안 15 gtt/min)
2) 반드시 생리식염수로 시작한다.
3) 따뜻하게 할 것(체온과 동일)
4) 20분 경과한 혈액은 다시 혈액저장고에 저장 안 함
5) 운반 시 흔들리지 않도록 할 것
6) 수혈 중 side shooting 금지
7) 수혈 시 바늘크기: 15~19G 사용(보통 16G), 혈장 파괴로 인한 용혈 예방

4. 혈액과 함께 주입할 수 있는 수액

1) Dextrose는 적혈구 응집 또는 용혈시킬 수 있으므로 수혈 시작 전, 후에 주입해서는 안 된다.
2) Normal saline은 등장액으로 인간 신체의 수분과 유사하여 수분, 전해질의 보급 또는 주사제의 용해 희석제로 사용하는 수액이며 수혈 시 혈구 변화에 영향을 주지 않는다.

5. 수혈 후 부작용의 종류와 간호

수혈에 대한 면역반응

원인	임상증상	관리	예방
급성 용혈반응(Acute hemolytic)			
▪ ABO형에 부적합한 전혈, 적혈구의 주입	▪ 오한, 열, 요통, 홍조, 빈맥, 빈호흡, 혈압하강, 맥관허탈, 헤모글로빈뇨, 혈색소혈증, 출혈, 급성 신부전, 쇼크, 심정지, 사망	▪ 쇼크 치료 ▪ 혈청검사를 위한 혈액 채취, 처음 요채취물을 검사실로 보낸다. ▪ 정맥수액을 투여하여 정상 혈압을 유지토록 한다. 필요 시 처방에 따라 이뇨제를 투여한다. ▪ 시간당 요 배설량을 모니터한다(필요 시 유치도뇨관을 삽입한다). 신부전 시에는 투석을 할 수도 있다.	▪ 혈액채취 과정 또는 수혈 전 대상자를 매우 신중하게 확인한 다음 기록도 해둔다. ▪ 수혈시작 처음 15~20분 동안은 천천히 주입한다.

수혈에 대한 면역반응

원인	임상증상	관리	예방
발열성 반응(Febrile reaction)			
▪ 혈액 공여자의 백혈구, 혈소판, 혈장 단백질에 대한 감작(感作)	▪ 갑작스러운 오한과 열(1℃ 이상의 체온상승), 두통, 홍조, 불안, 근육통	▪ 해열제를 처방에 따라 투여한다. 혈소판 감소증 대상자에게는 아스피린을 투여하지 않는다. ▪ 다시 수혈을 시작하지 않는다.	▪ 백혈구가 거의 제거된(여과되거나, 제거되거나, 냉동된) 혈액 성분을 투여한다.
경미한 알레르기 반응(Allergic reaction)			
▪ 수혈된 이종 단백질에 대한 반응	▪ 홍조, 소양증, 두드러기(담마진)	▪ 항히스타민제를 처방에 따라 투여한다. ▪ 증상이 경미하고 일시적이면 수혈을 천천히 다시 시작한다. ▪ 열이나 폐 증상이 진전되지 않으면 수혈을 다시 시작하지 않는다.	▪ 항히스타민제를 예방적으로 투여한다.
순환과잉(Circulation overload)			
▪ 너무 많은 양의 혈액 주입	▪ 호흡곤란 ▪ 마른기침 ▪ 폐부종	▪ 주입속도를 늦추거나 중단한다. ▪ 활력징후 모니터 ▪ 일어나 앉힌다. ▪ 의사에게 보고하다.	▪ 주입 속도에 유의한다.
박테리아 반응(Bacterial reaction)			
▪ 혈액 내 박테리아 감염	▪ 발열, 혈압 상승 ▪ 건조하고 홍조 띤 피부 ▪ 복통	▪ 즉시 주입을 중단한다. ▪ 대상자 혈액을 채취하고, 남은 혈액도 검사실에 보낸다. ▪ 활력징후를 측정한다. ▪ 의사에게 알린다. ▪ 항생제를 즉시 투여한다.	

사례적용	**나대퇴(M/60) 환자는 대퇴부 골절이 되어 TKA(total knee arthroplasty)수술을 앞두고 혈액 검사상에서 Hgb 8.1g/dl로 나타났다. 아래 처방을 확인하여 필요한 간호를 수행하시오** - 수혈 전 V/S check, 수혈 시작 후 15분 후에 V/S check. - packed RBC 2pint IV - 수혈 승낙서 대상자에게 받음(dr, 나 의사)

수혈요법

No	Step	Performance	Rationale	Good (2)	Mod (1)	Poor (0)
1	수혈 처방을 확인한 후 수혈 동의서를 확인한다.	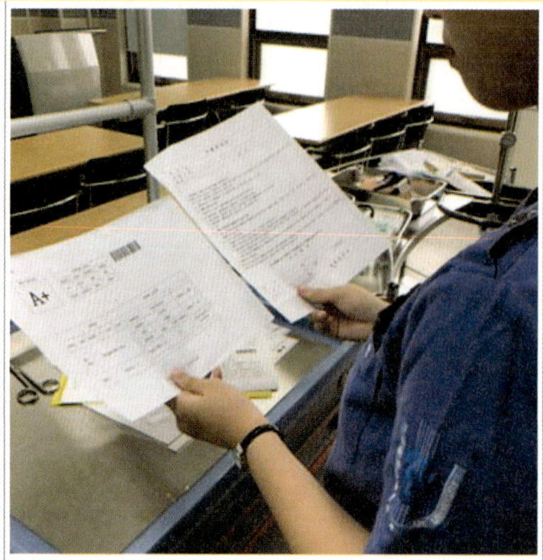	• 정확한 대상자 확인 절차이다.			
2	혈액은행에서 수령해 온 혈액을 의료인 2인이 직접 적십자 혈액원 스티커와 후면의 본원 혈액부착 스티커에 기재된 대상자 이름, 성별, 나이, 등록번호, 혈액제제, 혈액고유번호, 혈액형, irradiation 유무, 교차검사 결과, 유통기한, 혈액의 상태(공기방울, 혼탁도, 색깔 이상 등)를 확인하고 확인란에 서명한다.	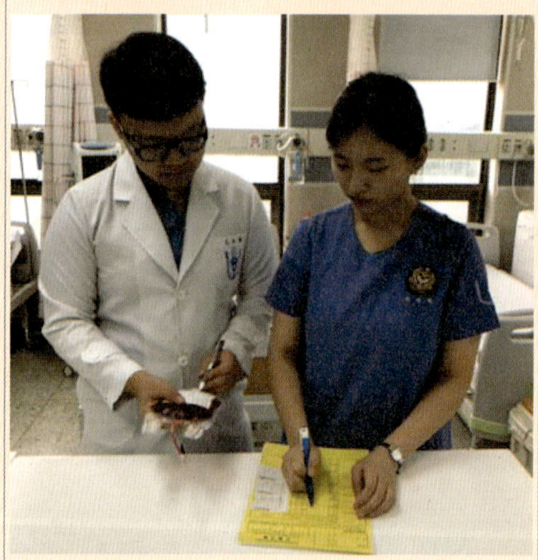	• 수혈의 실수를 막을 수 있다.			
3	물과 비누로 손위생을 실시한다.	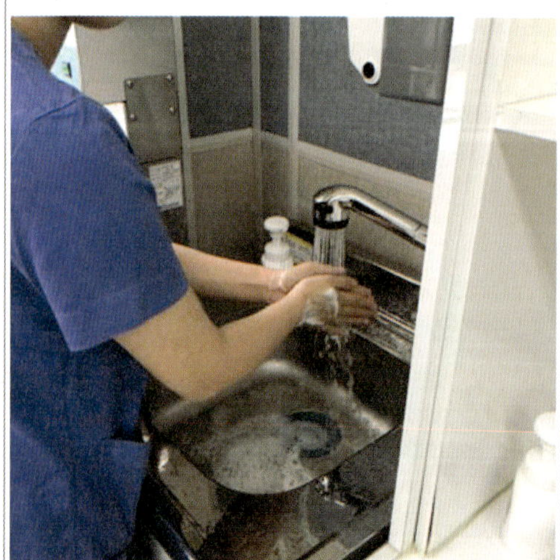	• 미생물의 전파를 감소시킨다.			

No	Step	Performance	Rationale	Good (2)	Mod (1)	Poor (0)
4		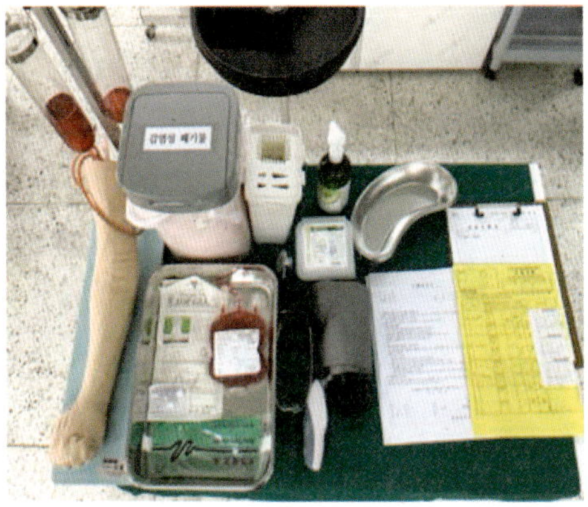	• 처치에 필요한 물품을 준비함으로써 간호를 행함에 있어서 시간을 줄이고 효율적으로 간호를 수행할 수 있다.			
5	준비한 물품을 가지고 대상자에게 간호사 자신을 소개한다.	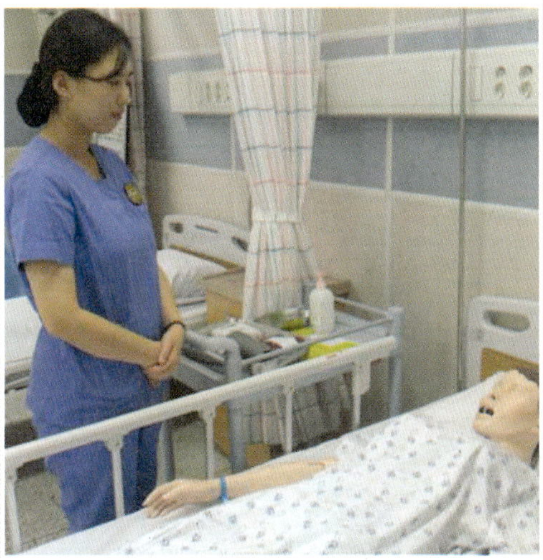	• 대상자와의 신뢰형성을 위해 간호사 자신을 소개하여, 대상자가 수행을 잘 이행할 수 있도록 한다. *"안녕하세요? 학생간호사 ○○○입니다."*			
6	손소독제로 손위생을 실시한다.	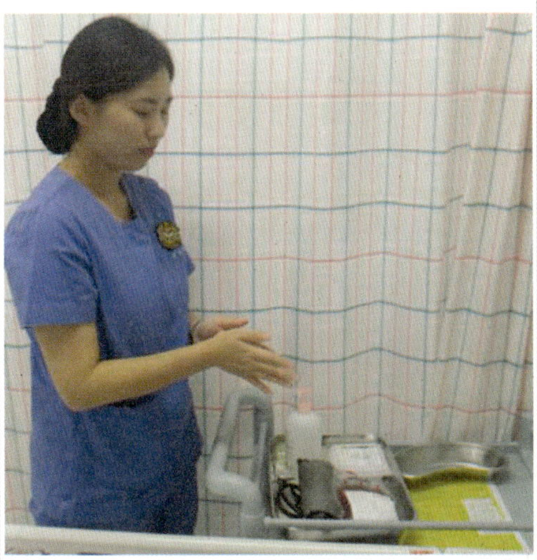	• 미생물의 전파를 감소시킨다.			

No	Step	Performance	Rationale	Good (2)	Mod (1)	Poor (0)
7	대상자의 이름을 개방형으로 질문하여 대상자를 확인하고, 입원팔찌와 환자리스트(또는 처방지)를 대조하여 대상자(이름, 등록번호)를 확인한 후 혈액형을 말하도록 하여 준비한 혈액과 동일한지 확인한다(의료인 2인이 직접 실시).	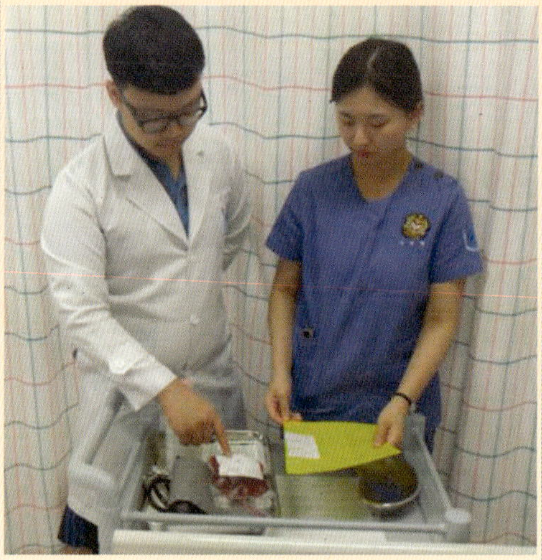	• 수혈을 주의 깊게 다루어야 수혈사고를 막을 수 있다. *"정확한 대상자 확인을 위해 성함과 등록번호를 확인하겠습니다. 환자분 성함이 어떻게 되세요? 등록번호 확인을 위해 입원 팔찌를 보겠습니다. (입원팔찌와 환자 리스트를 비교하고). 네~ OOO님, 등록번호가 000000로 맞으시네요."*			
8		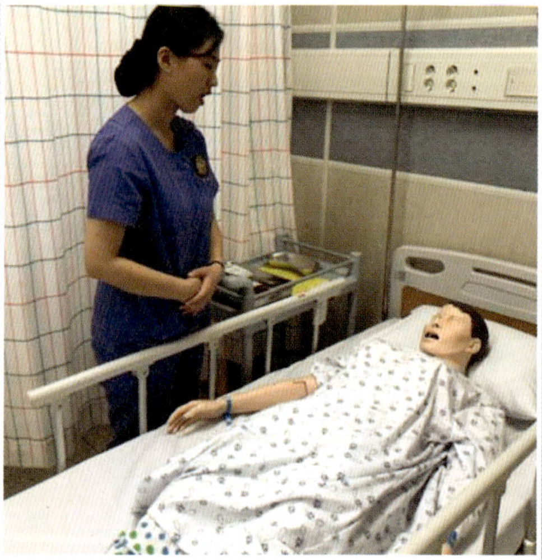	• 대상자를 안심시키고 간호수행에 협조를 얻을 수 있다. *"수술하시면서 다소 출혈이 있으셔서 수혈을 통해 혈액을 보충해드리도록 하겠습니다. 이제부터 수혈을 실시하겠습니다. 전에 수혈 받아보신 적이 있으세요? 혹시 그때 이상증상은 없으셨나요? 수혈은 혈관을 통해 주입될 것이고 오늘 2팩을 수혈할 거에요. 수혈도중 가려움, 어지러움, 호흡곤란, 흉통, 오한 등이 있으면 바로 말씀해주세요. 바로 처치해 드리겠습니다."*			
9	수혈 전 활력징후 측정과 피부상태 관찰, 가려움증과 같은 대상자 상태를 확인한다.	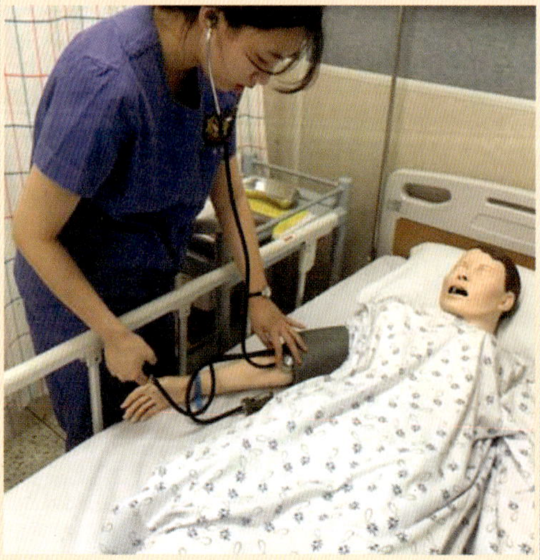	• 수혈하는 동안 V/S의 변화는 수혈 부작용의 가능성이 높다는 것으로 간주할 수 있다. *"수혈 전에 활력징후를 먼저 측정하도록 하겠습니다. (피부상태를 확인) 피부에 이상부위는 없는데 혹시 가렵거나 불편감이 있는 곳이 있나요?"*			

No	Step	Performance	Rationale	Good (2)	Mod (1)	Poor (0)
10		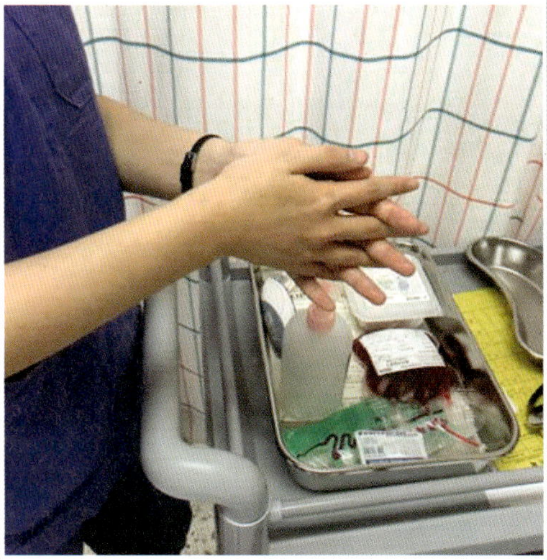	• 미생물의 전파를 감소시킨다.			
11	청결장갑을 착용한다.	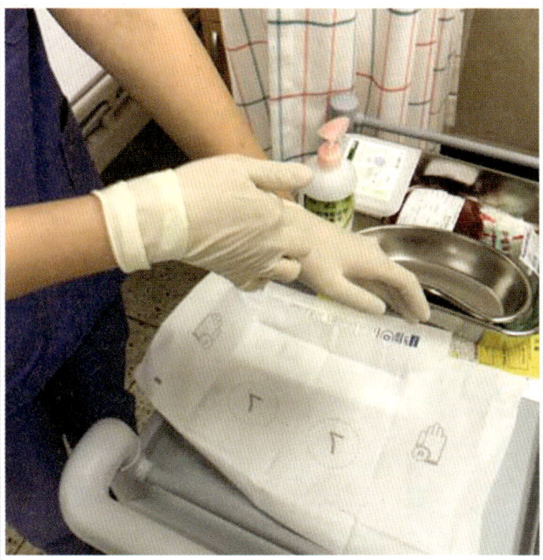	• 대상자의 혈액에의 노출을 예방한다.			
12		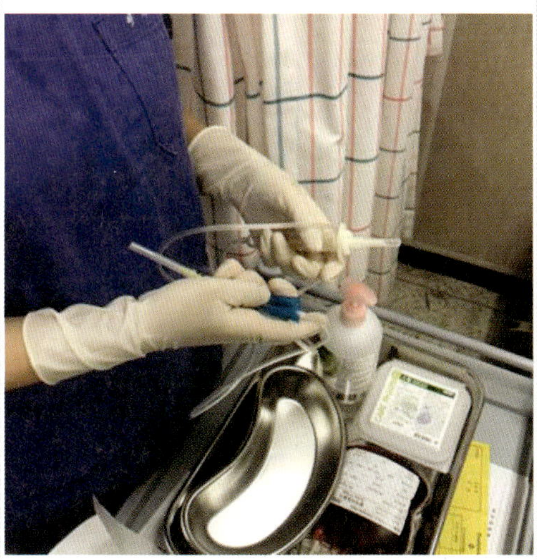	• 조절기를 잠가두면 혈액의 우발적 유출을 방지할 수 있다.			

No	Step	Performance	Rationale	Good (2)	Mod (1)	Poor (0)
13	삽입침을 혈액백에 정확하게 삽입하여 수혈세트와 혈액백을 연결한다.	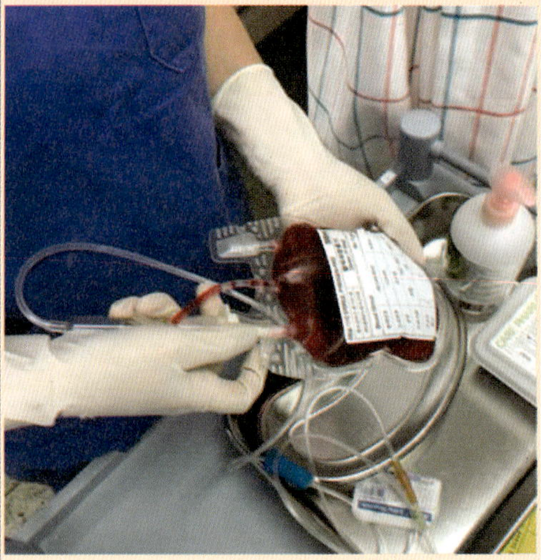	• 삽입침이 삽입 투입구에 정확하게 들어가지 않으면 혈액백이 찢어질 수 있으므로 혈액백을 편평한 바닥에 놓고 삽입침을 삽입한다.			
14	drip chamber에 2/3~3/4 이상 혈액을 채운 후, 수혈세트의 조절기를 열고 공기를 완전히 제거한다.	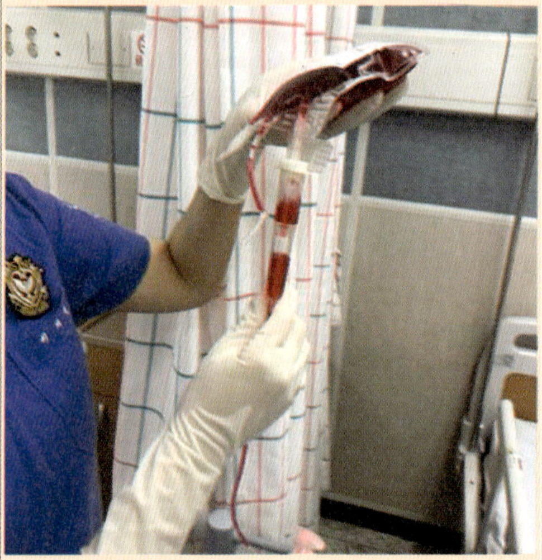	• 낙하로 인한 충돌로 오는 혈구 파괴 즉 용혈을 예방하기 위함이다. • 공기를 완전히 제거함으로서 공기색전을 예방할 수 있다.			
15	생리식염수 주입 line에 있는 3-way stopcock의 보호덮개를 열고 소독솜으로 연결부위를 소독한 후 수혈세트를 연결한다.	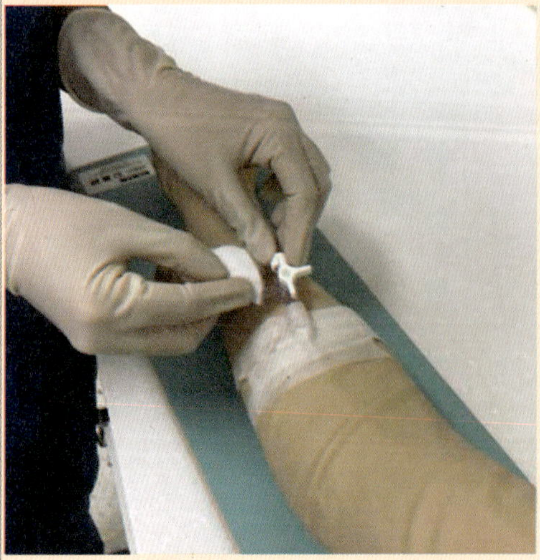	• 등장액인 생리식염수 이외의 수액은 적혈구를 응집 또는 용혈시킬 수 있다.			

No	Step	Performance	Rationale	Good (2)	Mod (1)	Poor (0)
16	3-way의 조절기를 돌려서 혈액제제가 주입되도록 하고, 다른 수액이 주입되지 않도록 한다.	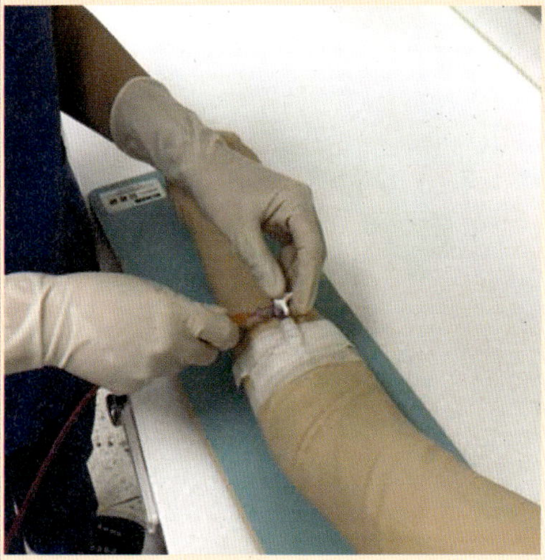	• 혈액제제와 약물이 혼합되지 않도록 하기 위함이다.			
17		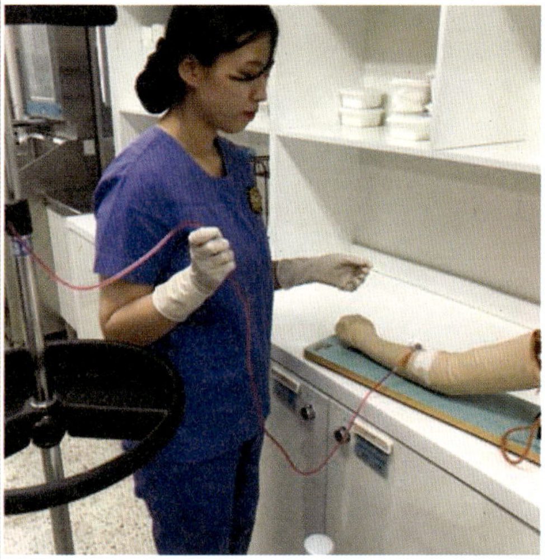	• 팔이 붓는 것은 혈관의 파열로 혈액이 조직에 침윤이 되는 것이다.			
18	첫 15분 동안 15~20gtts/분으로 주입속도를 맞춘다.	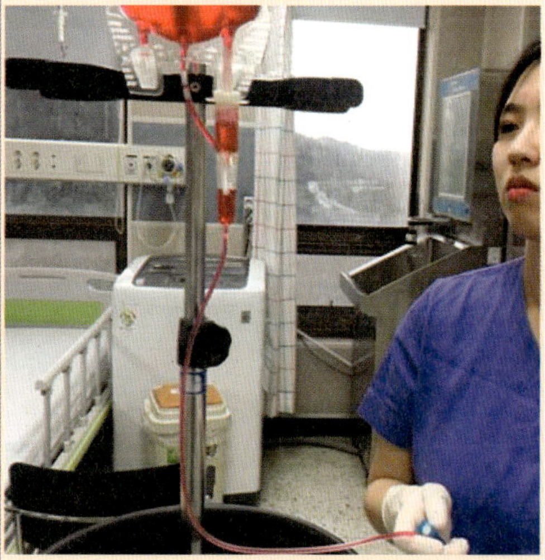	• 수혈과 관련된 이상증상은 주로 처음 15분 이내 50~100ml를 주입하는 동안 나타난다.			

No	Step	Performance	Rationale	Good (2)	Mod (1)	Poor (0)
19	청결장갑을 벗는다.	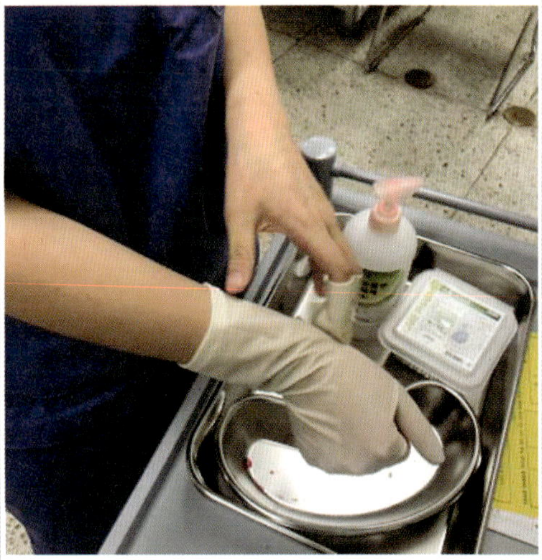				
20	수혈 직후 15분간 주의 깊게 관찰하고, 다음 사항을 대상자에게 설명한다. 1) 주사부위에 부종, 통증이 있거나, 혈액이 잘 들어가지 않거나, 오심/구토, 피부 가려움, 발적, 발열, 오한이 생기면 바로 이야기할 것 2) 혈액제재에 따른 주입시간 3) 수혈 시작 후 15분에 활력징후를 측정할 것	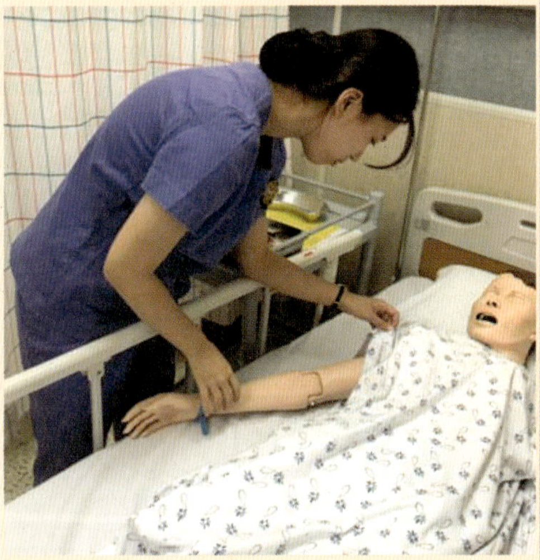	• 2시간 이하 수혈 주입은 폐부종을 유발할 수 있다. • 4시간 이상 수혈은 혈액이 세균으로 인한 오염의 가능성을 증가시킨다. *"지금 수혈주사 부위나 몸에 불편한 점은 없으신가요? 혹시 주사 맞은 부위가 부어오르고 통증이 있거나 속이 불편하시면 간호사에게 바로 알려주세요. 또는 두드러기가 나거나 몸이 가려우시더라도 바로 말씀해주세요."* *"수혈 1팩을 맞는 데는 최소한 2-3시간이 걸릴 것입니다."* *"수혈 시작 후 15분에 다시 활력징후를 측정하도록 하겠습니다."*			
21	사용한 물품을 정리한다.	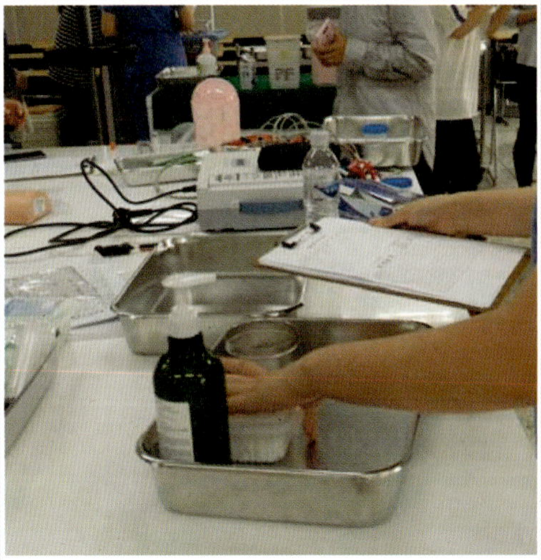	• 물건을 정리함으로써 재사용에 효율적인 간호를 수행할 수 있다.			

No	Step	Performance	Rationale	Good (2)	Mod (1)	Poor (0)
22		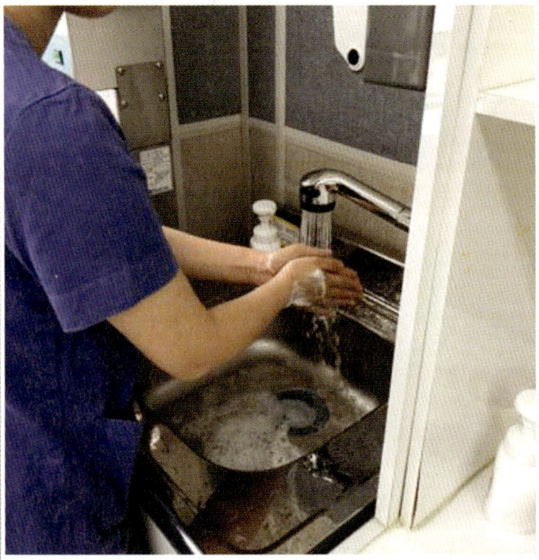	• 미생물의 전파를 감소시킨다.			
23	수행결과를 간호기록지에 기록한다. 1) 혈액제제의 종류, 혈액형, irradiation 유무, 수혈양, 혈액 주입 시작 시간과 주입속도 2) 수혈 전·중·후 활력징후 3) 수혈 부작용 발생 유무	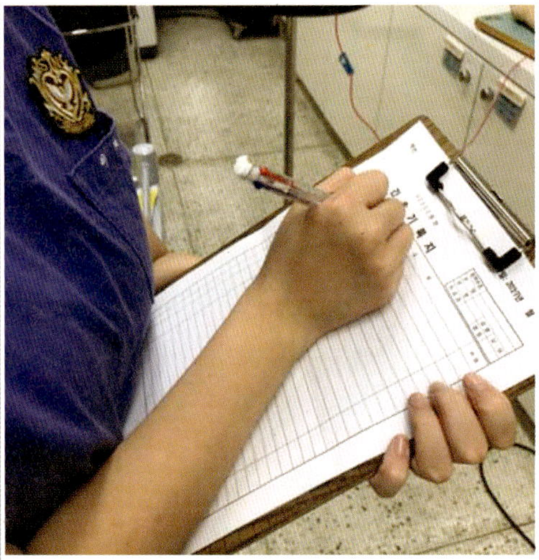	• 정확한 간호기록은 대상자의 상태에 대한 정보를 제공하며, 의사소통의 기능 및 법적 효력을 갖는다.			
총점				/46		
환산점수				/90		

간호기록지
(수혈요법)

병록번호			
이 름			
성 별		나 이	
진료과		병 실	

일자	시간	간호내용	서명
10/19	11:00	Hgb 8.1g/dl checked. 내일 수술 예정되어 있음. 수혈 permission 받음 by dr.	
		나 의사. packed RBC 2pints 처방함. 수혈동의서 확인함. 과거의 수혈부작용에 대해 사정함.	
		ABO, RH type, Blood bag number 확인함. 이중확인 실시함———	
		동료간호사 이OO 과 함께 혈액 확인함(packed RBC, 혈액형 A+, 교차반응검사 적합, 유효기간,	
		혈액번호, 혈액의 상태 확인함). 대상자의 이름, 등록번호, 혈액형을 확인함.	
		수혈요법의 목적, 방법, 부작용에 대해 설명함.———	
		대상자의 활력징후(P: 120/75mmHg. p: 72회/m, RR: 14회/m, BT: 36.8℃)와 피부상태를 확인함.	
		3-way 사용하여 Normal saline 주입 중인 라인에 packed RBC 1 pint 15gtt로 연결함.	
		정맥 주사부위의 발적, 부종 없는 상태임.-———	SN. OOO
	11:15	BP: 120/80mmHg. p: 72회/m, RR: 14회/m, BT: 36.8℃ 측정됨. 부작용 없음.	
		혈액의 주입속도를 30gtt로 조절함. 부작용 증상 시 즉시 간호사에게 알릴	
		것을 교육함. ———	SN. OOO

성찰하기	

평 가

* 수행항목 합계(90점 만점) * 평가항목 합계(10점 만점) * 총점: 수행항목 점수+평가항목(100점 만점)

날짜(점수) / 평가항목										
1. 지 식(2)										
2. 대상자 교육(2)										
3. 태도/용모(2)										
4. 정확성(2)										
5. 신속성(2)										
계(10)	/10	/10	/10	/10	/10	/10	/10	/10	/10	/10
총점(100점)	/100	/100	/100	/100	/100	/100	/100	/100	/100	/100

평가자 comment	날 짜	평 가 내 용	확 인

연습문제

1. 혈액과 함께 주입할 수 있는 수액은? (　　　)

1) 5% dextrose water solution
2) 10% dextrose water solution
3) 0.45% normal saline solution
4) Hartman solution
5) 0.9% normal saline

2. 수혈 직후 오한, 두통, 열 호소하였으며, 빈맥, 저혈압이 나타났을 때 의심되는 수혈부작용은? (　　　)

1) 용혈반응
2) 발열반응
3) 알레르기 반응
4) 세균감염
5) 순환과잉

3. 내일 THR(total hip replacement)수술이 예정된 대상자의 Hgb 9.5g/dl 가 측정되어 packed RBC 2 unit이 처방났다. 처방난 packed RBC를 모두 수혈했을 때 Hgb의 수치는 어느 정도 상승하는가? (　　　)

1) 약 13.5g/dl
2) 약 12.5g/dl
3) 약 11.5g/dl
4) 약 10.5g/dl
5) 약 13.5g/dl

4. 유치도뇨(Indwelling/Foley catheterization)

성취목표	▪ 유치도뇨의 목적과 절차를 설명할 수 있다. ▪ 유치도뇨에 필요한 물품을 준비할 수 있다. ▪ 유치도뇨를 정확하게 수행할 수 있다 ▪ 유치도뇨 수행을 정확하게 기록할 수 있다.
선행지식	▪ 무균술 ▪ 요도와 방광의 해부생리와 기능 ▪ 유치도뇨의 목적과 적응증 ▪ 유치도뇨관을 가진 환자 간호 ▪ 유치도뇨관 제거
필요장비 및 물품	▪ 유치도뇨세트(종지 3개, forcep, 겸자(kelly), 공포(hole towel) ▪ 유치도뇨관(14-18Fr.) ▪ 멸균장갑, 10mL 멸균 주사기 ▪ 소독솜, 멸균증류수, 이동감자 ▪ 윤활제(멸균), 반창고 ▪ (필요시) 홑이불 ▪ 쟁반(tray), 곡반 ▪ 방수포(1 회용) 또는 고무포와 반홑이불 ▪ 소변수집주머니(urine bag) ▪ 도뇨 모형 ▪ 손소독제 ▪ 간호 기록지 ▪ 스크린 또는 커텐 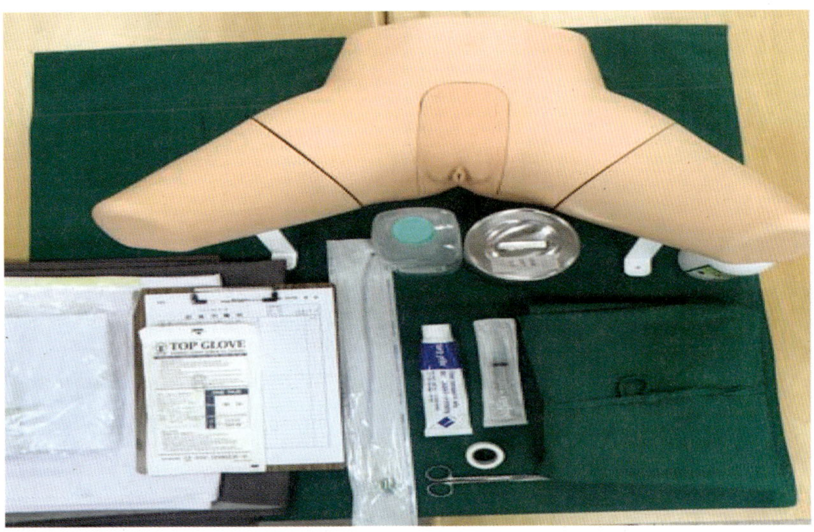
수행시간	▪ 19분(수행 15분, 전·후 손씻기 2분, 기록 2분)

[유치도뇨] 선행자가학습

1. 무균술과 요도와 방광의 해부생리와 기능은 단순도뇨 참고

1) 무균술
① 멸균포 펴기 : 드레싱 세트 포의 가장자리 2.5cm만을 만져서 유니폼이나 오염 물품에 닿지 않도록 포를 펴서 연다.
② 소독솜 넣기
- 겸자를 이용하여 겸자의 끝부분만이 멸균인 것으로 간주한다.
- 겸자 끝이 아래를 향하게 소독솜을 집어서 드레싱 세트 속 종지에 소독솜을 떨어뜨리듯 넣는다.
③ 소독된 증류수 붓기
- 병과 병뚜껑의 바깥 표면은 오염된 것으로 간주, 내부와 용액은 멸균된 것으로 간주한다.
- 일단 용액이 든 병을 연 후 다시 사용할 경우 병밖에 라벨을 붙이고 날짜를 표시, 24시간 이내에 사용한다.
- 용액을 따를 때는 라벨이 손바닥 쪽에 있도록 잡아 용액이 라벨에 흘러내려 읽을 수 없는 상황이 되지 않도록 한다.
- 소량의 용액을 따라 버린 후 세트 속 종지에 소독된 증류수를 무균적으로 붓는다.
④ 유치도뇨 세트에 멸균 물품 첨가하기
- 윤활제를 드레싱세트 속의 거즈에 적당량 짠다.
- 멸균통에서 마른 거즈를 멸균겸자를 이용하여 겸자 끝이 아래로 향하게 집어 드레싱 세트 속에 넣는다.
- 멸균 주사기와 유치도뇨관은 봉합되지 않은 모서리를 잡고 포장을 뜯어서 드레싱 세트 속에 넣는다.

2. 유치도뇨의 목적과 적응증

1) 요로폐쇄 해소(전립선 비대, 요도협착)
2) 요도와 그 주위 조직의 수술을 한 대상자
3) 혈액응고물질로부터 요도폐쇄 예방(방광종양, 요도의 수술적 교정) 및 계속적 또는 간헐적 방광세척
4) 중증 대상자의 소변량 측정, 시간 당 소변량 측정
5) 소변으로 인한 피부손상 예방(실금)
6) 만성질환의 대상자
7) 팽창된 방광의 점진적인 감압

3. 유치도뇨관을 가진 환자 간호

1) 수분섭취와 배설량을 기록하여 비교한다. 주기적으로 배액주머니를 비우며 소변을 버린 후에는 배수관 끝을 0.5% Chlorhexidine 솜이나 70% 알콜솜으로 닦는다.
2) 환자에게 카테터 간호, 수분섭취, 회음부 간호의 중요성을 설명해 준다.
3) 하루에 2회 이상 회음부 간호를 해준다.
4) 2~3시간마다 소변 배설 상태를 관찰하여 색깔, 냄새 등 비정상 소견을 기록한다. 만일 혈전이 나타나면 더 자주 관찰하여 카테터가 막히지 않는지 확인하고 수간호사나 주치의에게 보고한다.
5) 소변의 흐름을 살펴 폐쇄성 여부를 확인한다.
- 연결관이 꼬이거나 환자가 연결관 위에 누워 있는지 또는 연결관이 점액이나 혈액으로 막혔는지 자주 살펴본다.
- 카테터가 대퇴 안쪽에 잘 고정되어 있는지 살피고 카테터로 인해 요도에 긴장이 가지 않도록 한다.
- 배액이 밀폐 체계(closed system)로 되어 있는지 확인한다.
6) 카테터와 배액주머니의 교환은 환자의 상태에 따라 다르다.
(Ruber 5-7일, Silastic 1개월, 배액주머니는 카테터 교환 시 교환하는 것을 원칙으로 하나 필요에 따라 할 수 있다.)
7) 요도 감염의 증상이 있는지 살핀다(혼탁한 소변, 강한 냄새, 요도작열감, 열, 오한 등).

5. 유치도뇨관 제거

1) 주사기와 회음부 간호에 필요한 물품을 준비하여 환자에게 간다.
2) 카테터 제거에 대하여 설명해 주고 적절한 체위를 취한다.
3) 대퇴에 붙인 반창고를 제거한다.
4) 공기 주머니 내에 있는 증류수를 주사기로 빼낸다.
5) 클램프 한 후 카테터를 빼내서 용기에 담는다.
6) 회음부 간호를 해준다.
7) 소변량, 색깔, 제거시간을 기록한다.
8) 수분섭취량을 증가시키고 자연배뇨 상태를 사정한다.

사례적용	김도뇨(F/67) 환자는 회전근개 파열로 금일 오전에 회전근개 repair 수술 예정되어 있다. 수술 시간이 4시간 예정되어 있어 다음과 같이 처방이 났다. 이에 적합한 간호를 수행하시오. - Foley catheter(with 16Fr) insertion (for OP)

유치도뇨

No	Step	Performance	Rationale	Good (2)	Mod (1)	Poor (0)
1	물과 비누로 손위생을 실시한다.	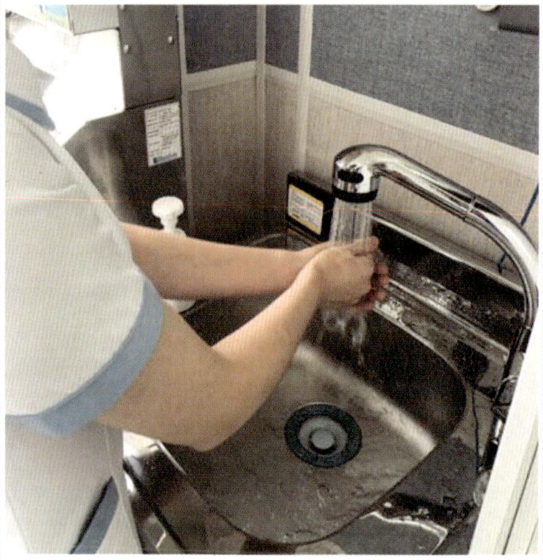	• 미생물의 전파를 감소시킨다.			
2		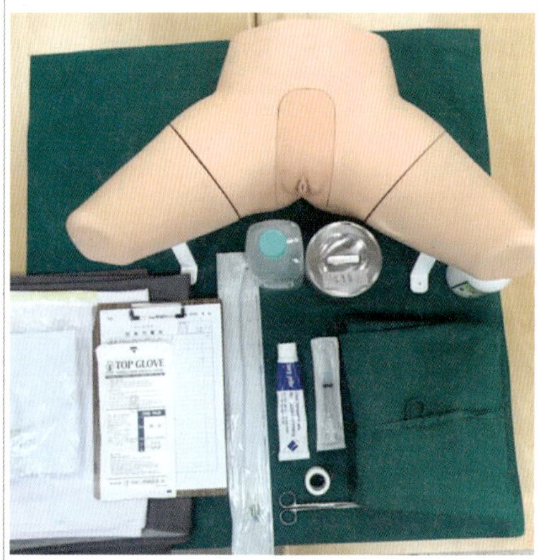	• 처치에 필요한 물품을 준비함으로써 간호를 행함에 있어서 시간을 줄이고 효율적으로 간호를 수행할 수 있다.			
3	1) 유치도뇨세트를 쟁반(tray) 위에 놓고 무균적으로 편다.	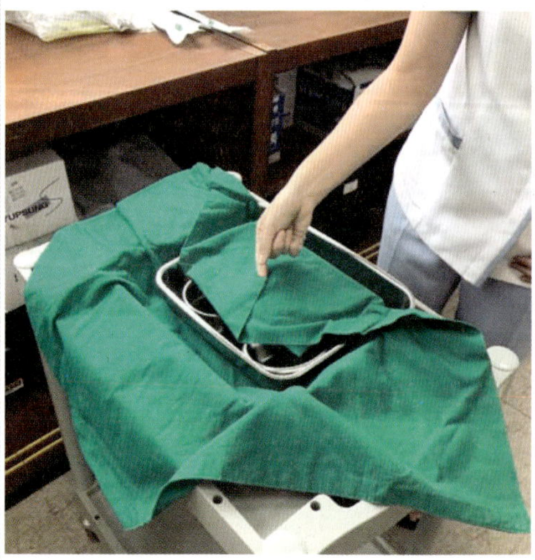	• 세트 안이 오염되는 것을 막는다.			

No	Step	Performance	Rationale	Good (2)	Mod (1)	Poor (0)
4		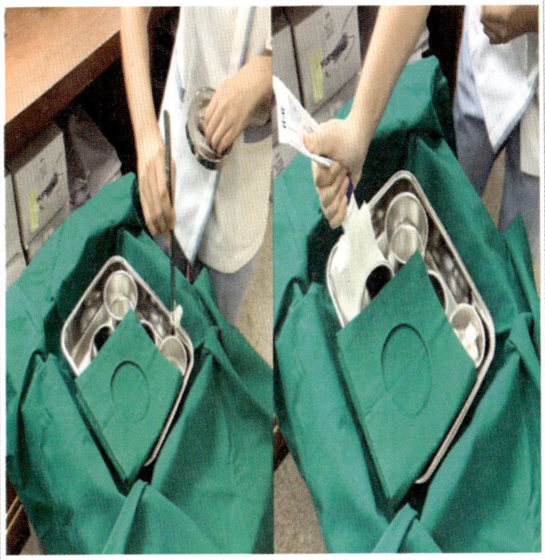				
5	3) 나머지 종지 속에 멸균 증류수와 멸균 주사기를 무균적으로 넣는다.	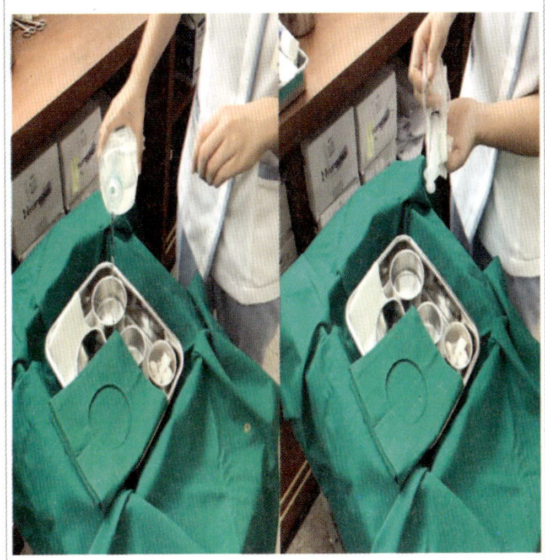				
6	4) 적당한 크기의 도뇨관을 무균적으로 세트 속에 넣은 후 세트를 무균적으로 싼다. *참고) 여자: 14~16Fr. 남자: 16~18Fr.	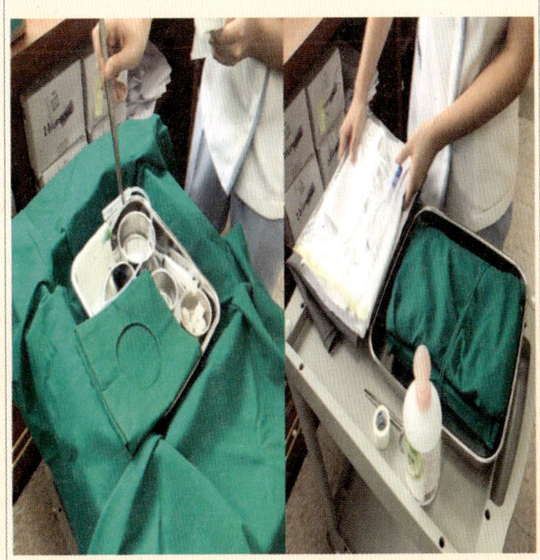	• 여성과 남성의 요도길이가 다르기 때문에 도뇨관의 삽이 길이가 다르다. • 카테터의 크기가 적절하지 않으면 요도를 팽창시키거나 요도와 방광경부에 상처를 입힐 수 있다.			

No	Step	Performance	Rationale	Good (2)	Mod (1)	Poor (0)
7		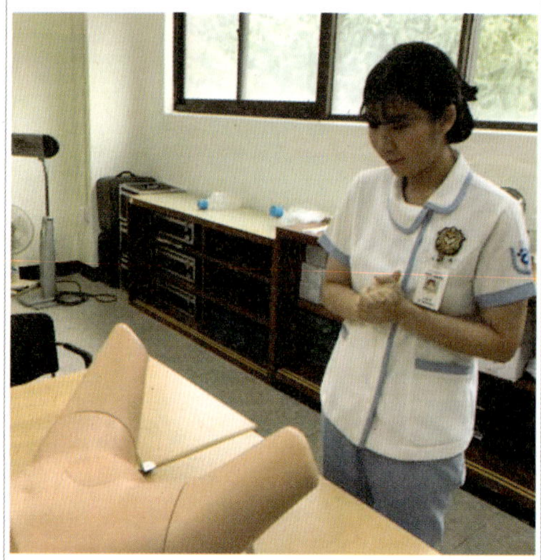	• 대상자의 불안과 두려움을 감소시키며 협조를 얻을 수 있다. *"안녕하세요? (학생)간호사 OOO입니다."*			
8	손소독제로 손위생을 실시한다.	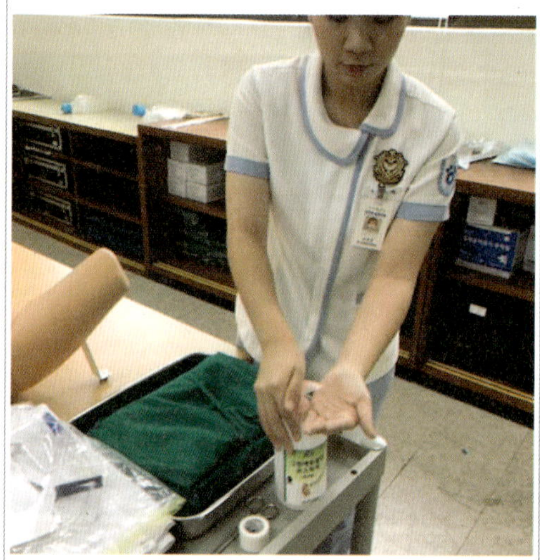	• 미생물의 전파를 감소시킨다.			
9	대상자의 이름을 개방형으로 질문하여 대상자를 확인하고, 입원팔찌와 환자리스트(또는 처방지)를 대조하여 대상자(이름, 등록번호)를 확인한다.	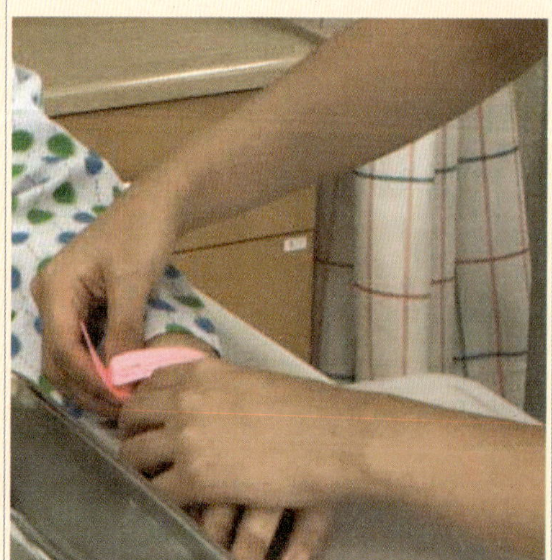	• 정확한 대상자에게 안전하고 정확한 간호를 수행한다. *"정확한 대상자 확인을 위해 성함과 등록번호를 확인하겠습니다. 환자분 성함이 어떻게 되세요? 등록번호 확인을 위해 입원 팔찌를 보겠습니다. (입원팔찌와 환자 리스트를 비교하고). 네~ OOO님, 등록번호가 000000로 맞으시네요."*			

No	Step	Performance	Rationale	Good (2)	Mod (1)	Poor (0)
10	대상자에게 유치도뇨를 하는 목적과 절차를 설명한다.	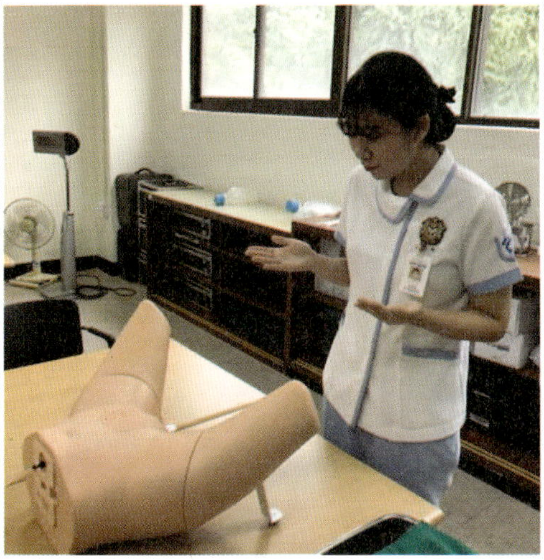	• 대상자의 불안과 두려움을 감소시키며 협조를 얻을 수 있다. *"조금 후에 수술을 할 예정입니다. 수술을 하시면 본인이 의식적으로 조절하는 소변을 볼 수 없습니다. 따라서 소변을 배출시키기 위해서 유치도뇨관을 삽입하도록 하겠습니다."*			
11		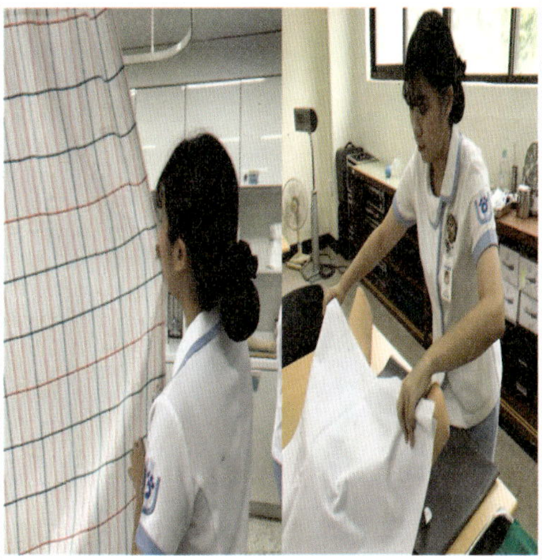	• 회음부 노출은 대상자를 당황하게 하고 수치심을 느끼게 할 수 있으므로 프라이버시를 지켜준다. *"사생활 보호를 위해 커튼을 치겠습니다."* *"똑바로 누워 주세요."* *"홑이불을 덮겠습니다."*			
12	방수포(또는 고무포와 반홑이불)를 대상자 둔부 밑에 깐다.	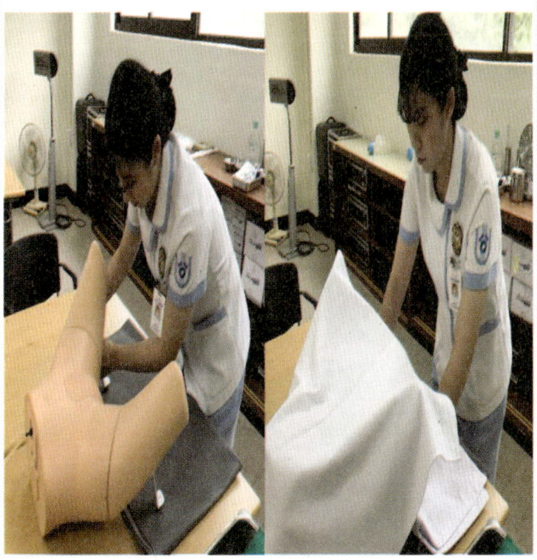	• 소변물질과 습기로 인한 침대의 오염을 최소화하기 위함이다. *"침구에 소변이 묻을 수 있으므로 엉덩이 밑에 방수포를 깔아드리도록 하겠습니다."* *"엉덩이 좀 들어주세요."*			

No	Step	Performance	Rationale	Good (2)	Mod (1)	Poor (0)
13	대상자의 하의를 벗기고 무릎을 굽힌 후 60cm 가량 다리를 벌려 배횡와위(dorsal recumbent position)를 취하도록 도와준다. ※ 참고) 남자는 똑바로 눕게 하고 회음부만 노출	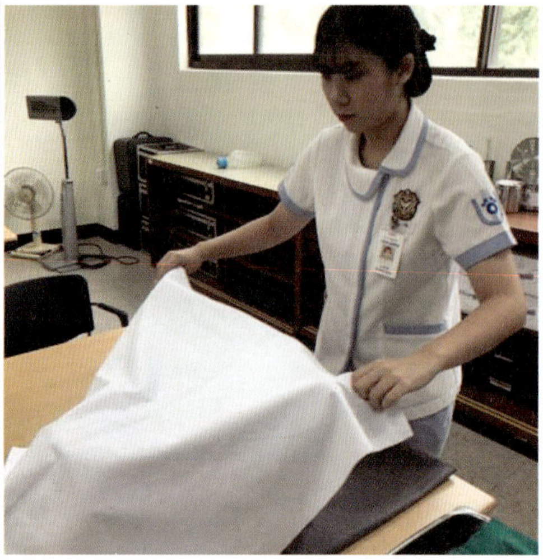	• 대상자의 안정적인 자세는 이완을 증진시켜 생식기의 구조가 잘 보이도록 도와준다. *"무릎을 굽히고 양쪽 다리를 벌려주세요. 도뇨관이 쉽게 들어갈 수 있습니다."*			
14		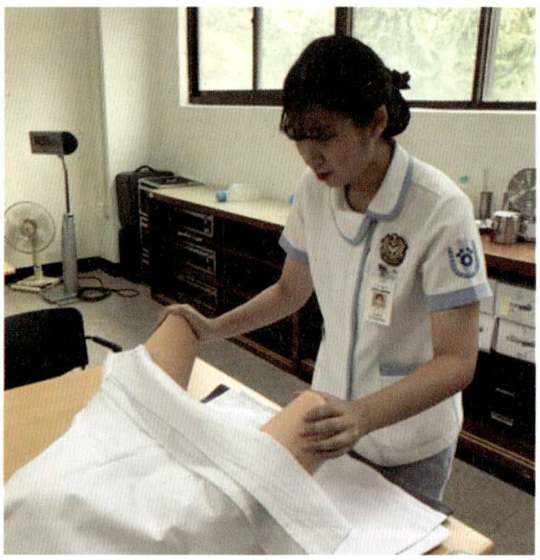	• 요도구가 잘 보이도록 한다. *"처치 도중에 다리를 움직이시면 오염이 될 수 있기 때문에 움직이지 말아 주세요."*			
15	세트가 있는 쟁반(tray)과 곡반을 대상자 다리 사이에 놓고 준비한 세트를 연다.	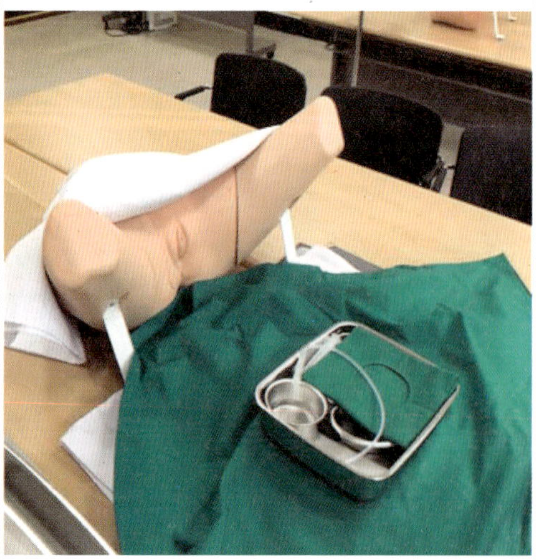	• 세트를 가까이에 두면 사용하기 편리하고 멸균술은 미생물의 전파를 막을 수 있다.			

No	Step	Performance	Rationale	Good (2)	Mod (1)	Poor (0)
16		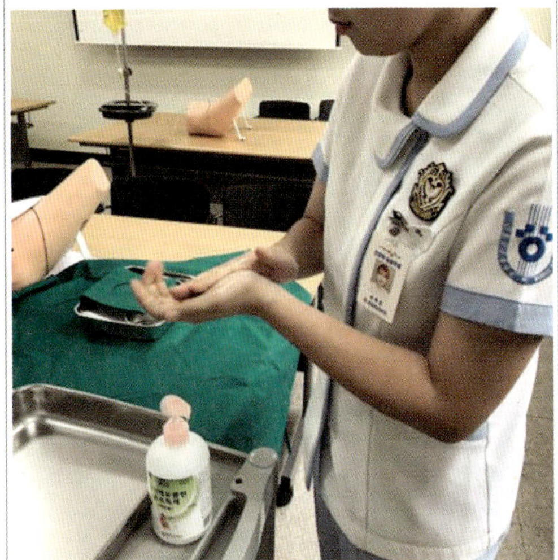	• 미생물의 전파를 감소시킨다.			
17	멸균장갑을 무균적으로 착용한다.	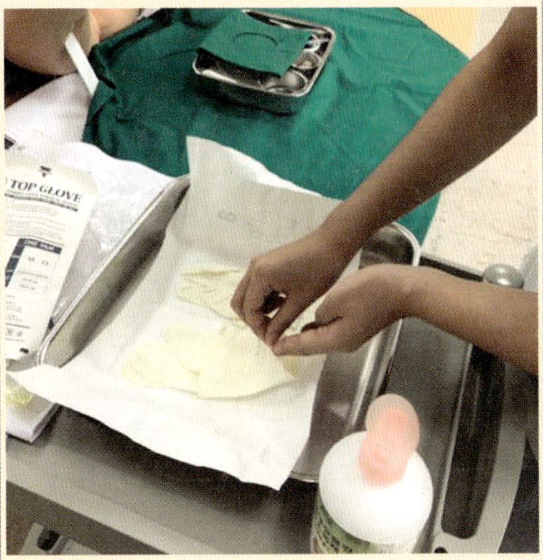	• 장갑은 시행절차를 무균적으로 유지하게 하며 미생물로부터 간호사를 보호한다.			
18	멸균장갑 낀 손이 오염되지 않게 외음부의 노출된 부위를 공포(hole toewl)로 덮어준다.	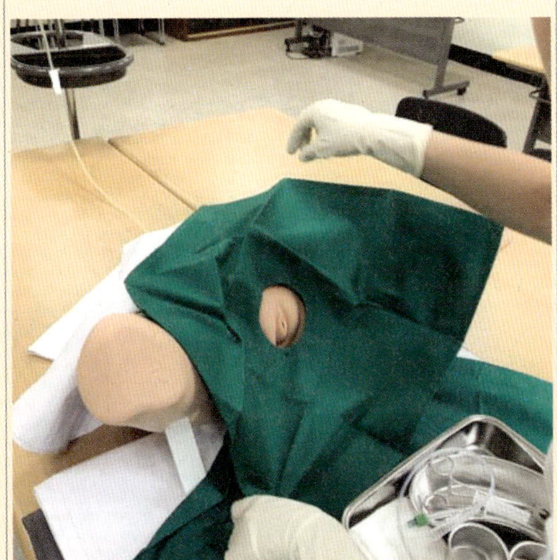	• 병원감염을 예방하기 위해 무균술을 지킨다. • 공포는 멸균영역이 넓어져 오염되는 것을 막아준다. • 공포는 노출을 감소시킨다. *"공포를 덮어드리도록 하겠습니다."*			

No	Step	Performance	Rationale	Good (2)	Mod (1)	Poor (0)
19	주사기에 도뇨관에 표시된 정확한 양의 증류수를 준비한다.	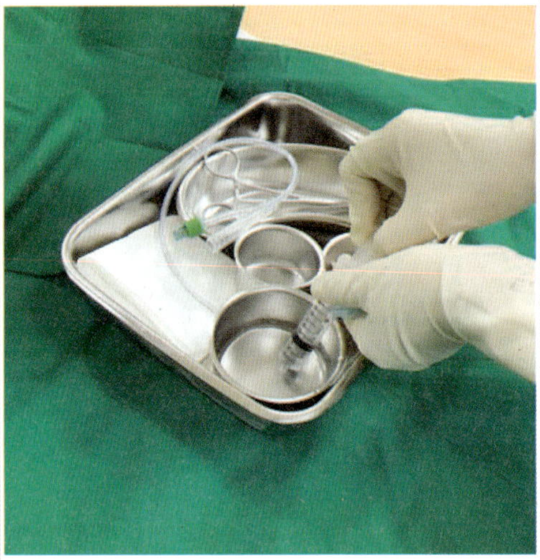				
20		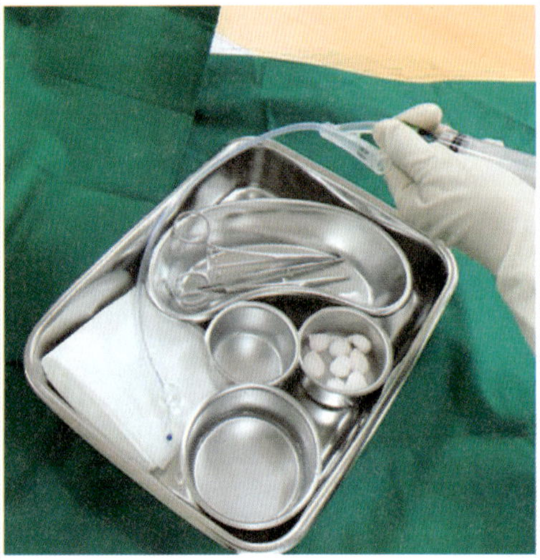	• 풍선이 새거나 정상적으로 부풀어지지 않으면 도뇨관이 방광 내에 유치되지 않으므로 도뇨관을 다른 것으로 교환해야 한다. 주사기를 꽂아두면 일을 간편하게 만든다.			
21		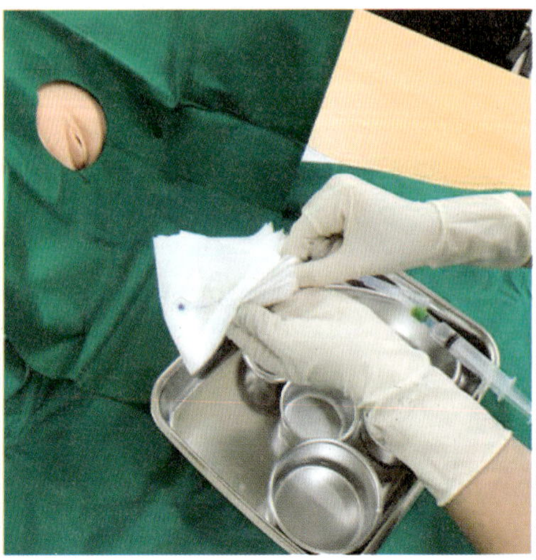	• 윤활제는 점막에 가해지는 마찰을 감소하여 도뇨관 삽입을 용이하게 하고 대상자의 불편감을 줄인다.			

No	Step	Performance	Rationale	Good (2)	Mod (1)	Poor (0)
22	도뇨관의 소변이 흘러나오는 출구를 겸자로 잠근다.	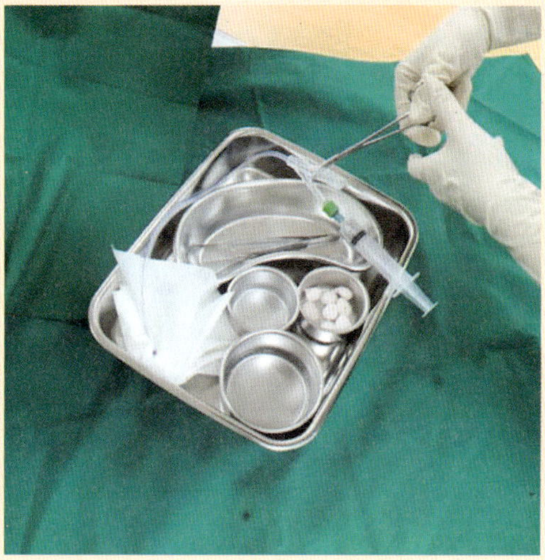	• 소변이 흘러나와 세트를 오염시키는 것을 방지할 수 있다.			
23		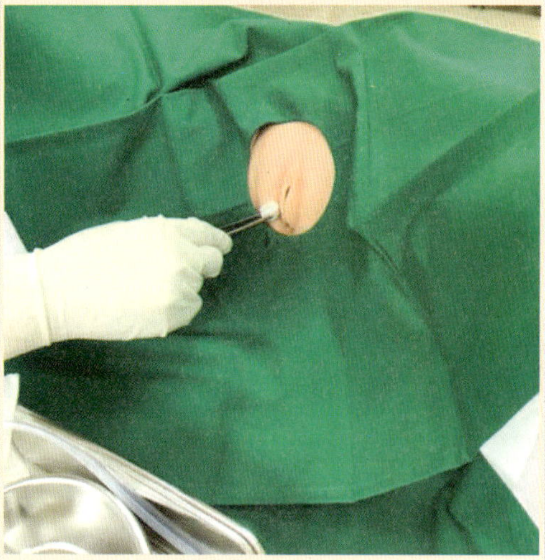	• 사용한 솜과 사용하지 않은 솜을 분리하여 다시 재사용할 수 있는 위험성을 최소화한다. *"환자분 소독솜으로 회음부를 닦을 때 좀 차가우실 수 있습니다."*			
24	한 손의 엄지와 검지로 음순을 벌려서 요도를 노출시킨다.	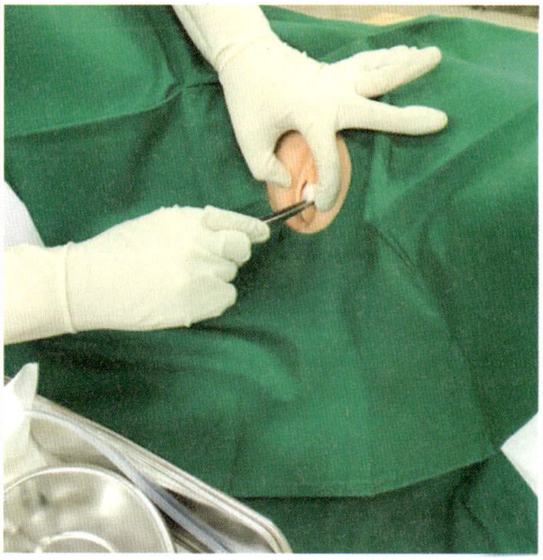	• 음순을 벌리고 있는 손은 멸균물건을 만질 수 없으므로 잘 사용하지 않는 손을 사용하며, 이 손은 오염되었으므로 도뇨가 끝날 때까지 떼지 않는다.			

No	Step	Performance	Rationale	Good (2)	Mod (1)	Poor (0)
25	다른 손으로 양편 대음순을 위에서 아래로 닦는다.	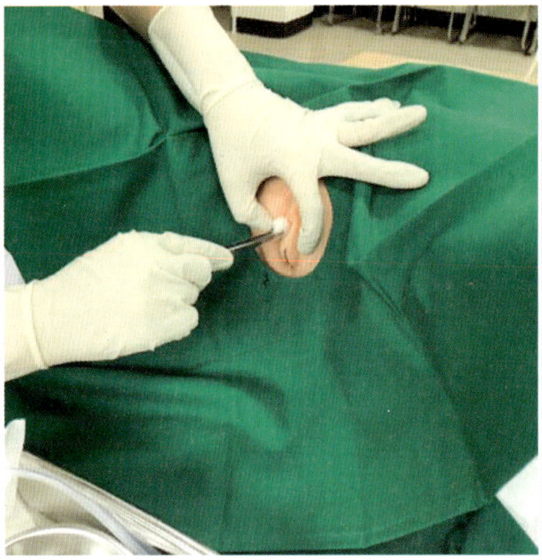				
26	양편 소음순을 위에서 아래로 닦는다.	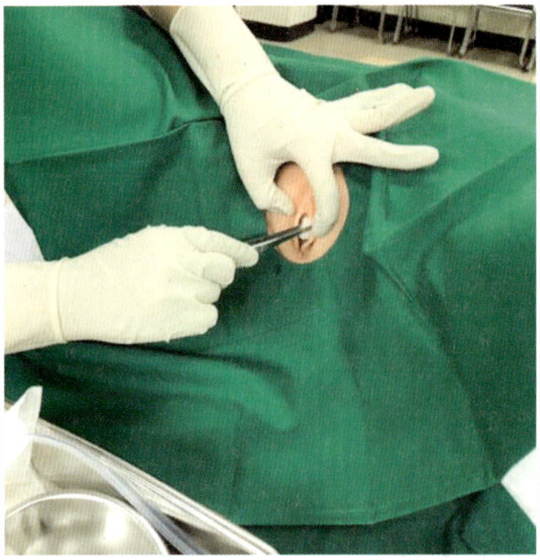				
27		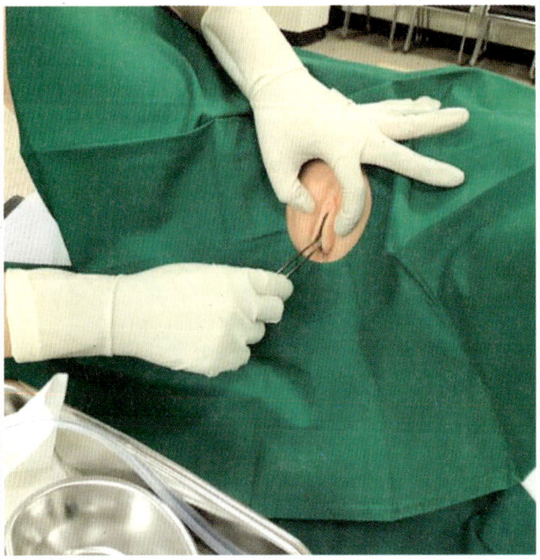				

No	Step	Performance	Rationale	Good (2)	Mod (1)	Poor (0)
28	도뇨관을 삽입할 때까지 음순을 한 손으로 벌리고 있는다.	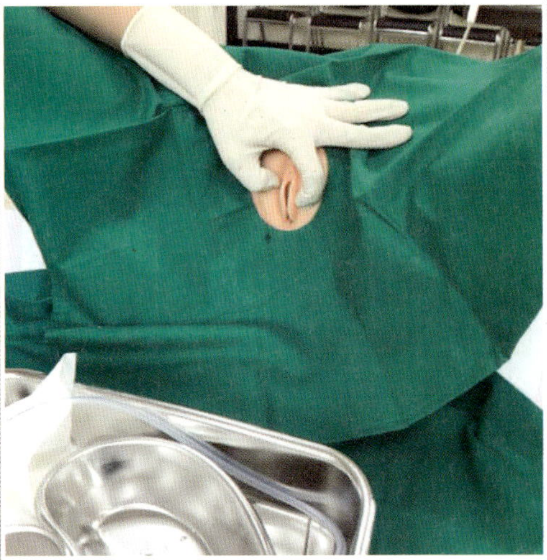	• 소독부위를 계속 유지하기 위함이며 음순을 벌린 손은 오염되었으므로 다른 소독 물건은 만질 수 없다.			

※ 참고) 남자의 경우
1) 왼손의 엄지와 검지로 음경을 잡고 포피(Preputium)를 잡아당긴다.
2) 요도를 소독솜으로 닦고 버린다.
3) 요도구 바깥쪽으로 둥글게 닦고 버린다.

No	Step	Performance	Rationale	Good (2)	Mod (1)	Poor (0)
		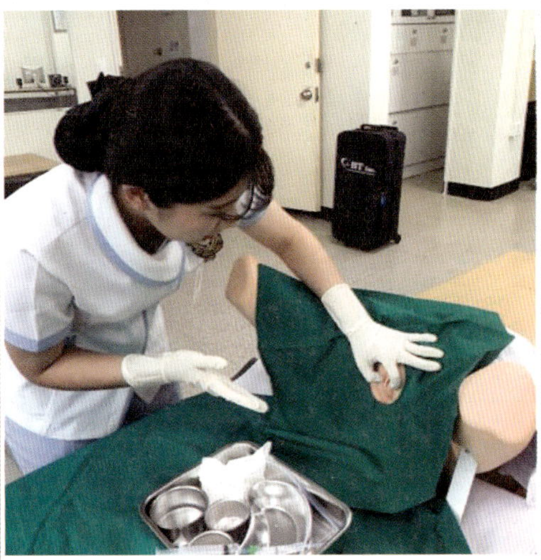	• 갑작스러운 자극으로 대상자가 긴장하고 요도 입구가 수축되는 것을 방지한다. *"이제 도뇨관을 삽입하겠습니다. 아프지는 않지만 이물감이나 약간의 압박감, 또는 불편감이 있을 수 있습니다. '아' 소리를 내면 이완되어 도뇨관 삽입이 잘 됩니다."*			
		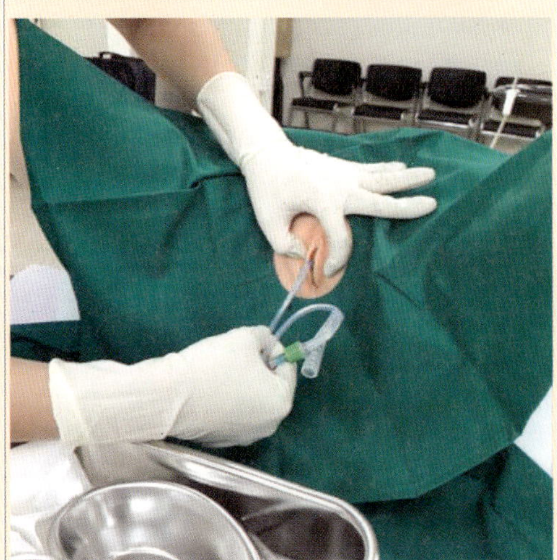				

No	Step	Performance	Rationale	Good (2)	Mod (1)	Poor (0)
31	카테터 끝을 곡반에 대고 잠가 둔 겸자를 풀어 소변이 나오는지 확인한다.	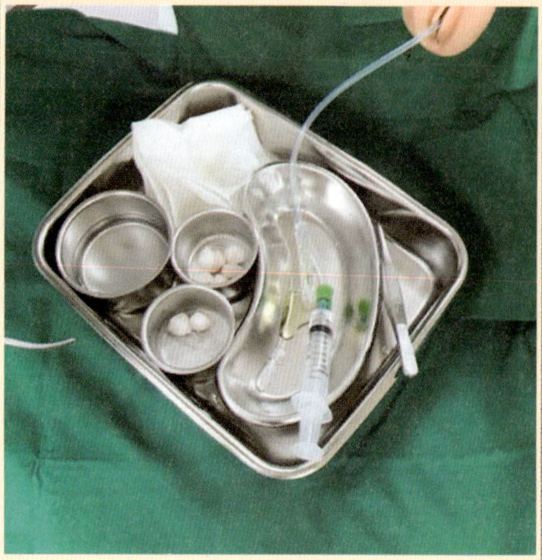	• 도뇨관이 방광 내에 들어가 있는지 확인하기 위함이다. *"소변이 잘 나오고 있습니다."*			
32	소변이 흘러나오면 다시 겸자를 잠그고 도뇨관을 2~4cm 가량 더 삽입한 후 음순을 벌리고 있던 손을 뗀다.	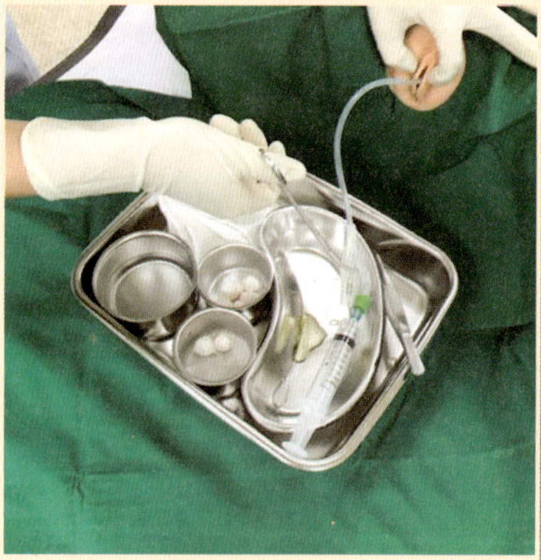	• 도뇨관이 완전히 방광 내에 들어가도록 하기 위함이다.			
33	도뇨관의 풍선 주입구(balloon lumen)에 연결된 주사기에 들어 있는 증류수를 주입한 후 주사기를 제거한다.	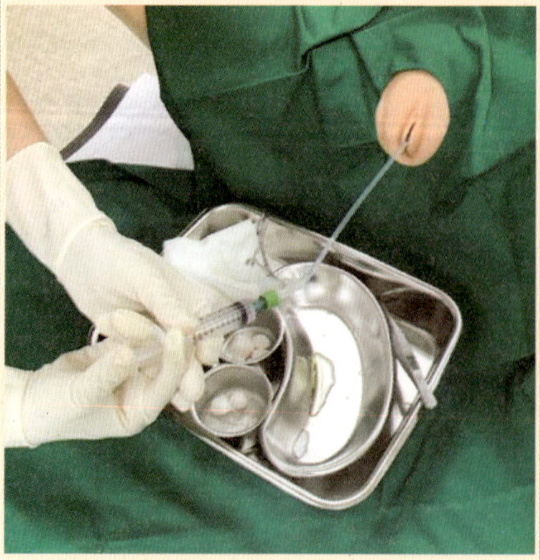	• 풍선이 잘 부풀어져야 도뇨관이 방광에 고정될 수 있고, 풍선이 방광 입구에 위치해야 소변이 누출되지 않는다. 주사기를 그대로 두면 밀대가 뒤로 밀려서 풍선을 부풀렸던 증류수가 주사기 내로 도로 나와 도뇨관이 빠질 수 있다.			

No	Step	Performance	Rationale	Good (2)	Mod (1)	Poor (0)
34		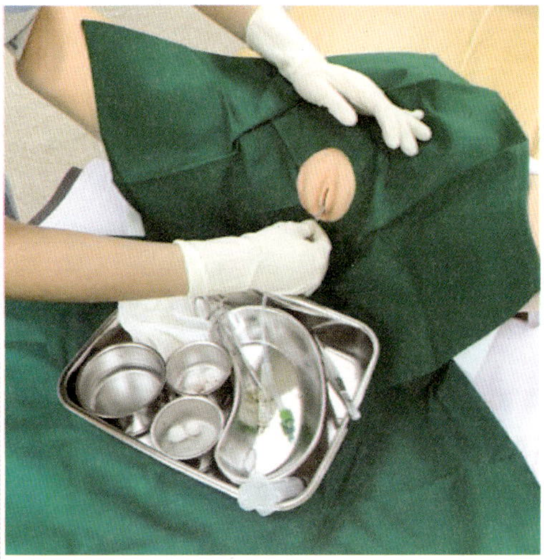	• 풍선을 팽창시킨 후 당겨볼 때 저항이 느껴지면 방광 속에 고정되어 있음을 의미한다.			
35		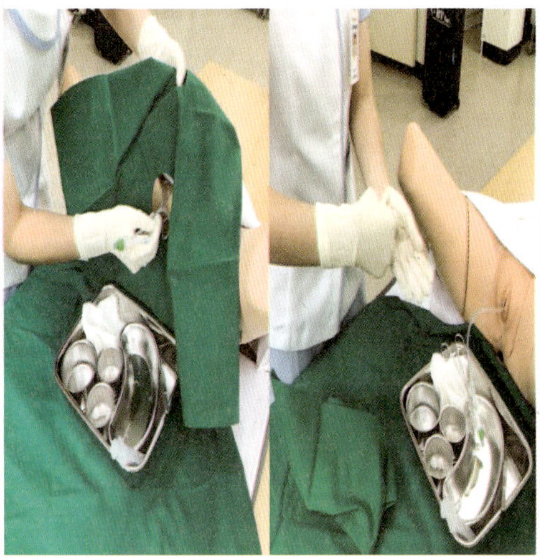	• 오염된 물품을 제거하여 감염을 방지한다.			
36	손소독제로 손위생을 실시한다.	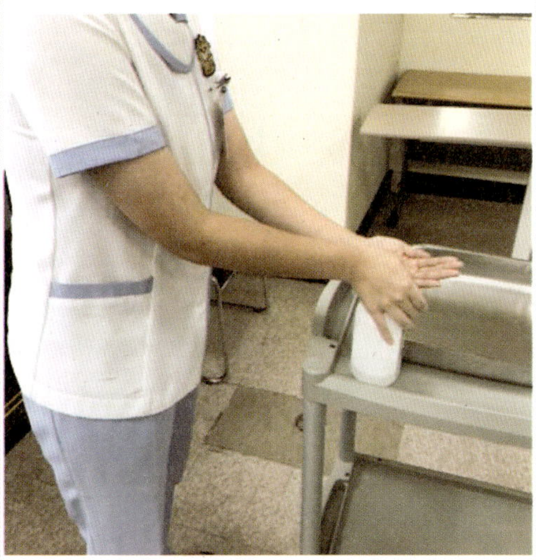	• 미생물의 전파를 감소시킨다.			

No	Step	Performance	Rationale	Good (2)	Mod (1)	Poor (0)
37		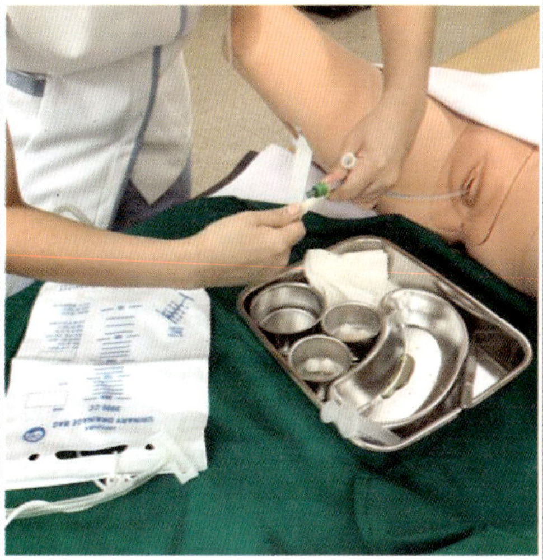	• 도뇨관과 튜브 연결 시 오염되지 않도록 주의한다.			
38	도뇨관의 소변 나오는 출구를 잠가 두었던 겸자를 제거한 후 도뇨관을 반창고로 대퇴에 고정시킨다. ※ 참고) 남자: 하복부	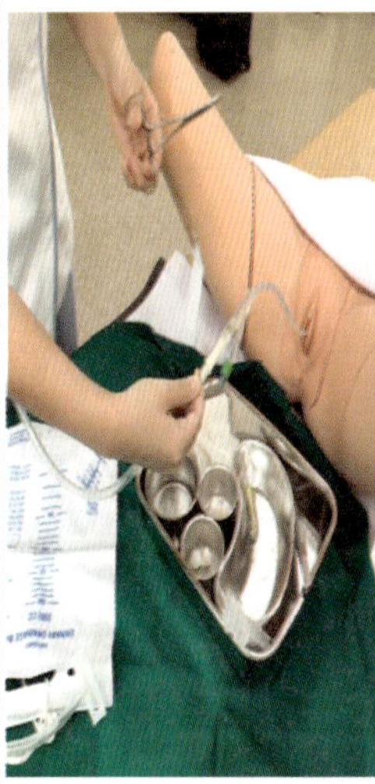 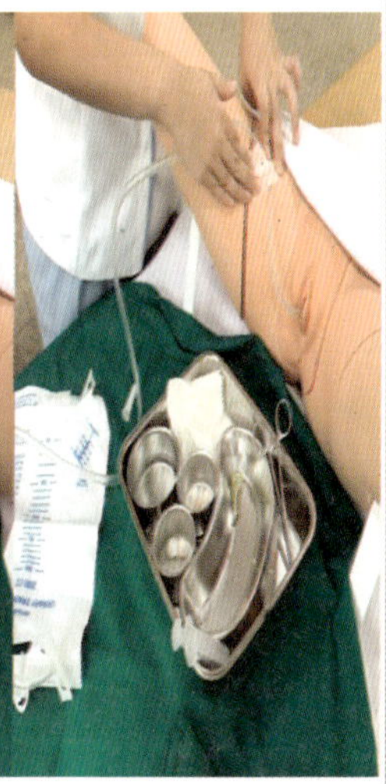	• 부주의로 인해 도뇨관이 빠지지 않게 하고, 카테터가 움직이며 생기는 요도의 자극을 예방하기 위함이다. • 남성의 경우 아랫배에 카테터를 단단히 고정하는 것은 음경과 음낭의 접합부인 요도의 압력을 감소시키고 조직 손상의 위험성을 줄인다. *"움직일 때 마찰로 인해 빠지는 것을 방지하기 위해 소변줄을 고정시키겠습니다."*			
39	소변수집 주머니 상단의 조절기(clamp)가 열려있어 소변이 잘 나오는지 확인하고, 소변수집 주머니를 침상 아래 부분에 고정하되 바닥에 닿지 않도록 한다.	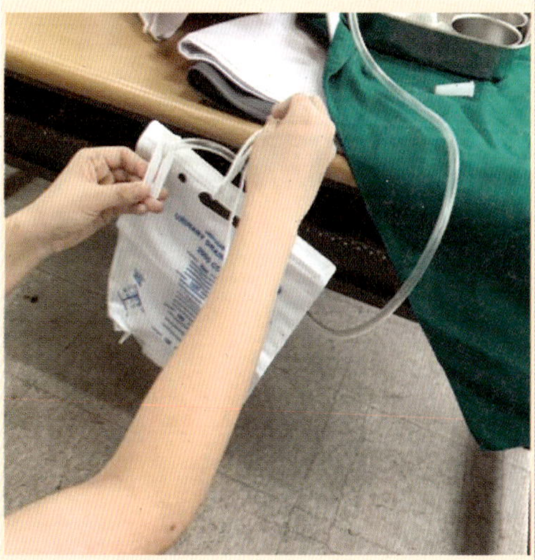	• 배출관에 고여있는 소변은 세균을 증식시키고 위쪽으로 세균을 보내는 역할을 하므로 중력에 의해 소변이 흘러내리도록 한다. 도뇨관의 폐쇄는 소변의 자유로운 흐름을 막고 방광정체를 일으킨다. • side rail은 필요 시 움직일 수 있으므로 소변수집주머니를 묶어두지 않는다.			

No	Step	Performance	Rationale	Good (2)	Mod (1)	Poor (0)
40		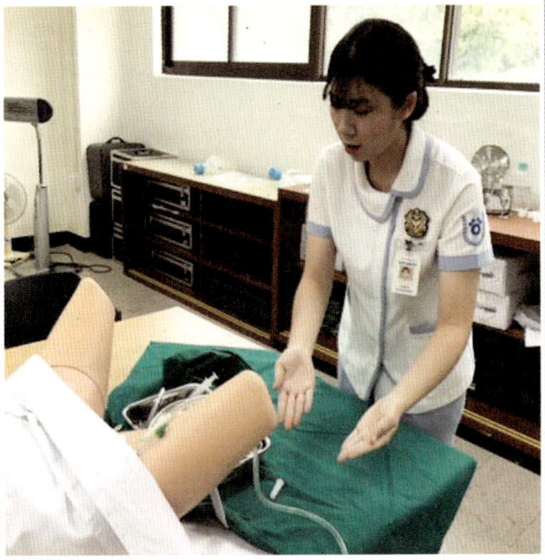	• 부적절한 관리는 도뇨관의 폐쇄 또는 도뇨관과 소변수집주머니의 튜브와의 분리 등을 유발할 수 있다. *"현재 자세가 불편하거나 삽입되어있는 소변줄이 불편하시지는 않으신가요? 현재 침상 아래에 있는 소변 주머니는 항상 방광 아래에 위치하도록 해야 하고, 바닥에 닿지 않도록 주의해야 합니다. 소변줄이 꼬이거나 꺾이면 소변 배출이 방해되어 감염이 생길 수 있습니다."*			
41	사용한 물품을 정리한다.	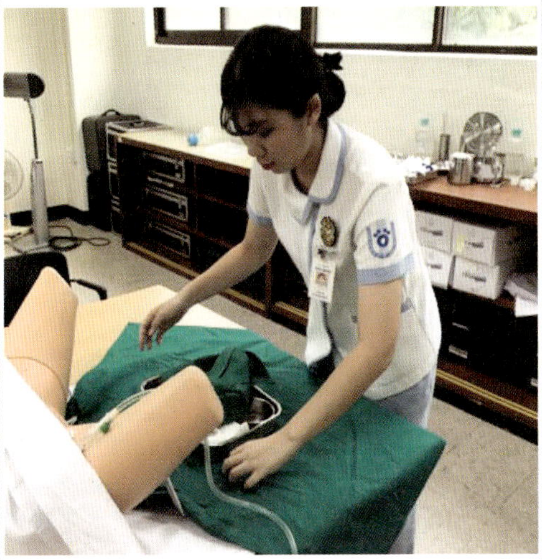	• 간호사의 활동 범위 안에서 물건을 정리함으로써 재사용에 효율적인 간호를 수행할 수 있다.			
42		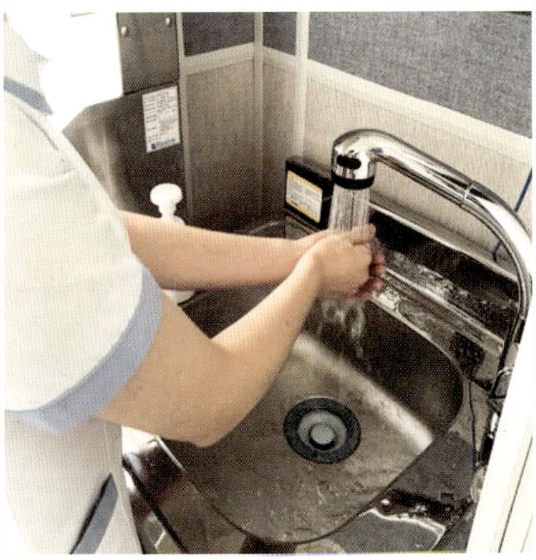	• 미생물 전파를 감소시킨다.			

No	Step	Performance	Rationale	Good (2)	Mod (1)	Poor (0)
43	수행 결과를 간호기록지에 기록한다. 1) 시간과 날짜 2) 유치도뇨를 시행한 이유 3) 사용한 도뇨관의 크기 및 종류(유형) 4) 소변의 배출 여부와 양, 색깔 등	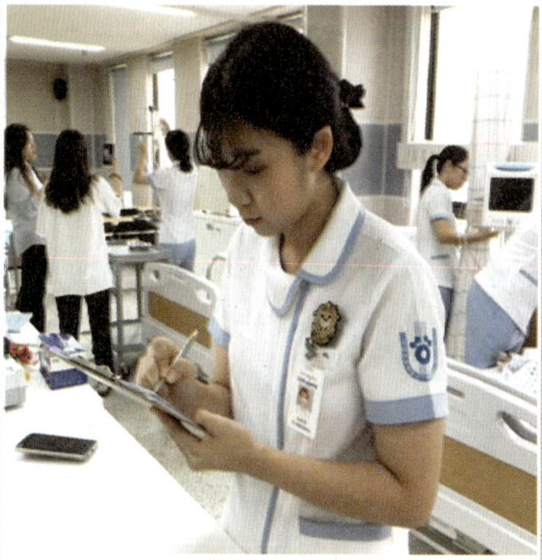	• 정확한 간호기록은 대상자의 상태에 대한 정보를 제공하며 의사소통의 기능 및 법적 효력을 갖는다. • 소변의 색, 냄새, 양은 대상자의 건강문제를 확인하는데 중요한 자료가 될 수 있다.			
총점				/86		
환산점수				/90		

간호기록지 (유치도뇨)

병록번호			
이 름			
성 별		나 이	
진료과		병 실	

일자	시간	간호내용	서명
10/20	11:00	수술을 위한 유치도뇨의 목적과 방법, 유의사항에 대해 설명함. ———	
		Foley catheter(16F) with 2-way를 삽입하고 urine bag 연결함.———	
		urine: yellowish color, 부유물이 없으며 소변 잘 배출됨.———	
		urine bag은 항상 침상 아래로 유지하거나 하복부 아래로 유지할 것을 교육함.———	SN. OOO

성찰하기	

평 가

* 수행항목 합계(90점 만점) * 평가항목 합계(10점 만점) * 총점: 수행항목 점수 + 평가항목(100점 만점)

날짜 (점수) / 평가항목										
1. 지 식(2)										
2. 대상자 교육(2)										
3. 태도/용모(2)										
4. 정확성(2)										
5. 신속성(2)										
계(10)	10	10	10	10	10	10	10	10	10	10
총점(100점)	100	100	100	100	100	100	100	100	100	100

평가자 comment	날 짜	평 가 내 용	확 인

연습문제

1. 남성 유치도뇨관을 삽입하려고 할 때 가장 옳은 것은? (　　　)

1) 좌측위를 취해준다.
2) 지용성 윤활제를 바른 후 삽입한다.
3) 내과적 무균법을 사용한다.
4) 소독솜으로 요도구, 소음순, 대음순 순으로 닦아낸다.
5) 도뇨관 삽입 후 소변이 나오면 2~4cm를 더 삽입한다.

2. 다음 중 유치도뇨관의 목적으로 적합한 것은? (　　　)

1) 잔뇨량을 측정하기 위해
2) 방광세척을 하거나 방광내 약물 주입을 위해
3) 방광팽만 완화를 위해
4) 무균적 소변 검사물 채취를 위해
5) 방광기능장애 대상자들의 장기간 관리를 위해

3. 유치도뇨관을 삽입한 대상자에게 수행해야 할 간호중재로 옳은 것은? (　　　)

1) 소변백의 소변이 방광으로 역류를 막기 위해 소변백을 방광보다 높은 곳에 위치시킨다.
2) 도뇨관 고정 시 조이지 않도록 하고 대상자가 충분히 움직일 수 있게 여유를 둔다.
3) 소변백을 침대 side rail에 묶어두어 움직임이 용이하도록 한다.
4) 도뇨관이 빠질 수 있으므로 침상안정을 교육한다.
5) 회음부 간호는 필요 없다.

5. 기관 내 흡인(endotracheal suction)

목표	▪ 기관 내 흡인의 목적과 절차를 설명할 수 있다. ▪ 기관 내 흡인 시 필요한 물품을 준비할 수 있다. ▪ 정확한 절차에 따라 기관 내 흡인을 수행할 수 있다. ▪ 기관 내 흡인 수행 후 기록할 수 있다. ▪ 과흡인 증상을 알 수 있다.
선행지식	▪ 구강, 비강, 기관 흡인 시 적절한 흡인관 삽입 길이 ▪ 적절한 흡인압력과 흡인시간 ▪ 기관 내 흡인 시 유의할 점 ▪ 카테터를 돌려가며 빼야 하는 근거
필요장비 및 물품	▪ 흡인 카테터 ▪ (일회용) 멸균장갑 ▪ 무균용기가 들어있는 (일회용) 흡인 세트 또는 무균용기 ▪ wall suction ▪ 일회용 멸균 생리식염수(흡인용) ▪ 산소유량계/습윤병 ▪ Ambu bag(필요시) ▪ 기관삽관 모형 ▪ 간호기록지, 손소독제 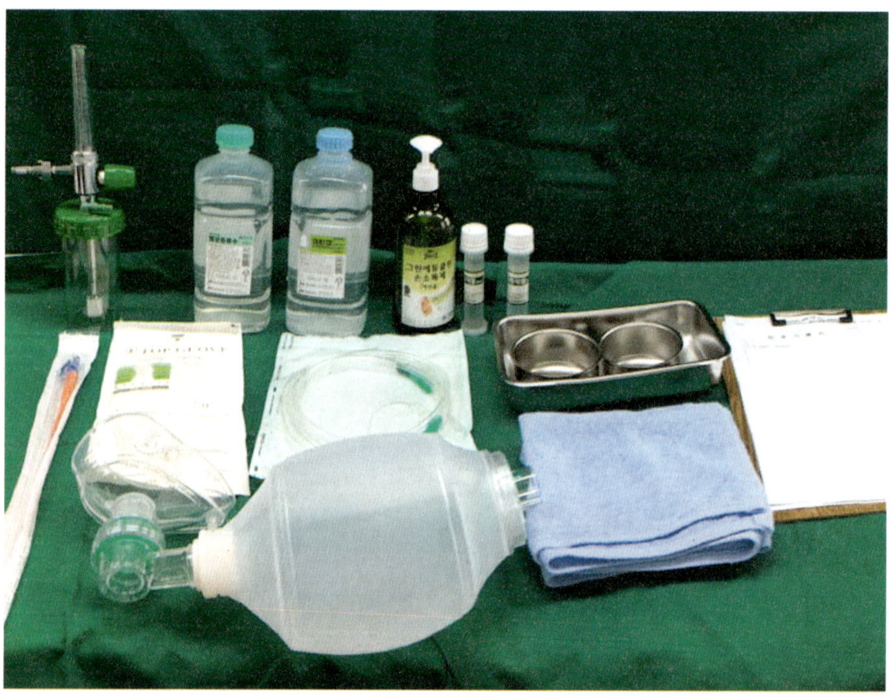
수행시간	▪ 14분(수행 10분, 전·후 손씻기 2분, 기록 2분)

[기관 내 흡인] 선행자가학습

1. 구강, 비강, 기관 흡인 시 적절한 흡인관 삽입 길이

1) 구강 :입을 통해 위까지 이르는 관, 측정: 코끝에서 귓불(earlobe)까지(성인의 경우 약 13cm)
2) 비강 : 코를 통해 위까지 이르는 관, 측정: 코끝에서 귓불, 검상돌기까지(성인의 경우 약 16~20cm)
3) 기관
- E- tube : 성인은 E-tube의 총 길이(삽입된 E-tube 길이 + 외부에 나와 있는 길이)
- T-cannula : 삽입 중 저항이 느껴지면 억지로 밀어 넣지 않으며 환자가 기침할 때까지 삽입(약 8~12cm)

2. 적절한 흡인압력과 흡인시간

1) 적절한 흡인압력(중앙공급식 벽흡인기, Wall suction)
성인: 110~150mmHg, 어린이: 95~100mmHg

2) 흡인시간
1회 흡인시간 10~15초, 흡인간격 20~30초, 총 흡인시간은 5분을 초과하지 않는다.

3. 기관 내 흡인 시 유의할 점

1) 무균술 적용한다.
2) 분비물 진하고 점액성 강하면 주사기 이용하여 생리식염수 1~2mL 점적 후 흡인 시행한다.
3) 총 흡인시간 3~5분 넘지 않도록 한다.
4) 흡인병은 자주 소독하고 교환한다.
5) 흡인 카테터와 생리식염수는 매번 멸균된 것으로 교환하여 사용한다.
6) 흡인 시 Semi-Fowler's position(반좌위는 대상자가 기침과 호흡을 쉽게 할 수 있으며 중력작용으로 카테터가 삽입이 잘되도록 도와줌)을 취해준다.
7) 무의식 대상자는 시술자를 마주 보는 측위(측위는 기도가 폐쇄되는 것을 예방하며 분비물의 배액을 촉진시킴)로 취해 준 후 흡인한다.
8) 카테터 삽입 동안에는 흡인하지 않는다. ⇒ 기관지 손상 예방, 저산소증을 유발할 수 있다.

4. 카테터를 돌려가며 빼야 하는 근거

1) 호흡기도의 표면을 깨끗이 하도록 함
2) 기관점막의 손상을 예방함

사례적용	뇌경색 진단을 받고 중환자실에 입원하고 있는 나졸증(F/72) 환자의 호흡 상태를 관찰한 결과 호흡을 할 때마다 그렁그렁한 가래 소리가 나는 것을 관찰하였다. 이 환자는 airway가 삽입되어 있다. 당신은 어떤 간호를 수행할 것인가?

기관 내 흡인

No	Step	Performance	Rationale	Good (2)	Mod (1)	Poor (0)
1	물과 비누로 손위생을 실시한다.	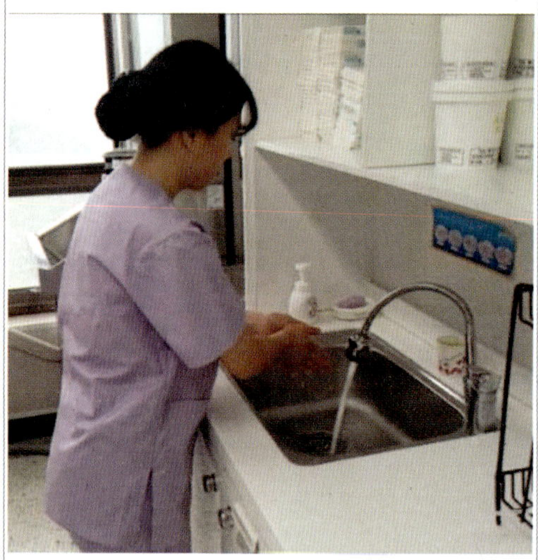	• 미생물의 전파를 감소시킨다.			
2	필요한 물품을 준비한다.	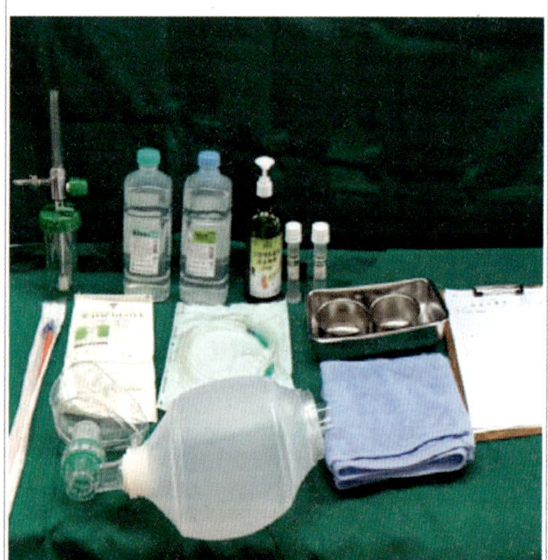	• 처치에 필요한 물품을 준비함으로써 간호를 행함에 있어서 시간을 줄이고 효율적으로 간호를 수행할 수 있다.			
3		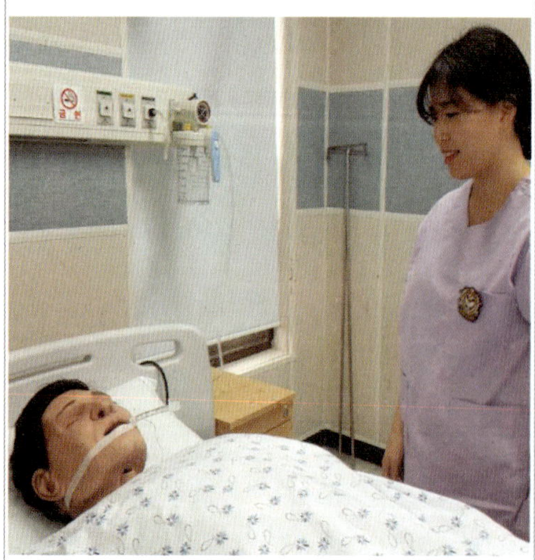	• 대상자의 불안을 감소시키고 신뢰를 형성하여 협조를 얻는다. *"안녕하세요? (학생)간호사 OOO입니다."*			

No	Step	Performance	Rationale	Good (2)	Mod (1)	Poor (0)
4	손소독제로 손위생을 실시한다.	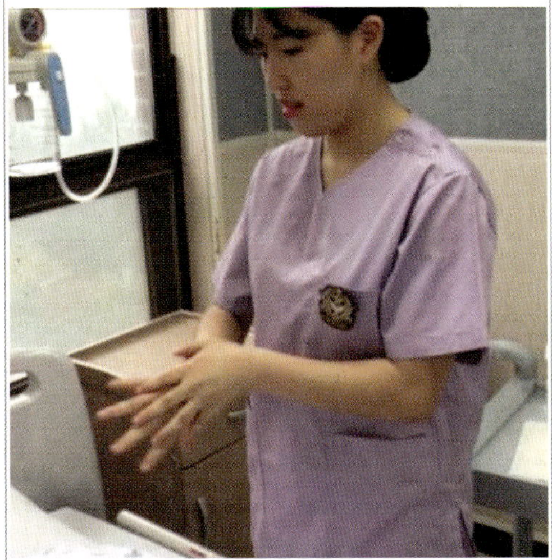	• 미생물의 전파를 감소시킨다.			
5	대상자의 이름을 개방형으로 질문하여 대상자를 확인하고, 입원팔찌와 환자리스트(또는 처방지)를 대조하여 대상자(이름, 등록번호)를 확인한다.	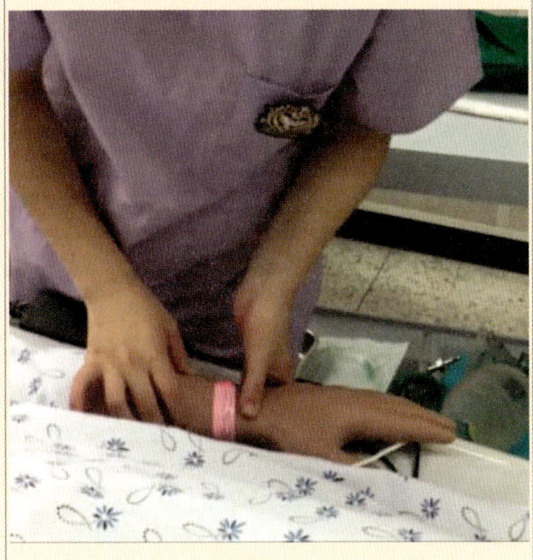	• 정확한 대상자에게 안전하고 정확한 간호를 수행한다. *"정확한 대상자 확인을 위해 성함과 등록번호를 확인하겠습니다. 환자분 성함이 어떻게 되세요? 등록번호 확인을 위해 입원 팔찌를 보겠습니다. (입원팔찌와 환자 리스트를 비교하고). 네~ OOO님, 등록번호가 000000로 맞으시네요."*			
6		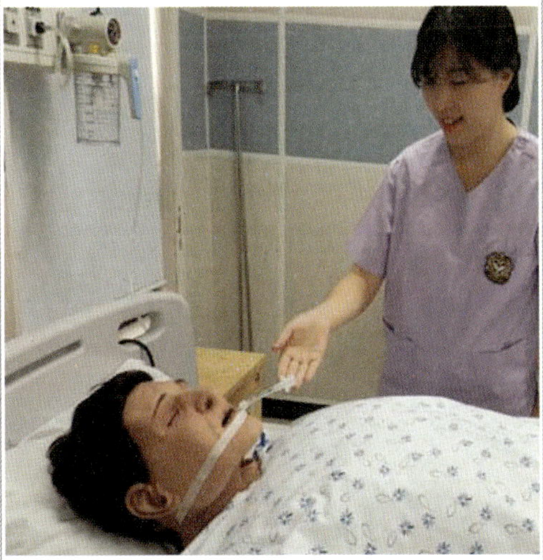	• 대상자의 불안감을 감소시키고 협조를 얻을 수 있다 *"기관지 안의 가래 등 분비물로 인해서 호흡하기 힘들기 때문에 분비물을 제거하여 호흡하는 것이 보다 쉽도록 기관 내 흡인을 실시하도록 하겠습니다."*			

No	Step	Performance	Rationale	Good (2)	Mod (1)	Poor (0)
7		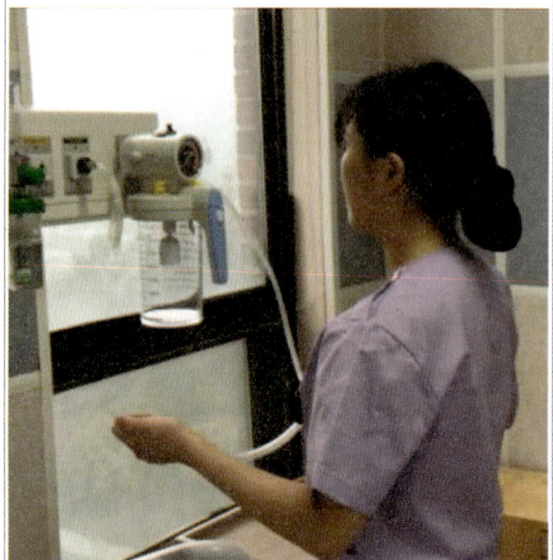	• 적당한 흡인압은 기흉과 기관지 점막의 손상을 예방할 수 있다.			
8	흡인 시 체위는 의식있는 대상자의 경우 반좌위로 하고, 무의식 대상자는 측위에서 간호사와 얼굴을 마주보도록 한다.	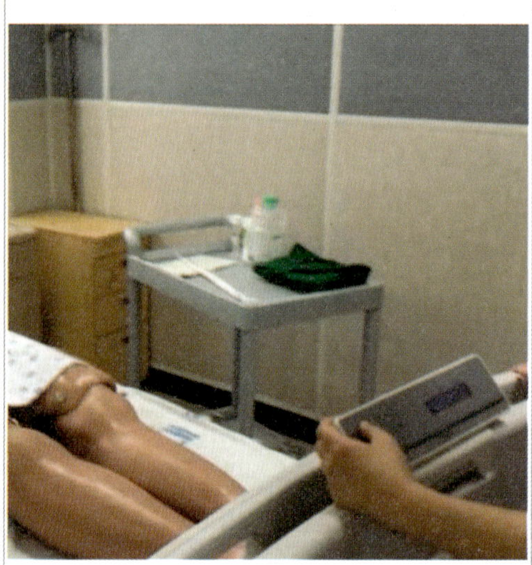	• 반좌위는 대상자가 기침과 호흡을 쉽게 하도록 돕는다. *"자세는 반좌위를 취하여 호흡이 편하도록 해드리겠습니다."*			
9	※ 참고) 세트를 사용하지 않는 경우 일회용 멸균 생리식염수 30ml를 개봉하여 사용한다.	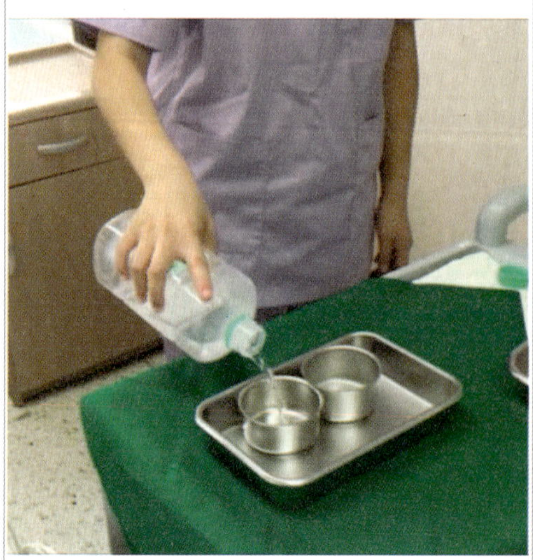	• 생리식염수가 윤활제 역할을 하며 카테터 삽입을 용이하게 한다.			

No	Step	Performance	Rationale	Good (2)	Mod (1)	Poor (0)
10	카테터의 개봉부위를 약간 개봉한 후, 카테터와 흡인병이 연결되는 압력 조절구 쪽을 노출하여 흡인 line과 연결한다.	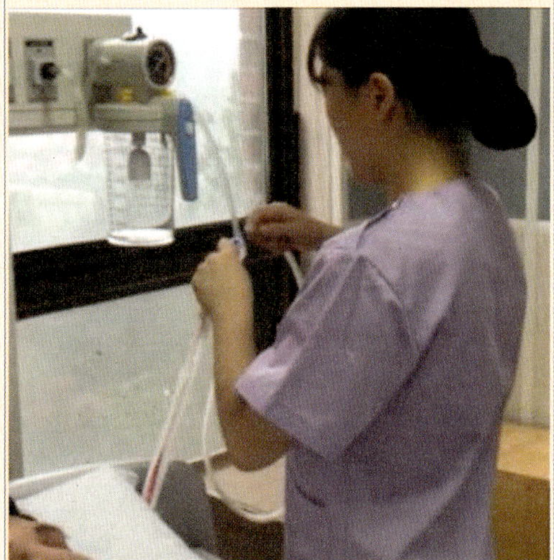	• 오염을 최소화하여 미생물의 전파를 감소시킨다.			
11	손소독제로 손위생을 실시한다.	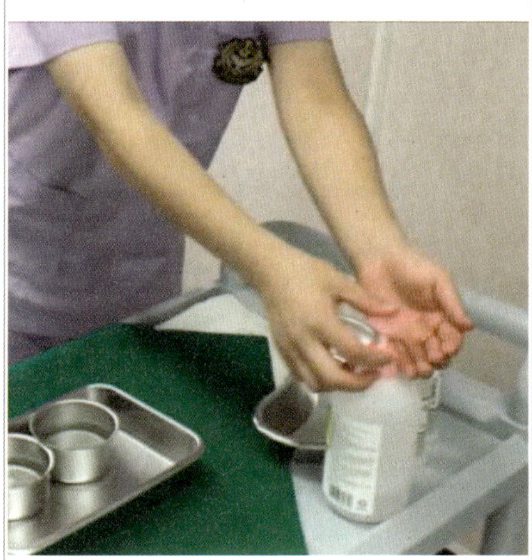	• 미생물의 전파를 감소시킨다.			
12		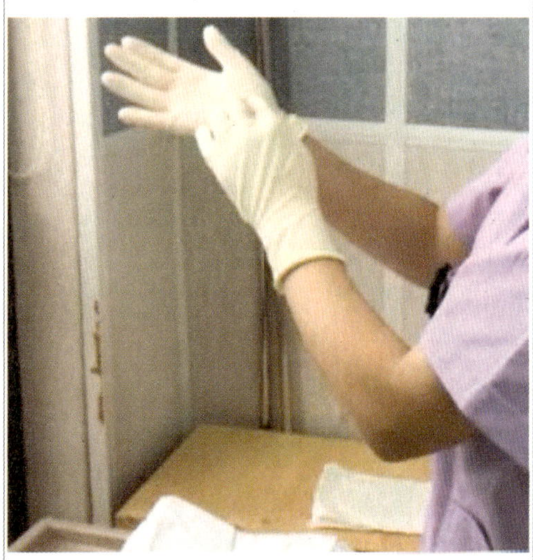	• 장갑의 시행절차를 무균적으로 유지하게 하며 미생물의 전파를 최소화시킨다. • 흡인 시 기관지 내 분비물 뿐만 아니라 대상자가 가진 산소도 흡인할 수 있으므로 ambu bag를 사용하여 산소를 주입한다.			

No	Step	Performance	Rationale	Good (2)	Mod (1)	Poor (0)
13	흡인 line을 잡을 손으로 흡인기를 켠 다음 흡인 line을 들고, 흡인을 할 손으로 포장지 바깥쪽이 닿지 않도록 주의하며 카테터를 꺼낸다.	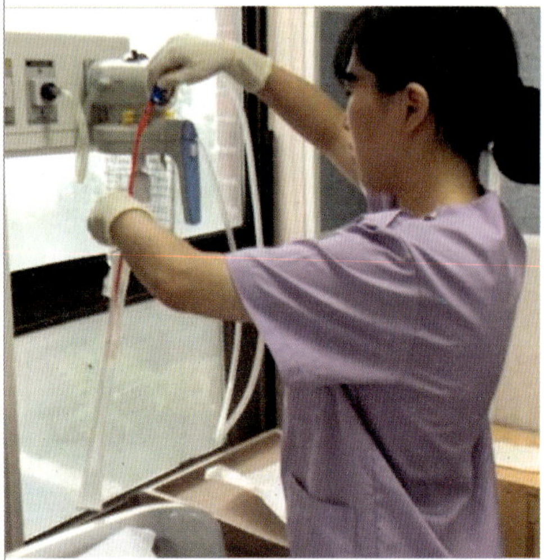	• 대상자의 인공기도로의 오염을 최소화하기 위한 과정이며 인공기도로 들어가는 카테터의 tip 부분은 반드시 멸균상태를 유지하여야 한다. 오염 시 병원 감염의 가능성은 상승된다.			
14	삽입할 카테터의 길이를 정한 후 끝을 생리식염수로 윤활시키고, 흡인 line을 잡은 손의 엄지손가락으로 연결관을 눌러보아 식염수가 잘 통과하는지 확인한다.	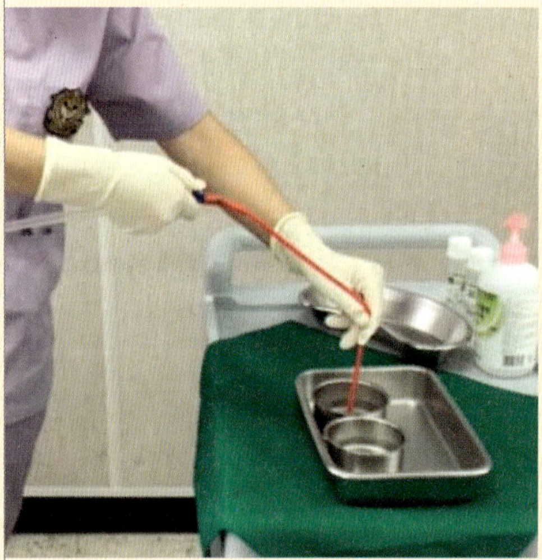	• 가데터의 내면을 생리식염수가 통과하는 것은 카테터 내 분비물 이동을 쉽게 하고 마찰없이 카테터가 잘 삽입되도록 한다.			
15	연결관을 누르고 있던 엄지손가락을 떼고 나서 인공기도를 통해 카테터를 부드럽게 삽입한다.	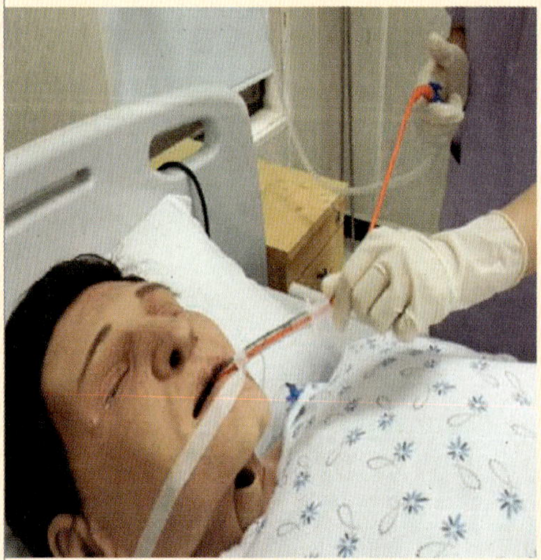	• 카테터를 삽입하는 동안 흡인을 시행하면 점막의 손상을 일으키는 요인이 될 수 있으며 호흡기도로부터 산소를 제거할 수 있다.			

No	Step	Performance	Rationale	Good (2)	Mod (1)	Poor (0)
16	연결관을 막고 카테터를 잡은 손 엄지와 검지로 카테터를 부드럽게 회전시키면서 위로 뺀다(분비물 양상과 대상자의 저산소 상태 등을 살피면서 10~15초를 넘지 않도록 신속히 흡인한다).	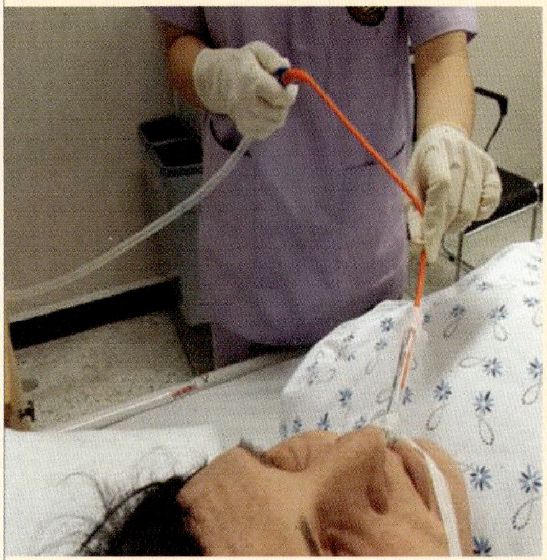	• 카테터를 부드럽게 돌리는 것은 기도 통로의 전체 표면을 깨끗이 하는 데 도움을 줄 수 있다. 15초보다 흡인시간이 길어지면 기도 점막이 손상되고 저산소증을 유발할 수 있다. *"분비물 제거를 위해 흡인을 실시하겠습니다. 불편감이 있을 수 있습니다"*			
17	흡인을 한 카테터는 무균용기(또는 일회용 멸균생리식염수)에 있는 생리식염수를 다시 통과시킨다(분비물이 통과할 때 분비물의 양상을 관찰한다).	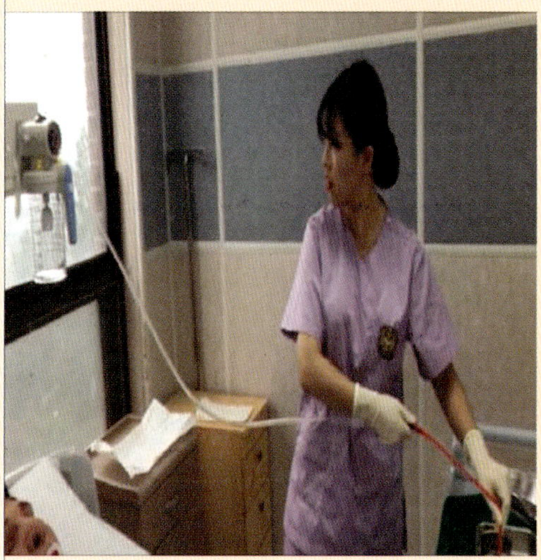	• 카테터 안의 분비물을 제거하면서 대상자의 감염 여부를 확인한다.			
18		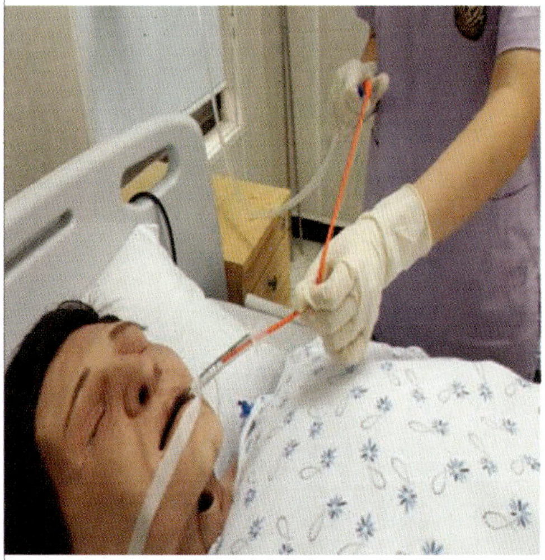	• 대상자의 저산소증이 보상되도록 적절한 시간을 주어야 한다.			

5 기관 내 흡인

No	Step	Performance	Rationale	Good (2)	Mod (1)	Poor (0)
19	흡인이 끝나면 장갑을 벗고, 흡인기를 끈 다음 사용한 물품을 정리한다.	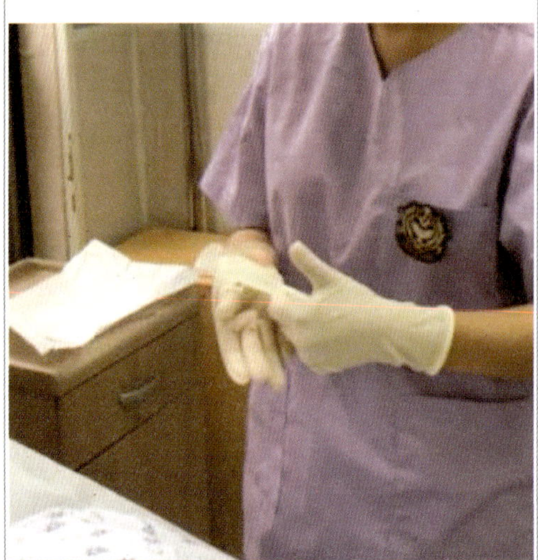	• 물건을 정리함으로써 재사용에 효율적인 간호를 수행할 수 있다.			
20	물과 비누로 손위생을 실시한다.	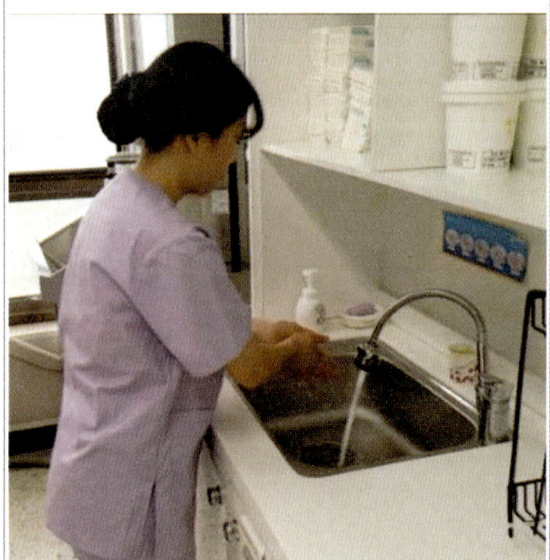	• 미생물의 전파를 감소시킨다.			
21	수행결과를 간호기록지에 기록한다. 1) 날짜와 시간 2) 분비물의 특성, 양 3) 흡인 전후 대상자의 호흡양상과 반응	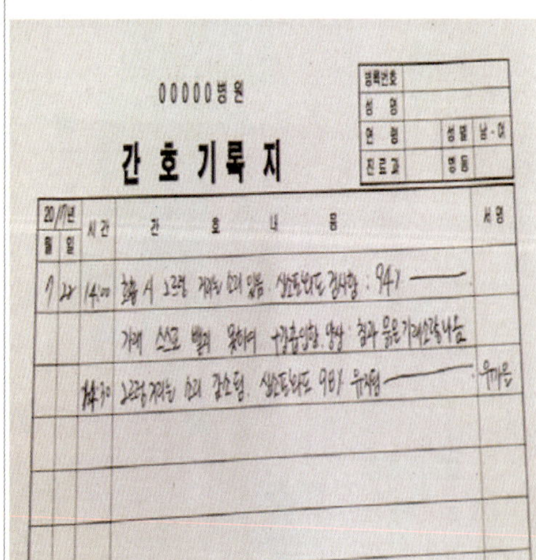	• 정확한 간호기록은 대상자의 상태에 대한 정보를 제공하며, 의사소통의 기능 및 법적 효력을 갖는다.			
	총점			/42		
	환산점수			/90		

간호기록지

(기관내 흡인)

병록번호			
이 름			
성 별		나 이	
진료과		병 실	

일자	시간	간호내용	서명
10/19	13:00	airway 유지 중으로 가래가 심하고 숨 쉬기 힘들어 함. ambu bag으로 산소공급함.	
		분비물 제거하기 위해 흡인 시행함. 노란색의 끈적한 양상의 객담이 다량으로 배출됨.	SN. OOO
	13:05	흡인 후 가래 끓는 양상 호전되고 호흡도 안정됨. ――――――――――――	SN. OOO
성찰하기			

평 가

* 수행항목 합계(90점 만점) * 평가항목 합계(10점 만점) * 총점: 수행항목 점수 + 평가항목(100점 만점)

날짜(점수) / 평가항목										
1. 지 식(2)										
2. 대상자 교육(2)										
3. 태도/용모(2)										
4. 정확성(2)										
5. 신속성(2)										
계(10)	/10	/10	/10	/10	/10	/10	/10	/10	/10	/10
총점(100점)	/100	/100	/100	/100	/100	/100	/100	/100	/100	/100

	날 짜	**평 가 내 용**	**확 인**
평가자 comment			

연습문제

1. 기관절개 환자의 기도 흡인시간을 10~15초 이내로 제한하는 가장 우선적인 이유는? (　　　)

1) 15초 이상이 되면 고혈압을 유발할 수 있으므로
2) 환자의 불안을 유발할 수 있으므로
3) 흡인시간이 길어지면 저산소증의 위험이 있으므로
4) 기침반사가 억제될 수 있기 때문에
5) 흡인시간이 길어지면 점막이 괴사되어 혈종이 형성되므로

2. 기관 흡인 시 카테터를 삽입하는 동안은 흡인을 하지 <u>않는</u> 이유는? (　　　)

1) 두려움을 유발할 수 있으므로
2) 기침반사 억제하기 때문에
3) 미생물 침입 위험성이 있으므로
4) 충분한 기관지 분비물 제거를 위해
5) 기관지 점막 손상을 피하기 위해

3. 성인 기관 내 흡인 시 적절한 흡인압력과 흡인시간의 결합이 옳은 것은? (　　　)

1) 95~100mmHg - 20sec
2) 90~95mmHg - 20sec
3) 110~150mmHg - 20sec
4) 110~150mmHg - 13sec
5) 150~180mmHg - 15sec

6. 기관절개관 관리(tracheostomy care)

성취목표

- 기관절개관 관리의 목적과 절차를 설명할 수 있다
- 기관절개관 관리에 필요한 물품을 준비할 수 있다.
- 정확한 절차에 따라 기관절개관 관리를 수행할 수 있다.
- 기관절개관 관리 후 기록할 수 있다.
- 기관절개관 드레싱을 할 때 사용하는 용액의 특성을 설명할 수 있다.

선행지식

- 상처관리 원칙
- 기관절개관 관리 시 주의사항
- 기관절개관 내관을 과산화수소수와 생리식염수를 사용하는 이유

필요장비 및 물품

- 기관절개 드레싱세트(kelly, 종지 3개 : 소독솜, 과산화수소+생리식염수, 생리식염수)
- 기관절개관용 흡인 튜브 또는 5-6Fr. 흡인 카테터
- 소독된 내관 1개
- 기관절개관 모형(내관과 분리되는 관을 가진 것)
- 멸균 생리식염수
- 과산화수소수
- 멸균장갑
- 곡반
- Y 거즈, 멸균 4×4 거즈
- 소독솜
- 겸자, 쟁반(tray)
- 흡인기/흡인 카테터
- 산소주입기
- 소독된 긴 면봉 3-5개
- 손소독제
- 수건 혹은 방수포
- Ambu bag
- 가위, 고정끈
- 간호기록지

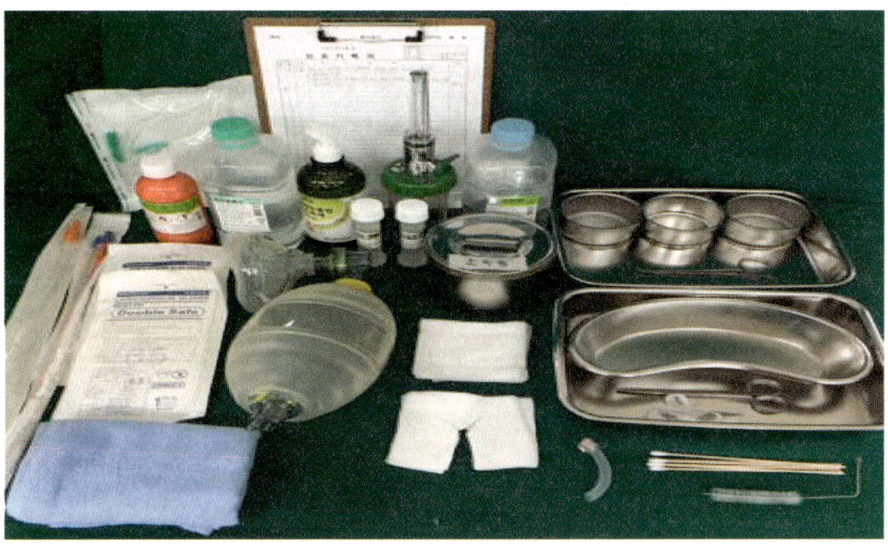

수행시간

- 19분(수행 15분, 전·후 손씻기 2분, 기록 2분)

[기관절개관 관리] 선행자가학습

1. 인공기도의 종류와 적용

구강인두관 (Oropharyngeal airway)	- 입을 통해 인두 위쪽으로 반원형 플라스틱 관을 삽입 - 전신마취, 무의식 대상자의 혀가 기도를 막을 수 있으므로 - 기관 내관 삽입 후 기관 튜브의 개방성을 유지하기 위해
비강인두관 (Nasopharygeal airway)	- 코를 통해 인두 위쪽으로 반원형 고무관을 삽입 - 의식이 있는 대상자에게 적용 - 구강 인두관을 사용할 수 없거나 비강 흡인 시 코나 인두의 점막을 보호하기 위해
기관 내 삽관 (Endotracheal tube)	- 구강, 코를 통해 성대 하부의 기관 내로 관을 삽입 - 전신마취, 응급 저산소증 - 코프를 부풀려 기관 내 고정, 위장계에서의 기관으로의 흡입 차단, 공기 유출 차단 - 기관 깊은 곳의 분비물 제거, 기계적 환기를 적용하기 위해 삽입, 응급 시에 쉽게 삽입 가능, 장기간 유지는 어려움
기관절개관 (Tracheostomy)	- 기관에 인공적인 개구부를 만들어 기관절개관을 삽입 - 위급한 상부기도 폐쇄, 장기간 기계적 호흡 요구, 기관 내 삽관의 삽입길이가 길어질 때, 무의식 환자의 분비물 흡입 방지를 위해

2. 기관절개 간호의 목적

1) 기도 개방성 유지
2) 기관절개관부위의 청결 유지와 감염 예방
3) 기관절개관부위의 치유 촉진과 피부의 찰과상
4) 안위증진

3. 기관절개관 드레싱 할 때 사용하는 용액의 특성

1) 과산화수소수(H_2O_2)

① 특성 : 발포에 의해 상처에 청정효과와 악취 제거, 건조되어 딱딱해진 분비물을 부드럽게 해주며 세균, 진균, 결핵균, 바이러스, 아포 제거에 효과적이므로 내관 소독에 이용 살균효과를 나타내나 그 작용이 짧고 미약하다.

② 적용 : 기관절개관의 소독에 사용 - 굳은 분비물을 제거하기 위해 사용할 수 있다.

③ 유의사항
- 금속, 광선, 열에 분해되므로 차광이 되는 장소에 보관한다.
- 기관절개관 소독 시 보통 생리식염수와 동량(1:1)으로 희석하여 사용한다.
- 과산화수소수는 피부에 자극을 주므로 멸균 생리식염수에 철저히 닦아내지 않으면 치유과정을 방해한다.

2) 멸균생리식염수

① 인간 신체의 체액을 0.9% NaCl(염화나트륨) 용액으로 가정
② 이와 농도를 동일하게 조정하여 제조한 등장액
③ 삼투압의 변화를 일으키지 않음
④ 청결, 분비물의 제거

4. 기관절개관 내관을 과산화수소수와 생리식염수 사용 이유

1) **과산화수소수** : 건조하고 굳어져 있는 분비물이 용액과 반응해 거품이 생겨 분비물이 쉽게 제거
2) **멸균생리식염수** : 철저하게 헹구어 내관에서 과산화수소를 청결하게 제거
재삽입 시 관의 외면에 습기를 유지함으로써 부드러운 삽입이 가능하도록 윤활제 역할

5. Y거즈를 끼울 때 주의해야 할 사항

1) 규격화된 Y거즈를 사용해야 하며 만들어서 사용할 경우 면 조각이나 풀린 섬유가 대상자의 기관 내로 흡인되어 기관지 농양을 유발할 수 있으므로 확인하고 사용한다.
2) Y자가 반대 방향으로 아래에서 위로 무균적으로 끼운다.

6. 상처 치유의 과정

1) 응고 및 염증기(Coagulation and inflammation) : 출혈의 조절과 상처 치유환경 조성함
① 지혈작용(Hemostasis) : 혈소판 작용의 활성화
② 염증 반응기 : 혈관 투과성 증가, 부종, 백혈구의 식균작용 및 괴사조직 제거 기능
2) 조직 형성 및 증식기(tissue formation) : 육아조직(granulation) 형성, 수축(contraction), 상피화(epithelialization)
3) 조직의 성숙기(재형성기 : Tissue remodeling/maturation)
① 반흔의 모양과 크기 변화함
② 교원질 과다 형성으로 캘로이드(Keloid)가 나타날 수 있음

7. 상처관리 원칙과 드레싱

1) 목적
① 상처가 미생물에 노출되지 않도록 보호, 지혈촉진, 괴사 조직 제거, 상처 치유 촉진함
② 대상자의 질병이나 전신상태에 따라 상처의 치유보다는 현 상태를 유지, 불편한 증상을 완화시키면서 천천히 치유(healing)하는 것

2) 상처관리 원칙
(1) 상처의 원인을 파악하여 제거하거나 조절한다.
(2) 상처치유 지연요인을 감소시키기 위해 전신상태를 향상시킨다.
(3) 생리적인 국소상처 환경을 유지한다.
① 감염예방 및 관리
② 상처세척
③ 괴사조직 제거
④ 적절한 습윤상태 유지
⑤ 공동(cavity)제거
⑥ 냄새조절
⑦ 통증조절
⑧ 상처와 주위피부보호

3) 드레싱 교환의 원칙
(1) 외과적 무균술을 지킬 것
(2) 드레싱 부위의 배액, 특성 등 관찰
(3) 드레싱 순서
① 오염이 덜 된 부위에서 오염된 부위 순으로 상처 소독한다.
② 수술 부위에서 주변 피부로 소독한다.
③ 배액 부위에서 주변 조직으로 소독한다.
④ 반창고를 제거할 때 피부를 누르며 상처부위 쪽으로 당겨 불편감 완화시킨다.

4) 거즈 드레싱

거즈드레싱	- 가장 전통적인 방법이며 면이나 합성섬유를 이용, 다양한 직조법과 밀도로 만들어짐. - 혈액이나 삼출물이 배액 되는 초기상처를 덮는 데 좋음 - 단점 : 상처를 사정할 수 없고 상처 위에 연고를 바르지 않고 드레싱을 하면 육아조직이 헝겊섬유에 붙음 - 건조 드레싱(상처를 깨끗이 하여 병원균의 침입 방지, 배액 흡수를 위해, 분비물이 적고 1차 유합으로 치유되는 상처) - 습윤드레싱(상처를 깨끗이 하여 병원균의 침입 방지, 배액 흡수를 위해, 괴사 조직 제거)

사례적용	**뇌졸중을 진단받고 중환자실에 있는 나졸증(F/72) 환자는 기관절개관 부위가 분비물로 오염이 된 것을 관찰하였다. 당신은 어떤 간호를 수행할 것인가?** Tracheostomy site care Dressing tid (Dr. R1 나 의사)

기관절개관 관리

No	Step	Performance	Rationale	Good (2)	Mod (1)	Poor (0)
1	물과 비누로 손위생을 실시한다.	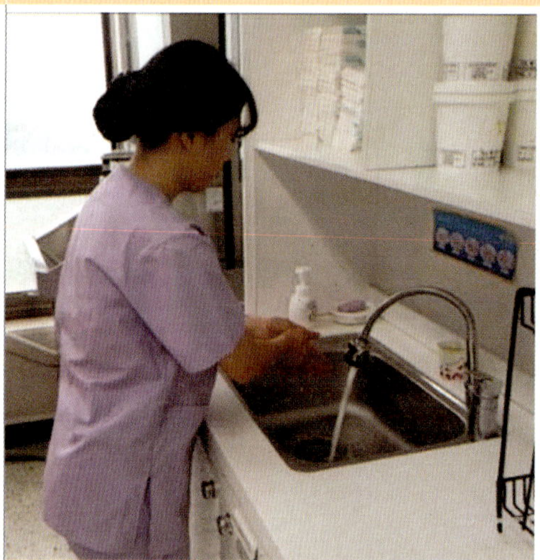	• 미생물의 전파를 감소시킨다.			
2		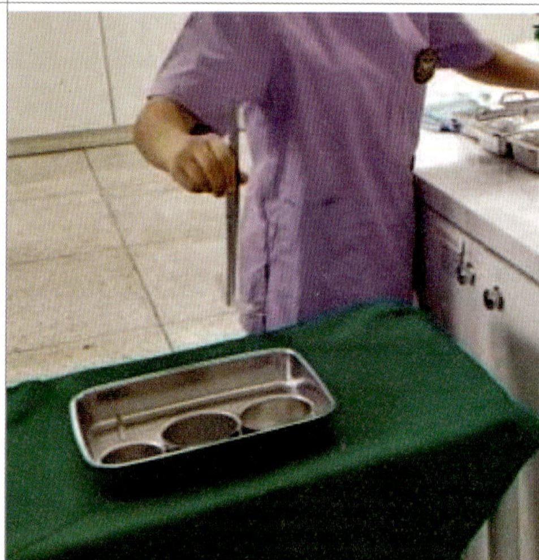	• 처치에 필요한 물품을 준비함으로써 간호를 행함에 있어서 시간을 줄이고 효율적으로 간호를 수행할 수 있다.			
3		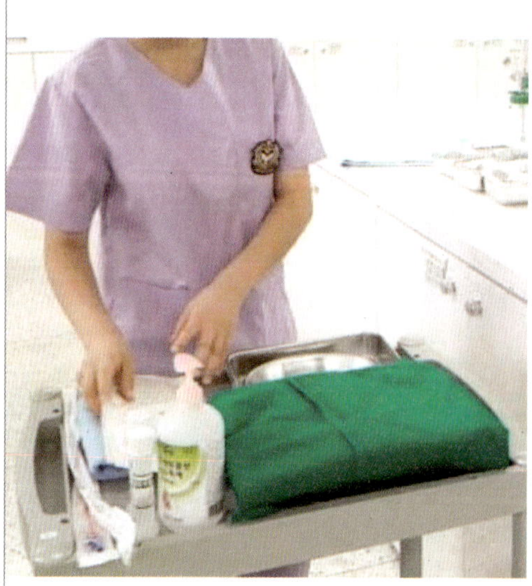	• 멸균준비과정을 유지한다.			

No	Step	Performance	Rationale	Good (2)	Mod (1)	Poor (0)
4	준비한 물품을 가지고 대상자에게 가서 간호사 자신을 소개한다.	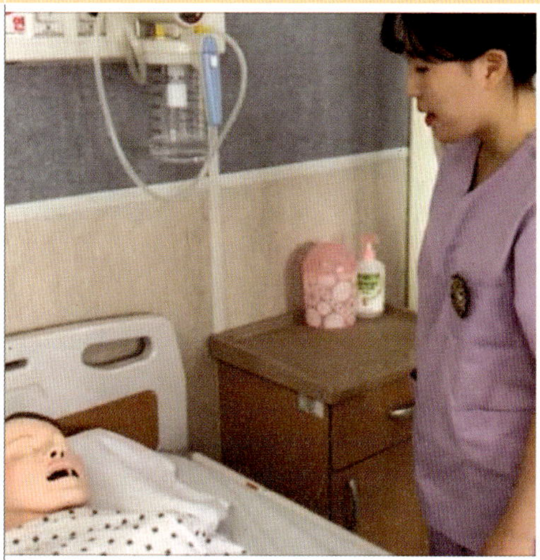	• 대상자의 불안을 감소시키고 신뢰를 형성하여 협조를 얻는다. *"안녕하세요? (학생)간호사 OOO입니다."*			
5	손소독제로 손위생을 실시한다.	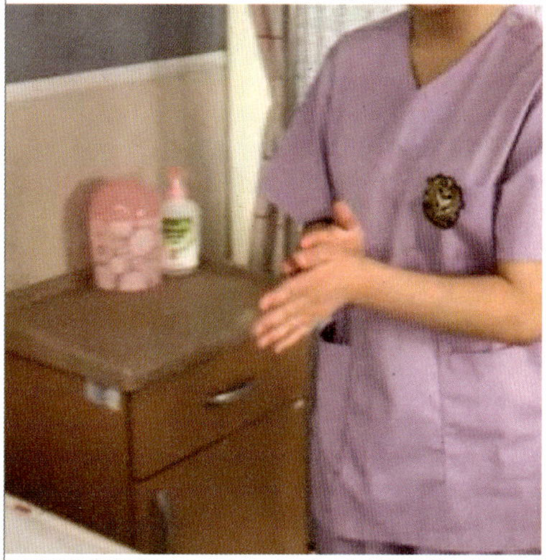	• 미생물의 전파를 감소시킨다.			
6	대상자의 이름을 개방형으로 질문하여 대상자를 확인하고, 입원팔찌와 환자리스트(또는 처방지)를 대조하여 대상자(이름, 등록번호)를 확인한다.	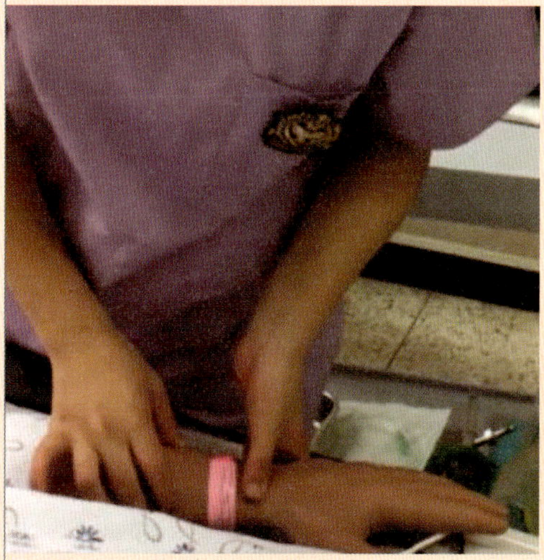	• 정확한 대상자에게 안전하고 정확한 간호를 수행한다. *"정확한 대상자 확인을 위해 성함과 등록번호를 확인하겠습니다. 환자분 성함이 어떻게 되세요? 등록번호 확인을 위해 입원 팔찌를 보겠습니다. (입원팔찌를와 환자 리스트를 비교하고). 네~ OOO님, 등록번호가 000000로 맞으시네요."*			

6 기관절개관 관리

No	Step	Performance	Rationale	Good (2)	Mod (1)	Poor (0)
7	대상자에게 기관절개관 관리의 목적과 절차를 설명한다.	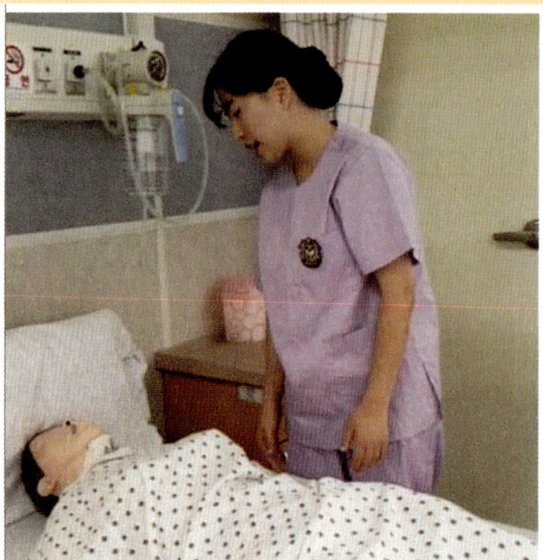	• 두려움을 없애고 과정 중에 대상자의 협조를 얻기 위함이다. *"기관절개관 부위를 소독하겠습니다. 기관절개관 부위를 관리해 주지 않으면 감염이 되거나 기관지내 분비물로 기도가 폐쇄될 수 있습니다."*			
8		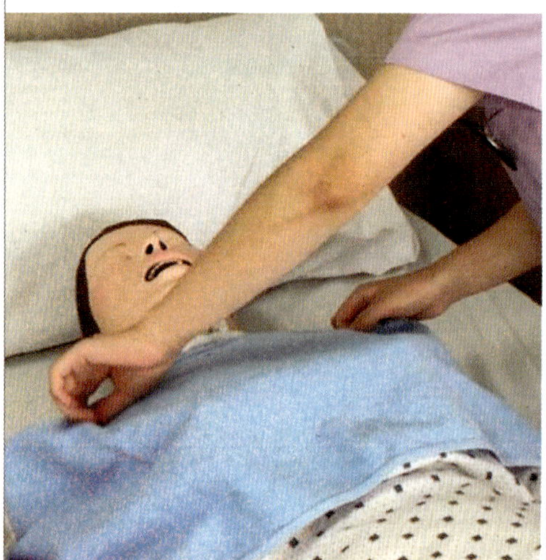	• 좌위는 대상자가 쉽게 기침을 하고 호흡하도록 돕는다. 이 자세는 또한 카테터를 삽입할 때 중력을 이용하도록 돕는다. 측위는 기도가 폐쇄되는 것을 예방하며 분비물의 배액을 촉진한다. *"편안한 자세를 취해드리겠습니다. 처치로 인해서 환자복이나 침대가 젖는 것을 방지하기 위해서 방수포를 깔도록 하겠습니다."*			
9	손소독제로 손위생을 실시한다.	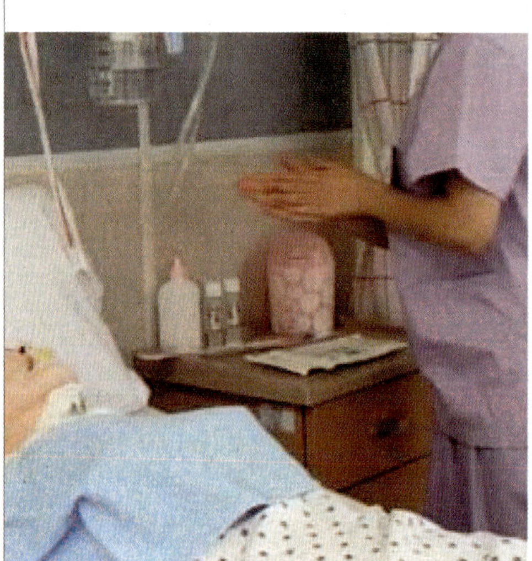	• 미생물의 전파를 감소시킨다.			

No	Step	Performance	Rationale	Good (2)	Mod (1)	Poor (0)
10		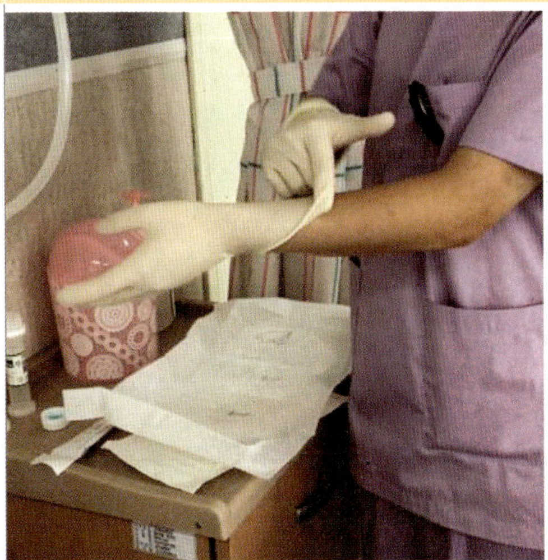	• 감염을 예방하기 위함이며 멸균장갑을 무균적으로 시행함으로 병원감염을 예방할 수 있다.			
11	분비물을 제거하기 위해 기관 내 흡인을 실시한다.	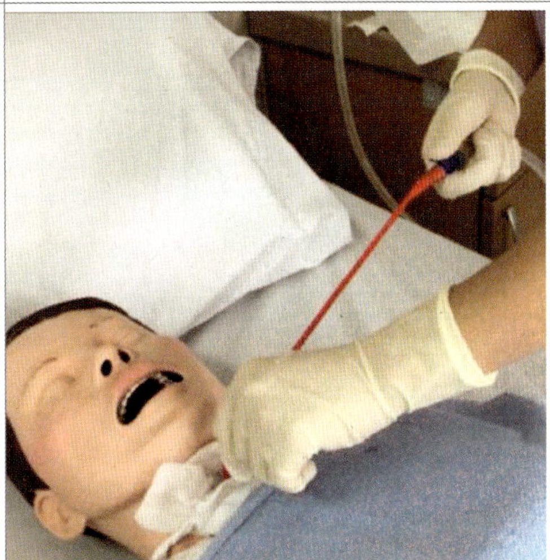	• 카테터를 회전하여 흡인하면 호흡기도의 표면을 깨끗이 하고 기관점막의 손상을 막는다. *"소독 전에 먼저 분비물을 제거하기 위해 흡인을 시행하겠습니다."*			
12	한 손으로 외관을 잡고 다른 손으로 잠금장치를 열어 내관을 조심스럽게 뺀다(내관 주변의 분비물의 양, 색, 냄새 등의 특성을 확인한다).	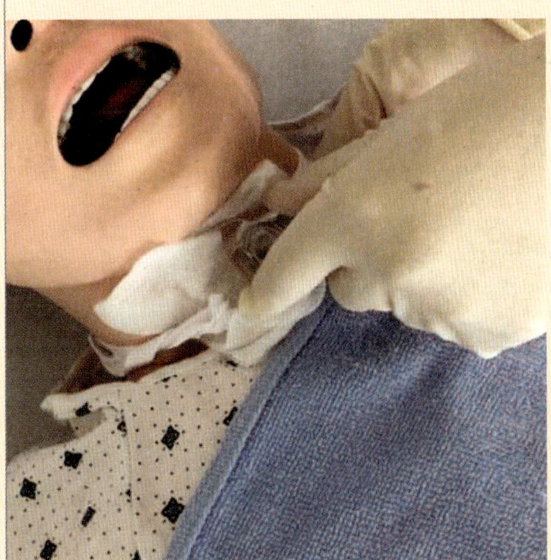	• 튜브의 이탈을 예방하기 위해 외관을 잡은 후 내관을 돌려 빼낸다.			

6 기관절개관 관리

No	Step	Performance	Rationale	Good (2)	Mod (1)	Poor (0)
13	외관에 있는 분비물을 흡인한다.	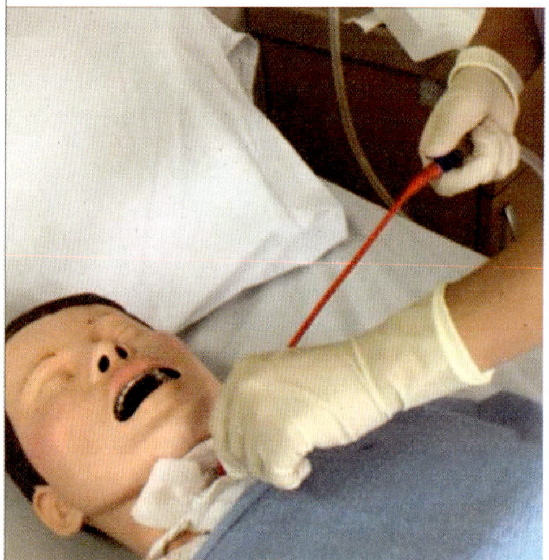	• 내관 삽입 시 분비물로 인해 서로 달라붙는 것을 방지하기 위해 분비물을 제거한다.			
14		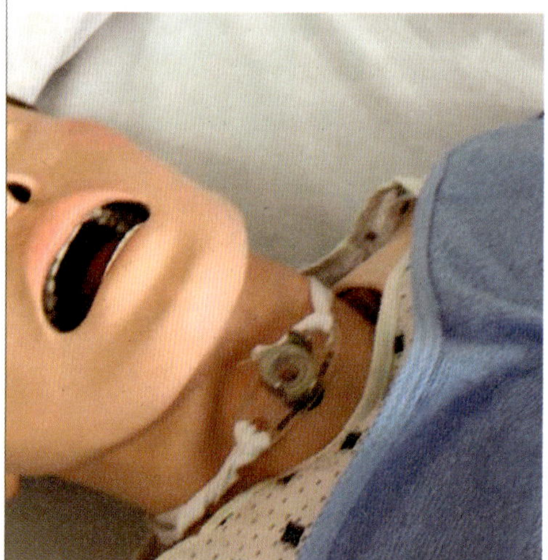	• 오염된 거즈를 새것으로 교환하기에 용이하게 하기 위함이다.			
15	(멸균장갑을 벗고) 손소독제로 손 위생을 실시한다.	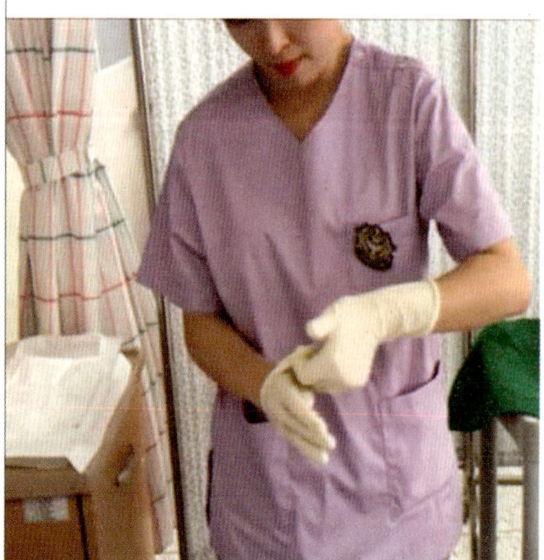	• 미생물의 전파를 감소시킨다.			

No	Step	Performance	Rationale	Good (2)	Mod (1)	Poor (0)
16	멸균장갑을 새로 바꿔 낀다.	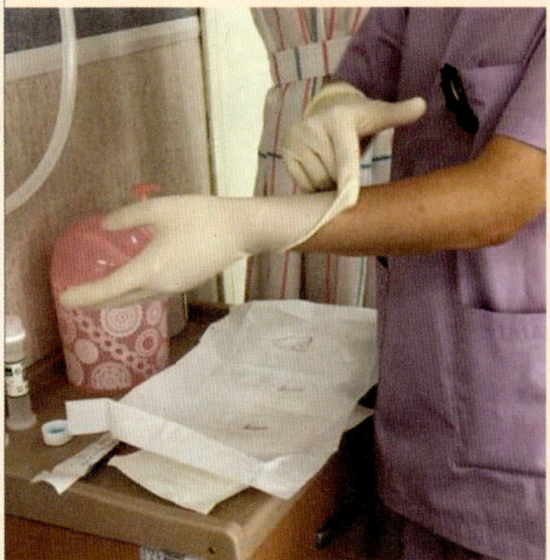	• 장갑은 시행절차를 무균적으로 유지하게 하며 미생물로부터 간호사를 보호한다.			
17	한 손으로 소독된 내관의 끝을 잡고 삽입한 후 빠지지 않게 잠금장치를 확인한다.	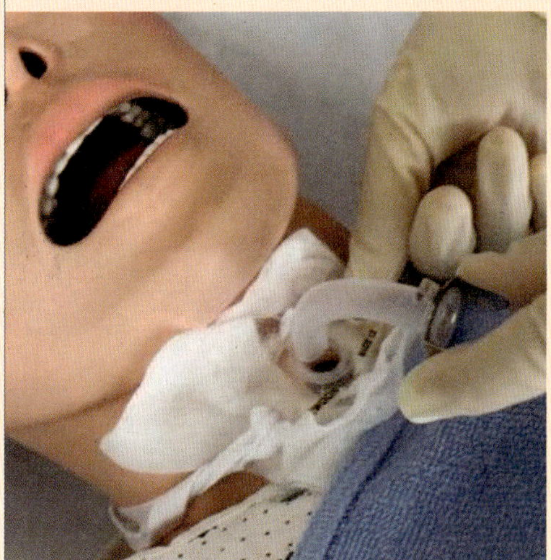	• 튜브의 이탈을 막기 위함이다.			
18	섭자를 이용하여 기관절개관 주위와 피부를 소독솜으로 절개 부위에서 바깥쪽으로 닦는다. 솜은 한 번에 한 개씩 사용한다.	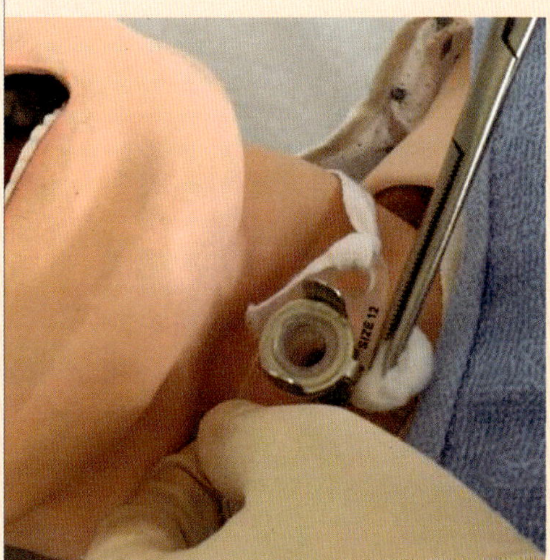	• 미생물이 더 많이 오염된 부위에서 덜 오염된 부위로 옮겨가는 것을 예방하기 위함이다. *"피부 소독을 하겠습니다. 조금 차가울 수 있습니다."*			

No	Step	Performance	Rationale	Good (2)	Mod (1)	Poor (0)
19	습기가 남아있는 기관절개 부위를 멸균 마른 거즈로 가볍게 두드리며 습기를 제거하고, Y거즈를 끼운다.	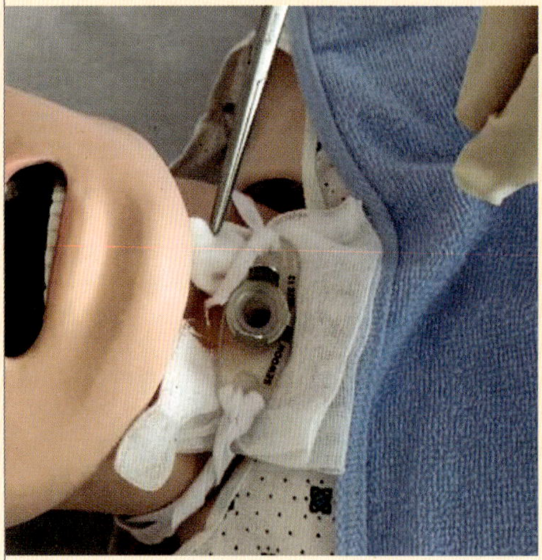	• 남아있는 소독용액은 피부를 손상시킬 수 있다. Y거즈에서 조각이나 올이 풀린 섬유가 흡인될 수 있으므로 조각이나 올을 제거 후 끼워준다.			
20		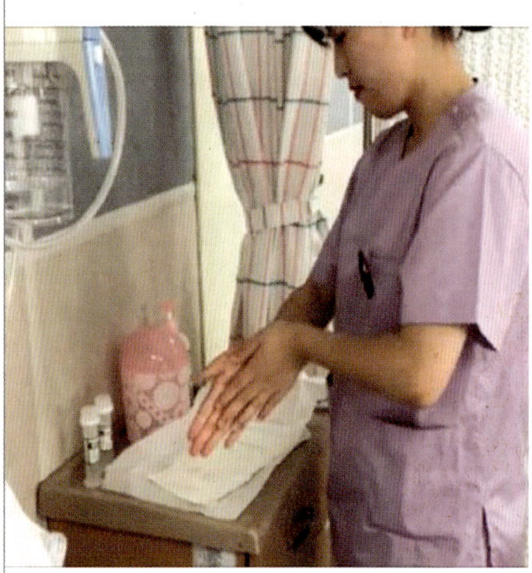	• 미생물의 전파를 감소시킨다.			
21		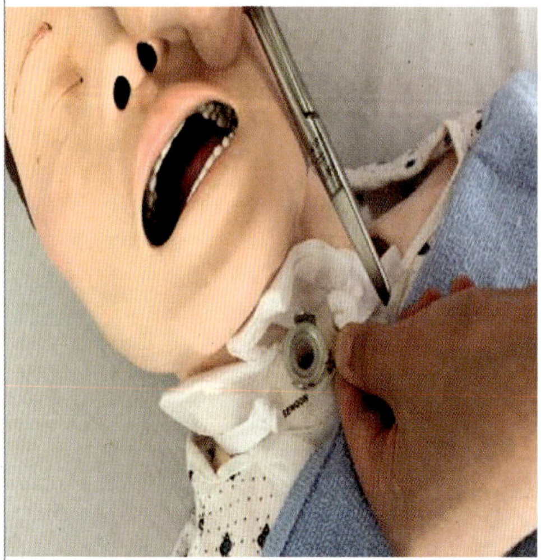	• 절개관의 이탈을 막기 위함이다. 대상자가 기침을 하거나 움직일 경우 가위의 끝이 환자를 다치게 할 수 있다.			

No	Step	Performance	Rationale	Good (2)	Mod (1)	Poor (0)
22	기관절개관이 빠지지 않도록 손으로 잡은 후 고정구에 새 끈을 넣어 목을 두른 후 고정한다.	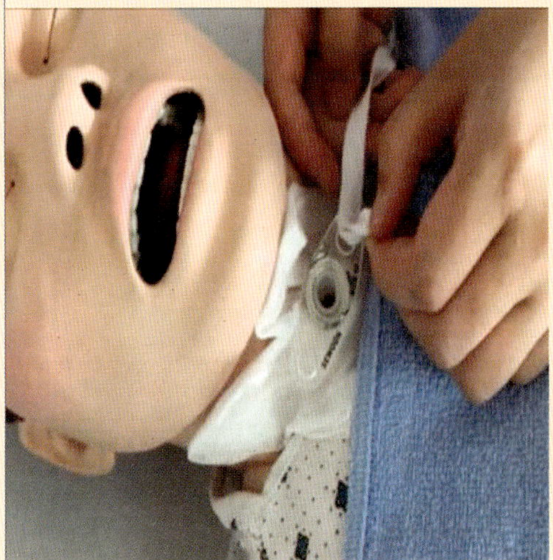	• 기관절개관의 이탈 예방과 너무 조여 질식하거나 혈관을 압박하는 것을 방지하기 위해 손가락 두 개 정도의 여유를 두고 끈을 조절하여 고정한다.			
23		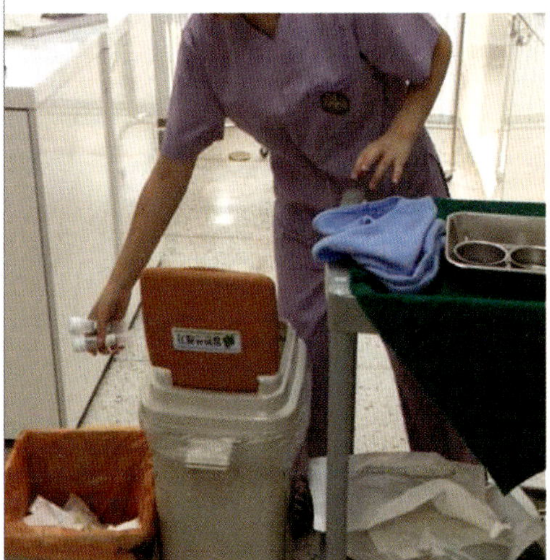	• 물건을 정리함으로 효율적인 간호를 수행할 수 있다.			
24	내관을 과산화수소수 용액(과산화수소수:생리식염수=1:2)에 담가 놓는다.	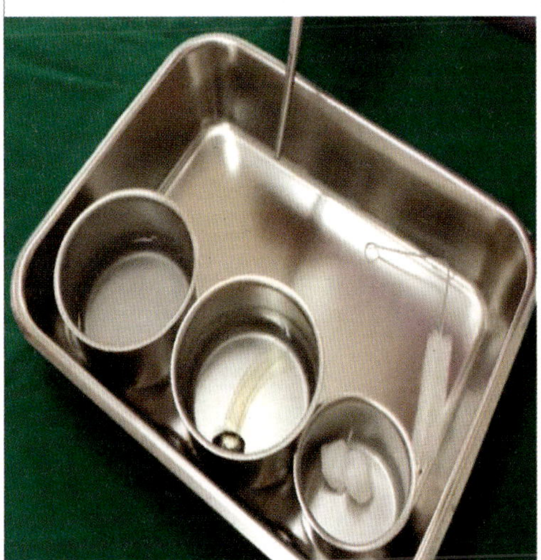	• 내관에 붙어 있는 기관지 분비물을 제거하기 위함이다.			

No	Step	Performance	Rationale	Good (2)	Mod (1)	Poor (0)
25	멸균된 세척솔이나 긴 면봉을 이용하여 과산화수소수에 담겨 있는 내관을 깨끗이 닦는다.	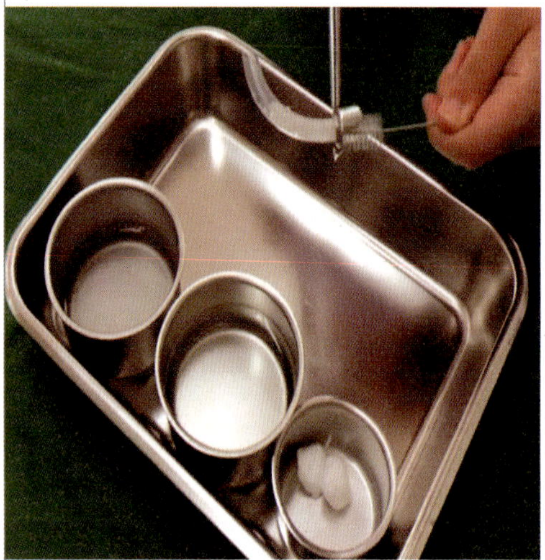	• 내관에 붙어 있는 기관지분비물을 효과적으로 제거하기 위함이다.			
26		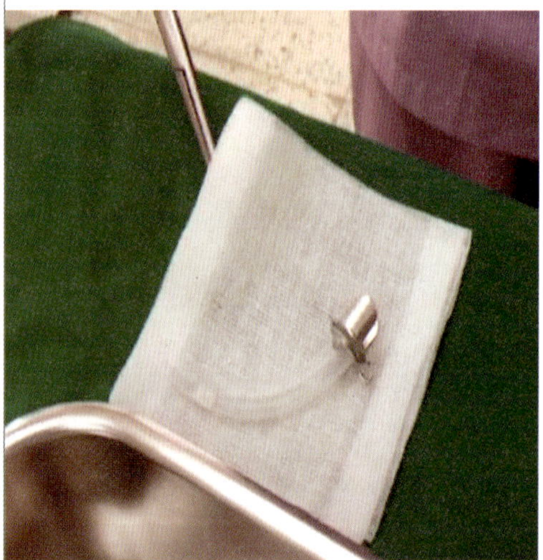	• 과산화수소는 기관에 자극을 줄 수 있어 등장액인 생리식염수를 사용하여 씻어내고 물기를 제거하면 멸균소독이 용이하다.			
27	물과 비누로 손위생을 실시한다.	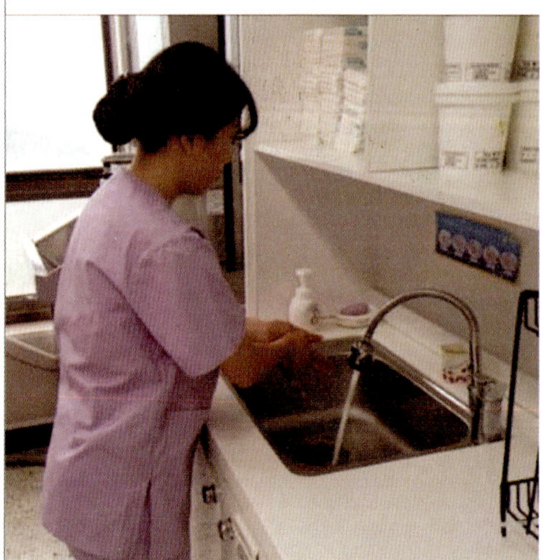	• 미생물의 전파를 감소시킨다.			

No	Step	Performance	Rationale	Good (2)	Mod (1)	Poor (0)
28		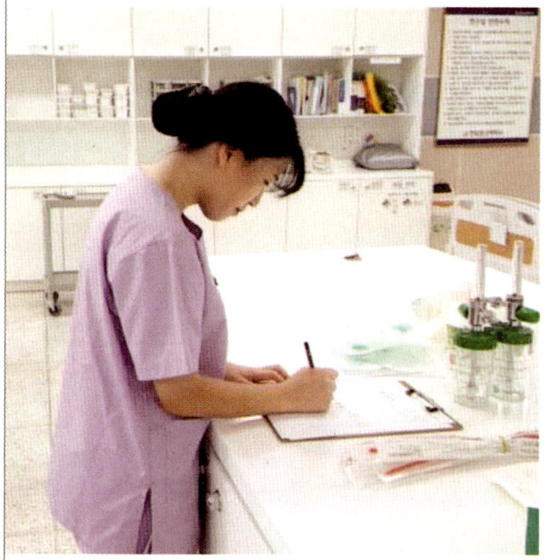	• 정확한 간호기록은 대상자의 상태에 대한 정보를 제공하며, 의사소통의 기능 및 법적 효력을 갖는다.			
총점				/56		
환산점수				/90		

간호기록지
(기관절개관 관리)

병록번호			
이 름			
성 별		나 이	
진료과		병 실	

일자	시간	간호내용	서명
10/19	13:00	기관절개관 삽입부위에 노란색의 끈적끈적하고 굳은 분비물이 소량 묻어 있으나	
		냄새는 나지 않음. 기관흡인 실시하고 기관절개관 삽입 부위 드레싱 교환함.———	
		기관절개관 부위 소독 후 호흡곤란 호소 없음.———————————————	SN. OOO
성찰하기			

평 가

* 수행항목 합계(90점 만점) * 평가항목 합계(10점 만점) * 총점: 수행항목 점수 + 평가항목(100점 만점)										
날짜(점수) / 평가항목										
1. 지 식(2)										
2. 대상자 교육(2)										
3. 태도/용모(2)										
4. 정확성(2)										
5. 신속성(2)										
계(10)	10	10	10	10	10	10	10	10	10	10
총점(100점)	100	100	100	100	100	100	100	100	100	100

평가자 comment	날 짜	평 가 내 용	확 인

연습문제

1. 기관절개관을 가진 대상자의 간호로 적합한 것은? (   )

   1) 커프의 공기를 주기적으로 빼줘 기도 괴사의 위험을 줄인다.
   2) 커프의 압력은 110~150mmHg가 적당하다.
   3) 기관절개관의 내관의 소독은 생리식염수를 사용한다.
   4) 기관절개관의 외관의 소독은 생리식염수를 사용한다.
   5) 처음 기관절개 후 기관절개관을 첫 24시간 동안은 커프를 팽창시켜놓아야 한다.

2. 기관절개관을 가진 환자의 간호내용으로 틀린 것은? (   )

   1) 청색증, 호흡곤란이 있는지 자주 관찰해 준다.
   2) 기관내 흡인 시 15초 이상을 흡인해서 기관 내 내용물을 충분히 흡인해 낸다.
   3) 목의 끈을 손가락 2개 정도 들어갈 정도의 공간을 두고 고정해 준다.
   4) 기관내 흡인 시 무균술을 적용한다.
   5) 기관지 분비물의 액화를 위해 가습기를 사용한다.

3. 다음 중 드레싱 교환에 대한 설명으로 옳은 것은? (   )

   1) 상처부위를 닦을 때 기본적인 방법은 많이 오염된 부위에서 덜 오염된 부위로 닦아내는 것이다.
   2) 내과적 무균술을 사용한다.
   3) 상처를 닦아낼 때 오염이 적게 된 부위에서 많이 오염된 부위로 닦아낸다.
   4) 기관절개관 관리를 할 때 Y거즈 교환은 외과적 무균술을 적용한다.
   5) 반창고를 떼어낼 때는 피부를 누르고 드레싱 반대 방향으로 잡아당겨야 봉합 부위와 상처 가장자리가 압력이 가해지지 않는다.

제4장

핵심기본간호술 - 기타

1. 개인위생: 침상목욕, 특별구강간호, 회음부간호, 침상세발간호, 발간호

<table>
<tr><td>성취목표</td><td>• 침상목욕, 구강간호, 회음부간호, 침상세발간호, 발간호의 목적과 방법을 설명할 수 있다.
• 대상자의 상태에 따라 적절한 방법의 침상목욕, 구강간호, 회음부간호, 침상세발간호, 발간호를 적용할 수 있다.
• 침상목욕, 구강 간호, 회음부 간호, 침상세발 간호, 발간호 후 간호 수행을 기록할 수 있다.</td></tr>
<tr><td>선행지식</td><td>• 피부의 기능
• 개인위생 간호 목적 - 목욕, 구강위생 간호, 손·발톱간호, 회음부 간호 목적</td></tr>
<tr><td>필요장비 및 물품</td><td>1. 개인위생
: 침상목욕, 구강간호, 회음부 간호, 침상세발간호, 발간호를 위한 준비물을 준비한다.
1) 침상목욕(〈물: 성인: 43~46℃, 소아: 38~40℃〉, 물 온도계, 대야, 비누, 빗, 로션, 파우더, 목욕수건 3장, 목욕담요, 피부건조용 수건, 환의, 홑이불, 방수포, 스크린)
2) 칫솔질 구강간호세트(드레싱세트, 칫솔, 치약, 물컵, 곡반, 일회용장갑, 바셀린, 수건)
3) 특별 구강간호세트(드레싱세트, 생리식염수, 코튼볼, 종지 2개, 설압자, 포셉, 물컵, 수건, 1회용 장갑, 글리세린)
4) 회음부 간호(따뜻한 물, 대야, 주전자, 비누, 수건, 목욕담요, 방수포, 화장지, 스크린, 장갑, 환의 및 린넨)
5) 침상세발간호(빗, 솔, 세발대, 샴푸, 수건, 면도기, 온수통, 헤어드라이어, 스크린)
<table>
<tr><th>물품</th><th>수량</th><th>물품</th><th>수량</th></tr>
<tr><td>침상목욕세트</td><td></td><td>칫솔질 구강간호세트</td><td></td></tr>
<tr><td>침상세발세트</td><td></td><td>특별구강간호 세트</td><td></td></tr>
<tr><td>회음부간호세트</td><td></td><td></td><td></td></tr>
</table>
6) 기본 물품: 실습인형 5개, 손소독제, 소독 휴지</td></tr>
</table>

[개인위생: 침상목욕, 특별구강간호, 회음부간호, 침상세발간호, 발간호] 선행자가학습

1. 피부의 기능

1) 손상과 감염으로부터 신체 보호
2) 체온 조절
3) 수분과 전해질 균형유지
4) 감각정보의 전달
5) 햇볕에 노출되었을 때 Vit D 합성
6) 노폐물의 기능

2. 침상목욕

1) 목적 - 피부를 청결하게 하고 냄새를 제거한다.
- 피부의 혈액순환을 증진한다.
- 긴장된 근육을 이완시키고 사지의 수동운동을 증진시킨다.
- 신체적, 정신적 편안감과 안녕감을 증진시킨다.
- 위생에 대한 교육의 기회가 되며 대상자를 관찰할 수 있는 좋은 시간이 된다.

2) 종류
- 통 목욕과 샤워 : 안전 위험 없고 금기가 아닌 자가 독립적으로 수행함
  : 40~45℃의 온수 사용
  : 환자가 통 목욕 중 쓰러졌을 경우, 통의 물을 뺀 후 머리를 낮춰줌
- 침상 목욕
  · 대상: 독립적으로 통 목욕이나 샤워할 수 없는 외상환자
  · 방법: 체온 유지하면서 눈→코→귀→손→팔→겨드랑이→가슴→복부→양쪽다리→등→둔부→회음부 순으로 닦음

3. 회음부 간호

- 자연배뇨를 돕고 회음부위의 불편감을 완화시킨다.
- 회음부위를 청결하게 하고 감염과 냄새를 제거한다.
- 상처의 치유를 촉진시킨다.
- 골반강내의 울혈 및 염증을 완화시킨다.
- 편안감을 제공한다.

4. 구강간호

1) 일반 구강간호
- 음식물 찌꺼기와 치석을 제거하므로 구강을 청결하게 유지한다.
- 잇몸의 순환을 자극하여 궤양 및 감염을 예방한다.
- 악취를 제거하여 식욕을 돕고 상쾌감과 안위감을 제공한다.
- 구강 내 질병 여부를 사정하고 바람직한 구강위생과 예방적 조치를 제공하는 기회가 된다.

2) 의치간호
- 의치를 한 대상자의 구강을 청결하게 하여 기분을 상쾌하게 한다.
- 구강조직의 감염을 예방한다.
- 안녕감을 향상시킨다.

- 의치를 잘 보관하여 치아의 기능을 다하게 한다.

3) 특별구강 간호
- 구강과 입술점막을 청결하게 유지하고 습기를 제공한다.
- 상기도 감염을 예방한다.
- 구강간호가 잘 안 되는 경우 감염이 일어나기 쉽다.

5. 침상세발
- 두피와 모발을 청결하게 한다.
- 모낭의 영양과 순환을 증진시킨다.
- 기분을 상쾌하게 한다.

6. 손·발톱 간호
- 손과 발을 따뜻한 물에 적실 것(각질을 부드럽게 하고 조직 파편 제거)
- 손· 발톱은 일직선은 깎기(날카롭거나 들쑥날쑥하게 깎으면 인접 피부 손상 초래)
- 손· 발톱은 손톱깎이 대신 줄을 이용하여 다듬을 것

7. 등 간호
1) 목적
- 혈액순환을 촉진한다.
- 신체적, 정신적인 이완을 증진시킨다.
- 압력을 예방한다.
- 근육의 긴장을 완화한다.
- 대상자의 피부를 사정한다.

2) 금기
- 등 수술, 늑골 다친 환자, 피부질환, 발진, 화상 환자 등
- 악성종양 세포가 주위 조직으로 전파될 수 있는 대상자
- 전염 가능성이 있는 피부질환 대상자
- 몹시 허약한 대상자
- 혈전성 정맥염이 있어 색전의 위험이 있는 대상자

3) 방법
- 경찰법(Effleurage): 손으로 마사지할 부위 둥글게 움직이면서 문지름
- 유날법(Petrissage): 척수를 사이에 두고 피부, 피하조직, 근육을 주무르거나 빠르게 꼬집는 방법
- 경타법(Tapotement): 손의 양쪽 끝을 이용하여 두드림
- 진동(Vibration): 피부조직이 떨리도록 손바닥을 펴서 피부를 리듬있게 두드림
- 지압법(Friction): 엄지손가락(과 나머지 손가락)을 이용하여 피부를 반대 방향으로 잡아당김.

사례적용	박OO(F/70) 환자는 뇌출혈 후 무의식 상태로 중환자실에 1주일 동안 입원해 있다. 적절한 개인위생 간호를 수행하시오.

침상목욕

NO	Performance	Rationale	Good (2)	Mod (1)	Poor (0)
1	침상목욕에 참여할 수 있는 대상자의 능력 수준을 사정한다.				
2	물과 비누로 손위생을 실시한다.	미생물의 전파를 감소시킨다.			
3	필요한 물품을 준비한다.	효과적이고 효율적인 간호를 수행하기 위함이다			
4	준비한 물품을 가지고 대상자에게 가서 간호사 자신을 소개한다	대상자의 불안을 감소시키고 신뢰를 형성하여 협조를 얻는다.			
5	손소독제로 손위생을 실시한다.				
6	대상자의 이름을 개방형으로 질문하여 대상자를 확인하고, 입원팔찌와 환자리스트를 대조하여 대상자(이름, 등록번호)를 확인한다.	대상자에게 정확하고 안전한 간호를 수행한다.			
7	대상자에게 절차를 설명한다.	적절한 설명은 대상자의 불안감을 완화시킨다.			
8	목욕하기 전에 용변을 보도록 변기를 대준다.	목욕 전에 소변 혹은 대변을 보고 따뜻한 목욕물이 요의를 자극하여 목욕이 중단되지 않게 한다.			
9	손 소독 비누나 손 소독제를 이용하여 손을 씻고 장갑을 낀다.	미생물의 전파를 감소시킨다.			
10	간호사에게 가까운 쪽 난간을 내려준다. 앙와위로 눕히고 대상자의 체위를 편안하게 유지해준다.	간호사의 불필요한 근육 신전과 뒤틀림을 막는 데 도움이 된다.			
11	목욕이불을 위쪽 이불 위에 올려두고 위쪽 이불과 대상자의 가운을 벗긴다(대상자가 수액주입 중인 경우에는 수액주입 중 환의 벗고 입히는 법을 활용한다).	불필요한 노출은 피하고 보온을 유지한다. 정맥주입도 처방된 속도로 유지되어야 한다.			
12	대상자 머리 밑에 수건을 갈고 물수건으로 목욕수건을 만든다.	물수건이 미끄러지지 않게 하여 대상자의 피부에 닿지 않도록 한다.			
13	목욕 수건을 물에 적시고 물을 짜낸다.				
14	물을 적신 수건으로 눈을 안쪽에서 바깥쪽으로 닦아낸다. 한쪽 눈을 다 닦은 후 수건을 빨거나 다른 면으로 바꾸어 사용한다. 마른 수건으로 부드럽게 닦아 말린다.	물수건을 빨거나 다른 면으로 바꾸어 주므로 한쪽 눈에서 다른 쪽 눈으로 미생물이 전파되는 것을 막는다.			
15	대상자의 얼굴, 목과 귀를 닦는다. 필요 시 대상자에게 면도를 실시한다.				
16	간호사로부터 먼 쪽의 팔을 노출한 후 팔 아래에 길게 수건을 깐다.	먼 쪽의 팔을 먼저 씻는 것은 한번 씻은 부위의 깨끗한 부분을 오염시키는 것을 방지한다.			
17	손목에서 어깨 쪽 방향으로 길고 힘 있게 문지르며 비누로 닦고 헹군 후 마른 수건으로 닦는다. 액와 부위도 깨끗이 씻고 말린다.	말초 부위에서 몸의 중심부로 길고 힘 있게 문지르는 것은 짧고 느슨하게 문지르는 것보다 대상자를 더욱 편안하게 하고 이완시킨다.			
18	대야에 손을 담가 손가락 사이까지 씻고 말린다.	대야 속에 손을 넣는 것이 편안하고 대상자를 이완시키며 손과 손가락 사이사이를 철저히 씻고 손톱 밑의 더러움을 없애게 한다.			
19	반대편 팔과 손도 같은 방법으로 씻고 말린다.				
20	대상자의 가슴에 목욕수건을 덮고 손을 목욕수건 속으로 넣어 가슴을 씻고 말린다. 가슴 밑의 피부가 겹친 부위를 잘 말린다. 필요하면 파우더를 발라준다.	씻기, 닦기, 말리기를 동시에 하는 것은 신체의 불필요한 노출과 오한을 피한다. 피부의 주름진 부분은 깨끗하게 적절히 건조시키지 않으면 냄새와 피부손상의 원인이 될 수 있다.			
21	복부를 노출시켜 씻고, 면봉으로 배꼽 주위와 주름을 세밀히 닦는다.	피부주름 부위는 깨끗하게 씻고 말리지 않으면 피부손상과 냄새의 원인이 될 수 있다.			

NO	Performance	Rationale	Good (2)	Mod (1)	Poor (0)
22	간호사로부터 먼 쪽 다리 아래에 수건을 길게 깔고 다리와 발을 팔과 손과 같이 동일한 방법으로 닦는다.	발목에서 서혜부 쪽으로 향한 강한 마찰은 정맥귀환을 증가시킨다.			
23	반대편 다리와 발도 같은 방법으로 씻고 말린다.				
24	회음부 간호를 실시하거나 대상자 스스로 하게 한다.	회음간호는 스스로 할 수 있도록 하는 것이 대상자의 당황감을 줄일 수 있다.			
25	등을 씻기 위해 측위나 복위를 취한다. 체취변경 시 필요하면 도와주고 불필요한 부분의 노출이 되지 않도록 주의하고 보온을 유지해준다.	대상자의 사생활을 유지해준다.			
26	등 밑에 목욕수건을 깔고 등을 씻고 말린다. 금기 대상이 아니면 등마사지를 해주고 천골부위 피부의 발적이나 손상의 징후를 관찰한다.	천골부위나 다른 뼈 돌출 부위의 계속적인 압박은 순환을 방해하고 피부궤양을 일으킬 수 있다. 등마사지는 조직의 순환을 증가시키고 이완을 돕는다.			
27	둔부와 항문 주위를 닦아준다.	항문 주변의 대변 찌꺼기가 미생물의 원인이 될 수 있다.			
28	필요 시 로션과 파우더를 사용한다. 깨끗한 가운을 입힌다.	대상자에게 따뜻함과 편안함을 제공한다.			
29	피부 사정, 목욕방법과 대상자의 반응을 기록한다.	세밀한 기록이 대상자 간호의 계획과 개별적인 간호를 위해 중요하다.			
30	손을 씻거나 손 소독제를 사용한다.				
	총점		/60		
	환산점수		/90		

평 가

* 수행항목 합계(90점 만점) * 평가항목 합계(10점 만점) * 총점: 수행항목 점수 + 평가항목(100점 만점)

날짜 (점수) / 평가항목										
1. 지 식(2)										
2. 대상자 교육(2)										
3. 태도/용모(2)										
4. 정확성(2)										
5. 신속성(2)										
계(10)	10	10	10	10	10	10	10	10	10	10
총점(100점)	100	100	100	100	100	100	100	100	100	100

평가자 comment	날 짜	평 가 내 용	확 인

특별 구강간호

NO	Performance	Rationale	Good (2)	Mod (1)	Poor (0)
1	물과 비누로 손 위생을 실시한다.	미생물의 전파를 감소시킨다.			
2	필요한 물품을 준비한다. 겸자, 소독액솜, 설압자	간호를 효율적이고 효과적으로 제공하기 위함이다.			
3	준비한 물품을 가지고 대상자에게 가서 간호사 자신을 소개한다	대상자의 불안을 감소시키고 신뢰를 형성하여 협조를 얻는다.			
4	손소독제로 손 위생을 실시한다.				
5	대상자의 이름을 개방형으로 질문하여 대상자를 확인하고, 입원팔찌와 환자리스트를 대조하여 대상자(이름, 등록번호)를 확인한다.	대상자에게 정확하고 안전한 간호를 수행한다.			
6	목적을 설명하고 협조를 구한다.	불안감을 완화시킨다.			
7	환자에게 편한 자세를 취해준다. 턱밑에 타월을 대준다.	좌위나 측위는 폐로 물이 흡인되는 것을 막아준다.			
8	겸자(forceps)로 소독액솜을 잡는다.	오염을 방지한다.			
9	구강간호 도중 설압자로 구강을 벌려 놓는다.	설압자는 입을 벌리도록 하여 입안을 쉽게 닦도록 하며 간호사의 손가락이 물리지 않도록 보호해준다.			
10	소독액 솜으로 구강 안을 닦는다. 환자가 입 안을 함수하도록 돕는다.	구강함수제는 입안의 상쾌한 뒷맛을 남긴다.			
11	입 가장자리의 물기를 닦고 입술에 윤활제를 바른다.	윤활제는 입술이 트거나 마르는 것을 방지한다.			
12	환자의 반응을 관찰한다.				
13	사용한 물품을 정리하고 손을 씻는다.	미생물의 전파를 감소시킨다.			
14	간호내용을 간호기록지에 기록한다.	행위종료, 교육내용, 반응/부작용			
		총점		/28	
		환산점수		/90	

평가

* 수행항목 합계(90점 만점) * 평가항목 합계(10점 만점) * 총점: 수행항목 점수 + 평가항목(100점 만점)										
평가항목 \ 날짜(점수)										
1. 지 식(2)										
2. 대상자 교육(2)										
3. 태도/용모(2)										
4. 정확성(2)										
5. 신속성(2)										
계(10)	10	10	10	10	10	10	10	10	10	10
총점(100점)	100	100	100	100	100	100	100	100	100	100

	날 짜	**평 가 내 용**	**확 인**
평가자 comment			

회음부 간호

NO	Performance	Rationale	Good (2)	Mod (1)	Poor (0)
1	대상자의 상태를 평가한다. 대상자의 자가간호능력을 사정하고 가능한 능력을 발휘하게 한다.				
2	대상자의 회음부 건강상태, 요실금, 변실금이 있는지를 확인한다.	남녀 생식기 주위 피부표면에 분비물 축적은 감염의 저장소가 된다.			
3	대상자가 근래에 회음부/생식기 주변의 수술 여부를 사정한다.	손상된 조직은 감염성 물질의 침입경로가 된다.			
4	물과 비누로 손위생을 실시한다.	미생물의 전파를 감소시킨다.			
5	필요한 물품을 준비한다.				
6	준비한 물품을 가지고 대상자에게 가서 간호사 자신을 소개한다	대상자의 불안을 감소시키고 신뢰를 형성하여 협조를 얻는다.			
7	손소독제로 손위생을 실시한다.				
8	대상자의 이름을 개방형으로 질문하여 대상자를 확인하고, 입원팔찌와 환자리스트를 대조하여 대상자(이름, 등록번호)를 확인한다.	대상자에게 정확하고 안전한 간호를 수행한다.			
9	손을 씻고 장갑을 낀다.	미생물의 전파를 감소시킨다.			
10	사적인 공간 유지를 위해 커튼을 쳐주거나 문을 닫는다.	프라이버시를 유지해준다			
11	대상자의 체위(남자: 앙와위, 여자: 배행와위)를 바꾼다.	적절한 간호를 수행하기 위함이다			
12	대상자 아래에 방수포를 대준다.	침상이 젖는 것을 방지한다.			
13	젖은 수건으로 회음부를 깨끗이 닦아낸다. 남성의 성기와 여성의 음부를 닦아낸다.				
14	물수건을 사용하여 대음순과 소음순 사이의 겹쳐진 부분을 닦고 치구에서 항문 방향으로 닦아주며 한 번 사용한 면은 다시 사용하지 않는다.	주름은 미생물이 모여 있는 장소가 된다. 소음순 주위에는 smegma(구지)가 모여 있어 세균의 성장을 촉진한다.			
15	만약 비누를 사용한다면, 깨끗한 물로 다시 닦아낸다.	비누는 피부에 자극를 줄 수 있어 깨끗한 물로 씻어준다			
16	장갑을 바꾼다.	오염을 최소화하기 위함이다.			
17	조심스럽게 회음부를 타월로 완전히 건조한다.				
18	지시가 있다면, 로션이나 연고를 발라준다.				
19	대상자에게 맞도록 체위를 재 변경해준다.				
20	리넨과 오물들을 적절히 처리한다.				
21	손을 씻거나 손 소독제를 사용한다.				
22	수행한 것과 관찰된 것 중 비정상적인 것들을 기록하고 필요하면 의사에게 보고한다.				
	총점		/44		
	환산점수		/90		

평 가

* 수행항목 합계(90점 만점) * 평가항목 합계(10점 만점) * 총점: 수행항목 점수 + 평가항목(100점 만점)

날짜(점수) / 평가항목										
1. 지 식(2)										
2. 대상자 교육(2)										
3. 태도/용모(2)										
4. 정확성(2)										
5. 신속성(2)										
계(10)	/10	/10	/10	/10	/10	/10	/10	/10	/10	/10
총점(100점)	/100	/100	/100	/100	/100	/100	/100	/100	/100	/100

평가자 comment	날 짜	평 가 내 용	확 인

침상세발간호

NO	Performance	Rationale	Good (2)	Mod (1)	Poor (0)
1	물과 비누로 손위생을 실시한다.	미생물의 전파를 감소시킨다.			
2	필요한 물품을 준비한다.				
3	준비한 물품을 가지고 대상자에게 가서 간호사 자신을 소개한다.	대상자의 불안을 감소시키고 신뢰를 형성하여 협조를 얻는다.			
4	손소독제로 손위생을 실시한다.				
5	대상자의 이름을 개방형으로 질문하여 대상자를 확인하고, 입원팔찌와 환자리스트를 대조하여 대상자(이름, 등록번호)를 확인한다.	대상자에게 정확하고 안전한 간호를 수행한다.			
6	대상자에게 절차와 방법을 설명하고 스크린이나 커튼을 친다.				
7	덮고 있는 침구를 걷어 복부 정도까지 내리고 목욕담요로 어깨부위부터 덮어준다.	침구를 접어놓은 것은 물에 젖지 않도록 목욕담요는 보온을 해준다. 물이 등 쪽으로 흐르는 것을 막는다.			
8	상의는 단추를 두 개 정도 풀어서 목 안쪽으로 접어넣는다.				
9	머리의 고무줄이나 핀을 제거하고 빗질을 한다.	빗질은 엉킨 머리를 풀어준다.			
10	머리 밑의 베개를 빼서 어깨 밑에 받친다.	대상자의 목이 과신전되어 머리에 있는 물이 등 쪽으로 들어가지 않게 한다.			
11	방수포를 머리 밑에서 어깨 밑의 베개까지 넓게 깐다.	고무포는 침구가 젖는 것을 방지한다.			
12	세발대를 머리 밑에 놓고 물을 받을 큰 양동이를 침상 옆에 놓는다.				
13	세발한 물이 양동이로 내려가도록 세발대의 배수구를 양동이 속에 넣는다.				
14	필요 시 목의 뒤쪽 세발대와 닿는 부분에 수건을 대준다.	감긴 수건은 목근육을 지지하여 불필요한 긴장과 불편감을 예방한다.			
15	대상자의 눈을 작은 수건이나 거즈로 덮고, 귀는 솜으로 막는다.	눈 위의 작은 수건은 비눗물이 눈에 튀지 않게 한다.			
16	대상자의 머리에 조심스럽게 물을 부어 완전히 적신다. 이때 주전자나 이동용 샤워기, 물뿌리개를 사용하면 편리하다.	귀에 물이 들어가서 고이는 것을 막는다.			
17	샴푸로 거품을 내어 머리를 감기고 손가락 끝으로 두피를 마사지한다. 이때 마사지용 브러시를 이용하면 두피에 상처주지 않고 효과적으로 할 수 있다.				
18	머리를 철저히 헹군다.	머리에 남아있는 샴푸는 머리카락과 두피를 건조시킨다.			
19	수건으로 물기를 닦아준다.				
20	마른 수건이나 헤어드라이기로 머리를 말려준다.				
21	원하는 스타일로 머리를 빗긴다.				
22	물품을 정리하고 대상자가 편안한 자세로 취하는 것을 도와준다.				
23	손을 씻거나 손 소독제를 사용한다.				
24	수행한 것과 관찰한 사항을 기록한다.				
총점			/48		
환산점수			/90		

평 가

* 수행항목 합계(90점 만점) * 평가항목 합계(10점 만점) * 총점: 수행항목 점수 + 평가항목(100점 만점)

날짜(점수) / 평가항목										
1. 지 식(2)										
2. 대상자 교육(2)										
3. 태도/용모(2)										
4. 정확성(2)										
5. 신속성(2)										
계(10)	10	10	10	10	10	10	10	10	10	10
총점(100점)	100	100	100	100	100	100	100	100	100	100

평가자 comment	날 짜	평 가 내 용	확 인

발간호

NO	Performance	Rationale	Good (2)	Mod (1)	Poor (0)
1	의사의 처방을 확인하고 모은 자료를 통해 대상자가 발간호를 받을 수 있는 상태인지를 결정한다.				
2	물과 비누로 손위생을 실시한다.	미생물의 전파를 감소시킨다.			
3	필요한 물품을 준비한다.				
4	준비한 물품을 가지고 대상자에게 가서 간호사 자신을 소개한다.	대상자의 불안을 감소시키고 신뢰를 형성하여 협조를 얻는다.			
5	손소독제로 손위생을 실시한다.				
6	대상자의 이름을 개방형으로 질문하여 대상자를 확인하고, 입원팔찌와 환자리스트를 대조하여 대상자(이름, 등록번호)를 확인한다.	대상자에게 정확하고 안전한 간호를 수행한다.			
7	대상자에게 발간호의 필요성과 절차를 설명한다.	절차를 설명하므로 안심시키며 참여를 격려하고 개별화된 간호를 제공할 수 있다.			
8	대상자가 의자에 앉는 것이 가능하다면 의자에 앉도록 도와준다.				
9	필요하면 장갑을 착용한다.				
10	대상자 발 앞에 수건을 깔고 그 위에 따뜻한 물이 든 대야를 놓는다.				
11	대야에 발을 담그는 것을 도와준다.				
12	물수건과 비누를 사용하여 발을 닦고 헹구는 것을 도와준다.				
13	발과 발가락 사이사이를 잘 닦아 말린다.	피부 자극을 최소화하기 위함이다.			
14	발 크림을 바른 후 양말과 신발 신는 것을 도와준다.				
15	물품을 정리하고 대상자가 편안한 자세를 취하도록 도와준다.				
16	장갑을 벗고 손을 씻거나 손 소독제를 사용한다.				
17	시행한 것과 관찰한 것을 기록한다.				
	총점			/34	
	환산점수			/90	

평 가

* 수행항목 합계(90점 만점) * 평가항목 합계(10점 만점) * 총점: 수행항목 점수 + 평가항목(100점 만점)

날짜(점수) / 평가항목										
1. 지 식(2)										
2. 대상자 교육(2)										
3. 태도/용모(2)										
4. 정확성(2)										
5. 신속성(2)										
계(10)	10	10	10	10	10	10	10	10	10	10
총점(100점)	100	100	100	100	100	100	100	100	100	100

평가자 comment	날 짜	평 가 내 용	확 인

간호기록지

(개인위생: 침상목욕, 구강간호, 회음부간호, 침상세발간호, 발간호)

병록번호			
이 름			
성 별		나 이	
진료과		병 실	

일자	시간	간호내용	서명
1/30	13:00	개인위생 실시함(침상목욕, 구강간호, 세발간호, 회음부간호, 발간호).————	
		피부상태 부드럽고 상처 관찰되지 않음. 편안해 하며 불편감 호소 없음.———	SN. OOO
성찰하기			

2. 체온유지

성취목표	• 더운물주머니와 얼음주머니를 절차에 따라 적용한다. • 더운물주머니와 얼음주머니의 적용효과를 평가한다. • 등간호를 절차에 따라 수행하고 수행결과를 기록한다.
선행지식	• 온요법 • 냉요법 • 등간호(마사지)
필요장비 및 물품	• 온냉요법 적용 - 고무주머니, 조절기, 수건, 46~52℃의 더운물, 얼음, 대야, 수온계 • 등간호(로션, 수건, 따뜻한 물 또는 50% 알코올, 목욕담요) • 기본 물품: 실습인형 5개, 손소독제, 소독 휴지

[체온유지]

1. 온 · 냉요법

1) 온요법의 효과
① 혈액순환 촉진(영양소 운반 증가, 노폐물 제거 증가) → 상처치유 증진
② 부종 증가 : 모세혈관 확장, 1회 심박출량 감소, 호흡수 증가, 근육이완, 통증 감소, 혈액점도의 감소, 염증반응 증가, 상처치유 촉진

2) 냉요법의 효과
① 혈액순환 저하, 출혈 감소(손상부위의 혈액응고 촉진), 혈압 상승
② 부종 감소, 모세혈관 수축, 1회 심박출량 증가, 호흡수 감소, 근육수축, 혈액점도의 증가, 염증반응 감소, 지혈효과, 진통효과

3) 열요법 금기증
- 외상 후 24시간 : 출혈과 부종유발
- 출혈 : 혈관이완으로 출혈 증가
- 급성 염증 : 부종 증가
- 국소적 악성종양, 순환 증가로 악성종양
- 개방성 상처, 감각 저하
- 피부병(수포, 발적)
- pacemaker나 무릎관절 금속 삽입부위

4) 냉요법 금기증
- 상처 : 혈류 감소로 조직손상 초래

- 말초순환장애 : 조직의 혈액순환 더욱 감소
- 감각장애가 있는 사람, 감각장애가 있는 부위

2. 마사지의 기전과 효과

1) 이완효과 : 마사지하는 손으로 연조직을 자극하는 방법으로 교감신경계의 활동 감소 및 부교감 신경계의 활동 증가 → 혈압, 맥박, 호흡수 감소 → 불안 감소 → 근육이 수동적으로 신장 → 근긴장 감소

2) 자극효과

① 반사효과 : 피부말초신경 자극 → 대뇌, 부교감 신경자극 → 근 이완 → 모세혈관 확장 → 혈액순환 증진 → 부종과 노폐물 제거

② 기계적 효과

- 마사지 압력 → 정맥 또는 림프액의 귀환 증가 → 모세혈관의 울혈방지
- 근육 내 혈액공급 증진 → 운동 후 생긴 젖산이나 신진대사물이 빨리 제거 → 근육 피로회복

3) 마사지의 시간: 5~20분간 실시

4) 마시지법의 종류와 절차

① 경찰법 : 손을 위·아래로 움직이면서 부드럽고 길게 문지르는 것(8회 정도)

② 유날법 : 피부, 피하조직, 근육을 주무르거나 꼬집는 것(2회 정도)

③ 지압법 : 양쪽 엄지손가락으로 힘을 주면서 원형동작으로 누르는 연속적인 순환동작(2회 정도)

④ 경타법 : 양손으로 번갈아 두드리는 방법(2회 정도)

⑤ 마사지의 시작과 마무리는 경찰법으로 수행한다.

사례적용	김OO(F/60세) 환자는 우측 대퇴부 골절로 장기 입원한 상태이다. 절대안정 상태에서 대퇴부위의 열감을 느끼며 불편감을 호소하고 있다. 대상자를 위한 적절한 간호를 수행하시오.

온요법

NO	Performance	Rationale	Good (2)	Mod (1)	Poor (0)
1	물과 비누로 손위생을 실시한다.	미생물의 전파를 감소시킨다.			
2	필요한 물품을 준비한다.				
3	준비한 물품을 가지고 대상자에게 가서 간호사 자신을 소개한다.	대상자의 불안을 감소시키고 신뢰를 형성하여 협조를 얻는다.			
4	손소독제로 손위생을 실시한다.				
5	대상자의 이름을 개방형으로 질문하여 대상자를 확인하고, 입원팔찌와 환자리스트를 대조하여 대상자(이름, 등록번호)를 확인한다.	대상자에게 정확하고 안전한 간호를 수행한다.			
6	대상자에게 온요법의 목적, 절차 유의사항을 설명한다.	충분한 설명은 대상자의 불안을 감소시키고 협조를 구할 수 있다.			
7	더운물 주머니를 준비한다. 1) 고무주머니에 물이 새는 곳이 없는지 확인한다. 2) 물의 온도가 46~52℃(성인)의 1/2~2/3 정도 더운물을 채운다. 3) 물주머니를 편평한 곳에 놓고 입구 쪽으로 쓸어 밀면서 공기를 제거한 후 마개를 잠근다. 4) 물주머니의 물기를 닦고 거꾸로 들어보아 물이 새는지 확인한다. 5) 물주머니를 커버나 타월 등으로 감싼다.	고온은 화상을 초래할 수 있기 때문이다. 물의 온도는 성인 46~52℃, 영아와 노인은 40.5~46℃로 준비한다. 공기는 열전도를 차단하기 때문에 모두 제거한다. 물이 새면 화상을 유발할 수 있다. 물주머니의 고무와 직접 접촉으로 인한 자극과 뜨거움을 느낄 수 있다.			
8	커튼이나 스크린을 쳐준다.	프라이버시를 유지하기 위함이다.			
9	열을 적용할 부위의 피부상태를 사정하고 적용부위를 피부를 완전히 건조시킨 후 더운물 주머니를 대준다.	더운물 주머니로 인한 피부반응을 파악하기 위함이다.			
10	약 20~30분간 적용 후 처방된 시간이 지나면 물주머니를 제거한다.	열 적용 시 최대효과가 나타나는 시간은 20~30분 사이이며, 45분 이상 지속되면 조직울혈과 혈관수축 등의 반동 현상이 일어난다.			
11	사용한 물품을 정리한다.				
12	손을 씻는다.	미생물의 전파를 감소시킨다.			
13	적용시간, 부위, 물온도, 피부상태, 효과 및 대상자의 반응 등을 기록한다.	간호수행과 평가자료의 근거를 제공하기 위함이다.			
	총점		/26		
	환산점수		/90		

평 가

*** 수행항목 합계(90점 만점) * 평가항목 합계(10점 만점) * 총점: 수행항목 점수 + 평가항목(100점 만점)**

날짜(점수) / 평가항목										
1. 지 식(2)										
2. 대상자 교육(2)										
3. 태도/용모(2)										
4. 정확성(2)										
5. 신속성(2)										
계(10)	/10	/10	/10	/10	/10	/10	/10	/10	/10	/10
총점(100점)	/100	/100	/100	/100	/100	/100	/100	/100	/100	/100

평가자 comment	날 짜	평 가 내 용	확 인

냉요법

NO	Performance	Rationale	Good (2)	Mod (1)	Poor (0)
1	물과 비누로 손위생을 실시한다.	미생물의 전파를 감소시킨다.			
2	필요한 물품을 준비한다.				
3	준비한 물품을 가지고 대상자에게 가서 간호사 자신을 소개한다.	대상자의 불안을 감소시키고 신뢰를 형성하여 협조를 얻는다.			
4	손소독제로 손위생을 실시한다.				
5	대상자의 이름을 개방형으로 질문하여 대상자를 확인하고, 입원팔찌와 환자리스트를 대조하여 대상자(이름, 등록번호)를 확인한다.	대상자에게 정확하고 안전한 간호를 수행한다.			
6	대상자에게 냉요법의 목적, 절차 유의사항을 설명한다.	충분한 설명은 대상자의 불안을 감소시키고 협조를 구할 수 있다.			
7	얼음주머니를 준비한다. 1) 얼음은 호두알 크기로 모가 나지 않는 것으로 준비한다. 2) 주머니에 1/2~2/3 정도 얼음을 채운다. 3) 주머니의 공기를 제거한 후 마개를 잠근다. 4) 주머니를 거꾸로 들어보아 물이 새는지 확인한다. 5) 얼음주머니를 커버 또는 수건으로 감싼다.	얼음조각이 얼음주머니를 손상시키며, 적용부위에 대어줄 때 대상자에게 압박과 손상이 가해지며, 불편감을 준다. 공기는 냉전도를 차단한다. 물주머니의 고무와 직접 접촉으로 인한 자극과 차가움을 느낄 수 있다. 고무와 직접 접촉은 피부 손상을 가져올 수 있으므로 보호하기 위함이다.			
8	대상자를 확인하고 목적과 방법, 유의사항 등을 설명한다.	불안을 감소하고 안전사고 예방 및 대상자에게 협조를 얻기 위함이다.			
9	대상자의 적용부위만 노출하고 커튼이나 스크린을 쳐준다.	프라이버시를 유지하기 위함이다.			
10	냉이 가해질 피부상태를 사정하고, 물주머니 커버로 씌워 적용부위에 대준다.	커버는 물주머니 표면의 물기 제거에 도움을 준다.			
11	피부상태와 대상자의 반응을 자주 사정한다. 만약 오한, 발적이나 통증이 있으면 얼음주머니를 제거한다.	오한 시 계속 적용하면 증상을 가중하여 불편감을 주기 때문이다.			
12	20~30분이 지나면 얼음주머니를 제거하고 물품을 정리한다.	30분을 초과하면 모세혈관의 이완으로 반동작용이 나타날 수 있기 때문이다.			
13	손을 씻는다.	미생물의 전파를 방지하기 위함이다.			
14	적용부위와 시간, 피부상태, 대상자 반응 등을 기록한다.	간호수행과 평가자료의 근거를 제공하기 위함이다.			
	총점		/28		
	환산점수		/90		

평 가

* 수행항목 합계(90점 만점) * 평가항목 합계(10점 만점) * 총점: 수행항목 점수+평가항목(100점 만점)

평가항목 \ 날짜(점수)										
1. 지 식(2)										
2. 대상자 교육(2)										
3. 태도/용모(2)										
4. 정확성(2)										
5. 신속성(2)										
계(10)	/10	/10	/10	/10	/10	/10	/10	/10	/10	/10
총점(100점)	/100	/100	/100	/100	/100	/100	/100	/100	/100	/100

평가자 comment	날 짜	평 가 내 용	확 인

등간호

NO	Performance	Rationale	Good (2)	Mod (1)	Poor (0)
1	물과 비누로 손위생을 실시한다.	미생물의 전파를 감소시킨다.			
2	필요한 물품을 준비한다.				
3	준비한 물품을 가지고 대상자에게 가서 간호사 자신을 소개한다.	대상자의 불안을 감소시키고 신뢰를 형성하여 협조를 얻는다.			
4	손소독제로 손위생을 실시한다.				
5	대상자의 이름을 개방형으로 질문하여 대상자를 확인하고, 입원팔찌와 환자리스트를 대조하여 대상자(이름, 등록번호)를 확인한다.	대상자에게 정확하고 안전한 간호를 수행한다.			
6	대상자의 등마시지의 목적과 절차를 설명한다.	불안을 감소하고 안전사고 예방 및 대상자에게 협조를 얻기 위함이다.			
7	스크린을 친다.	프라이버시를 유지하기 위함이다.			
8	침상높이를 간호사의 허리높이로 조절한 후 간호사 쪽 침대난간을 내린다.	간호사의 등의 긴장을 완화한다.			
9	대상자를 측위나 복위로 취해 준 후 어깨에서 둔부까지 노출시킨 후 등 밑에 수건을 깔고 목욕담요를 덮어준다.	베개는 복위 시 여성의 유방이 눌리지 않게 하여 흉곽팽창을 돕고 남성의 경우 생식기를 눌리는 것을 막아준다.			
10	대상자의 등을 노출시키고 로션이나 윤활제로 등을 문지른다.	간호사의 손과 윤활제는 따뜻하게 한다.			
11	순서대로 마사지 방법을 시행한다. - 경찰법, 유날법, 지압법, 경타법, 경찰법	경찰법(문지르는 방법), 유날법(주무르는 방법), 지압법(힘을 주면서 원형동작으로 압박), 경타법(두드리는 방법), 경찰법으로 마무리한다.			
12	등에 로션을 바른다.				
13	대상자의 반응과 피부상태를 관찰한다.	계속되는 압박은 피부에 손상을 줄 가능성이 있다.			
14	사용한 물품을 정리하고 손을 씻는다.	미생물의 전파를 방지하기 위함이다.			
15	간호내용을 간호기록지에 기록한다.	간호수행과 평가자료의 근거를 제공하기 위함이다.			
	총점				/30
	환산점수				/90

평 가

* 수행항목 합계(90점 만점) * 평가항목 합계(10점 만점) * 총점: 수행항목 점수 + 평가항목(100점 만점)

평가항목 \ 날짜(점수)										
1. 지 식(2)										
2. 대상자 교육(2)										
3. 태도/용모(2)										
4. 정확성(2)										
5. 신속성(2)										
계(10)	/10	/10	/10	/10	/10	/10	/10	/10	/10	/10
총점(100점)	/100	/100	/100	/100	/100	/100	/100	/100	/100	/100

평가자 comment	날 짜	평 가 내 용	확 인

2 체온유지

간호기록지
(체온유지)

병록번호			
이 름			
성 별		나 이	
진료과		병 실	

일자	시간	간호내용	서명
5/7	13:00	우측 대퇴 부위에 30분간 얼음주머니를 적용함. 오한, 부종, 발적, 통증	
		호소하지 않음. 병실을 환기시키고 침상교환 및 환의를 교환해줌.————	SN. OOO

성찰하기	

3. 활동과 운동 : 이동, 관절가동범위, 체위

성취목표	▪ 관절가동 범위 운동의 목적과 방법을 설명할 수 있다. ▪ 대상자의 상태에 따른 적절한 관절가동범위 운동을 적용할 수 있다. ▪ 대상자의 상태에 따른 적절한 체위를 적용할 수 있다. ▪ 활동과 운동 간호 후 간호 수행을 기록할 수 있다.
선행지식	▪ 신체역학의 원리와 이동 시 지침 ▪ 부동대상자의 간호 ▪ 관절가동범위 운동과 관련된 용어 ▪ 체위의 종류 및 적용
필요장비 및 물품	▪ 베개, 홑이불이나 반홑이불 ▪ 핸드롤이나 붕대 ▪ 수건이나 담요 ▪ 발판(foot splint)이나 모래주머니 ▪ 허리벨트와 휠체어 ▪ 필요 시 보행기, 목발 ▪ 손소독제

[이동, 보행돕기, 체위변경] 선행자가학습

1. 활동과 운동의 목적

1) 관절가동범위를 최대한 움직여 줌으로써 관절의 가동성을 유지하기 위함이다.
2) 대상자의 이동과 보행을 도움으로써 올바른 신체선열 및 순환증진을 도모하기 위함이다.
3) 대상자의 올바른 체위조절을 통해 안위 증진과 욕창과 경축을 예방하기 위함이다.

2. 신체역학의 원리와 이동 시 지침

신체역학의 원리	이동 시 지침
▪ 올바른 신체선열을 유지할수록 근육의 피로가 감소 ▪ 기저면이 넓고, 무게중심이 낮을수록 안정성이 증가 ▪ 중심 가까이에 있는 물체일수록 균형이 잘 유지됨 ▪ 표면과 마찰이 적을수록 힘이 적게 듦 ▪ 강한 근육을 사용할수록 근력이 커짐 ▪ 굴리거나 돌리는 것은 들어 올리는 것보다 힘이 적게 듦 (들어 올릴 때는 둔부와 다리의 근육 사용) ▪ 팔과 다리에 무게를 배분할수록 등의 피로가 감소 ▪ 움직이는 빙향으로 향함	▪ 손상을 막기 위해 신체역학의 원리 이용 ▪ 안전한 이동경로 확보 ▪ 대상자의 가동능력 사정 ▪ 간호사 반대쪽 침상난간 올리기 ▪ 침상높이는 안전하고 편안한 허리높이로 조절 ▪ 휠체어 바퀴 고정 및 장애물 제거 ▪ 손상을 막기 위해 신체역학의 원리 이용 ▪ 근육손상과 긴장예방을 위해 바른 신체선연 유지

3. 부동대상자의 간호

1) 올바른 신체선열을 이용하며 노출은 최소화한다.
2) 심호흡과 기침을 격려한다.
3) 체위변경을 자주한다.
4) 보통 3회이상 관절운동을 실시한다.
5) 운동은 통증이 아닌 저항이 느껴질 때까지만 규칙적으로 실시한다.

4. 관절가동범위 운동과 관련된 용어

굴곡	flexion	두 관절 사이를 180° 의 각도 이하로 구부리는 것
신전	Extension	두 관절 사이를 펴는 것
과신전	Hyperextension	두 관절 사이를 정상 각도 이상으로 펴는 것
내전	Adduction	몸의 중앙선에서 안쪽으로 이동하는 것
외전	Abduction	몸의 중앙선에서 바깥쪽으로 이동하는 것
회전	Rotation	중심축을 따라 옆쪽으로 돌리는 것
내회전	Internal rotation	몸의 중심축의 안쪽으로 돌리는 것
외회전	External rotation	몸의 중심축의 바깥쪽으로 돌리는 것
순환(회선)	Circumduction	뼈의 근위부는 고정되고 원위부가 원을 그리며 움직이는 것
회내	Pronation	손바닥을 아래로 향해 돌리는 것
회외	Supination	손바닥을 위로로 향해 돌리는 것
족저굴곡	Plantar flexion	발을 발바닥을 향해 구부리는 것
족배굴곡	Dorsiflexion	발을 발등을 향해 구부리는 것
내번	Inversion	발바닥을 신체 중심쪽을 향해 돌리는 것
외번	Eversion	발바닥을 신체 바깥쪽을 향해 돌리는 것

5. 체위의 종류 및 적용

	체위의 종류	적용
1	앙와위(Supine position)	모든 체위의 기본, 휴식과 수면 시, 척추마취 수술 후
2	복위(Prone position)	구강분비물 배출 촉진, 후두·등·둔부에 가해지는 압력 예방
3	측위(Lateral position)	체위변경, 등마사지, 기관분비물의 배출, 음식 섭취
4	반좌위(Fowler's position, 침상머리부분 45~60°)	음식 섭취, 호흡곤란, 배농관의 배액, 심장질환
5	semi-Fowler's position : 침상머리부분 30°	안정, 휴식, 수면
6	high-Fowler's position : 침상머리부분 90°	기좌호흡
5	심스위(Sim's position)	연하곤란 대상자의 수면 시, 배액 촉진, 관장, 등마사지
6	배횡와위(Dorsal recumbent position)	회음부 간호, 여성의 인공도뇨, 복부검사 등
7	쇄석위(Lithotomy position)	분만, 직장과 비뇨생식기 검사 및 수술 등
8	슬흉위(Knee-chest position)	산후 운동, 직장이나 대장 검사 등
9	트렌델렌버그 체위(Trendelenburg position)	shock 치료
12	Jack Knife position(abdominal P.)	항문수술
13	Jack Knife position(back P.)	방광경 시술
14	Jack Knife position(lateral P.)	요추천자

사례적용	박OO(M/50) 환자는 요추 디스크로 허리수술 후 재활병동에서 치료를 받고 있다. 적절한 체위변경을 위한 간호를 수행하시오.

앙와위 취하기

NO	Performance	Rationale	Good (2)	Mod (1)	Poor (0)
1	물과 비누로 손위생을 실시한다.	미생물의 전파를 감소시킨다.			
2	필요한 물품을 준비한다.				
3	준비한 물품을 가지고 대상자에게 가서 간호사 자신을 소개한다.	대상자의 불안을 감소시키고 신뢰를 형성하여 협조를 얻는다.			
4	손소독제로 손위생을 실시한다.				
5	대상자의 이름을 개방형으로 질문하여 대상자를 확인하고, 입원 팔찌와 환자리스트를 대조하여 대상자(이름, 등록번호)를 확인한다.	대상자에게 정확하고 안전한 간호를 수행한다.			
6	대상자에게 체위조절의 목적과 절차를 설명한다.	충분한 설명은 대상자의 불안을 감소시키고 협조를 구할 수 있다.			
7	대상자를 똑바로 눕힌다(필요 시 간호사쪽의 난간을 내린다).				
8	대상자의 머리를 베개로 지지한다.*	목의 과신전을 예방한다.			
9	대상자의 양팔은 손바닥이 아래로 향하도록 몸통 옆으로 모은 후 팔꿈치 이하에 베개를 대주거나 복부위로 올려준다.	어깨의 내회전(internal rotation)을 막고 팔꿈치의 신전(extension)과 팔의 부종을 예방한다.			
10	손바닥은 침상 면을 향하게 한다.				
11	손에 hand roll을 대준다.*	엄지의 외전(abduction)과 손가락의 굴곡(flexion)이나 경축을 예방한다.			
12	하지를 똑바로 편다.				
13	양쪽 대전자부에 수건을 말아서(trochanter roll) 지지한다.	대퇴의 외회전(external rotation)을 예방한다.			
14	발바닥에 발판(foot board)이나 모래주머니를 대준다.*	족저굴곡(foot drop)을 예방한다.			
15	양쪽 발목 뒤쪽에 수건을 말아서(ankle roll) 받쳐 준다.	발뒤꿈치에 가해지는 압력을 감소한다.			
16	대상자의 침상을 정돈하고 난간을 올려준다.	안전을 도모하고 낙상을 예방한다.			
17	올바른 신체선열을 유지하여 대상자가 편안해하는지 확인한다.	올바른 체위를 유지한다.			
18	사용한 물품을 정리한다.				
19	물과 비누로 손위생을 실시한다.	미생물의 전파를 감소시킨다.			
20	수행결과를 간호기록지에 기록한다. 1) 체위변경상황 2) 대상자상태 3) 교육내용				
	*8. 척추마취 후의 대상자에게는 금기 *11. *14. 마비 대상자인 경우				
	총점		/40		
	환산점수		/90		

평 가

*** 수행항목 합계(90점 만점) * 평가항목 합계(10점 만점) * 총점: 수행항목 점수 + 평가항목(100점 만점)**

평가항목 \ 날짜(점수)										
1. 지 식(2)										
2. 대상자 교육(2)										
3. 태도/용모(2)										
4. 정확성(2)										
5. 신속성(2)										
계(10)	/10	/10	/10	/10	/10	/10	/10	/10	/10	/10
총점(100점)	/100	/100	/100	/100	/100	/100	/100	/100	/100	/100

평가자 comment	날 짜	평 가 내 용	확 인

측위 취하기

NO	Performance	Rationale	Good (2)	Mod (1)	Poor (0)
1	물과 비누로 손위생을 실시한다.	미생물의 전파를 감소시킨다.			
2	필요한 물품을 준비한다.				
3	준비한 물품을 가지고 대상자에게 가서 간호사 자신을 소개한다.	대상자의 불안을 감소시키고 신뢰를 형성하여 협조를 얻는다.			
4	손소독제로 손위생을 실시한다.				
5	대상자의 이름을 개방형으로 질문하여 대상자를 확인하고, 입원팔찌와 환자리스트를 대조하여 대상자(이름, 등록번호)를 확인한다.	대상자에게 정확하고 안전한 간호를 수행한다.			
6	대상자에게 체위조절의 목적과 절차를 설명한다.	충분한 설명은 대상자의 불안을 감소시키고 협조를 구할 수 있다.			
7	대상자를 돌리려고 생각하는 방향의 반대쪽에 선다.				
8	간호사쪽의 침상난간을 내린다.				
9	환자를 똑바로 눕힌 상태에서 대상자의 먼쪽 어깨와 둔부를 잡고 간호사쪽으로 돌린다.	힘이 덜 들고 쉽게 돌릴 수 있다.			
10	머리에 베개를 대준다.	바른 신체선열을 유지한다.			
11	겹쳐진 하지의 위쪽 다리의 무릎을 아래쪽보다 많이 굴곡시키고, 아래쪽 다리 앞부분에 베개를 대주어 굴곡된 위쪽 하지 밑을 받쳐준다.	고관절과 대퇴의 내전과 내회전 예방하여 편안함을 제공한다.			
12	발목과 발꿈치를 지지한다.	족저굴곡(foot drop)과 욕창을 예방한다.			
13	위쪽에 있는 팔과 손목을 베개로 지지한다.	팔의 내전과 내회전을 예방하고 흉부의 팽창을 돕는다.			
14	등 뒤에 베개를 대준다.	측위가 잘 유지되도록 하며 편안함을 제공한다.			
15	아래쪽에 있는 팔은 침상 머리 쪽을 향하여 구부린다.	어깨의 내회전과 내전을 예방한다.			
16	올바른 신체선열을 유지하여 대상자가 편안해하는지 확인한다.	올바른 체위를 유지한다.			
17	대상자의 침상을 정돈하고 난간을 올려준다.	안전을 도모하고 낙상을 예방한다.			
18	사용한 물품을 정리한다.				
19	물과 비누로 손위생을 실시한다.	미생물의 전파를 감소시킨다.			
20	수행결과를 간호기록지에 기록한다. 1) 체위변경상황 2) 대상자상태 3) 교육내용				
	총점		/40		
	환산점수		/90		

평 가

*** 수행항목 합계(90점 만점) * 평가항목 합계(10점 만점) * 총점: 수행항목 점수 + 평가항목(100점 만점)**

평가항목 \ 날짜(점수)										
1. 지 식(2)										
2. 대상자 교육(2)										
3. 태도/용모(2)										
4. 정확성(2)										
5. 신속성(2)										
계(10)	/10	/10	/10	/10	/10	/10	/10	/10	/10	/10
총점(100점)	/100	/100	/100	/100	/100	/100	/100	/100	/100	/100

평가자 comment	날 짜	평 가 내 용	확 인

복위 취하기

NO	Performance	Rationale	Good (2)	Mod (1)	Poor (0)
1	물과 비누로 손위생을 실시한다.	미생물의 전파를 감소시킨다.			
2	필요한 물품을 준비한다.				
3	준비한 물품을 가지고 대상자에게 가서 간호사 자신을 소개한다	대상자의 불안을 감소시키고 신뢰를 형성하여 협조를 얻는다.			
4	손소독제로 손위생을 실시한다.				
5	대상자의 이름을 개방형으로 질문하여 대상자를 확인하고, 입원팔찌와 환자리스트를 대조하여 대상자(이름, 등록번호)를 확인한다.	대상자에게 정확하고 안전한 간호를 수행한다.			
6	대상자에게 체위조절의 목적과 절차를 설명한다.	충분한 설명은 대상자의 불안을 감소시키고 협조를 구할 수 있다.			
7	대상자를 움직이려는 방향에 가서 난간을 내린다.				
8	간호사는 체중을 앞쪽 발에서 뒤쪽으로 이동하면서 대상자를 침상가로 이동한다. 1) 대상자의 머리와 어깨 밑에 한쪽 팔을 넣고 다른 팔은 등 밑에 넣어 간호사 쪽으로 당긴다. 2) 대상자의 허리와 대퇴 밑에 양손을 넣고 간호사 쪽으로 당긴다. 3) 대상자의 대퇴와 하지 아래에 양손을 넣고 간호사 쪽으로 당긴다.	신체역학의 원리에 따라 이동 시 간호사의 체중을 이용한다. 머리와 상지, 둔부, 다리와 발의 순서로 옮긴다.			
9	대상자의 체위를 측위로 돌린다.				
10	측위로 누운 자세에서 안쪽팔은 바로 펴서 몸에 붙인다.	팔의 불편감을 막고 돌려 눕히기가 쉽다.			
11	대상자를 굴려서 엎드려 눕힌다.				
12	고개를 옆으로 돌려놓으며, 머리 밑에 작은 베개를 대준다(의식이 없는 경우는 배개를 대주지 않는다.	경추의 굴곡이나 과신전을 예방한다.			
13	두 팔은 머리 쪽을 향하여 올려 굴곡 시킨다.	좋은 신체선열 유지와 관절을 지지한다.			
14	상복부 횡격막 아래쪽에 작은 베개를 대준다.	요측만곡의 과신전예방, 호흡곤란을 예방한다.			
15	손에 hand roll을 쥐여 준다.	손가락의 기능적인 자세를 취하게 지지한다.			
16	무릎 아래부터 발목까지 베개를 대준다.	무릎과 발가락에 가해지는 압력을 완화한다.			
17	발등 쪽에 베개를 대주어 발목이 굴곡된 상태를 유지하고 발끝이 침대에 닿지 않게 한다.	족저굴곡을 예방한다.			
18	올바른 신체선열을 유지하여 대상자가 편안해하는지 확인한다.	올바른 체위를 유지한다.			
19	대상자의 침상을 정돈하고 난간을 올려준다.	안전을 도모하고 낙상을 예방한다.			
20	사용한 물품을 정리한다.				
21	물과 비누로 손위생을 실시한다.	미생물의 전파를 감소시킨다.			
22	수행결과를 간호기록지에 기록한다. 1) 체위변경상황 2) 대상자상태 3) 교육내용				
송점			/44		
환산점수			/90		

평 가

* 수행항목 합계(90점 만점) * 평가항목 합계(10점 만점) * 총점: 수행항목 점수+평가항목(100점 만점)

날짜(점수) / 평가항목										
1. 지 식(2)										
2. 대상자 교육(2)										
3. 태도/용모(2)										
4. 정확성(2)										
5. 신속성(2)										
계(10)	/10	/10	/10	/10	/10	/10	/10	/10	/10	/10
총점(100점)	/100	/100	/100	/100	/100	/100	/100	/100	/100	/100

평가자 comment	날 짜	평 가 내 용	확 인

체위변경 : 앙와위에서 측위로 체위변경

NO	Performance	Rationale	Good (2)	Mod (1)	Poor (0)
1	물과 비누로 손위생을 실시한다.	미생물의 전파를 감소시킨다.			
2	필요한 물품을 준비한다.				
3	준비한 물품을 가지고 대상자에게 가서 간호사 자신을 소개한다.	대상자의 불안을 감소시키고 신뢰를 형성하여 협조를 얻는다.			
4	손소독제로 손위생을 실시한다.				
5	대상자의 이름을 개방형으로 질문하여 대상자를 확인하고, 입원팔찌와 환자리스트를 대조하여 대상자(이름, 등록번호)를 확인한다.	대상자에게 정확하고 안전한 간호를 수행한다.			
6	대상자에게 체위조절의 목적과 절차를 설명한다.	충분한 설명은 대상자의 불안을 감소시키고 협조를 구할 수 있다.			
7	대상자를 돌리려고 하는 방향의 반대쪽에 선다.	체위조절이 용이하다.			
8	대상자가 보게 되는 쪽의 침상난간은 올리고 간호사 쪽 난간은 내린다.				
9	대상자를 옮기려는 방향의 반대쪽 침대 가장자리로 옮긴다. 머리-어깨, 등의 상부-둔부, 다리부분 순으로 옮긴다.	체위변경 후 대상자가 침상 중앙에 오도록 한다.			
10	대상자의 아래쪽에 있는 팔은 외전한 다음 손이 머리 쪽으로 향하도록 하여 팔꿈치를 굽히고, 위쪽에 있는 팔은 가슴에 올려놓는다.	팔이 아래에 눌리는 것을 예방한다.			
11	위쪽에 있는 다리는 이래 쪽 다리 위에 올려서 교차한다.				
12	침상 난간을 올린 후 대상자가 돌아누울 방향으로 자리를 옮긴 다음 같은 쪽 침대 난간을 내린다.	대상자의 안전사고를 예방한다.			
13	간호사는 한 손을 대상자 어깨 위에 다른 한 손은 둔부위에 놓고 자신의 체중을 뒷다리 쪽으로 이동시키며 대상자를 간호사 쪽으로 돌린다.	가장 무거운 부분을 지지하므로 쉽게 돌릴 수 있고, 조직손상이 감소된다.			
14	측위를 취한 후 머리와 목 아래에 베개를 대준다.	바른 신체선열 유지와 고개의 측방굴곡을 예방한다.			
15	아래쪽 팔은 약간 굴곡시켜 침상 머리 쪽으로 손이 향하도록 하고, 가슴 앞에는 가슴 높이의 베개를 대주어 위쪽 팔을 얹게 하여 어깨와 팔을 지지한다.	어깨의 내전과 내회전을 감소하며, 흉부 팽창을 도와 환기가 증진된다.			
16	대상자의 등 뒤에 베개를 대준다.	편안과 측위유지를 돕는다.			
17	위쪽 다리를 반쯤 굴곡시킨 후 다리 밑에 대퇴부부터 발까지 지지할 수 있는 크기의 베개를 대준다.	올바른 신체선열 유지와 압력 예방한다.			
18	발 받침대는 발바닥과 평행하게 대준다.	발의 족저굴곡을 예방한다.			
19	올바른 신체선열을 유지하여 대상자가 편안해하는지 확인한다.	올바른 체위를 유지한다.			
20	대상자의 침상을 정돈하고 난간을 올려준다.	안전을 도모하고 낙상을 예방한다.			
21	사용한 물품을 정리한다.				
22	물과 비누로 손위생을 실시한다.	미생물의 전파를 감소시킨다.			
23	수행결과를 간호기록지에 기록한다. 1) 체위변경상황 2) 대상자상태 3) 교육내용				
	총점		/46		
	환산점수		/90		

평 가

* 수행항목 합계(90점 만점) * 평가항목 합계(10점 만점) * 총점: 수행항목 점수 + 평가항목(100점 만점)

날짜 (점수) / 평가항목										
1. 지 식(2)										
2. 대상자 교육(2)										
3. 태도/용모(2)										
4. 정확성(2)										
5. 신속성(2)										
계(10)	10	10	10	10	10	10	10	10	10	10
총점(100점)	100	100	100	100	100	100	100	100	100	100

평가자 comment	**날 짜**	**평 가 내 용**	**확 인**

간호기록지

(활동과 운동)

병록번호			
이 름			
성 별		나 이	
진료과		병 실	

일자	시간	간호내용	서명
5/10	13:00	대상자 경추 수술 후 사지 근무력(Quadriparesis) 상태로 재활치료 중임.	
		BT: 37.3℃, PR: 78회/m, RR: 20회, BP: 120/80mmHg 측정됨.	
		의식수준 명료한 수준으로 ADL 일부분 의존적 상태임.——	
		양측 상하지 passive ROM 실시 후 W/C ambulation 20분 수행함.	SN. OOO
	15:30	체위변경(앙와위, 측위, 복위)을 2시간 간격으로 수행함.——	
		피부상태 깨끗하였으며, 규칙적인 관절운동의 필요성에 대해 설명하고	
		낙상방지를 위한 안전한 관리를 위해 교육함. 대상자 편안한 상태임.	SN. OOO

성찰하기	

연습문제 정답

문항	1	2	3
1. 활력징후	3	3	2
2. 경구투약	2	4	4
3. 근육주사	2	1	5
4. 피하주사(간이혈당측정검사 포함)	4	3	5
5. 피내주사(전완의 내측면)	4	5	5
6. 정맥수액요법	4	5	4
7. 수혈요법	5	1	3
8. 간헐적 위관영양	3	3	4
9. 단순도뇨	2	1	5
10. 유치도뇨(indwelling catheterization)	5	2	2
11. 배출관장	1	5	2
12. 수술 전 간호(심호흡 격려, 수술부위 피부준비 및 주의사항)	3	1	2
13. 수술 후 간호(배액관-JP, Hemovac 관리, IV PCA 관리)	1	3	4
14. 입원관리하기	4	2	2
15. 보호 장구 착용 및 폐기물관리	4	2	2
16. 말초산소포화도 측정과 심전도 모니터 적용	1	1	4
17. 비강캐뉼라를 이용한 산소요법	3	3	5
18. 기관내 흡인	3	5	4
19. 기관절개관 관리	1	2	3
20. 기본 심폐소생술 및 제세동기 적용	5	3	1

참고문헌

1. 강효정 외(2017). 핵심기본간호술 가이드라인. 서울: 수문사.
2. 고자경 외(2017). 성인간호학Ⅰ, Ⅱ. 서울: 퍼시픽북스.
3. 김근순 외(2016). 성인간호학Ⅰ, Ⅱ. 파주: 수문사.
4. 김동옥 외(2015). 핵심기본간호술기 이론과 사례. 서울: 퍼시픽북.
5. 김동욱 외(2016). 사진으로 보는 핵심간호술. 서울: 퍼시픽북.
6. 김분한 외(2015). 핵심기본간호술기 가이드북. 서울: 대한나래출판사.
7. 김주현 외(2008). 핵심기본간호학 실습 체크리스트. 서울: 현문사.
8. 대한간호협회(2017). 간호사 국가시험 대비 문제집. 서울: 대한간호협회.
9. 대한심폐소생협회(2018). 심폐소생술 가이드 라인(의료인).
10. 변영순 외(2015). 기본간호학 실무서. 서울: 엘스비어코리아.
11. 성인간호학회 편(2011). 핵심성인간호학 1. 서울: 한누리.
12. 송경애 외(2018). 기본간호중재와 술기. 파주: 수문사.
13. 신윤희 외(2018). 기본간호학1, 2. 서울: 계축문화사.
14. 양선희 외(2014). 기본간호학Ⅱ. 서울: 현문사.
15. 양선희 외(2018). 핵심 기본간호수기. 서울: 현문사.
16. 이동숙 외 편역(2018). 기본간호학. 서울: 메디컬사이언스.
17. 원종순 외(2014). 기본간호학 실습. 서울: 현문사.
18. 전국 간호대학 교수(2018). 간호사를 위한 핵심임상입문서. 서울: 의학서원.
19. 조경숙 외(2016). 성인간호학 상하권. 서울: 현문사.
20. 편집부 편(2017). Power 간호사 국가고시 핵심요약집(기본간호학). 파주: 군자출판사.
21. 편집부 편(2018). 간호학 핵심요약집(기본간호학). 서울: 에듀팩토리.
22. 편집부 편(2018). 간호학 핵심요약집(성인간호학1, 2). 서울: 에듀팩토리.
23. 학술편찬국(2018). 성인간호학 VOl 1(TANK MANUAL). 서울: 퍼시픽북.
24. 한국간호교육평가원(2017). 간호교육인증평가 핵심기본간호술 평가항목(제4.1판). 서울: 한국간호평가원.
25. Perry AG, Potter PA & Ostendorf WR(2014). Clinical nursing skill & techniques, 8th ed. St. Louis: Elsevier-Mosby.